HOLISTIC INTEGRATIVE MEDICINE
THEORY & PRACTICE

整合医学
——理论与实践⑩

主　编　樊代明
副主编　孙兴国
编　者　（按姓氏笔画排序）
　　　　卞文超　宁　亮　伍富贵　刘　方　刘　玥
　　　　刘志学　刘锦铭　许秀丽　李　浩　张　浩
　　　　张挪富　张起新　陈可冀　庞　军　赵东兴
　　　　胡盛寿　俞梦孙　贾红梅　高　怡　程显声

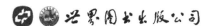

西安 北京 上海 广州

图书在版编目(CIP)数据

整合医学：理论与实践 ⑩/樊代明主编. — 西安：世界图书出版西安有限公司, 2022.6
ISBN 978 - 7 - 5192 - 9555 - 4

Ⅰ.①整… Ⅱ.①樊… Ⅲ.①医学—研究 Ⅳ.①R

中国版本图书馆 CIP 数据核字(2022) 第 096389 号

书　　名	整合医学——理论与实践⑩ ZHENGHE YIXUE LILUN YU SHIJIAN
主　　编	樊代明
责任编辑	张　丹
装帧设计	新纪元文化传播
出版发行	世界图书出版西安有限公司
地　　址	西安市高新区锦业路1号都市之门C座
邮　　编	710065
电　　话	029 - 87214941　029 - 87233647(市场营销部) 029 - 87234767(总编室)
网　　址	http://www.wpcxa.com
邮　　箱	xast@wpcxa.com
经　　销	新华书店
印　　刷	西安雁展印务有限公司
开　　本	787mm×1092mm　1/16
印　　张	21.5　彩插:16
字　　数	450 千字
版次印次	2022 年 6 月第 1 版　2022 年 6 月第 1 次印刷
国际书号	ISBN 978 - 7 - 5192 - 9555 - 4
定　　价	168.00 元

医学投稿　xastyx@163.com ‖ 029 - 87279745　029 - 87279675

☆如有印装错误,请寄回本公司更换☆

序言 HOLISTIC INTEGRATIVE MEDICINE
Preface

第一次认识兴国，大约是2014年，我应邀在阜外医院做报告，是有关整体整合医学的。那时，整合医学的概念提出还不久，学界有不少争论。他提了一个问题，是有关心肺功能联合检测，他对整合医学概念是支持的，而且好像数据证据还很多。当时在我的印象中，自从哈维的《心血流动论》问世以来，学界一直多把心功能与肺功能分开来研究。兴国是搞麻醉学临床的，他从事的工作不可将二者分开，不是心可无肺，也非肺可无心，要心肺合一。也许久而久之，习以为常，于是心肺功能成了他几十年思考的对象和研究的方向。

自那以后，我们见面几十次，讨论几十次，有时在学术报告之余，有时在电话之中，涉及的都是他把心功能和肺功能整合到一起并潜心研究，逐渐形成了自己的整体整合生理学（Holistic Integrative Physiology），并将之与生命之生存相联系，后又将之与人体消化、代谢等过程相联系。印象是对后二者还需更广泛、更深入的探讨，而且还需相关学者加盟。但对他在国外已经进行了几十年的心和肺相联系的整体整合（心肺）生理学确是印象深刻。我觉得这一定是整体整合医学（Holistic Integrative Medicine）的重要组成部分。我曾邀请他将其成果献给《整合医学——理论与实践》系列专著，他都回应量还不够，还需补充。而今《整合医学——理论与实践》出版至10卷了，终于得到他的同意，并带其稿、其人加入《整合医学——理论与实践》第10卷的编写，我和中国整合医学发展战略研究院的同事感到由衷高兴。

读完他和同事撰写的这第 10 卷，我的感受颇多。作为一个快到 70 岁的老医生，以前一直认为自己对心肺功能已十分了解，也十分理解。毕竟天天接触嘛！现在觉得十分汗颜。相形之下，自己的满足不过皮毛，而做得对不对，是不是全对还待后人评判。

我不想再去重温教科书中那些已经定型的东西，也不想再去重复兴国等新发现的那些宝贝，因为在阅读本文后你可以自己去思考。我想谈的是读过他的发现后由此想起的一些现象，由此想出的一些看法。其中有的是经历矛盾不能自解后的假设，有的是习以为常中发现的若干问题甚至错处。当然看过那么多，想了那么多，不能一股脑都写出来，不然又成了一本书，一本自己都难以释怀的书。那么，就谈谈自己对"血压及其功能"的再思考吧！

从本科学医一直到现在，我们都认为自己对血压这个现象，这个单词理解得多么透彻，每一次危重症的抢救莫过于对血压的重视，因为"只要血压好，病人死不了"。我们都认为对血压产生的机制熟悉透了吧？不就是"心脏收缩力、血容量，还有（外周）血管阻力"吗？不就是这三要素共同作用的结果吗？那么就让我们共同讨论这三要素吧。首先谈谈心脏收缩力。血压是血液循环的动力，心脏收缩是其中心机制。因为没有心跳肯定没有血压，但有心跳就有血压吗？有心跳就有视为正常值的血压吗？而这个正常值就是由心脏这个单一动力所致吗？显然不是。如果给一个人取坐位测血压，通常使测位与心脏平行，那么流至心脏以下的器官，比如双脚的血压主要靠地心吸引力，而流至心脏以上的器官，比如大脑的血压主要靠克服地心吸引力。这是以动脉而言，那么静脉呢？正好与动脉相反。如果改变一种体位，换为平卧位测压，那么大脑和双脚是否还靠地心吸引力或克服地心吸引力呢？特别重要的是，循环的形成只是靠心脏动力吗？那点动力它根本带不动。大家知道，人体的血管，包括动脉、静脉和毛细血管，如果是直线连接起来可达 9 万多公里长度，相当于环绕地球两周多。那么，光靠心脏搏动那点力量能把血液泵出去和吸回来吗？显然不行。靠的是什么？是同频共振。物理学的分流论表明，一种物质朝一个流向永远不停进行匀速运动，最后可以产生无穷大的力量，我们常见的龙卷风不就是这个原理吗？我们的军队士兵过桥，一定不能喊着口号同步行进，因为那可能把桥震塌，因为同步行进对桥产生的力量可能是那一步又一步的数倍。

接着谈谈血容量。血容量是压力的载体，没有血容量肯定没有血压，或者说没有基本的血容量就形不成血压。但循环中的血液并不仅是构成血压，其主要功能是给人体供氧。肺脏是换氧，心脏是运氧，因为人体时刻需氧，缺血必然缺氧。血液还有一个功能也是供养，营养的养。如果只从血管供水而无氧和养，血压早晚要完。氧养不仅说话同音，而且性质同源，无论是NO、SO、CO，还是HO（或叫OH）都离不开O，O就是氧。但无论是氧还是养，在循环中的不同部位其成分的比例皆不一样。都是循环中的血液，其中成分却不同，也许动脉差别不大，可静脉差别大了。都说造血在骨髓，其实那是有形成分，而血浆成分则不然，即便是有形成分，比如血小板，成人的产生部位50%在肺脏。相对于有形成分，血浆成分在静脉的部位分布就大相径庭了。比如肠系膜下静脉与肠系膜上静脉共同进入门静脉，那成分一样吗？成分及容量各占约一半。那门静脉与脾静脉、门静脉与肝动脉共同汇入肝静脉；肾静脉与下肢静脉共同汇入下腔静脉；肝静脉与肾静脉共同汇入下腔静脉；下腔静脉与上腔静脉共同汇入右心房、继之右心室然后进入双肺，双肺静脉汇入左心房、继之左心室。显然，右心室的血液成分与左心室的截然不同，而肺动脉装的是静脉血，相反，肺静脉装的是动脉血。所以，我们在想到血容量对血压的作用时，还要想到这血管里的血容量不光是构成血压的载体，而且还要想到血容量的血液成分对血压的调节作用，特别是调节血压的各种神经内分泌介质。

最后谈谈外周阻力。可以说没有外周（血管）阻力，就没有血压。刚才谈过测量血压时受试者体位对测压有影响，其实影响因素不只这些，患者的精神心理状态也对血压影响极大。而且这才是静止状态。运动中比如跑步，心脏需跳快，流经血管的血液会增多，最多可达静止状态的 3~5 倍，可在单位时间内增流这些血液哪去了呢？是均匀分布全身吗？不是！据知，这增加的血流 90% 跑到骨骼肌去了，在那里动员肌糖原供能，稳定血糖、血脂，排除运动所致代谢产物，如乳酸。而心脏和肺脏本身则只增加 10%，对胃肠道等其他器官几乎与平时相等，甚至少于平时的流量。这种动态时血流的差异分布靠什么调节？主要靠血管张力，靠收缩者收缩，靠舒张者舒张，而对血管的舒缩功能的调节靠神经内分泌系统。因此，有人饭后跑步，大部分血液都滞留在消化道，有人边跑边听音乐，很大一部分血液和能量都用到中枢和大脑去了。难道这些不会扰乱神经体液对血管张力的调节吗？其运动的效果肯定是不好的。

  血压的形成机制医学将其解释为心脏收缩力、血容量及外周阻力三要素的组成，其实这如同给自行车打气时的机理，需要打气手、气容量和打气筒三结合就可完成。但在体内不只是这样，因为人体内这三要素都在时刻变化，这种变化靠神经体液调节的结果，要同频共振，是一个整体活动的共同表现。因此，一个人血压高了或低了，必须用整体整合医学理论去理解和调节，除了三要素外，还需运动、营养、心理，甚至环境去调节。在整体调节中，中医有其独到之处，是最适合、最正确、最有效的方法，只针对某一因素治疗你就得长期治疗下去，哪一天不吃药就不行，最后甚至会发展为吃了药也不行。

  综上是我学习兴国的著作的其感、其思、其想，还未达其悟。先写到此，权当作序，如能引发同道更多思考，聊以为慰。

  是为序。

樊代明

2022 年 2 月 10 日

目录

HOLISTIC INTEGRATIVE MEDICINE

Contents

第一章　整体整合生理学：人体功能一体化自主调控的新理论　　孙兴国/001

第二章　整体整合生理学新理论体系概论Ⅰ：呼吸调控新视野　　孙兴国/011

第三章　整体整合生理学新理论体系概论Ⅱ：循环调控新视野　　孙兴国/021

第四章　整体整合生理学新理论体系概论Ⅲ：呼吸循环代谢一体化调控环路中神经体液作用模式　　孙兴国/029

第五章　人体生命多系统功能一体化自主调控新理论体系：出生后正常人呼吸调控的机制　　孙兴国/039

第六章　整合医学的理论基础：整体整合生理学　　孙兴国/045

第七章　整体整合生理学新理论体系中关键位点的实验验证　　孙兴国/056

第八章　整体整合生理学与心肺运动试验　　孙兴国/066

第九章　整体整合生理学与人体功能的连续动态监测　　孙兴国/089

第十章　整体整合生理学与个体化精准运动　　孙兴国/091

第十一章　整体整合生理学指导个体化精准运动整体方案对慢病的有效诊疗和健康管理　　孙兴国/099

第十二章　整体整合生理学与心脏康复　　孙兴国/121

第十三章　从心肺运动试验的临床应用看医学整体整合的需求　　孙兴国/128

第十四章　系统·生命·疾病·路线　　俞梦孙/135

第十五章　心肺运动试验在医学领域的临床应用　　宁亮　孙兴国/144

i

第十六章　用整体整合生理学新理论正确解读肺弥散功能并纠正传统肺功能 D_LCO 的误区　　　　　　　　　　　　　　　　　　　　孙兴国/151

第十七章　《整体整合生理学》——被忽略的人类进化与退化：从现代慢病大流行、生活方式医学到慢病的健康管理　　　　　　　　孙兴国/156

第十八章　心肺运动试验在肺动脉高压的临床应用　　　　孙兴国/161

第十九章　心肺运动试验在心血管病学的临床应用价值和前景　　孙兴国/167

第二十章　整体整合呼吸生理学/呼吸病学：从 ICU 临床看系统呼吸生理学的局限性　　　　　　　　　　　　　　　　　　　　孙兴国/174

第二十一章　整体整合生理学理论体系指导慢病发病和有效诊疗机制新解　　　　　　　　　　　　　　　　　　　　　　　　孙兴国/178

第二十二章　肺功能检查指南——心肺运动试验基本操作建议　　　　　　　　　　　　　　　　　　　　孙兴国　刘锦铭　高　怡/191

第二十三章　整合性心肺运动试验在心血管病的临床应用　　　　　　　　　　　　　　　　　　　　　　　　　李　浩　孙兴国/207

第二十四章　整合医学理论的实践——增强型体外反搏疗法及其应用　　　　　　　　　　　　　　　　　　　　　　伍贵富　许秀丽/214

第二十五章　遵循整合医学的改良运动处方对慢阻肺康复的疗效初探　　　　　　　　　　　　　　　　　　　　　　赵东兴　张挪富/217

第二十六章　慢性非传染性疾病的机制研究及其整体健康管理方案　　　　　　　　　　　　　　　　　　　　　　　　　　孙兴国/220

第二十七章　出生后人体呼吸、循环、代谢等整体功能一体化调控的机理　　　　　　　　　　　　　　　　　　　　　　　　孙兴国/226

第二十八章　心室相互依赖与右心心肌力学功能模式　　　程显声/234

第二十九章　心肺运动试验的临床应用　　　　　　　　　孙兴国/245

第三十章　服务于人的生命科学必须坚持整体整合观　　　　孙兴国/264

第三十一章　整体整合生理学医学——正确理解时空人体整体整合生理学功能
　　　　　　解释慢病机制及其整体健康管理方案　　　　孙兴国/272

第三十二章　树立整体整合医学新理念，提供更好更优的医疗防治服务

　　　　　　　　　　　　　　　　　　　　　　　　孙兴国　刘志学/282

第三十三章　临床医学本来就是整体　　　　　　　　陈可冀　刘　玥/289

第三十四章　心血管疾病诊治的整体医学观　　　　　胡盛寿　张　浩/291

第三十五章　整体整合生理学——从心肺运动试验看生命的整体调控

　　　　　　　　　　　　　　　　　　　　　　　　　　　孙兴国/296

第三十六章　回归生命本源——浅析整体整合医学　　　　　贾红梅/305

第三十七章　用生命的整体观击败慢性病　　　　　　卞文超　孙兴国/307

第三十八章　整体整合生理学——新理论体系推动慢病防治和人民健康

　　　　　　　　　　　　　　　　　　　　　　　　　　　孙兴国/316

第三十九章　从整合医学角度看高龄心衰患者的治疗　张起新　刘　方/321

第四十章　非ST段抬高急性冠脉综合征危险分层及其整体健康管理

　　　　　　　　　　　　　　　　　　　　　　　　孙兴国　庞　军/325

插　图　　　　　　　　　　　　　　　　　　　　　　　　　　/335

第一章 整体整合生理学：
人体功能一体化自主调控的新理论

◎孙兴国

人是一个完全独立的有机功能整体。人体的功能实现是一体化自主调控的复杂过程，是各系统间交互联系、相互作用、无穷无尽地交织起来，不可分割的一幅连续动态的立体画面，需要用整体的、联系的、全面的观点来理解。在还原论大潮中，系统生理学人为地将生命活动划分成呼吸、循环、神经、代谢、血液、内分泌、运动等各个功能系统，分别从不同方向和角度来分析研究有机整体的不同侧面。这种划分虽然推动了医学的形成和发展，尤其是专科医师制度限定临床实践专业范围，但都在一定程度上禁锢了医生正确认识和辨识复杂的疾病病理生理过程。临床医学及其基础科学都必须遵循"以人为本"。特别是近年来临床广泛开展心肺运动、康复及睡眠监测等，在心血管疾病的诊断、功能评估、疗效评估和死亡与存活的预后预测方面，很多呼吸气体交换测定指标显著优于传统循环功能指标。

只有将心肺代谢等功能一体化自主调控理论与以患者为核心临床医疗实践紧密整合，实现真正的医学"转化"和"整合"，才是未来医学的发展方向。

一、生命整体化自主调控：整体整合生理学概论

（一）系统生理学理论体系中的某些误区

在对生命认知的知识相对缺乏时，人为地将整体划分为各自独立的功能系统，人们尚能片面地接受。但随着科学进步，必然认识到它们的局限性和误区。以传统呼吸生理解释呼吸调控为例，主要的误区有：

1. 循环和呼吸等一体化自主调控

呼吸生理学分析呼吸调控时假设血液循环相对稳定不变，即呼吸调控信号从肺经过左心到达动脉的过程和时间延迟均被忽略。实际上，相对于神经、肌肉等

信号的快速传递，一个呼吸调控周期中，信号在血液循环系统中运行距离虽短，但所用时间远远大于其他部分。

2. 传统的呼吸调控分析

都是人为提高或降低调控信号平均值来解释肺通气的升和降。这难以解释吸气和呼气正反方向如何切换。实际上正常人呼吸时，只要用足够快速的分析装置，动脉血氧分压（PaO_2）和二氧化碳分压（$PaCO_2$）一直是在一定范围内上下波动（图1，图2）。氧分压、二氧化碳分压调控呼吸不仅取决于平均值高低，其"W"形波浪式升降信息更是生命所必须。这种波浪式升降经左心延迟到达动脉才是吸呼时相自主切换的解释。

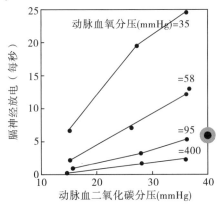

图1　传统呼吸调控与生理学呼吸调控的异同

传统呼吸调控主要讨论调控信号被人为地升高和降低时呼吸的改变；而实际上调控信号正常的情况下（围绕黑点的灰色范围，见图2）如何实现一吸一呼的周期性转换调控极少涉及（1mmHg＝0.133kPa）

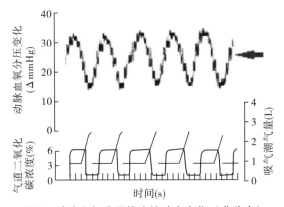

图2　动脉血氧分压的连续动态变化（非稳态）

动脉血氧分压恒定是一个误解。实际上动脉血氧分压（二氧化碳类似，但反向）正常的情况下并非恒定值，而是随着呼吸节律呈周期性上升和下降。箭头所指在呼吸大波浪中的小波浪是动脉血压在气体化学分析仪上记录到的信号

3. 血液循环功能对呼吸调控的影响被忽略

心室没有把全部的，而只是把部分的舒张末期血液射出（射血分数）。假如信

号（氧和二氧化碳分压）在肺静脉经过左心到达动脉的过程中水平恒定，则心脏功能对呼吸调控无妨。但"W"形波浪式升降的肺静脉信号到达化学感受器过程就会深受左心功能的影响，因此循环对呼吸发挥决定性调控作用。

（二）整体论加空间和时间的连续动态平衡理念

新理论体系恢复了原本真实存在的生命调控的整体性和复杂性，加入了空间和时间两个要素，同时分析连续动态自平衡和自稳定的调控过程。新体系区别于传统生理学之处包括：

1. 解释了机体呼吸和循环都以"B-by-B"（即肺，"breath-by-breath"，一呼一吸；心脏，"beat-by-beat"，一舒张一收缩，都呈现周而复始的正反方向切换）模式的呼吸、血液循环、代谢及神经体液等一体化自主生命调控。

2. 生命调控的信号是多样多层次的，但能够在全身均发挥主导作用的、最始的始动信号是O_2和能量物质。CO_2（[H^+]）、NO、SO 及 CO 等其他分子中的原子"O"来自氧，是全身或局部氧化代谢不同状态化学反应的结果，理论上均非最初始信号。

3. 各种信号在人体内永远没有真正稳态，仅是动态趋向于平衡。例如，PaO_2（$PaCO_2$ 和 [H^+] 相似波形，方向相反）随着吸、呼周期和动脉血压随着心脏的舒张、收缩周期均呈现上升与下降，且以不同频率交替出现的波浪式变化（图2），PaO_2 以呼吸节律的较大幅度波浪中尚有心律的上升和下降（图2箭头所示），就是收缩压和舒张压信号在 PaO_2 测定中的表现。

4. 时间和空间的结合：由于机体的组织器官在三维空间的分布不同，各种信号从产生到通过神经体液的传送，以及到达各个效应器之后产生反应的时间都不相同；同一信号在不同部位和不同时间均产生不同的效应，而同一部位在同一时间同时接受不同的信号而产生的效应也不相同（图3）。

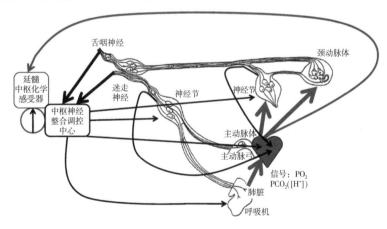

图3　呼吸和循环调控经神经和体液的完整环路示意图

无论呼吸还是血液循环的调控环路都包含了调控信号在循环血液中的运行过程。传统呼吸生理学基本上没有讨论血液循环在呼吸调控中的作用；而实际上呼吸调控信号在循环血液中运行的时间最长（≥2静息心跳），远远长于信号经神经和神经肌肉传输的时间

5. 机体功能调控的一体化,在调控中各个功能系统虽分主次,但是绝对地排除了某个甚至某些功能系统的相对稳定与恒定不变,所有系统都是相互影响的和必需的。

6. 信号与效应之间关系是非线性的时间和空间多重并存复杂的关系。

7. 调控信号运行环路中的时间延迟相当重要,是生命调控必备条件。

8. 整体整合之下的分系统功能虽然否定了各个功能系统独立存在和相对独立调控的可能性,但限于人们所受的教育和对事物的认识,解释生命调控时继续延用呼吸、血液循环、代谢、神经、消化吸收等功能系统的名词。

二、整体整合生理学呼吸自主调控的新解释

1. 图 4 表示主要功能性调控构架

(1) 呼吸吸呼相切换调控信号:PaO_2 和 $PaCO_2$/[H^+](与 O_2 变化方向相反)"W"形波浪式信号不仅是吸呼相切换调控的核心,也是机体多功能系统一体化自主调控的核心。该信号在体静脉血中呈无显波动的平稳状态。当血液经过肺脏进行气体交换之后,随着血液离开肺泡-毛细血管时间的不同,到达肺静脉和体动脉的信号出现了明显的"W"形波浪连续动态的升降变化。

(2) 化学感受器的分布空间和感受反应时间各异:化学感受器包括存在于颈动脉体和主动脉弓(动脉系统)的快反应(即起反应的时间延迟很短)外周化学感受器和存在于延髓背侧中枢(神经系统)的慢反应(即起反应的时间延迟相对很长)中枢化学感受。

(3) 同一个时间段的化学信号分别通过外周(快反应)的化学感受器达到中枢整合结构对下次呼吸进行调控;同时该信号经过延迟到达中枢的化学感受器(慢反应),而对时间延迟之后的那一次或者几次呼吸进行调控。

2. 本次呼吸呼气期肺泡氧分压(PAO_2)逐渐降低[肺泡二氧化碳分压($PACO_2$)反向变化]的信号,约经过两次心跳到达快反应的动脉外周化学感受器,成为下一次呼吸吸气出现的原始引发信号。

3. 本次呼吸吸气期 PAO_2 逐渐升高($PACO_2$ 反向变化)的信号,经过两次心跳到达快反应的动脉外周化学感受器,成为本次吸气终止(转入呼气)的原始引发信号。从而实现周而复始的一吸一呼动作。

4. 正常呼吸节律和频率的最重要因素是心血管功能,即心血管系统将 P_AO_2($PACO_2$ 反向变化)波浪式升降信号通过离开肺血液经过左心运送到达动脉外周化学感受器部位的时相推移,即肺-动脉循环时间。也正是这一时间延迟为呼吸肌按神经系统指令收缩或舒张,形成胸廓内外压力差,继之实现肺脏吸入或呼出相应容量气体,完成通气过程提供了足够的时间。

5. 呼吸幅度(深度)和频率的调控模式:上述(2),(3) 和(4)小节描述的通过外周快反应化学感受器为主实现的呼吸调控,幅度和频率均遵循"弱-弱"和"强-强"非稳态模式,由这次呼吸诱发下一次呼吸。

6. 上述快反应呼吸调控是非稳态的,要维持趋于动态恒稳的呼吸模式需要慢

反应中枢化学感受器与快反应外周化学感受器相互协同而实现。机体正常时快外周和慢中枢化学感受器配合完成呼吸频率和幅度都呈"中–中",即动态近于恒定的自平衡模式。

7. 是由于"W"形波浪式变化的信号为吸呼切换调控的主体,而左心室是将血从肺静脉转送到体动脉化学感受器的唯一动力来源,因此左心室功能必然对呼吸调控有影响。

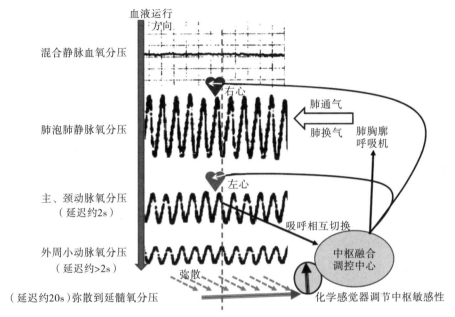

图4　氧气在呼吸循环调控环路中不同部位的异同和时相位移示意图

调控信号氧气二氧化碳在静脉端基本水平恒定;经肺气体交换后在肺静脉氧分压(二氧化碳反向)波幅最大,主动脉弓和颈等大动脉次之,小动脉再次,毛细血管动脉端更低,组织波幅很小近于水平

三、神经系统和血液循环在呼吸循环调控过程中的作用模式——"音响系统调控模式"

机体 PaO_2($PaCO_2$/[H^+])为核心的调控信号在血液中并非平均水平,其"W"形波浪式信号是血液在肺脏经过气体交换产生,经心脏搏动由循环血液带到不同部位感受器时的时相和作用方式不同,通过神经系统中枢整合之后对心肺发挥的调控。为便于理解整体极为复杂的神经体液调控呼吸和循环的工作模式而采用人造的"音响系统调控模式"简化类比之(图5)。

1. 呼吸肌、胸廓、肺共同扮演演讲者和喇叭的角色(效应器)。
2. 由肺通气产生经循环血液带入循环系统的 O_2(CO_2)波浪式信号比作喇叭或者讲话产生的声波信号。
3. 从肺静脉经左心室到体动脉系统,即肺–动脉循环时间,相当于发出声音经空气到声波播散到麦克风的时间。

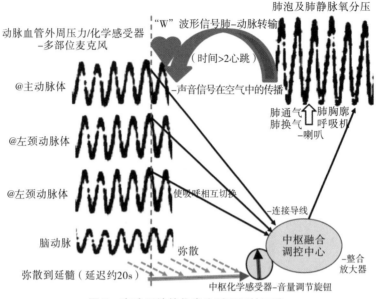

图5 音响系统简化类比呼吸调控环路

神经系统和血液循环所扮演的作用不同，神经系统部分相当于电信号在线路中的传送，速度快，时间短；血液循环部分相当于声波在空气中的传送，速度慢，时间长。

4. 多处外周化学感受器和压力感受器们比作能够感受声波的麦克风分布/放置在不同的部位，他们可以将同一声音以不同时相/强度的信号分别收集上传，从而产生立体声音响。

5. 神经系统的传入和传出纤维分别相当于麦克风和喇叭与音控中心的上传和下传电线。

6. 中枢神经整合系统相当于音量放大器调控系统。

7. 中枢化学感受器作用相当于音量调节器的调控旋钮，而对中枢整合的传入/传出敏感性进行平衡调控。

8. 血液循环转送 O_2-CO_2 从肺脏到体动脉系统相当于声音在空气中的传播；而神经系统中电信号的传输速度与导线转送电信号，速度相当快而时相延迟非常短。

四、心肺代谢等功能一体化自主调控的新理论及其证据

1. 氧气和二氧化碳（酸碱度）为一体化自主调控的核心：血液循环的首要目的，与呼吸的目的相同，都是向组织运送所需要的 O_2，同时把代谢产生的 CO_2 运出体外；机体必然有相应的信号（O_2，CO_2/[H^+]）系统经神经体液同时对呼吸、循环和代谢进行调控，使它们优化匹配，实现机体代谢氧需供的动态平衡。符合中医"血为气之母，气为血之帅"理念。

2. 心肺调控的相互联系与血压和心率：调节相关的压力感受器、上传神经及其调控中枢（即延髓背侧）系统与呼吸化学感受器和调控系统相互重叠，至少互

为辅助。法国心血管医生 Corneille Jean François Heymans（1892—1968），1938 年因研究心血管压力感受器以发现颈动脉体化学感受器而获得诺贝尔奖，提示压力（物理）和化学感应体系在生物体内的紧密关系。实验室初步记录到的动脉血氧分压呼吸节律的低频大波中明显看出血压升降的高频小波（见图2中的箭头所指），说明体内血压和 O_2 及 CO_2 分压存在某种程度上的相似信号。

3. 心肺调控体系解剖结构的重合压力感受器和化学感受器分布位置、向中枢神经系统上传的纤维通路及延髓的呼吸和循环调控区在结构位置上完成重合。

4. 循环调控环路与呼吸调控环路的异同

（1）呼吸调控环路在信号传输时相中，信号在神经系统中的传输非常迅速。以本人静息时心搏量108ml，而总肺（>1mm）血管容量226ml计，肺动、静脉血管容量相近各占一半，肺静脉血管容量大约等于每搏量，所以肺毛细血管末端血液在第一次心跳结束时仅仅到达肺静脉左心房端，血液第二次心跳完成射血后，该血液才能到达主动脉段。由此解释呼气和吸气的信号切换需要2次心跳以上的时间延迟。正常呼吸时，吸气期呼吸肌主动收缩在较短时间内形成比较大的跨气道压力；而呼气期仅为被动的弹性回缩产生的跨气道压较小，完成同样的潮气量呼气期要长于吸气期。

（2）循环（血压）调控环路在信号传输时相中，在左心室收缩，压力上升，主动脉瓣开发到血液被射入主动脉弓，产生血压上升，信号经血液传输距离极短，时间延迟短，所以心率快于呼吸率。因此血压上升和下降而分别诱导产生的心肌舒张和收缩，收缩时压力上升速度快，刺激强，迅速引发收缩停止；舒张时血液通过向外周流动而降低压力，压力下降的速率较慢刺激较弱，相对比较长时相才能强大到诱发下一次收缩。

（3）相对而言，呼吸调控环路时相长，呼吸频率慢；而循环调控环路时相短，故心跳频率快。由于呼吸的吸气（呼吸肌收缩）- 呼气（呼吸肌舒张）交替转换和心脏的收缩 - 舒张交替转换模式相同，收缩压 - 舒张压交替转换的压力波浪信号与上述血液中气体分压波浪信号极为相似，只是其中的波动频率快了4~8倍，这样压力波浪信号受到所处吸呼时相而有所不同，可以部分地解释心脏收缩 - 舒张转换调控受到呼吸影响的机制。

5. PAO_2（与 CO_2 方向相反）随着吸呼过程逐渐升降，通过对肺血管张力/阻力直接调节（低氧收缩高氧扩张）控制左心室回心血容量，从而达到/实现对体循环（血流、血压、心率）的调控。所以，收缩压、心率和自主神经系统张力三个变异性（varilibity）都随着呼吸节律而改变（图6）。

6. 可以合理地解释出生前在妈妈子宫内胎儿不需要呼吸；而出生后必须呼吸，否则死亡。

7. 可以合理地解释出生后呼吸出现导致心血管结构和功能上巨大改变的机制。

8. 以氧气需供平衡和能量代谢来解释运动过程中的血流再分布，以及运动肌肉局部血流量增加，高达30~40倍。

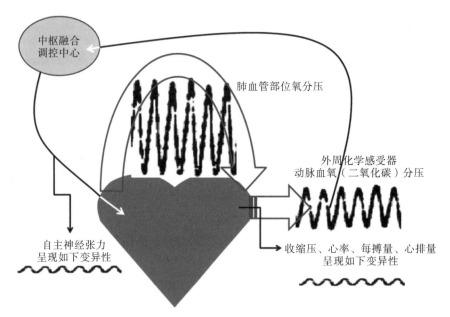

图6 正常人循环指标变异性跟随呼吸节律的发生机制示意图

右左心之间的肺循环血管及其阻力因为肺泡内氧分压随呼吸周期性变化,调节右左心之间的容量平衡,而导致到达左心室的回心血液容量呈现相同周期的增加和减少,以Starling定律表现出每搏量、心排量、心率和收缩压的变异性。此外,动脉血氧(二氧化碳[H^+])分压随吸呼周期性变化经外周化学感受器而直接和间接地影响自主神经张力,表现出变异性。

9. 血液循环功能在呼吸(呼吸循环整合)调控中的决定性作用:①左心室的"混合室"效应、射血分数和心搏量对动脉血液中呼吸调控信号(PaO_2和$PaCO_2 -$[H^+]的波动幅度)的影响(图7);②肺-动脉时间延迟决定吸呼时相的切换;③心率/呼吸频率的匹配比值(简称比率4~8:1)的优化机制,参见呼吸和循环调控环路时相性的不同。如果比值=1~2:1,那么一次呼吸的血液进入同一次心跳,结果心室后方的动脉中氧气和二氧化碳就呈现真正的水平状态,而不能切换呼和吸。比值过大,则心脏负担相对过重,而非优化。

10. 心肺联合一体化调控在心血管病领域常见的临床证据

(1)心肺运动气体交换测定在心血管病学领域的重要应用价值,被传统地误认为仅仅是呼吸功能的运动呼吸气体交换测定指标,能够显著地超越血流动力学等传统循环功能测定指标而用于心血管病疾病的诊断、功能评估、治疗效果评估和死亡与存活的预后预测。

(2)左心衰患者运动、睡眠甚至静息时潮式呼吸(Cheyne-Stokes呼吸)的机制(图8):①左心室射血分数和每搏量心排量的降低导致血液中呼吸调控信号传输衰减(幅度)和时间延长;②肺通气(体动脉)与延髓调控信号的时相错位。

(3)监护病房患者循环、呼吸不稳定状态的相互影响和相互转化。

(4)肺源性心脏病:初始原发于肺脏的疾病长期得不到有效的纠正,从而表现出继发性的心脏功能受损等。

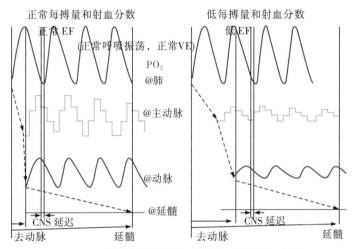

图7　理论上的左心室的"混合室"效应示意图

首先以正常呼吸为前提，左心室每搏量和射血分数对氧分压（二氧化碳分压、[H^+]）"W"波形信号跨左心室转送的影响。左侧以正常每搏量100ml，射血分数75%计算；右侧以心衰每搏量50ml，射血分数25%计算。同样的呼吸肺部波形，与正常对照相比，通过了衰竭的心脏用以触发下次呼吸的动脉氧分压波形幅度明显降低，即触发信号变弱，时间越长

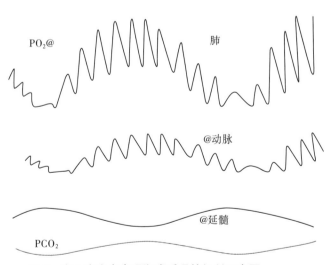

图8　左心衰患者表现潮式呼吸的机制示意图

用心衰左心室"混合室"效应使动脉端触发信号变弱和延迟；延髓中枢化学感受器逐渐周期性弱－强交替，且与肺通气和动脉氧分压的强－弱交替呈现明显的"时相错位"。"混合室"和"时相错位相"结合来解释潮式呼吸的发生机制

五、心理精神、神经、消化、泌尿、血液、皮肤、细胞、基因、环境适应及运动和睡眠等所有其他功能活动的调控不可忽略，都在整体水平上对人体进行功能调控

人体功能一体化自主调控涉及所有的系统器官组织细胞及各级功能结构的方方面面，而且它们的功能调控都与上述呼吸、循环、神经、体液存在着直接或间接复杂的、反复交错的、互为因果的相互影响。如人体随着昼夜的转换而进行睡眠和觉醒的交替；一日三餐与空腹交替、饮水和排尿排便相结合在肝胆胰脾等配合下实现能量物质等的体内动态平衡；中枢神经高级区域和精神神经的活动状态可以对各种生理功能活动进行有限时间的非生理性或者放大/缩小到生理性的调控，例如屏气、过度通气、高兴、生气等。我们在后面章节将分别从整体角度上进行详细的调控论述。

总之，整体生命过程就是以呼吸、循环、代谢等多系统功能通过神经体液调节，在消化、吸收、排泄、泌尿等系统协同配合下实现一体化自主调控，从而达到以氧气代谢供能为核心的需/供趋向于动态平衡，却永远没有达到真正平衡状态的动态过程。

六、整体整合生理学医学理论体系的应用价值

中国传统文化和中医都属于整体论。机体代谢需求和内环境稳定都是直接通过心肺等协同完成，即心肺多系统共同完成生命"灵"气之运输，缺失其中任何一个环节生命必然终止。人体功能一体化自主调控深入研究，会使我国在生命科学和临床医学领先于西方各国，独立自主地将这一全新概念上的"整体整合生物学—生理学—病理生理学—医学"新完整理论体系创立起来，以期探索生命的真谛，对人体生长发育、衰老、健康和亚健康，各种疾病的发生发展提供正确的理论依据，从而使身心健康生活理念、健康管理、慢性病预防、疾病早期诊断和干预与评估有机整合起来，形成整体整合医学（Holistic Integrative Medicine）简称整合医学。整体整合生理学作为整合医学的重要组成部分，有助于推动开展心肺运动试验、睡眠试验和运动康复的临床应用，有助于更新"运动、睡眠、高原/潜水和康复"等理论知识。更有望实现真正意义上的以人为中心的中西医整合，即在整体论指导下的现代医学实践模式，使人类的健康维护和疾病防治得到最有力的支持，使我国生命科学研究和健康服务水平真正领先于世界。

第二章 整体整合生理学新理论体系概论Ⅰ：呼吸调控新视野

◎孙兴国

约400年前，当人类研究工作从单纯解剖学的结构、形态学进展到活体生理学的功能学时，限于当时科学技术的发展水平和人类对生命的有限认知，只能人为地将人体整体生命活动首先分解为呼吸和血液循环，继之再进一步划分神经、代谢、内分泌、运动等几大系统，逐步形成了传统的系统生理学。毫无疑问，系统生理学使人类对生命的认识实现了飞跃，从而成为现代医学体系建立与发展的理论基础。近年来，研究工作由系统、器官、组织、细胞水平逐步进入到蛋白质、基因等分子水平，划分越来越细化，研究越来越深入，结果使医学越来越背离人体整体，使其"碎片化"，以至于"患者成了器官、医师成了药师"，严重偏离了医学的本质。在人体有机整体内，实际上没有完全静止和孤立的各个系统，将人体功能活动机械、片面地割裂开来的系统生理学观背离了医学有机整体的本质，不利于医学的发展。医学，服务于整体人，应该整合，应该从系统回归到整体，这也符合我国传统医学中"天人合一"的哲学要义。特别是近年来，为了满足开展心肺运动试验、心肺代谢疾病康复治疗及睡眠试验等临床应用的需要，为了满足解释和解读气体交换、呼吸调控和慢病防、治、康、养一体化健康管理的需要，笔者集20余年积累和研究，于2011年初步提出生命表征呼吸调控的全新观点，进一步完善为生命功能的整体整合一体化调控，构建完成了整体整合生理学新理论体系的基本理念和架构。

本文先回顾传统呼吸生理学的共识性观点，并提出现存而又无法解决的难题。进而以呼吸调控为切入点，从人体功能活动整体整合多系统一体化调控这一全新角度进行探讨，以期对人体生命调控和呼吸调控有一个全新的认识和解释。

一、整体整合生理学新理论基本概念

人从生到死的全部生理和病理生理活动，是一幅幅由各功能系统整体上相互联系、相互作用，无穷无尽地交织起来的复杂、立体和连续动态的画面。生命活动以呼吸为表征，以血液循环为基础，以组织细胞代谢为前提，以细胞线粒体内能量物质代谢为各种生命活动提供能量供应为代谢之核心。呼吸循环代谢主轴在神经体液系统调控下，在消化、吸收、泌尿、排泄、皮肤等各系统配合协助之下，通过与外环境不断进行物质交换共同完成整体功能活动状态并使之趋向于平衡，而永远未能达到真正平衡的功能状态。

二、系统生理学对呼吸调控机制的认识

（一）呼吸节律与频率

传统呼吸系统生理学认为，正常的自主呼吸节律产生于延髓呼吸中枢。关于正常呼吸节律的形成机制，目前主要有两种假说，①起步细胞学说：即呼吸是由延髓具有起搏样活动神经元的节律性兴奋引起，如不少研究认为延髓头端腹外侧的前包钦格复合体是呼吸节律的产生部位；②神经元网络学说：呼吸节律的产生依赖于低位脑干呼吸神经元之间复杂的相互联系和相互作用。

（二）呼吸调控信号

传统系统生理学认为，呼吸调控把动脉血液中的氧分压（PaO_2）、二氧化碳分压（$PaCO_2$）、氢离子浓度（$[H^+]a$）等水平信号的上升与下降的变化作为呼吸调控的主体信号。$PaCO_2$、$[H^+]a$对于中枢和外周的化学感受器均有作用，但由于H^+不能穿过血脑屏障，所以$PaCO_2$被认为是最活跃的呼吸调控信号。在正常生理状况下，PaO_2仅作用于外周化学感受器，不作用于中枢化学感受器。但近年不少研究发现/提示氧气可以作用于中枢，即呼吸中枢对低氧直接刺激是抑制性的；但当$PaCO_2$长期升高时，由于中枢化学感受器对CO_2的刺激极易产生疲劳，此时，氧气对于呼吸中枢有一定的兴奋作用，对于呼吸的维持十分必要。

（三）参与呼吸调控的化学感受器

参与呼吸调控的化学感受器按分布部位分为动脉系统的外周化学感受器和延髓背侧的中枢化学感受器；根据化学感受器对血液中的PaO_2、$PaCO_2$、$[H^+]a$等血气信号变化的反应时间不同，因而分别称为快和慢反应化学感受器。快反应的外周化学感受器位于主动脉体和颈动脉体部位，可以感受PaO_2、$PaCO_2$、$[H^+]a$等血气信号的动态变化，快速产生效应；位于延髓部位的慢反应的中枢化学感受器可感受血气信号的变化，延迟约30s产生效应。

PaO_2降低、$PaCO_2$和$[H^+]a$升高时，可兴奋外周化学感受器和中枢化学感受器，两者均可引起呼吸加深加快；反之，呼吸变浅变慢。慢反应的中枢化学感受

器与快反应的外周化学感受器配合共同完成呼吸调控。位于气道平滑肌内的牵张感受器（J受体）可感受肺过度牵张作用，对过度吸气和呼气做出反应，而牵张反射平时不参与呼吸调控。

（四）与呼吸调控相关的机制与环路

（五）传统的呼吸系统生理学的呼吸调控环路是由化学感受器、传入神经、延髓呼吸整合中枢、传出神经、呼吸肌、胸廓、呼吸道、肺脏等组成的，呼吸调控信号经神经传递和中枢整合，通过呼吸肌实现呼吸调控。部分相关的神经体液调控内容另文叙述。但是均未讨论循环的参与。

三、系统生理学呼吸调控机制存在的问题

（一）对呼吸调控信号的认知不足

传统呼吸系统生理学认为，自主呼吸时人的 PaO_2、$PaCO_2$ 和 $[H^+]a$ 等血气信号水平是恒定的。因而，实验设计总是人为地升高或降低 PaO_2、$PaCO_2$ 和 $[H^+]a$ 的数值为条件，研究血气信号数值变化对呼吸调控的影响。实际上这是在研究和讨论病理生理状态下的呼吸调控，而对于在正常生理状况下，呼吸是如何调控和吸呼时相反向切换的机制却一直都没有明确的解答。同样，这也不能解释人体出生前后呼吸从无到有的变化机制；特别是在相对于出生后而言，胎儿极低水平的 PaO_2 和极高 $PaCO_2$ 却没有呼吸。我们在口服5%碳酸氢钠进行吸入急性血液碱化前、后分别进行吸入空气心肺运动试验，并再次吸入纯氧心肺运动试验，结果发现 PaO_2，pHa 和 $PaCO_2$ 平均水平改变并没有造成运动反应模式的改变。

事实上，呼吸过程中的动脉血液中的 PaO_2、$PaCO_2$ 和 $[H^+]a$ 等血气信号不是恒定的，而是随着吸呼过程呈周期性波浪式变化的，使用 PCO_2 或 pH 电极、氧电极可记录到实验动物该动脉血液信号的波浪式曲线。采用简单的连续逐搏动脉取血进行血气分析测定，也分别在正常心功能和心力衰竭的患者身上证实这种波浪式信号的存在，这种周期性波浪式变动信号才是通过外周化学感受器进行呼吸调控的主要信号。

（二）系统生理学中呼吸调控环路的不完整性

传统的呼吸系统生理学仅就呼吸调控的神经环路、反射等进行探讨，忽视了血液循环、代谢等部分的存在及其变化对呼吸调控的关键性作用，这样形成的调控环路是不完整的。如此，呼吸的调控信号无法传送至化学感受器以触发吸呼时相的切换，不能实现下一次呼吸。在肺通气和肺换气后，离开肺毛细血管血液携带的呼吸调控波浪式信号需要经过血液传送才能触发存在于动脉系统的外周化学感受器。呼吸调控信号在神经通路中传输很快，而信号在循环中走行时间较长，由血压和心率等决定的血液流速等因素均会影响呼吸调控信号的传送速度；同时，非百分之百射血的左心室射血分数的高低还直接影响血气波浪式信号的幅度从左

心室前到达左心室后的衰减程度，进而影响下次呼吸的强弱（参见左心室"混合室效应"）。所以，循环对于呼吸调控的作用是决定性的，不容忽视。

（三）系统生理学的呼吸调控缺乏对调控信号传送中时间、空间的认识

传统的呼吸生理在讨论呼吸调控时并未提及信号传送过程中的时间、空间等因素，在忽略这些因素的基础上讨论呼吸调控，必然会出现偏差。外周和中枢化学感受器所在的部位不同，因而，呼吸调控信号经血液传送到两者的时间肯定不同。外周化学感受器主要是对波浪式信号起反应，而中枢化学感受器主要对水平信号的高低起反应；而且，调控信号经脑动脉和血脑屏障到达中枢化学感受器周围的脑脊液中需经过弥散，传导信号作用于中枢化学感受器耗时较长。同一信号被中枢感受器感受的时间比被外周化学感受器感受到的时间有延迟（约30s），这一延迟对于呼吸调控维持平稳呼吸很重要。但是，当心功能降低足以使呼吸经外周感受器在约30s内衰减到呼吸暂停时，中枢感受器感受高通气和低通气时间上的延迟，造成中枢化学感受器感受高通气和低通气的时间与肺脏和外周化学感受器实际感受高通气和低通气的时间错位，再经过中枢进行调节就可以产生下述的"时相错位"。

四、呼吸调控的新视野和新观点

整体整合生理学新理论认为，人体的功能调控都是围绕新陈代谢进行的，以保持机体内环境的稳态，满足机体正常的生命活动为核心。组织细胞代谢的两个最主要的底物是氧和能量物质。氧的供应主要依靠呼吸、循环、神经和组织细胞共同完成；能量物质的供应主要依靠消化、吸收、泌尿、排泄、神经和组织细胞的相互配合；此外，运动、睡眠、精神心理等因素会影响机体的代谢状态。人体能量物质储备比较充足，可以满足几天的需求；但体内氧气总储存非常少，仅仅能维持几分钟的供应。所以，人体的功能调控总是以呼吸、循环、代谢共同保护生命活动底线为核心轴，联同消化、吸收、泌尿、排泄、神经等多系统的一体化调节，氧和能量物质供应与代谢产物排除是机体调控的两条主轴。由肺吸入、呼出气体与肺内功能残气形成肺泡氧和二氧化碳分压呈现逐渐上升和下降交替波浪变化，这是呼吸调控，特别是吸呼切换的主信号。

呼吸调控信号需要经过血液循环的传送才能作用于化学感受器，传入的信号经呼吸中枢整合后，最终经神经通路传递给呼吸肌，这个过程需要呼吸、循环、神经、代谢等多系统的相互配合，经此通路完成呼吸调控和呼吸切换，仅呼吸系统本身经神经信号传递是无法完成呼吸调控的。在现代生理学认知的基础上，以整体论为指导而形成的新理论认为，呼吸调控是人体多系统协调、配合的过程。下面仅就一些关键点与核心内容进行简述。

（一）人体生命整体调控的关键：吸呼、循环、代谢、神经等一体化调控环路的构成

经肺通气和肺换气产生的肺泡气体波浪式变化，与肺泡气体压力基本平衡的

肺毛细血管血液离开肺脏时，就携带着波浪式呼吸调控信号。血液进入肺静脉、左心房、左心室被射入主动脉和颈动脉，作用于外周化学感受器，经上传神经上传、呼吸中枢整合、下传神经作用于呼吸肌，终止吸气或呼气，开始呼气或吸气。同时，波浪式信号经颈动脉、脑动脉到毛细血管，穿过血脑屏障，经脑脊液弥散，波浪式信号变为水平信号作用于中枢化学感受器，直接调节呼吸整合中枢的敏感性、维持呼吸的稳定，此为一体化调控的主环路。正常情况下，中枢化学感受器和外周化学感受器共同作用，维持平稳的呼吸。

血液经化学感受器后会进入全身毛细血管，进行物质交换，动脉的波浪式信号一直到达毛细血管时，波动幅度均非常明显，弥散进入组织细胞到达线粒体对能量物质进行氧化，完成新陈代谢。离开组织毛细血管的静脉血液的波浪式信号已经成为近乎水平的信号，经过呼吸、循环、神经的共同作用以满足机体代谢对氧的需求。机体的能量物质经过消化、吸收经门静脉进入机体的血液循环，再经血液循环进一步运输到各个组织细胞进行代谢。血液中的能量物质浓度会影响循环的血流动力学指标，改变血液中呼吸调控信号的运输速度，影响血液在肺部的气体交换和呼吸节律以及频率。循环、神经、代谢、运动、睡眠、消化、吸收、泌尿、排泄等均在不同程度上影响机体的能量代谢状态。所有的系统均可影响血气水平信号和能量代谢信号，经过组织代谢，能量信号和血气信号在各系统的影响下随静脉回流进入右心房，经右心室入肺循环，进而影响下一次呼吸、影响肺部气体交换后波浪式信号的波动幅度，以此参与组成循环呼吸一体化调控环路。

（二）人体呼吸调控信号的特征——动脉血中波浪

早在20世纪70年代，英国牛津大学Band教授采用二氧化碳电极、pH电极连续动态测定$PaCO_2$和$[H^+]$a（pHa）一系列卓越的动物实验研究证明了机械通气实验动物的$PaCO_2$和$[H^+]$a是动态波浪式变化的，并绘制出变化的波浪式曲线，同时还发现单位时间$PaCO_2$和$[H^+]$a（pHa）的变化速率与潮气量呈正相关。但是，他们没有从生命整体调控角度正确分析该特征信号的重要意义。使用氧电极描记机械通气动物动脉PaO_2得到与$PaCO_2$和$[H^+]$a（pHa）变化相似的结果，只是变化方向相反。

我们用连续动脉逐搏采血血气分析试验证实，心功能正常和心力衰竭患者均存在波浪式信号，只是心力衰竭患者的波浪式信号幅度显著低于心功能正常患者。

（三）呼吸调控的核心——吸呼时相的切换机制

吸气时，呼吸肌群肌肉收缩使膈肌下移和胸廓扩张，胸腔内压和肺内压低于大气，空气从呼吸道被吸入肺泡。我们采用连续逐搏动脉采血进行血气分析，发现心率和呼吸频率的比值约为6∶1。通过用CT同时测定肺血管容量和左心室每搏量，发现肺静脉血管容量和左心房容量之和大约是每搏心输出量的2倍，推算一次呼吸产生的动态波浪式信号经过肺静脉、左心房、左心室到达外周动脉，约需经过三次心跳。即在肺部完成气体交换的血液经一次心跳到达肺静脉末端,经第二次心跳到达左心房,在第三次心跳舒张期进入左心室,在其收缩期到达外周动脉。吸气产生的肺泡氧分压渐进性上升和二氧化碳分压渐进性下降,使离开肺毛细血管与肺泡气体分压平衡的 PaO_2、$PaCO_2$ 和 $[H^+]a$ 等血气信号呈现同样变化趋势。经过循环到达主动脉弓和颈动脉体分别刺激主动脉体和颈动脉体的外周化学感受器,外周化学感受器感受到的信号经上传神经、神经中枢整合,由传出神经(膈神经和肋间神经等)发出指令,终止呼吸肌群的收缩而使其转入舒张,即吸气产生的信号终止吸气。反之,呼吸肌群舒张,胸廓和膈肌弹性回缩产生肺内压上升,当肺内压超过大气压时,肺泡内气体被呼出,从而产生与上述相反的肺泡-血液氧气和二氧化碳分压变化,经血液运输到动脉外周化学感受器,再通过神经系统终止呼吸肌的舒张,产生下一次吸气;即呼气产生的信号终止呼气。由此,肺通气肺换气在动脉化血液中形成了交替升降的波浪式信号,逐次到达外周化学感受器,触发呼吸时相切换。

吸呼切换需要的时间延迟:左心室搏血需要经过两至三次心跳,波浪式呼吸调控信号才能经肺静脉、左心房、左心室到达外周化学感受器,再经神经上传、中枢整合、下传,以终止吸气或者呼气,实现吸气和呼气的相互转换。

(四)呼吸调控稳态的实现——中枢化学感受器延迟反应的稳定机制

单纯由快反应外周化学感受器产生吸气信号终止吸气,呼气信号终止呼气方式,实现吸呼切换机制的呼吸调控是"强-强""弱-弱"模式,并不能直接产生稳定的呼吸。但是,人体动脉血液中呼吸信号经过脑动脉,穿过血脑屏障,弥散经至中枢化学感受器周围的脑脊液中,约需 30s 的时间,波浪式信号变为水平信号,然后到达中枢化学感受器;而波浪式呼吸调控信号到达位于颈动脉体和主动脉体的外周感受器几乎没有时间延迟。外周和中枢化学感受器所处的位置不同,对于同一呼吸信号从被感受到向呼吸中枢传递直至呼吸中枢整合、神经冲动下传并产生效应的时间也不同,外周和中枢化学感受器相互配合可以维持呼吸的平稳。同一个呼吸信号通过快反应外周化学感受器和慢反应中枢化学感受器产生时相不同的协同调控,使人体正常 PaO_2、$PaCO_2$ 和 $[H^+]a$ 三位一体的平均值调整到正常值。当三者中任何一个指标超出调控阈值时,就通过中枢化学感受器直接对中枢整合系统的敏感性进行调控,从而达到稳定呼吸作用。

(五)为什么胎儿没有呼吸

胎儿在母亲体内时 PaO_2 极低(30mmHg),而且 $PaCO_2$ 很高(45~50mmHg),但却没有自主呼吸,为什么?母亲动脉血液中的波浪式信号足以触发母体的呼吸,但母亲的动脉血液经过胎盘毛细血管循环进入胎儿脐静脉时,血液中波浪式信号的波动幅度已严重衰减;而后再经脐静脉汇入胎儿下腔静脉,经右心房、卵圆孔进入左心房时,由于其他血液的稀释而变得更为衰弱;再经过非百分之百射血的左心室进入胎儿体循环动脉系统时,从母体动脉血而来的波浪式信号的波动幅度极其微弱,不足以通过刺激动脉系统中外周快反应化学感受器以触发呼吸。而经由胎盘与母亲完成交换,使氧气、能量物质和二氧化碳等代谢产物基本维持稳定,不可能有较大幅度变化的波浪式信号到达中枢化学感受器平均值阈值以诱发呼吸,所以生活在羊水中的胎儿没有实际呼吸,也不能呼吸。

(六)人生第一次呼吸产生机制与胎儿宫内窘迫

1. 第一次呼吸的产生机制

胎儿出生离开母亲后,由于组织细胞代谢和血液循环仍在继续进行,心脏仍在正常跳动,使 PaO_2 不断降低,而 $PaCO_2$ 和 $[H^+]a$ 不断升高,达到某个/些触发呼吸的刺激阈值后,就诱发第一次吸气;否则,永远不出现呼吸就将死亡。

2. 胎儿宫内窘迫

与出生后第一次呼吸的产生机制一样(见上段),出生前胎儿经过胎盘脐带与母体进行交换,所以无论是母体、胎儿还是胎盘与脐带三方面出现的问题,只要严重到一定程度均可以产生胎儿宫内窘迫。与正常出生后产生第一次呼吸最相似的是临床常见的危机状态,如母体煤气中毒、车祸、创伤等直接影响到母体呼吸循环代谢功能维持;脐带打结、绕颈等中断母儿联系的状况,以及胎儿在宫内羊水中发生呼吸反应。实际上,30余年前笔者临床实习的几例煤气中毒胎儿羊水吸入死亡病例及出国10余年负责急救复苏时期对足月胎儿宫内窘迫死亡病例,尸体解剖全部发现肺内羊水吸入的经历,在探索生命、呼吸调控机制数十年百思不得其解时,突然迸发灵感,明确了方向,就是胎儿(属于寄生生命)、新生儿和成年人在呼吸的不同时期都必须符合同一个机制原则,它们的不同只是各种条件改变所致。笔者终于在2011年美国生理学年会上提出全新呼吸调控机制构想,并逐步得到完善。

3. 第一次呼吸的生理学变化

第一次呼吸的生理学变化由于人体第一次吸气前肺内没有功能残气,随着第一次吸气的进行,肺泡中的 PO_2 可以急骤升高至约150mmHg、PCO_2 则近乎0mmHg。肺循环血管是对氧分压高度敏感的系统,第一次吸气具有"前无古人,后无来者"的特征,极高氧和极低二氧化碳造成肺循环血管全部开放,右心室射出的血液全部顺利地进入到肺动脉,使几乎全部6~8次每搏输出量充满肺循环后,再回到左心房、左心室,进入体动脉系统。离开肺脏的血液急剧飙升的 PaO_2 与急剧下降的 $PaCO_2$ 和 $[H^+]a$ 等血气信号经化学感受器作用于呼吸中枢,经传出神经作用于肌肉实现吸气被终止,进入呼气;第一次呼气开始后由于肺泡中氧气不断弥散进入肺毛细血管血液中,血液中二氧化碳也不断弥散进入肺泡中,使血液中逐渐降低的 PaO_2 与逐渐上升的 $PaCO_2$ 和 $[H^+]a$ 等血气信号经血液循环传送到动脉外周化学感受器,作用于神经肌肉系统终止呼气,第一次呼吸就这么完成了。

由于第一次吸气时肺血管由胎儿时期极度收缩状态转变成极度舒张状态，肺血管容量急剧增加，可以容纳约 6~8 次心跳的搏血量，所以血液前行经肺静脉、左心房、左心室到达主动脉和颈动脉外周化学感受器的时间最长，产生一生中相对而言时间最长、容量最大的吸气。紧随其后的第一次呼气，由于肺血管已经充满血液，肺-动脉时间已经显著缩短下来，所以也就符合正常约 3 次心跳就到达动脉，经外周化学感受器和神经肌肉终止呼气，产生第二次吸气。第一次最大吸气与一般的第一次呼气容量之差建立起真正的功能残气量；随着以后各次呼吸的进一步扩充并稳定功能残气量，逐渐使功能残气量从第一次的极高 PO_2（约 150mmHg）和极低 PCO_2（约 0mmHg）分别达到并稳定于大约 100mmHg 和 40mmHg 水平。此后，呼吸切换则如上段所述。第一次呼吸在人的生命中是绝无仅有的唯一。

（七）循环在呼吸调控中不能忽略的关键作用——呼吸节律、频率和强弱的由来

1. 没有血液循环就没有呼吸

呼吸调控的波浪式信号需要经过血液循环的传送才能作用于外周化学感受器和中枢化学感受器。由于外周和中枢化学感受器所处的位置不同，且调控信号需经脑动脉，穿过血脑屏障，经脑脊液弥散，方能作用于中枢化学感受器。所以，外周化学感受器和中枢化学感受器对于同一个呼吸调控信号的接受的时间有延迟，这个延迟对于外周和中枢化学感受器的协调，对于维持平稳呼吸有重要作用。信号经血液循环传送的过程是一个涉及时间、空间的不断动态变化的过程。

2. 呼吸节律和频率的形成

血液循环速度决定肺-动脉时间在呼吸调控环路中，呼吸调控信号在大部分时间是在血液中传送；而在神经通路中的传导时间短、速度快。心脏的射血功能、心率、血压、阻力、血流速度等因素均会影响呼吸调控信号从肺脏流经肺静脉、左心房、左心室到体循环动脉的传送。上一次呼吸产生的血液中的波浪式信号通过刺激外周化学感受器诱导产生下一次呼吸，波浪式信号在血液循环中传送的速度，即经过肺通气、肺换气后经肺循环和心脏泵血到达体循环动脉系统触发外周化学感受器的速度决定了呼吸的频率。多种因素可影响波浪式信号在血液中的传送速度，如心脏的功能、心率、血压等。笔者分别采用 CT 肺扫描测定了肺血管容量，采用心脏 CTA 确定了左心室每搏量，并确定了肺血管容量和左心室每搏量的相互关系，即肺静脉血管容量和左心房容量之和大约是每搏心输出量的 2 倍；推算出正常人约需要 3 次心搏才能将离开肺毛细血管的动脉血液输送到主动脉弓和颈动脉体处的外周化学感受器。我们采用逐搏动脉血血气分析证实，每个呼吸周期大约经历 4~6 次心跳。血液完成气体交换后经过第一次心跳到达肺静脉末端，经过第二次心跳到达左心房，在第三次心跳舒张期进入左心室，经收缩期射血将携带的呼吸调控信号传送至动脉系统。肺脏吸气产生的 PaO_2、$PaCO_2$ 和 $[H^+]a$ 等动脉血波浪式信号到达外周化学感受器，经神经信号上传、呼吸中枢整合、神经冲动下传终止吸气动作；同样呼气时产生的信号终止呼气动作诱发下一次吸气，从而完成吸呼时相的切换。心血管系统中肺静脉血管容量、左心房容量和左心室每搏心输出量，及其相关关系直接影响到循环对呼吸的频率、节律和呼/吸、吸/呼的决定性调控作用。

3. 呼吸强弱的调控——心功能和慢反应中枢化学感受器

（1）心功能对呼吸的调控　左心室非百分之百射血，上一次射血残留在左心室的血液同本次经心房流入左心室的血液混合，使其携带的波浪式信号的波动幅度减小。正常时由于人体主动脉体、左侧和右侧颈动脉体的多位点外周化学感受器感受时间相近及波浪信号的幅度叠加作用，传送到中枢整合部位的信号强度有所增强。由左心室的每搏量、射血分数、舒张末容积等指标决定的血气波浪式信号衰减称之为左心室的"混合室效应"。射血后心室残存血量的多少，影响混合后信号的波动幅度降低程度，进而影响此信号作用于外周化学感受器诱导产生的下一次呼吸。从这个角度讲，血液循环左心室功能影响左心室前后的动脉血气波浪式信号的幅度的衰减程度，决定了下一次呼吸的强弱。在正常机体，经过左心的"混合室效应"的作用，呼吸调控信号虽然有所衰减，但是并不一定会使下一次呼吸减弱。

左心室射血功能减弱的心脏，射血后残存血量较多，经过左心室混合，波浪式信号波动幅度变弱，使呼吸幅度、深度变小；经过几次呼吸递减后，波浪式信号的幅度过小甚至不足以诱发下一次呼吸，呈现呼吸暂停。运用整体整合生理学医学新理论对一百多年前 Cheyne–Stokes 报告，以及心力衰竭患者发生睡眠呼吸暂停和运动期间波浪式呼吸发生机制进行探讨，我们提出心源性呼吸异常的新概念。

（2）慢反应中枢化学感受器的调控　详见（四）小节。

4. 心力衰竭时呼吸异常机制的解释详见整体整合新理论体系循环调控部分和相关文章。

（八）呼吸调控中神经体液调控的作用模式

参照上述整体调控示意图，以简单类比的方法，用人造"音响调控系统"模拟以呼吸、循环、代谢等功能为主轴的呼吸调控，详细内容另文专述。

（九）其他因素对呼吸循环调控的影响

人体的功能调控是多系统、一体化的，所有系统均可影响呼吸调控信号，参与呼吸调控并且发挥着重要的作用。

运动可使基础代谢率升高，而睡眠会使基础代谢率降低。人生过程中出现静息、运动和睡眠三种代谢状态的交替变换，通过呼吸、循环、神经、体液一体化优化调控方可实现动态平衡。以上是在不考虑机体的大脑皮层的影响下的自主调控机制，精神心理因素在整体机体上发挥调控，对机体的生命活动必不可少。不良精神心理状态（如精神紧张、焦虑、抑郁、生活压力等）会增加疾病的发生率。

代谢、运动、睡眠、消化、泌尿、排泄、精神心理、神经因素等在一定程度上可以直接和/或间接地影响呼吸循环调控。此内容另文专述。

综上所述,在整体整合生理学医学体系指导下的呼吸调控新理念,并非是系统生理学的一点儿深入,而是站在整体论的角度探讨生命功能一体化调控。笔者以多年的临床经验结合潜心研究,独创性地提出整体整合生理学医学新理论体系,在此抛砖引玉,以期为医学回归整体略尽绵薄之力。

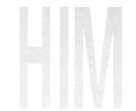

第三章 整体整合生理学新理论体系概论 II：循环调控新视野

◎孙兴国

1628 年哈维《心血运动论》的出版，标志着以功能划分系统的近代生理学的诞生，书中不乏许多正确的观点，在此不加赘述，但哈维在书中明确表示"并不清楚血液循环的目的是什么"。限于当时技术方法、实验观察条件和自身认知的限制，他认为气体没有进入血液，血液中没有气体；气体进出交换仅发生在肺，不涉及循环，所以循环和呼吸可以完全互不相关的分割开来，否定了之前传统西方医学（Galen 理论）认为的心肺等共同目的——维持人体生命之灵。就今天生命科学和医学常识而言，是片面地运用机械唯物主义的思辨方式，导致对生理学和医学方面的误解在所难免。哈维和后来的系统循环生理学学者也就基本上忽略循环之目的，仅从循环系统内部的一些表征，如血压、心率、血流动力学等方面进行研究和探讨，忽视了人体是一个有机整体，不存在孤立的系统，仅就循环而论循环，片面性和局限性明显。古代西方医学哲学和我国传统中医学均认为，人体应该是一个整体。中国传统医学认为"血为气之帅，气为血之母"，一直秉持天人合一的整体观。系统生理学将人体分割成不同的系统，讨论各系统调控时各自为政，忽视了系统之间的联系，与人体功能有机整体方向相左，必然会产生目前临床医学领域的各自为政的斑片化医疗问题。医学应该回归整体，所以，我们提出整体整合生理学医学新理论体系，认为机体的基本调节方式是以呼吸、循环、代谢为主体，配合消化、泌尿、神经、运动、睡眠等系统的整体整合一体化调节。本文首先回顾系统生理学循环调控传统理念，分析讨论其存在问题，然后从人体功能整体调控这一全新角度探讨正常人如何实现循环调控的机制。

一、传统生理学关于循环调控的观点

循环系统由心脏、血管及淋巴系统组成，心脏的泵血为血液循环提供动力，心脏的节律来源于窦房结起搏细胞，循环系统的调控中枢在延髓。多种机制参与循环调控，对于循环的调控主要是通过对心脏搏动、血压、血容量等指标的调节，调节方式主要有神经调节、体液调节和自身调节。

（一）神经调节

1. 压力性调节

主要由位于颈动脉体和主动脉体的压力感受器感受血液压力的变化，再将信号传送至延髓循环调控中枢，经中枢整合，通过交感、副交感神经下行，并激活肾素-血管紧张素（RAS）系统，实现对血压的调节，进而实现对循环的调节。

2. 化学性调节

经过颈动脉体和主动脉体的化学感受器感受血液中的血气信号变化，经中枢整合，通过交感、副交感神经下行，并激活RAS，实现对循环的调节。

3. 血管容量调节

主要由大血管的血管容量感受器感受血管容量的变化，通过中枢整合，再通过分泌血管升压素（ADH），实现对血容量的调节。

（二）体液调节

循环系统中分布着多种收缩血管和舒张血管的物质，如儿茶酚胺、一氧化氮（NO）、抗利尿激素（ADH）、RAS、血管紧张素等，通过其作用于相应的受体实现对循环的调控。

（三）血管的自身调节

微血管的舒缩主要由代谢产物调控。

二、传统生理学关于循环调控存在的问题

（一）系统循环生理学存在的问题

传统的循环、呼吸调控虽然在一定程度上可以解释一些表征和现象，在讨论循环调控时仅考虑神经、体液及自身调节，忽视了其他系统，特别是呼吸对循环的重要作用。在讲循环调控时，很少讨论血气，而是将血气放在呼吸生理中进行分析，割裂了循环和呼吸的联系。人体的功能调节是一体化的，在肺部经过气体交换的血液携带动态波浪式信号经过循环系统的肺静脉、左心房、左心室到达动脉，作用于外周和中枢化学感受器，经过神经传导、中枢整合，作用于呼吸肌，实现循环参与下的呼吸调控。而呼吸引起的血气信号变化又会影响循环指标的变异性，对循环进行调控，此为人体功能一体化调控的呼吸循环代谢主环路。消化、代谢、泌尿、排泄、睡眠、运动等均在一定程度上影响循环血液的营养物质浓度和血气信号变化，这些信号经血液回流入右心，影响下一次气体交换，并影响循环自主神经对循环的调控，由此构成人体功能一体化调控的旁路。所以，如果没

有呼吸的参与，血液无法完成气体交换，无法将生命活动所需的氧运送到需要的组织细胞，仅仅循环系统自身的各种调节，无法达到循环的目的，传统循环调控的环路是不完整的。因此，对下述问题也无法圆满地解释。

（二）运用整体整合生理学新理论体系合理解释

1. 心衰患者呼吸异常发生机制。
2. 出生后呼吸的出现是心脏结构改变（卵圆孔关闭）的原因。
3. 正常人随吸呼节律而改变的每搏量、收缩压、心率及自主神经张力的变异性。
4. 运动中代谢产物对运动肌肉血管的扩张作用远大于交感神经和儿茶酚胺的收缩效应，从而完成血流再分布的原因。
5. 高血压的发病机制和运动治疗高血压机制解释。

（三）与循环调控相关的机制与环路

循环系统生理学的循环调控环路是由压力感受器、传入神经、延髓循环整合中枢、传出神经、心脏及血管等组成的，循环调控信号经神经体液传递和中枢整合，通过窦房结兴奋性变化与心肌和血管平滑肌的舒、缩过程实现血压、心率和血流等循环指标调控。部分相关循环和呼吸的神经体液调控内容另文叙述。但由于系统生理学仅讨论本系统之表，没有从生命之本的角度探讨，所以都没有具体讨论呼吸、消化、吸收、泌尿、排泄等在循环调控中的作用。

三、整体整合生理学循环调控的新观点

（一）循环的目的

血液循环的目的主要是运输细胞代谢所需的氧气和消化吸收的营养物质，以及排出的二氧化碳和代谢产物。仅此而论，血液循环就同时在人体新陈代谢相关的两个核心功能主轴——呼吸循环代谢的气体轴与消化吸收循环代谢的能量与结构物质轴中分别担任核心连接作用，所以循环调控的实现必须要超越系统论而从整体上讨论。此外，血液循环还运送由内分泌细胞分泌的各种激素及生物活性物质到相应的靶细胞，实现机体功能的体液调控；血液循环还维持机体内环境理化特性相对恒定以及血液的防卫免疫功能的实现等。从循环目的出发，可以更好地理解心血管功能的调控，从而实现整体上心血管病的防、治、康、养一体化健康管理。

（二）循环和呼吸一体化调控的相互联系——以氧气和二氧化碳气体为主轴

首先，循环调控的核心是以循环的目的为基础的，循环的主要目的是运送机体生命活动所必需的氧和运输机体代谢所需要的能量物质，排出机体代谢产物。人体循环的两种底物是氧和能量物质，血液流经肺部进行气体交换后，产生波浪式信号调控呼吸；另一方面，气体交换后，血液氧分压升高，循环血管中肺血管

对氧十分敏感,氧分压的改变会使肺血管的收缩性改变,进而影响循环指标的变异性,如心率、收缩压、每搏输出量、自主神经的变异性。循环将氧运输至毛细血管进入组织细胞,供应机体的代谢所需,并将机体代谢产生的二氧化碳运出体外,这个过程需要呼吸的配合。氧和二氧化碳是循环和呼吸调控互相联系的纽带,呼吸主要通过这两个信号来实现呼吸和循环的互相调控。循环和呼吸必须密切配合才能满足机体生命活动对氧的需要,并将代谢产生的二氧化碳传送出体外,维持机体能量代谢和内环境的稳态。

1. 出生后卵圆孔和动脉导管关闭的机制分析——呼吸的影响

早在1958年,Paul Wood就提出"为什么出生后卵圆孔要关闭?"的疑问,然而一直没有得到解答。从整体整合生理学医学新理论中呼吸、循环、代谢、神经、体液等一体化调控的观点出发,认为卵圆孔的关闭是由第一次呼吸的产生引起的。第一次吸气不同于所有以后的呼吸:出生后呼吸开始前,肺泡内氧分压极低($PaO_2 \leqslant 30mmHg$),肺循环血管极度收缩阻力极大,肺血流量不足左心室心排量的十分之一,肺血管处于极度收缩的状态,大部分血液经过卵圆孔从右心房进入左心房进行循环。由于第一次吸气前肺内没有功能余气量($FRC = 0$),首次吸气开始后肺泡内气体就只有空气,所以PaO_2从30mmHg迅速上升到150mmHg,肺脏内的血管前所未有的急剧扩张,肺血流阻力骤降、肺循环血管容量剧增,右心室射出的血液全部被吸纳入肺循环血管,6~8次心跳搏出的血液充满肺循环后流入左心房,右心室舒张时从右心房和上、下腔静脉系统吸入血液,导致右心房压力骤降为负压,这一压力下降使房间隔卵圆孔左侧的膜状结构迅速将卵圆孔封闭,使左右心脏之间的直接通道关闭。同时,6~8个心动周期之后血液充满低阻肺循环,并推动经与肺泡氧平衡之后的血液进入左心房,使之血容量增加、压力升高为正压,从左侧施压将房间隔左侧的膜状结构向卵圆孔方向推移,从而使卵圆孔闭合得到进一步巩固。此外,具有外周血管特性"高氧性血管收缩"的动脉导管由于PaO_2的骤升而急剧、强烈、长时间持续收缩,久而久之使动脉导管逐渐完全闭合。由此,开放的卵圆孔和动脉导管关闭,动、静脉系统完全隔离开来,右心室向肺动脉的血流量与左心室向主动脉的血流量几乎完全一致,且趋于动态的相等。

2. 呼吸是导致正常人出现循环多项指标表现出变异性的根源

在整体整合生理学医学新理论中,呼吸循环代谢等功能一体化调控,呼吸对循环功能有重要的影响。近年各种变异性研究多数仅仅把机制归咎到自主张力为止,而没有从人体有机整体角度深入探讨自主张力变异也是起源于呼吸。

实际上,早在百余年前Traube-Hering最早描述心血管指标变异性时,就描述了其与呼吸节律相关的规律。

(1) 经外周化学感受器影响自主神经张力 人体肺通气吸呼时相产生的动脉血液波浪式升降信号通过外周化学感受器对交感、副交感神经的直接作用和先上传神经中枢再下行对交感、副交感神经的间接作用,使交感、副交感神经活动决定的自主神经张力也呈现波浪式变化，从而影响心血管功能，导致每搏量、收缩压、心率等发生规律性升降变化，称之为变异性。

（2）直接通过肺循环阻力影响左心室射血功能 此外，肺循环血管系统对于呼吸产生的氧和二氧化碳变化十分敏感，肺泡气体信号的波浪式变化导致血管收缩/舒张交替性的改变，进而影响左心在吸呼不同时期接收到右心室搏出血液的容量。通过 Frank-Starling 定律直接影响左心室的收缩性，产生每搏量和收缩压的变化。上述两方面因素互相配合、相互强化，所以说正常人循环系统相关的自主神经变异性、每搏量和收缩压变异性、心率变异性完全取决于呼吸时相和节律。

（3）陈－施呼吸影响循环变异性 心力衰竭患者潮式呼吸对各种循环指标变异性的影响属于病理生理学范畴，其心率等变异性则表现为每次呼吸时相变化的快节律变异和间歇性高通气、低通气交替潮式呼吸的慢节律变异混合并存的复杂现象。下文另述。

3. 左心室的"混合室效应"及其对呼吸调控的影响

离开肺脏的前行动脉化血液中的氧气、二氧化碳和氢离子信号呈现波浪式变化。由于心室的非百分之百射血特性，当位于心动周期的舒张期，左心室内收缩末期残留血液与进入心腔的新鲜血液相混合，使收缩期射血进入动脉系统的波浪式信号的幅度减小，此为左心室的"混合室效应"。正常人动脉血到达外周化学感受器时信号幅度虽然呈现显著降低，但通过多部位（主动脉体、左侧和右侧颈动脉体）感受器相同和相近时相信号的重合叠加效应，并在神经中枢整合以及中枢慢反应化学感受器的敏感性调节配合之下，神经下传到呼吸系统效应并没有发生渐进性降低；实际上表现为呼吸的相对稳定。

但是，心血管疾病心功能降低时，左心室每搏量降低和舒张末容积增加导致射血功能降低，就会使左心室后动脉血液中的波浪式信号的波动幅度显著降低，从而使呼吸调控信号经过循环传送到动脉外周化学感受器触发的下次呼吸依次降低，甚至产生呼吸暂停。详见下述陈－施呼吸发生机制。

4. 心力衰竭患者出现陈－施呼吸的机制

动脉血液中 O_2 和 CO_2 是随着呼吸周期而呈现逐渐升高后又逐渐降低的波浪形信号，是呼吸切换和调控的主信号。心衰患者的心搏量降低和舒张末容积增加、射血分数降低，这个信号被衰竭的心脏更大幅度地衰减了。例如，同样的肺静脉呼吸波浪式信号经过 25% 射血分数的左心室后，动脉形成的信号波浪式幅度不足经过 75% 射血分数左心室后的一半。结果，一个正常呼吸信号经过衰竭心脏到了动脉变成低信号，使下一次的呼吸减弱，形成渐进性过低通气。此时慢反应中枢化学感受器感受到的仍然是约半分钟前的信号延迟，即还是高 O_2、低 CO_2 的过度通气信号，使呼吸中枢更受抑制，调节降低敏感性。由此，肺通气逐次降低，直至呼吸停止。随着时间推移，低通气 30s 后，动脉血液 O_2 降低和 CO_2 渐高，通过慢反应中枢化学感受器使得呼吸中枢调节的敏感性增高，继之形成一个渐进性过度通气。这样同一个血液信号到达外周快反应化学感受器和中枢慢反应化学感受器的时相不同，由此造成肺通气和动脉血与中枢慢反应化学感受器感受到高、低通气之间的时间位相差异，称之为"时相错位"。用左室功能对呼吸调控信号的"混合室效应"衰减和肺通气动脉血外周快反应与中枢慢反应的"时相错位"结合起来，可以解释心衰患者表现出潮式呼吸的机制。其中，左心室功能降低是唯一的原始病理生理学发生机制，所以我们称之为"心脏源性呼吸异常"。

（三）循环与消化、吸收、泌尿、排泄一体化调控的相互联系——以消化吸收能量和结构物质为主轴

循环的目的是运送机体代谢所必需的氧和能量物质，满足机体生命活动所需，同时将代谢产物运出，以实现内环境相对稳定。消化道消化、吸收的营养物质经过血液的传输，在毛细血管弥散进入组织细胞进行氧化能量物质新陈代谢，产生能量供应机体生命活动的需要。循环调控是人体所有细胞、组织、器官和系统功能得以实现的前提，所以血液循环调节必然与代谢、运动、睡眠、消化、吸收、泌尿、排泄等功能调控密不可分。

另外，消化吸收的能量物质进入血液循环会使血容量、血液黏稠度、血液浓度、血流阻力等血流动力学指标发生变化，甚至使心血管发生病理生理性变化而致病。代谢产生的代谢产物可以调节血管的收缩性，使血液流速改变。血液中携带的能量物质和代谢产物也通过循环血流来传输，必然使呼吸调控信号的传递发生变化，影响肺部的气体交换和下一次呼吸，呼吸的变换又会影响循环指标的变异性，使循环进一步发生变化。机体的代谢状态与循环调控息息相关，泌尿、排泄、运动、精神紧张、睡眠等均可改变机体的代谢状态，使代谢产物浓度发生变化，使循环的血管收缩性发生变化，使血流动力学指标发生变化。消化、代谢、泌尿、排泄对于循环调控均有十分重要的影响，彼此的密切配合共同为机体生命活动的有序进行服务。

（四）运动期间的血流再分布——细胞代谢改变的影响

依据传统循环生理学的观点，交感神经兴奋，血管收缩，组织血流量应该减少，而实际上并不是这样。运动后，肌肉的血管舒张、血流增加，血流量是平时的30～40倍。依据新的循环调控观点，循环主要是以满足机体的氧供和代谢能量物质需要为目的。运动时细胞代谢加剧，对氧的需求会比平时大很多，代谢产物的产生速度也加快，代谢产物在血液中堆积，特别是乳酸、腺苷、二氧化碳等代谢产物对循环血管的刺激作用很大。血液中代谢产物的作用超过了交感儿茶酚胺的作用，全身交感儿茶酚胺效应使血压增高和心率增快，表现在非运动组织的交感儿茶酚胺的血管收缩和血流减少作用并没有表现出来，反而导致运动肌肉血管极度舒张，血流量增加，就充分说明了循环调控是围绕循环的目的进行，运动时主要是局部代谢产物增加实现对运动肌肉循环和全身血流再分布的调控。相关代

谢改变、运动和睡眠调控的内容另文专述。

（五）循环调控中神经体液调控的作用模式

参照上文中生命整体调控示意图，以简单类比的方法，用人造"音响调控系统"模拟以呼吸循环代谢等功能为主轴的循环指标调控。首先，循环调控环路需要神经传导信号以及循环中枢对神经传导信号的整体整合处理，循环调控信号在神经通路中的传导时间短、速度快；而心肌电-机械收缩、产生压力、推动血流到达动脉外周压力感受器所需时间长、速度慢。其次，调控循环系统的交感神经和迷走神经受氧信号的调控，呼吸调控信号可通过对自主神经的影响调控心率、血压等，进而影响循环各指标变化。再次，其他系统也通过各种神经体液机制参与调控循环。

（六）血压调控与高血压的形成机制

从人体功能优化管理角度看，循环功能和血压的调控都是具有自动趋向于优化和稳定的特性。血压增高需要心脏增加做功，属于非优化趋向，必然有其原因。用血液循环的目的来探讨比较合理的高血压形成机制，可以分别从供应不足、产物过多和物质供应匹配失衡来分析论述。

1. 代谢底物不足

细胞新陈代谢的两个底物是氧和能量物质，正常机体内储存的氧极少，机体代谢所需的氧主要通过循环经呼吸从外界摄取。无论什么原因导致重要器官、组织和细胞的血液供应减少，必然使代谢底物供应不足。机体为了满足自身代谢和功能维持的需要，会通过神经体液、内分泌等各种途径来增加心脏做功，提高灌注压、扩张血管、提高血流量，从而增加代谢底物的运输，以满足和适应机体生命活动的需要。有机整体人体的心脏和血管系统的自我优化功能，使人体在其他条件不变的情况下，不会无缘无故地提高血压增加做功的。代谢底物供应量和效率相对不足，使机体的血压升高的典型代表包括正常生理学的运动反应和病理生理性的心、脑、肾、肝等缺血性疾病。在医学研究动物实验中，使用简单的心、脑、肾、肝等脏器血管部分结扎和狭窄制造高血压模式就是最好例证。

2. 代谢底物失平衡

正常生理情况下，氧和能量物质两个代谢底物是匹配的，两者的失平衡可以使人体更趋向于高血压。当机体摄入的能量物质过多时，必然需要更多的氧来满足机体代谢的需要。

在其他条件不变的情况下，氧饱和度提高空间有限，只有增强心脏做功，通过升高血压提高灌注压增加血流，来运输更多的氧供机体代谢。但是，与此同时，也会运送来更多的营养物质，形成恶性循环，久而久之使机体的血压升高偏离正常范围。当机体运动过少，体内的能量物质堆积，使其与氧的比例失衡，机体为了运输更多的氧来处理这些能量物质，同样也可能会使血压升高。

3. 代谢产物过多及运动后的血压优化机制

运动期间当机体的代谢率升高，细胞代谢加剧，代谢产物蓄积，浓度急剧升高时，其代谢产物会刺激血管舒张，增加血流从而加快清除代谢产物，维持机体代谢所必需的内环境的稳态。如果代谢产物，特别是乳酸等显著蓄积，会使运动后非运动组织运动期间收缩的血管进一步产生继发性舒张，在其他条件不变的情况下会增加非运动组织血流，使得已经偏离正常范围的血压，发生明显降低，从而解释运动康复治疗高血压的机制。

总之，循环是生命存在的基础。系统生理学中仅仅提到了血液循环的主要目的是运输营养物质以外，几乎所有的章节都是讨论心脏和血管做功、压力、阻力和血流等循环表征/现象之间的相互关系。但由于人体的生理反应应该都是围绕目的进行调控的，因此这种独立于整体和目的之外的系统生理学不可能真正准确地解释血液循环的发生、发展及其调控。整体整合生理学医学新理论体系从宏观的人的角度出发，用整体的观念来探讨各系统之间的调控关系，探索生命本质，对于医学科学的发展有重大意义。

第四章 整体整合生理学新理论体系概论Ⅲ：呼吸循环代谢一体化调控环路中神经体液作用模式

◎孙兴国

在传统的系统生理学医学中，有关神经体液对其他系统的作用和影响，都是分别研究神经体液对其他某一系统的调节作用，并未从人体整体功能的角度研究神经体液对于整体所有功能系统进行的一体化调节作用。因此，神经体液调控被各行其是的系统生理学家们分离的进行研究，却未从整体上统一考虑、分析，未能阐明神经体液在执行调控时的作用模式如何。另外，神经体液如何同时对所有不同的系统进行功能调控，也未见相应的阐述。作者提出并构建了整体整合生理学医学新理论体系基本架构，把人体看作是一个不可分割的有机整体，在整体观指导下分析研究不同系统的调控。神经体液通过对全身其他系统的调节控制，以满足和适应细胞代谢的需求以及维持内环境稳定为目的。本文主要在围绕呼吸、循环满足新陈代谢需求的基础上，分析神经体液对人体各系统同时进行的一体化调控作用，以及大脑皮层和精神心理对人体生理功能的影响。

一、系统生理学医学中神经体液对各系统调控作用的认识

（一）神经体液对呼吸的调控作用

呼吸是生命的表征，身体随着代谢率的改变，通过调节呼吸的深度和频率以适应机体代谢的需要。如运动时肺通气量增加，供给机体更多的 O_2，同时排出更多的 CO_2，维持了内环境的相对稳定，即维持血液中 O_2 分压（PaO_2）、CO_2 分压（$PaCO_2$）及 H^+ 浓度（[H^+]a）相对稳定。这些调节是通过神经和体液调节而实现的。

1. 神经调节

呼吸中枢以位于延髓背侧区域为核心（传统称之为生命中枢），分布在大脑皮

层、间脑、脑桥、延髓、脊髓等部位，正常呼吸运动有赖于他们之间相互协调，以及对各种传入冲动的整合。延髓存在着产生节律性呼吸的基本中枢，但正常呼吸节律的维持还有赖于延髓以上中枢的参与。目前认为，延髓呼吸神经元主要分布在孤束核、疑核和后疑核，轴突下行至脊髓前角的有关呼吸肌的运动神经元，由此再发出纤维到呼吸肌。脑桥前部（头端）有呼吸调整中枢，它促进切断机制的运行，使吸气转为呼气，进而使呼吸具有较正常的节律。其他高位中枢，如下丘脑、大脑皮层等脑组织对呼吸运动均有调节作用。躯体感觉反射调控回路：来自躯体的不同感觉也可反射性地引起呼吸改变。

2. 体液调节

（1）动脉血液中 $PaCO_2$ 及 $[H^+]$ a 对呼吸的影响　只有动脉血液中保持一定的 $PaCO_2$，呼吸中枢才能保持正常的兴奋性。正常人 $PaCO_2$ 兴奋呼吸中枢的阈值约为 5.3 kPa，$PaCO_2$ 低于 5.3 kPa 时对呼吸中枢的刺激作用即减弱。吸入气中 CO_2 浓度适量增加，可使 $PaCO_2$ 增加，使呼吸加深加快。吸入气中 CO_2 含量增加到 4% 时，刺激呼吸使肺通气量加倍；吸入气中 CO_2 含量增加到 10% 时，肺通气量可增加 8～10 倍，但会出现头痛、头昏等症状；如吸入气中 CO_2 含量进一步增加到 40% 时，则引起呼吸中枢麻痹，抑制呼吸。

$PaCO_2$ 对呼吸的调节作用是通过刺激外周化学感受器（颈动脉体和主动脉体）以及延髓腹侧面的中枢化学感受区实现的。$PaCO_2$ 升高时，CO_2 分子易透过血脑屏障进入脑脊液，生成 H_2CO_3，解离出 H^+ 和 HCO^-，使脑脊液 $[H^+]$ 升高。H^+ 是化学感受器的刺激物。H^+ 刺激中枢化学感受器，再通过神经联系到达呼吸中枢，使呼吸加深加快。血液中 $[H^+]$ 增加促使呼吸加深加快的作用，主要是通过外周化学感受器，因为 H^+ 不能通过血脑屏障。

（2）缺（低）O_2 对呼吸的影响　近年来，不少研究证实，外周化学感受器和中枢化学感受器对 PaO_2 变化产生反应。与 $PaCO_2$ 和 $[H^+]$ a 的升高相似，PaO_2 降低也能刺激呼吸，但他们之间也存在着复杂的相互影响。来自躯体的不同感觉也可以反射性地引起呼吸改变。

（二）神经体液对血液循环的调控

1. 神经调节

心肌和血管平滑肌主要接受交感神经和副交感神经支配，通过各种心血管反射来完成机体对心血管活动的神经调节。支配心脏的传出神经为心交感神经和心迷走神经；支配血管平滑肌的神经纤维称为血管运动神经纤维，包括缩血管神经纤维（交感儿茶酚胺能缩血管神经纤维）和舒血管神经纤维（交感胆碱能舒血管神经纤维）两大类。

心血管中枢是控制心血管活动的神经元，但其并非只集中在中枢神经系统的一个部位，而是以延髓背侧（呼吸调控中枢相似区域）为核心分布在脊髓到大脑皮层的各个水平上。他们各自具有不同的功能，又互相密切联系，使整个心血管系统的活动协调一致，并与整个机体活动相适应。当机体处于不同的生理状态或机体内、外环境发生变化时，均可引起各种心血管反射，使心输出量和各器官的血流量发生相应的改变，动脉血压也可发生变动。心血管反射的生理意义在于维持机体内环境稳态，以及使循环功能适应当时机体所处的状态或适应环境的变化。心血管反射主要有以下三种。①颈动脉窦和主动脉弓压力感觉反射：当动脉血压升高时，可引起压力感受性反射，其反射效应是使心率减慢，外周血管阻力降低，血压下降，即降压反射。②心房、心室和肺循环大血管壁处存在着许多感受器，总称为心肺感受器，其传入神经纤维行走于迷走神经干内。与颈动脉窦、主动脉弓压力感受器相比较，心肺感受器位于循环系统压力较低的部分，常称之为低压力感受器，而动脉压力感受器则称为高压力感受器。在正常生理情况下，心房壁的牵张主要是由血容量增多而引起的，因此心房壁的牵张感受器也称为容量感受器。③在颈总动脉分叉处和主动脉弓区域，存在一些特殊的感受装置，当血液中的某些化学成分发生变化时，如低 PaO_2、$PaCO_2$ 过高、[H^+] a 过高等，可以刺激这些感受装置。因此，这些感受装置被称为颈动脉体和主动脉体化学感受器。这些化学感受器受到刺激后，其感受的信号分别由颈动脉窦神经和迷走神经传入至延髓孤束核，然后使延髓呼吸神经元和心血管活动神经元的活动发生改变。

2. 体液调节

在传统系统生理学的循环系统调节中，有关体液调节部分主要阐述了肾素-血管紧张素系统、肾上腺素和去甲肾上腺素、血管升压素及血管内皮生成的血管活性物质等，他们共同参与神经调节、自身调节等调节机制，相互制约、相互联系，共同调节心血管的生理及病理活动，参与机体循环稳态的维持。另外，也阐述了气体信号分子、心血管活性多肽、细胞因子、生长因子、激素等重要的调节物质参与重要的心血管活动。

（三）代谢、运动与睡眠，消化、吸收、泌尿、排泄等功能活动中的神经体液调控

本部分内容另有专文论述。

二、传统系统生理学中神经体液对呼吸、循环、代谢等功能各自为政的调控存在的问题

从前文整体整合生理学新理论体系示意图可以看出，在呼吸和循环的调控环路中有相当大部分是重叠的。呼吸调控的波浪式信号经过血液的传送，作用于外周和中枢的化学感受器的过程就是两个调控环路的重叠部分之一：经肺通气和肺换气产生的气体波浪式变化信号，肺毛细血管血液离开肺脏时就携带此波浪式信号；血液进入肺静脉、左心房、左心室被射入主动脉和颈动脉到达外周化学感受器。信号经过血液的传送是重叠部分之二：波浪式信号经外周化学感受器（也是

压力感受器部位）感受，经上传神经到呼吸调控中枢（也是循环调控中枢部位）进行整合；然后才分别经膈神经和肋间神经支配呼吸，经交感、副交感神经系统支配心脏血管。血液循环是呼吸调控环路组成中不可缺少的一部分，从肺静脉经左心房、左心室到主动脉、颈动脉及脑动脉，其间呼吸调控信号的运行时间就已经占据整个呼吸调控环路运行时间的 80% ~ 90%；而心功能强弱决定的血液前行速度，又是取决于每搏输出量与肺静脉血管容量和左心房容量，正常人大约 3 次心跳完成该信号的血液转运。而神经系统又是呼吸和循环两个调控环路均不可或缺的共同通道。血液循环其他部分及与其相关的代谢状态（静息、运动、睡眠）和消化、吸收、泌尿、排泄功能本身就与上述呼吸调控环路组成中的血液循环部分共同组成血液循环环路，可见血液循环及代谢、消化、吸收、泌尿、排泄等均参与到生命表征呼吸的调控。因此，神经与血液循环和各种组织液共同组成的神经体液体系是人体全身功能调控的共同通道。

人体生命功能活动的核心是组织细胞的代谢即氧化能量物质。为此，人体围绕氧气和能量物质的供应两大功能主轴：以供应氧气为目的的呼吸-循环-细胞轴和以供应能量物质为目的的消化吸收-循环-细胞轴。人体能量物质储备相当丰富，可以耐受数日禁食而生命无忧；但是体内氧气储备却少得可怜，仅仅可以满足几分钟的需要，所以我们常常把呼吸称为独立生命的表征。这两个主轴的共同部分就是血液和组织液与细胞液，神经系统通过对各个功能系统的直接神经支配，以及经神经体液的间接作用，对整体人的所有功能发挥调控作用。

血液中 O_2、CO_2 和 $[H^+]$ 是主要的呼吸调控信号。目前，相关的呼吸调控研究主要以简单的 X-Y 关系分析单一控制信号变化与呼吸通气之间的关系，并未同时考虑三个调控信号均发生改变时的作用。实际上，不可能只有一个呼吸调控信号改变，而另外两个呼吸调控信号不变（三位一体），因此三个呼吸调控信号影响呼吸应该是多维的。同时，传统 PaO_2，$PaCO_2$ 和 $[H^+]$a 的研究，基本上是观察其静态平均值与肺通气或者与膈神经动作电位的关系。实际上，随着肺通气的呼和吸周期、PaO_2、$PaCO_2$ 和 $[H^+]$a 呈现动态的、上升与下降交替的变化。在 PaO_2、$PaCO_2$ 和 $[H^+]$a 处于正常水平的情况下，呼吸是如何调节、控制和反向切换的，却一直没有明确的解答。动脉端血液气体分压波浪式变化（呼吸调控信号）从肺静脉到达体循环动脉的过程，需要左心室做功来完成，在信号传送过程中涉及心血管功能与血气信号涉及的体内化学感受器、压力感受器是否是一体化的？在人体内，物理压力（血压）和化学压力（PaO_2，$PaCO_2$）对压力感受器和化学感受器的作用是否一样？这些问题也未见明确的答案，有待今后深入研究。

三、全新整体观念下呼吸、循环、代谢等功能一体化调控环路中神经体液的作用与调控模式

在作者研究的呼吸调控新理论中，主要以血液的 PaO_2、$PaCO_2$（与 PaO_2 的变化方向相反，也反映在 $[H^+]$a）为调控主信号；不同化学感受器（快反应、慢

反应化学感受器）分布在不同部位（外周、中枢），具有不同的功能（触发切换，维持稳定）；下一次呼吸的调控取决于上一次呼吸。人出生后的第一次呼吸是最难调控、最不平稳的。从第一次呼吸一直到死亡，上一次呼吸的信号一定会直接地影响下一次呼吸，间接地影响不同时间之后的呼吸，依此类推，直至生命的终结。心率/呼吸频率的匹配比值（简称比率为 4~8:1）的优化机制主要由呼吸和循环调控环路时相性不同、循环时间决定呼吸切换的时间所致。在呼吸调控环路信号传输时相中，神经传输非常迅速；而血液信号从肺到动脉的传输时间约 3s（心率 = 60/min），占整个环路时相的绝大部分，由此可以解释呼和吸的切换需 3 次心跳以上的时间，形成呼吸频率与心率比约为 4~8 倍。PaO_2（与 $PaCO_2$ 方向相反）随着吸呼过程升降，PaO_2 通过对肺循环的血管张力/阻力进行直接、间接调控左室回心血量，从而实现对体循环（血流、血压、心率）的调控。因此，正常人收缩压、心率和自主神经系统张力的变异性都随着呼吸节律而生。

　　血液从静脉端经过右心到达肺循环，血液在肺完成气体交换后进入肺静脉，血液中的信号必须经过左心室才能进入动脉系统。动脉系统存在着压力和化学感受器感受信号，神经系统把这个信号传送到呼吸循环中枢，然后通过调节肌肉活动控制呼吸和循环。在呼吸循环中枢部位有一化学感受区，其对信号的反应时间约为 30s，动脉血中的信号经过脑脊液弥散到延髓部位才导致呼吸延迟。化学感受器有快反应感受器（主要位于外周），还有慢反应感受器（主要位于延髓中枢），快、慢反应结合起来。有的控制当时/当此（即下一次）的呼吸，有的控制延迟 30s 甚或延迟 1min 以后的呼吸，所以血液里的这个调控信号在不同时间到达不同部位，再经过神经快速传导回来。同一个呼吸周期和时间段的化学信号分别通过外周和中枢的化学感受器，以不同的时相分别达到中枢整合结构，从而对下次呼吸进行调控。PaO_2、$PaCO_2$ 和［H^+］a 对呼吸调控的作用一直在相互影响，用单一的 X 对 Y 的两维线性相关关系是无法表达其呼吸调控作用的，这是一个非常复杂的、非稳态的多控制体系。要实现趋向于稳态，就需要快反应和慢反应感受器相结合的模式。在有了第一次呼吸之后，快反应的外周化学感受器主要是触发下一次呼吸，而延迟调控信号在达到平稳呼吸上扮演着一个非常重要的角色，不稳定的呼吸往往是快反应（外周）和慢反应（中枢）化学感受器反应不匹配造成的。本次呼吸的肺通气与肺换气相结合共同产生的呼气期肺泡内 O_2 分压逐渐降低（CO_2 和［H^+］呈反向变化）信号，被循环血液带到动脉系统，刺激快反应外周化学感受器，成为下一个呼吸周期开始出现吸气的原始引发信号，即本次呼吸的"呼"信号调控下一次呼吸的"吸"动作。而本次呼吸的肺通气和肺换气相结合共同产生的吸气期肺泡内 O_2 分压逐渐升高（CO_2 和［H^+］呈反向变化）信号，被循环血液带到动脉系统，刺激快反应外周化学感受器，成为本次呼吸周期中吸气开始终止（转入呼气）的原始引发信号，即本次呼吸的"吸"动作被同一个呼吸周期的"吸"开始时产生的信号所终止。正常平静呼吸时仅吸气动作是主动耗能的，呼气主要是依赖于胸廓弹性回缩的非耗能或少耗能的被动过程，因此完成动态的相近容量的呼气过程所需要的时间会明显长于吸气时相。正常呼吸的节律和频率取决于触发信号从肺脏-动脉-感受器-传入神经-中枢整合-传出神经-呼吸肌动作的时间周期。其中，神经和神经肌肉的反应非常迅速，而最长的时间延迟来自肺脏-动脉血液循环时间，大约为两三次心搏的时间，故心率/呼吸比例约为4~6:1。本次呼吸周期诱发的呼吸取决于上次呼吸的幅度，以强-强，弱-弱方式工作不具备稳定的性能。而这种呼吸幅度趋于稳定，需要慢反应的中枢化学感受器的参与，在呼吸进行到约30s（约呼吸3~5次）时，第一次呼吸产生的平均信号（PaO_2，$PaCO_2$和［H^+］a）才开始作用于慢反应的中枢化学感受器，将这组信号与生命过程中形成的靶位信号水平进行比较，进而对呼吸幅度进行加强或减弱调控，使之倾向于稳定水平。因此，下一次呼吸的幅度取决于上一次呼吸的幅度和约30s前呼吸的平均幅度。

在呼吸调控过程中，呼吸信号从作用于化学感受器的部位或压力感受器的部位，直至信号到达肌肉的过程都走行于神经系统中，神经信号传输距离远、速度快，所以耗时比较短。但是仅靠神经系统是不能完成呼吸调控环路的，在这个过程中还需要体液的参与。呼吸、循环的控制均离不开神经体液调控，若肺通气和肺换气造成的O_2和CO_2波浪式升降信号从离开肺之后未经过肺静脉、左心和动脉系统，就不能到达动脉系统中的化学感受器部位，这个调控信号就不可能形成神经体液这样一个完整的调控环路。

机体核心的调控信号——PaO_2、$PaCO_2$和［H^+］a在动脉血液中并非平均水平，其"W"形波浪式信号是血液在肺脏经过气体交换后产生，在心搏驱动下由循环血液带到不同感受器部位时的时相和作用方式不同，通过神经系统中枢整合后对心肺发挥调控作用。

四、神经体液对呼吸循环代谢等功能调控的作用模式

心肺消化排泄共同扮演细胞代谢与外界环境之间连接运输的角色，因需供氧和能量物质与排出二氧化碳和代谢产物，各个功能系统不能片面分开，参见整体整合生理学医学理论体系示意图。其中，生命之气——氧气在人体内的总储存能力极为有限，仅供数分钟之需，呼吸气体交换是人体循环和呼吸的共同目的，且循环和呼吸调控环路部分重叠，功能变化相互影响，所以常简称为心肺一体化调控。此外，以消化、循环、细胞代谢、排泄为轴的能量物质可有长达数天的功能储备，似乎与生命体征调控的关系不清楚，但是它与气体交换共用血液循环和细胞，共同受到神经体液的调控，也是生命整体调控所必需，相关内容计划另文专述。

人体所有维持机体运输代谢所需的氧、二氧化碳、营养物质与代谢产物和功能的动态平衡稳定才是生命之本，是呼吸之本，也是循环之本，还是各个系统功能的"本"。而肺通气的潮气量、频率和分钟通气量等具体指标是呼吸的"标"。

同样，与血流相关的血流、血压、心率等指标是循环的"标"，而从标之调控角度看，虽然相互有关，但尚可以分别讨论。为了方便持系统生理学医学观点的工作者理解，用一个人造、简单音响系统构架，即"音响系统调控模式"，分别对吸呼和循环调控进行简化示意类比模拟。

（一）神经体液对呼吸功能调控的作用模式

1. 神经体液对呼吸功能调控的作用模式基本架构

①呼吸肌、胸廓、肺共同扮演演讲者和喇叭的角色（效应器）。②将由肺通气产生并经循环血液带入循环系统的 PaO_2（$PaCO_2$）的波浪式信号，比作喇叭或者讲话产生的声波信号。从肺静脉经左心房、左心室到体循环动脉系统，即肺-动脉循环时间，相当于发出的声波经空气播散到麦克风的时间。相对于神经电信号的快速传导，声波信号传导慢，肺动脉循环时间长。③将主动脉体和左右两侧颈动脉体多处外周化学感受器和压力感受器比作能够感受声波的麦克风，分布/放置在不同的位置，他们可以将同一声波以不同时相/强度的信号分别收集上传，从而产生立体声音响的效果。④主动脉体和颈动脉体神经传入纤维相当于麦克风的上传电线。⑤中枢神经整合系统相当于音量放大器调控系统。⑥中枢传出与膈神经和肋间神经相当于音控下传电线。神经系统中电信号的传输速度与导线传输电信号的速度相当快，而时相延迟非常短。⑦中枢化学感受器的作用相当于音量调节器的调控旋钮，可对中枢整合的传入/传出敏感性（增益）进行平衡调控。

2. 该模式解释正常人的呼吸调控

呼吸调控环路在肺通气/肺循环过程中形成的以 PaO_2 为主的三位一体（PaO_2，$PaCO_2$ 和 $[H^+]$ a）的信号进入肺静脉，必须经由左心室射血，泵入体循环动脉系统才能发挥其呼吸和循环整合调控的作用。

血液循环是呼吸调控不可跳跃的决定性影响因素。血液经过左心室时不是平稳恒定的恒流，而是收缩与舒张交替地、波动性地前进，因此在左心泵血过程中产生的波浪式信号必然会对呼吸循环调控发挥作用。快反应的外周化学感受器主要分布于主动脉弓和颈动脉体，他们同时感受同一心跳搏出的血液，所感受到的波浪式信号的时相相同，传递到整合中枢部位后，信号的高-高、低-低对应地叠加，使被左心室衰减的体循环动脉信号在神经中枢整合过程中信号的幅度恢复（提高）。当心力衰竭时，左心室射血分数和每搏输出量同时降低，如果每搏输出量降低使血液不能达到颈动脉体，即主动脉弓和颈动脉体感受器感受到的是前后两次不同心搏的血液（即两者时相不同，颈动脉体感受器具有更长的时相延迟），信号传递到神经中枢整合时，机体多位点信号叠加以使衰减幅度回归正常的功能将部分丧失。

3. 该模式解释心源性呼吸异常

神经体液调控在心力衰竭患者发生不稳定性呼吸（陈-施呼吸，即 Cheyne-Stokes respiration）中的调节作用如下，①左心室射血分数和每搏量的降低，导致血液中呼吸调控信号的传输衰减（幅度）。如果第一个正常肺通气的呼吸调控信号，经过严重心力衰竭的左心室到达体循环动脉时信号幅度已经显著降低，由此信号而触发的下一次呼吸必然递减，经 3~5 次呼吸的逐次递减已经使通气量降得很低，甚至不能诱发下一次呼吸（呼吸暂停）；同时，开始递减的呼吸造成的低通气信号（低 PaO_2，高 $PaCO_2$ 和 [H^+] a），约 30s（3~5 次呼吸）后才被中枢化学感受器感受到，进而开始发挥其"放大器和音量调节器"作用，增加外周化学感受器对信号变化的敏感性和中枢对它的放大增强调控，从而改变/反转肺通气逐渐降低的趋势，使肺通气逐渐增加而转向正常肺通气。②肺通气（体循环动脉）与延髓调控信号的时相错位：虽然信号同样来自动脉，但是信号弥散通过血脑屏障到达延髓背侧的中枢化学感受器，需要约 20~30s 的延迟，肺通气（体循环动）功能状态及中枢化学感受器感受的时相错位，是心力衰竭患者出现潮式呼吸模式的另一个重要因素。当不稳定性呼吸肺通气 3~5 次（约 30s），中枢调控使之趋向转为正常水平时，由于以前的低通气信号延迟到达，递减继续加剧的低通气信号此时刚刚到达或尚未到达，所以中枢加强/增敏/放大的调控继续强效发挥作用，使肺通气超过甚至远远超过正常水平，从而进入过度通气期，过度肺通气产生的信号进入体循环动脉 2~3s 开始诱发出下一个过度通气呼吸。此时，如果感受到的仍然是继续加剧的低通气的信号，则两者相互加强，必然使过度肺通气持续存在并继续恶化，直至延迟约 30s 后过度肺通气信号开始发挥调控效能，从而开始第二个肺通气逐渐下降的循环。由此周而复始，信号幅度衰减和时相错位结合起来诱发出异常的陈-施呼吸模式。作者发现陈-施呼吸的时间周期是 40~140s（平均 56s，约为肺-脑反应延迟时间的两倍），陈-施呼吸本身就是一个超过任何传统心血管检查指标的、独立的预期近期死亡的危险因素，如果在最高氧通气有效性显著降低的同时出现陈-施呼吸，心力衰竭患者在近期死亡的危险性将高出五六倍。同样，类似于心力衰竭患者的陈-施呼吸，本篇分别阐述了心力衰竭患者发生的睡眠呼吸异常和运动中波浪式呼吸，我们分析探讨发生机制称之为心源性呼吸异常。

（二）神经体液对循环功能调控的作用模式

1. 基本架构

①心脏房室心肌效应器相当于声源和喇叭。②心房肌收缩辅助心室充盈，心室肌收缩使室内压升高打开动脉瓣，射血冲击动脉产生血压上升，继之下降（见下述）。动脉血压升降波浪式信号相当于声源所产生的声波。心室压力升降导致动脉血流将血压波动信息传导至压力感受器，相当于声波在空气中传导。③与呼吸调控相同，主动脉体、左右颈动脉体的压力感受器相当于能接受声波的多部位麦克风。④与呼吸调控相同，主动脉体和颈动脉体神经的传入纤维相当于麦克风上传电线。⑤与呼吸调控相同，中枢神经系统相当于音量放大器调控系统。⑥中枢传出与交感神经和副交感神经相当于音控下传电线。⑦与呼吸调控相似，感受 PO_2 和 PCO_2 平均信号变化的中枢化学感受器的作用相当于音量调节器的调控旋钮，对

中枢整合的传入/传出敏感性（增益）进行平衡调控。此外，由于呼吸与心跳的频率有 6 倍左右的差异，呼吸产生的 PaO_2、$PaCO_2$ 和 $[H^+]$ a 的波浪式信号通过外周化学感受器 - 上传神经 - 中枢整合的敏感性产生交感、副交感张力和循环指标的变异性。

2. 该模式解释人的循环调控

循环调控环路：波动性血压信号触发颈动脉体、主动脉弓的压力感受器，经上传神经上传，循环中枢整合，通过改变与自主神经张力，反馈调控窦房结和心肌的节律和兴奋性。从这个循环调控环路可以解释为何一次心肌的收缩和舒张需要约 0.3s，即最高心率约 200 次/分：窦房结产生兴奋经心房、房室结、浦肯野纤维传至心室，约需 0.1s；心室电 - 机械收缩使室内压急剧升高，主动脉瓣打开，血压波动信号传至颈动脉体和主动脉弓的压力感受器，约需 0.1s；压力感受器 - 上传神经 - 中枢整合产生交感、副交感张力和循环，约需 0.1s。

循环调控是否存在压力感受器与心脏的直接作用？窦房结与主动脉弓的解剖位置很近，我们可以推测和假设压力感受器与心脏之间有某种直接/间接的联系，可以将血压波动信号直接反馈给心脏。当血压的升高速度到达触发阈值时，便可直接终止心脏收缩，实现收缩强度、心率和心律等的改变。这需要各种解剖学和生理学实验证据。

呼吸影响循环的同时，呼吸产生的动态 PaO_2、$PaCO_2$ 和 $[H^+]$ a 的波浪式信号通过外周化学感受器，经传入神经直接路径到交感神经、副交感神经；或者经传入神经和中枢整合的间接路径，再到交感神经、副交感神经；其平均信号延时通过中枢化学感受器，影响中枢敏感性和中枢整合等，均可以改变自主神经活动张力。波浪式血气信号可以经过自主神经张力的改变实现对循环的调控，所以，呼吸调控也会对循环有调控作用。

3. 该模式解释循环调控与呼吸不可分割的关系

从生命整体调控示意图和上述呼吸、循环调控环路的描述可以看出，呼吸循环两个调控环路既有重叠，又互相包含有另一方的部分组分，整体上相对而言，呼吸调控环路较大，需时间长，吸呼频率必然比较慢；而血液循环调控环路明显较小，需时较短，频率必然比较快。心率呼吸频率比值大约是 4~8∶1。呼吸循环在神经体液调控下共同配合来完成维持代谢需供平衡，使生命得以健康维持。

五、大脑皮层对生理功能的超控作用及精神心理生理学医学

神经体液调节主要是讨论不受意识支配的调节反应，是在中枢神经系统控制下的自主神经调控及其内分泌（即自主神经系统）调控，而未讨论大脑皮层参与下的意识和精神、心理活动等对人体生理功能的调控，这种调控是主动的、主观的非自主神经调控。凡是有目的性的活动均由非自主神经调控，人体大脑皮层发出指令而做出的受意识控制的活动可以直接改变呼吸等功能状态，进而影响其他

功能活动状态。心脏的搏动是自主进行的，大脑皮层一般不能随意地直接调控心率、血压等，但人体可以通过随意改变呼吸、代谢等功能间接控制循环功能。例如，医生指导患者在大脑皮层指挥下进行屏气试验、运动试验、肺功能每分最大通气量测试时，患者按照指令做出的动作就是由大脑皮层控制指挥而不受自主神经系统调控，此时大脑皮层控制着身体功能的改变。

精神心理因素对于人体整体的功能状态有着十分明显的影响，疾病的发生与精神心理因素密切关系。近年来，中国心血管疾病的发生率爆发性递增，心血管疾病和心理疾病是相互影响、互为因果的，并且伴发率高，严重影响了心血管疾病患者的预后。由于大脑皮层与神经系统和内分泌系统、人体内的各种神经体液因素之间均有着极其复杂的联系和相互影响，所以精神心理因素和躯体疾病之间本身就有着复杂的关系。

有研究发现，精神心理因素与癌症的发病率有关，精神抑郁的人癌症发病率会比精神乐观的人高。在2008年10月到2009年4月美国经济疲软股票大跌时期急性心肌梗死发生率显著升高，股票市场涨跌与急性心肌梗死发生率相关性说明像股票下跌这一类的精神打击会诱发心血管危险事件。精神压力和工作压力等已被证明与心脏疾病和代谢疾病的风险增加相关。此外，工作压力大的人发生冠心病事件、心脏疾病和中风的风险会适度升高。以上均说明精神心理因素是疾病发生的一个十分重要的原因，精神心理因素对于整体功能的调控和健康维持是不容忽视的。

很多情况下，患者来医院就诊，并未发现任何器质性病变，但是却表现出相应的临床症状，使疾病的诊治变得更加复杂，也更加困难。临床"双心医疗"认为，我们不仅要关心患者的病，也要关注患者的精神心理健康。患者在患病时身体上的痛苦、医疗费用不堪重负、生活压力大等因素，会使精神抑郁加重；不良精神心理状态又会使疾病进一步加重，形成恶性循环。所以，我们要给患者更多的人文关怀，真正把患者当成一个整体的人，而不是器官。

人体作为一个有机整体，其精神心理是在这个整体的基础上发挥作用的，并且也时刻影响着机体的功能活动。精神心理因素作为慢性疾病的危险因素早已经成为辩论激烈的主题。慢性病严重危害人民健康，同时带来极大的经济社会负担，做好慢性病的防、治、康、养必须兼顾患者"身心"，必须以整体论为指导。

综上所述，神经体液的调控作用只是人体功能一体化的一部分，神经体液调控离不开整体功能的调控，而且也只有在整体功能的协作下才能发挥作用。神经体液是对全身所有的系统同时进行一体化调控，人体功能一体化调控涉及人体与自然，涉及人体内所有系统、器官、组织、细胞结构及各级功能的方方面面，而其他功能调控与上述呼吸、循环、神经、体液调控之间均存在着直接/间接的、复杂交错的、互为因果的相互影响。本文在整体整合生理学医学框架的基础上，对神经体液在呼吸、循环、代谢一体化调控环路中的作用模式进行了初步的解释，作者将开展进一步的研究工作，以推动整体整合生理学医学体系的发展。

第五章 人体生命多系统功能一体化自主调控新理论体系：出生后正常人呼吸调控的机制

◎孙兴国

近 400 年前限于当时对生命和生理学的有限了解和认识，人为地将人体的正常生命活动分解成了呼吸、循环、神经、代谢、血液、内分泌、运动等几大系统，逐步形成了传统的系统生理学。毫无疑问，这套奠定了现代医学理论基础的系统生理学理论体系使我们对人体生命科学的认识有了极大的进步，也推动了医学的发展。但是，同时它在一定程度上也成为医生正确地思考和认识正常生命活动和疾病病理生理过程的枷锁。以至于专科医生在诊断一例患者之前，不得不首先对患者进行分类，把自己的思维禁锢在一个单系统甚至器官内，由系统－器官－疾病模式逐步细分，医生才能在行医执照所指定的范畴内进行更深入的临床实践。实际上人体内根本就没有完全孤立存在的各个系统。"以人为本"，应该用整体的、联系的、全面的观点来理解以心肺代谢等为主体的人体功能联合一体化自主调控的复杂过程，任何将呼吸、循环、神经、体液、代谢等系统功能机械片面地割裂开来进行分析的观点和看法都会对临床医学带来干扰，甚至误导。近年来临床开展了心肺运动试验、运动康复、运动医学及睡眠监测等解释气体交换的检测和分析，我们对用近 20 年初步完成基本架构的人体生命多系统功能一体化调控——整体整合生理学新理论体系，特别是从全新角度讨论呼吸调控的机制。

人体本身是紧密联系的有机整体，各系统间不可分割的复杂交互联系是人体所固有的。当深思熟虑地思考人类生命正常生理和疾病病理生理活动时，呈现在我们面前的，就应该是一幅由各系统间各种联系和相互作用无穷无尽地交织起来的复杂、整体、立体和连续动态画面，而不仅仅是简单地把患者的病痛归因于心肺等某单一脏器或者系统的器质与功能方面的异常。显然经典的以单一系统为基础的系统生理学体系已经远远不能满足医学研究和临床医疗服务的需要。

一、人体生命多系统功能一体化调控新理论体系：整体整合生理学概论

1. 人体——临床医学服务的对象——是一个不可分割的有机整体。系统生理学在一定程度上偏离了这一客观事实。

2. 传统呼吸生理解释呼吸调控的误区为例：①正常呼吸时动脉血氧分压（PaO_2）和二氧化碳分压（$PaCO_2$，$[H^+]$）虽然仅仅是在小范围内波动，但却不能被当作恒定不变均值。②呼吸研究都是人为地提高或者降低某一或某些个调节因素，而没有关注动脉氧气和二氧化碳（$[H^+]$）波动的意义和价值。③在平均PaO_2和$PaCO_2$水平正常时，身体自身如何实现一呼一吸周而复始转换却始终没有得到解释。④假设血液循环稳定不变或相对恒定，而没有考虑呼吸调控信号从肺经过左心到达动脉系统的过程和时间延迟；而实际上相对于神经、神经肌肉等的快速信号传递速度，在呼吸调控的一个周期中调控信号在血液循环系统中运行时间远远大于其他部分所用的时间，但却没被重视。

3. 整体论加入空间和时间的连续动态平衡建立新理论体系：这一理论恢复了生命功能调控的整体性和复杂性。吸收现代相关知识成功地将空间和时间两大要素同时加入生命整体连续动态一体化自主调控的分析之中。其独特创新之处：①从根本上解释了人体以"B-by-B"方式的呼吸（肺的一呼一吸，周而复始）和血液循环（心脏—舒张—收缩，周而复始）及代谢等生命征象的调控维持机制。②人体生命调控的信号是多种多样多层次的，但能够在全身发挥主导作用的、最原始的、始动信号是O_2、CO_2（$[H^+]$）和营养能量物质（三位一体）。其他如NO、SO、CO等各类信号都是非最初始信号。③各种信号在人体内永远没有真正稳态，仅是连续动态地趋向于平衡。例如，PaO_2（$PaCO_2$和$[H^+]$波形相似，方向相反）随着吸、呼周期和动脉血压随着心脏的舒张、收缩周期均呈现上升与下降且不同频率交替出现的波浪式变化。④人体三维空间解剖结构的异同，各种信号从产生到通过神经体液的传送以及到达各个效应器之后产生反应的时间都不相同；同一信号在不同部位和不同时间均产生不同效应，而同一部位在同一时间又同时接受各种不同信号而产生各自不同且相互影响的效应。⑤人体一体化自主调控，各个功能系统虽分主次，但绝对排除了某个甚至某些系统相对稳定与不变，所有系统都是必需的。⑥信号与效应关系是非线性时空多重并存复杂关系。⑦整体之下分系统功能描述：虽然否定了各个功能系统独立存在和相对独立调控的可能性，但是限于我们已经受到系统论教育的限制，解释生命调控时继续延用呼吸、血液循环、代谢、神经、消化吸收等系统，进行该系统为主描述。

二、呼吸自主调控的新解释

1. 主要功能性调控构架。①调控信号：以 $O_2 - CO_2 - [H^+]$ 为主。事实上，它不仅是呼吸调控的核心，而且也是生命体中其他各功能系统整体整合调控的核心。它在静脉血液中呈现稳定无波动状态，但当血液经肺气体交换后，因血液离开肺泡时间不同，$PaO_2 - PaCO_2 - [H^+]$ 信号出现随时间而逐渐上升和下降的连续动态波浪变化。②化学感受器的分布空间和感受反应时间各异：感受器包括存在于颈动脉体和主动脉弓上的快反应外周化学感受器和存在于延髓背侧的慢（延迟）反应中枢化学感受器。③同一个时段信号分别通过快感受器经中枢整合调控下次呼吸；同时该信号延迟到达延髓感受器经中枢而对延迟后的那次呼吸进行调控。

2. 本次呼吸呼气期肺泡中氧分压（PAO_2）逐渐降低［肺泡二氧化碳分压（$PACO_2$）反向变化］的信号，经过两次心跳到达动脉快反应感受器，是下一次吸气出现的原始引发信号。

3. 本次呼吸吸气期 PAO_2 逐渐升高（$PACO_2$ 反向变化）的信号经过两次心跳到达动脉快反应感受器是本次吸气终止而转入呼气的原始引发信号；从而实现周而复始的一吸一呼动作。

4. 呼吸频率的最重要的取决因素是心血管功能，即心血管将 $PAO_2 - PACO_2$ 信号通过血液送到动脉快感受器的时相推移，也即肺 - 动脉循环时间。

5. 呼吸幅度（深度）的调控模式：由上文 2、3、4 通过外周快反应化学感受器为主实现的呼吸幅度调控遵循"弱 - 弱""强 - 强""快 - 快""慢 - 慢"和"中 - 中"方式由本次呼吸诱发下一次呼吸。

6. 上述呼吸快调控是非稳态的，而趋于动态恒稳的呼吸模式需要慢与快反应感受器相互协同而实现。

三、神经系统和血液循环在呼吸循环调控过程中的作用模式——"音响系统调控模式"

人体功能一体化调控，以 O_2（$CO_2/[H^+]$）信号在静脉呈平稳状态，经肺气体交换后呈波浪式升降，由循环血液带到不同部位感受器时的时相和作用方式不同，通过中枢整合后对心肺功能发挥的调控也不同。为便于理解极为复杂的神经体液调控模式，用"音响系统调控模式"简化类比之。

1. 呼吸肌、胸廓、肺共同扮演演讲者和喇叭的角色（效应器）。

2. 肺通气、换气产生经循环血液带走的 O_2（CO_2）波浪式信号比作喇叭或者讲话产生的声波信号。

3. 肺静脉和左心室及其肺 - 主动脉循环时间，相当于空气及演讲者发出声音到声波播散到麦克风的时间。

4. 多处外周化学感受器和压力感受器们比作能够感受声波的麦克风,分布于不同部位,它们可以将同一声音以不同时相、强度的信号分别收集上传,从而产生立体声音响。

5. 传入和传出神经相当于麦克风和喇叭与音控的上传、下传电线。

6. 中枢整合系统相当于音控系统。

7. 中枢化学感受器相当于音控旋钮,对中枢整合的传入、传出敏感性进行平衡调控。

8. 血液循环转送 O_2-CO_2 从肺到动脉相当于声音在空气中的传播,速度慢而时相长;而神经电传输相当于导线送电,速度快而时相短。当然人造音响系统远远没有神经调控复杂,但易于粗略理解。

四、血液循环、呼吸(心肺)和代谢等功能一体化自主调控的新理论及其证据

1. 氧气为血液循环的自主调控的核心:血液循环的首要目的与呼吸的目的相同,都是按需向组织运送 O_2,再将产生的 CO_2 运出。机体必然有相应的信号系统(O_2,CO_2/$[H^+]$)同时对呼吸和循环进行调控,使两者优化匹配,从而使机体组织氧需供的动态平衡得以实现。符合"血为气之母,气为血之帅"理念。

2. 心肺调控的相互联系:与血压和心率调节相关的压力感受器、上传神经及其调控中枢(即延髓背侧)与呼吸化学感受器和调控系统相互重叠、至少互为辅助。

3. 心肺调控体系解剖结构的重合:压力感受器和化学感受器分布位置、向中枢神经系统上传的纤维通路及延髓的呼吸和循环调控区在结构位置上完成重合。在动脉血氧分压随呼吸节律的大波浪中可看出随心律的血压升降信号,说明血压和 O_2 及 CO_2 分压存在相似信号感受性。

4. 循环调控环路与呼吸调控环路的异同:①呼吸调控环路信号传输时相中,神经传输非常迅速;而从肺到动脉的时间约 2s(心率=60 次/分),占整个环路时相的绝大部分。由此解释呼和吸切换需 2 个心跳以上的时间。吸气期呼吸肌主动收缩在较短时间内形成比较大的跨气道压力,而呼气期仅为被动的弹性回缩产生的跨气道压较小,完成同样的潮气量呼气期要长于吸气期。②循环(血压)调控环路信号传输时相中,左室收缩产生压力上升,主动脉瓣开放到血液被射入主动脉弓产生血压上升,传输距离和时间延迟都短;神经传输快,整个环路时相耗时相当短。因此血压升降而分别诱导心肌舒张和收缩转换频率即心率相对快。心动周期中,收缩压力升速快,刺激强,迅速引发收缩被停止;舒张时血液通过向外周流动而降低压力,压力降速慢,刺激较弱,较长时相才能触发下次收缩。③呼吸调控环路时相较长,呼吸频率较慢;而循环调控环路时相相当短,故心率较快。频率比为 4~8 倍。

5. PAO_2(与 CO_2 方向相反)随着吸呼过程逐渐升降之分压通过对肺循环的血

管张力/阻力进行直接、间接调控左室回心血量，从而实现对体循环（血流、血压、心率）的调控。因此收缩压、心率和自主神经系统张力三个变异性都随着呼吸节律而生。

6. 可以解释出生前在宫内胎儿不需呼吸；而出生后必须呼吸，否则死亡。

7. 可以解释出生后呼吸出现导致心血管结构和功能上的巨大改变的机制。

8. 以氧气需供平衡和能量代谢来解释运动中血流再分布，和运动肌肉局部血流量高达30~40倍的增加。

9. 循环在呼吸调控中的决定性作用（心肺一体化）：①左心室的"混合室"效应和射血分数和心搏量对PaO_2和$PaCO_2^-$［H^+］波浪幅度的影响；②每搏量心率心排量的影响与神经系统在呼吸调控中的作用模式；③心率/呼吸频率的匹配比值（简称比率4~8:1）的优化机制，主要由呼吸和循环调控环路时相性不同所致。

10. 心肺联合调控的临床证据。①心衰发生不稳定性呼吸（Cheyne-Stokes呼吸，即潮式呼吸）：a. 左心室射血分数和每搏量心排量的降低导致血液中呼吸调控信号传输衰减（幅度）和时间延长；b. 肺通气（体动脉）与延髓调控信号的时相错位，幅度衰减和时相错位结合起来诱发出异常的潮式呼吸模式。②心血管病易表现出睡眠呼吸障碍。③肺源性心脏病：始发于肺的病长期得不到有效纠正从而表现出继发性心功能受损。

五、消化、吸收、排泄、泌尿、血液、皮肤、细胞、基因、精神神经、环境适应及运动和睡眠等所有其他功能活动的调控都是不可忽略，而且也都是在整体水平上进行的

人体功能一体化调控涉及所有的系统器官、组织、细胞及各级功能结构的方方面面，而且它们的功能调控都与上述呼吸、循环、神经、体液存在着直接、间接复杂的，反复交错的，互为因果的相互影响。例如人体随着昼夜的转换而进行睡眠和觉醒的交替，一日三餐与空腹交替，饮水和排尿排便相结合在肝、胆、胰、脾等配合下实现以能量物质等的体内动态平衡；中枢神经高级区域和精神神经的活动状态可以对各种生理功能活动进行有限时间的非生理性或者放大/缩小到生理性的调控，例如屏气、过度通气、高兴、生气等。我们在后节将分别从整体角度上进行详细的调控论述，在此提及仅示我们没有忽略其他。

总之，整体生命过程应该就是以呼吸、循环、代谢等多系统功能通过神经体液调节，在消化、吸收、排泄、泌尿等系统协同配合下实现一体化自主调控，从而达到以氧气代谢供能为核心的需/供趋向于动态平衡，却永远没有达到真正平衡状态的动态过程。人体功能调控的整体性可以用"牵一发而动全身"来形象地描述。

六、整体整合生理学理论体系的应用价值

人体整体各个组成系统之间的有机一体化功能是绝对无法以系统区分开来的，

符合中国传统理念；心肺等的重要性就在于人体代谢需求和内环境稳定都由它们协同完成，缺失任何一环生命必然终止，即心肺一起在其他系统调控和配合下共同完成生命"灵"气之运输。呼吸、血液、循环、代谢等多系统功能一体化自主调控研究得到深入探讨，独立自主地将这一全新概念上的"整体整合生物学—生理学—病理生理学"完整理论体系创立起来。这会使我国在生命科学和临床医学赶超并领先于西方，有望使人类对生命和各种生理功能整合的发生发展、调控的认知得到突破，以期探索生命的真谛。同时也会对人体生长发育、衰老、健康和亚健康，各种疾病的发生发展提供正确的理论依据，从而将身心健康、生活理念、健康管理、慢病预防、疾病早期诊断和干预与评估有机整合起来，形成和完善整体整合生理学，继之整合医学体系，实现临床医疗服务的"数字医学"和"个体化医学"。理解整体整合生理学精髓有助于推动开展心肺运动试验、运动康复和睡眠监测试验等。整体整合生理学可更新运动、睡眠、高原、潜水和康复等生理学医学的理论知识。更有望实现真正意义上的中西医整合，即在整体论指导下的现代医学实践模式，使国人的健康维护和疾病防治得到最有力的支持，使我国生命科学研究和健康服务水平真正领先于世界。

第六章 整合医学的理论基础：整体整合生理学

◎孙兴国

探索整体生命本质及其相关生理医学问题一直是人类追求的目标，更是医疗与健康工作者关注的核心。长达五千年的中国国学文化一直坚持整体论，国学在医学方面的具体体现就是中国特有的中国医学体系，如中医、蒙医、藏医等不同分支体系，都属于整体论范畴。实际上，早在两千多年前以希波克拉底和盖伦为代表的古代西方医学体系也是整体论为主体；直到近现代以英国医师威廉姆哈维的"心血运动论"为里程碑，把人体生理学功能调控按照人体解剖学构架的血液循环、呼吸、骨骼、肌肉等不同系统，构建成了人体系统生理学，继之逐渐形成了现代西医学体系。

一、系统生理学所致现代西医学的方向性误区

在还原简化论大潮下近现代科学、现代西医学、生命科学和生理学以系统、器官和细胞甚至基因、分子等为主线，建立了各自的理论体系及相应的精细分支学科，并以系统器官疾病论原则搭建为各种疾病的临床诊疗常规、指南和专家共识。由此带来了医疗进步和医学知识剧增，但同时也伴随着分科过细、过窄，也越来越远离了人体功能整体观，使医生特别是年轻医生，可能只了解人体的某个或某些局部细微而忽略整体，可能导致"头痛医头，脚痛医脚"片面、机械的"治标不治本"，限制了医疗服务质量的提高，偏离从整体上"治病救人，救死扶伤"和"减少疾病发生，提高健康水平"的防治疾病维护健康的根本职责。虽然系统生理学对细胞、分子和基因生物学研究取得了巨大进展，但对生命本质及其调控机制仍然像"黑盒子"一样不明，临床医学对慢性病也必然只能"治标不治本"。

二、Safar 与急救急诊医学发展

世界麻醉学界有个传奇人物，就是匹兹堡大学医学中心有现代心肺复苏之父之称的 Safar Peter 教授，他是欧美公认的麻醉学独立建系、危重病医学及多学科重症监护病房、心肺复苏和院外急救服务系统的创立者。1958 年 Safar 在 JAMA 发表口对口人工呼吸的著名论文；随后把 Kouwoenhoven 等意外发现能够在动物体内产生血压及脉搏和 Jude 人体临床试验验证了在心脏骤停期间能够维持血流的胸外按压方法相结合，建立了气道（A：Airway），应用口对口人工呼吸（B：Breathing）和胸外按压（C：Chest Compression）三合一"ABC 心肺复苏急救法"。1961 年，Safar 实现了在一所知名大学建立麻醉系的愿望并任主任，在这里他创建了世界最早的危重病医学项目及多学科重症监护病房，随后创立全美最早的院前紧急医疗服务。1968 年，他被世界麻醉医师学会联合会（WFSA）邀请编写了心肺复苏（CPR）指导手册，并于 1988 年与 Bircher 合作出版心肺脑复苏教科书。Safar 于 1979 年建立国际复苏研究中心（IRRC）。1994 年他退休后 IRRC 被命名为 Safar 复苏研究中心，开展对人临床服务，以及包括猴子和狗在内的多种动物模型继续研究心肺脑复苏。他的工作为体外循环复苏、液体复苏以及治疗性低温对心脏骤停后改善脑功能结局的影响等领域的医学研究奠定了坚实基础，形成了危重医学在美国东部主要以麻醉医师负责，而在美国西部则主要以呼吸科医生负责的局面。

三、我们与心肺脑代谢一体化理念

20 世纪 70 年代末，我有幸参加高考，开始学习临床医学，毕业后从事麻醉医师工作。在学习 Safar 的理论时，才知中国麻醉学界正在为中国的王源昶教授和李德馨教授正名，因为他俩分别比国际上公认的 Kouwoenhoven 更早应用胸外心脏按压和低温脑复苏。1955 年 4 月，在处理硬膜外麻醉意外时，王源昶在世界上首次对呼吸心跳停止患者施行胸外心脏按压术，结果使心脏复跳、复苏成功，文章于 1957 年发表，比 Kouwoenhoven 早了 5 年。以往对心跳骤停的处理着重于恢复心跳及重建循环，对继发性脑损伤未予足够重视。众所周知，当心跳骤停超越 3~4min；由于脑血流中断所导致缺氧性脑损伤会严重威胁患者预后，李德馨教授等早在 20 世纪 60 年代就成功抢救心跳停止远超 4~6min 以上，基本上保留脑功能并无遗留神经损伤。当时中国信息封闭未被国际知悉，但我身为中国医生却倍感自豪。从此，我就积极组织、参与和推动中国心肺复苏（CardioPulmonary Resuscitation，CPR）、心肺脑复苏（CardioPulmonary Cerebral Resuscitation，CPCR）及外科监护病房（Surgery Intensive Care Unit，SICU）建设，努力筹备包括临床麻醉学、疼痛学和重症监测治疗与复苏范畴的麻醉学系建设，培训院前和医院员工 CPR，并特别专注于呼吸循环骤停 CPR 及 CPCR 研究。基于国人与生俱来的国学整体观以及对 CPR、CPCR 和监护病房（Intensive Care Unit，ICU）工作的深度参与，

我开始对人体生理学系统功能的调节、控制及其后所形成的现代西医学体系产生了质疑，特别提出了人体心肺脑代谢一体化的初始理念。当时几乎所有老师和同事都认为我"误入歧途""钻牛角尖"，使我曾经非常迷茫、彷徨，直到20世纪80年代中期，王志均和钱学森从理念和方向上给予我支持与肯定，我才得以坚持至今，欣然有了一些结果。

四、钱学森提出中医是顶级的科学，医学的前途是中医现代化

钱学森不仅对两弹一星和航天工程贡献良多，他所提出的系统科学、思维科学和人体科学三大科学思想体系对中国人体科学的推动也是他人生的一大亮点！他的目光不仅涉及自然科学的很多领域，生命科学和医学更是他关注的重点。临床医学唯一的服务对象——活着的人体——是一个不可分割的有机整体。人体由亿万个分子组成，它不是一个小系统，也不是一个大系统，而是比大系统还大、还复杂、还有意识的巨系统。组成这个巨系统的部分又各不相同，它们之间的相互作用又异常复杂。人体又是一个开放性的和有意识的复杂巨系统，所以研究人体科学，就要应用"从定性到定量的综合集成法"，这是一个根本的观点和方法论。国学和中医的理论发生于近代科学还未兴起的时代，那时不知道什么是近代科学，更不知道什么是现代科学。所以，不受这方面的限制和束缚，也就是不受还原论的束缚，因而中医的理论本质上是系统论的，从整体出发的，其长处就是整体观、多维观。早在20世纪80年代，钱学森就提出"中医现代化，是中医的未来化，也就是21世纪我们要实现的一次革命，医学发展的方向是中医，不是西医，西医也要走到中医的道路上来"。和西医相反，中医理论才是和系统科学完全融合在一起，中医的看法跟现代科学中最先进、最尖端的系统科学相一致。

既然人体是一个开放的复杂的巨系统，研究人体科学，就要应用"从定性到定量综合集成法"，这是一个根本的观点和方法论。从人体科学的观点，中医有许多比西医高明的地方，但两者应取长补短，而不是相互排斥。但将来的医学一定是集中医、西医、各民族医学于一体的新医学，这就是樊代明院士提出的整体整合医学（Holistic Integrative Medicine），简称整合医学。古代中医的阴阳五行，与青年医生格格不入，即便他学会读古汉文，也领会不了中医的精髓。医学的前途是中医现代化，而不在什么其他途径。所以中医（当然包括藏医、蒙医等）的现代阐述是一件关系到祖国传统医学生死存亡的大事，而且时不我待。医学与健康研究要走人体科学的道路，也就是整合中医和西医等的成就，上升到更高层次的医学、21世纪的整合医学。整合医学要靠开放的复杂巨系统理论。

五、Wasserman与心肺运动试验、心肺耦合理念

20世纪初就有人认识到细胞所有功能皆为耗氧产生能量，于是开始收集运动呼出气体，测量最大摄氧量，不仅解释生理学意义，还逐步广泛地应用于临床。

20世纪中叶J. Camera在加州大学旧金山分校（UCSF）创建心血管研究院，20世纪50年代末Karlman Wasserman研究心衰患者笑气（N_2O）法心排量的精准测定，其气体交换的概念成了现代CPET的雏形。20世纪60年代初，恰逢计算机的出现，斯坦福大学医院呼吸科医师Wasserman与UC-Berkley应用数学家、电子工程师和计算机软件工程师Beaver合作共同完成了计算机辅助精准计算摄氧量、二氧化碳排出量为核心的CPET检测系统雏形，也开始了两人后半生的合作。1967年Wasserman南下Harbor-UCLA任呼吸危重生理学医学主任，同年在美国应用生理学杂志上发表标志性的呼吸－血液循环－肌肉代谢连续三齿轮设计解释运动生理学和病理生理学机制；并逐步完善计算机整合精准的气体交换与功率计、心电图、血压、心率和氧饱和度等无创伤性连续监测逐渐完善为CPET系统。1976年美国心脏协会授誉Wasserman为"心肺运动之父"；1986年Beaver等发表用气体交换的摄氧量对应二氧化碳排出量动态变化关系来测定无氧阈（AT）；从1987年Wasserman等出版CPET教科书第一版再版五个版本，我参与了后几版的编写，负责制定修改所有病例CPET数据彩图展示和制作，回国后主持翻译成中文出版。为提高质控CPET测定精准度，1990年Huszczuk等设计了使用21%二氧化碳氮平衡气体代谢模拟器，可以精准标定不同潮气量、呼吸频率和代谢率情况下气体交换的摄氧量和二氧化碳排出量的测定误差。

伴随20世纪中后期CPET快速发展并广受关注，除Wasserman团队外，不仅作为呼吸科医师的Jones等团队自20世纪70年代也开始关注CPET气体交换在呼吸道疾病中的应用；而且过去只关注运动中心电图、血压等指标的心脏科医生也开始关注气体交换测定；心脏科医生Weber 20世纪80年代报道了CPET对慢性心力衰竭患者的评估，并在3年内以数百例经验完成CPET心血管病学应用。1767年Wasserman以三齿轮首先提出的运动中CPC理念，1982年追随Wasserman到Harbor-UCLA的斯坦福大学运动生理学博士Whipp发表运动中CPC文章，提出运动中经神经及体液实现CPC调节与控制的机制。2005年哈佛大学医学院Thomas等以心肺耦合理论为基础公开了基于心电图信息的睡眠测量算法，用于评估睡眠质量和呼吸节奏紊乱程度。

正是认识到Wasserman心肺代谢一体理念合理和CPET技术进步可行，同时对人体生理学功能一体化调控理念的认同和接受，为全面完成人体生理学理论建构，20世纪90年代我毅然放下建成并运转八年的麻醉学系。我出国前往Harbor-UCLA师从Wasserman学习CPET，后并加入团队，主要完成从理念到人体运动生理学基础研究，证实了运动期间动脉、股静脉和肺动脉（混合静脉）血液氧气和二氧化碳压力与浓度之间均为非线性反应、而非生理学教科书误认的线性相关、可能导致非直接血气分析的无创心排量推算产生较大误差及"第二气体效应"等研究。以肺高压右心衰患者运动病理生理学系列和CPET全方位临床应用价值、肺功能、二氧化碳排出通气有效性及摄氧通气有效性的正常值，正常值由性别年龄、身高、体重等推算的预计公式及其临床应用价值为出发点,设计建立多中心左心衰 ICD-CRT 临床研究 CPET 质量控制、规范化操作及中央统一质控与判读中心,指导左右心衰患者选择与管理、麻醉手术危险性评估、疾病严重程度评估、诊断与鉴别诊断、治疗与康复、疗效评估和精准预后预测。

近年来由于计算机与测定技术仪器和运动器械的发展紧密结合,使 CPET 技术和方法得到改进。严格质控下,在完成全套肺容量、肺通气和肺弥散功能测定的基础上,可任意选用和改变负荷功率和负荷时间,优化选择功率递增速率,安全有效地完成症状限制极限运动,峰值运动的 Max 试验验证,以 50~200Hz 自动采样记录气流、心率、O_2、CO_2 等参数,可以进行连续(breath-by-breath)摄氧量和二氧化碳排出量等指标的实时测定,先经数据每秒分切(second-by-second),再根据标准进行相应时间的平均计算,能更好地对数据进行记录、分析计算及更佳图表显示与判读,因而极大地促进和拓宽了 CPET 的广泛临床应用。

基于这些深入研究、探索、积累与反思,对有机不可分割的人体功能以围绕呼吸、循环、代谢主轴等所有系统一体化调控的清晰认知,完成了整个理论体系的完整构架后,我回国创立完成了"整体整合生理学(Holistic Integrative Physiology,HIP)"的基本理论架构。Wasserman 把过去不同领域专家们分别称之为运动心脏、运动肺脏、运动代谢等试验结合起来形成 CPET 整体功能评测技术。CPET 为目前唯一能将患者从不同状态(静息、热身、运动、恢复)下,对气体交换、心电图、血压、血氧饱和度等心肺代谢指标进行全方位的监测记录,并可对相关数据进行 HIP 指导下的整体功能相关分析与解读,进一步对健康、亚健康及患病人群进行全面整体功能状态评估,并指导疾病的预防、诊断、治疗、康复与养生、养老养病,实现健康中国宏大目标。

六、HIP 的基本理念的提出过程

2012 年末,国家心血管病中心阜外医院召开了首届 HIP 高峰论坛,生理学、病理生理学、心血管病学、呼吸病学、代谢病学、肿瘤学、消化病学、中西医结合和医学哲学等十余个学会多名院士和百余名著名教学者参加了会议。在会上,我做了三个主旨报告:"HIP"理论与实践、"心肺运动试验与运动康复"和"归家异途和人体健康信息中心中央判读平台",正式宣告 HIP 新理论体系的产生和基本构架。2013 年全文首次发表在《中国循环杂志》第二期和《医学与哲学》的第三期上,标志着一个全新理论体系正式初创、诞生于中国北京。之后每年中国心脏大会都开设 HIP 高峰论坛,2020 年新冠肺炎抗疫期间线下配合线上也没有中断。2013—2015 年我分别参加了 APS、AHA、ACCP/ATS 等国际会议(仅摘要发表)及中国国内各种会议,报告达 100 余次,从不同角度对新理论体系和临床实践进行研究分析探讨。至 2014 年底汇总回国后相关研究论文 29 篇,集中投稿于《中国应用生理学杂志》,共被选用 21 篇全文发表于 2015 年第 4 期,标志着一个全新理论体系整体理念的基本完成、基本构架的成功搭建及几个核心结点的实验验证。随后几年相关研究的核心数据分析成文 40 篇于 2020 年 8 月底前投稿于《中国应用生理学杂志》，被选用 30 篇集中于 2021 年第一、第二期发表。2021 年 3 月个人专著《心脏康复孙兴国观点 2021》的出版，由此标志着一个全新理论体系基本构架的全面完成和关键位点的实验验证，并以中国人独创完成整体整合生理学理论体系对人体所有系统功能整体一体化的调控机制。

七、HIP 理论体系的基本构架

基于上述 2010 年以来从初始创立、逐步完善与核心结点验证，再进一步修正纠错完善与关键位点验证，到 2021 年《中国应用生理学杂志》的三期专刊、专著《心脏康复孙兴国观点 2021》的出版和本文发表为标志，目前我们已经整体上完成了 HIP 全新理论体系的整体架构，对人体出生前后全生命周期的生理学调控进行解释，概论如下：

1. 人体生命活动是连续动态变化中趋于平衡而永不平衡的整合体

综合时间和空间所有因素及多维多相复杂信息论和控制论理念，HIP 对出生后人体生命活动描述如下：呼吸是表征，血液循环是呼吸的基础，代谢是呼吸和循环的前提；以呼吸、循环、血液、消化、吸收、代谢为 Y 字形主轴，在神经体液统一整体调控下，在其他功能系统的配合和辅助之下，所有功能系统共同参与的、以维持人体功能连续动态趋向于平衡、而永远达不到真正平衡的状态。

也正是人体所有系统器官功能整体一体化调控方式，为人体免疫力、抵抗力和自愈力提出了全新解释。使用 HIP 人体功能一体化调控机制对人类疾病，特别是慢性非传染性疾病的发生、发展、转归进行了全新解释，并进一步指导个体整体功能客观定量评估，制定个体化精准运动为核心的整体方案。在连续动态功能学指标监测和监护保证安全和有效前提下，实现慢性病有效诊疗与健康有效管理，真正实践不治已病治未病。

2. 人体生命活动的 "Y" 字形主框架整体描述

考虑时间与空间因素，出生后人的整体生命活动功能是连续动态一体化整体调控的。传统系统生理学只局限在各自系统，如呼吸功能讨论氧气，只讨论如何把氧气从环境中经过气道到肺泡弥散进血，就算是完整的肺功能描述了。但是 HIP 基于时空考虑就必须是整体性的。

（1）氧气的摄入运输应用之轴　首先是由传统人体生理学呼吸调控机制中非闭环的呼吸调控环路（动脉化学感受器 – 神经 – 中枢 – 神经肌肉 – 胸廓 – 肺，与环境气体交换）和血液循环结构的肺毛细血管、肺静脉、左心房、左心室及动脉部分共同形成一个完整闭环；这样呼吸摄入氧气经血液循环左心室泵血经动脉到毛细血管网为全身细胞内线粒体能量物质氧化代谢提供氧气，形成呼吸、循环、代谢的气体轴。

（2）营养能量物质的摄入运输应用之轴　传统消化、吸收、排泄系统摄入的营养能量物质经肝门静脉进入血液循环。左心室泵血经动脉到毛细血管网为全身细胞内线粒体能量物质氧化代谢提供能量物质，形成呼吸、循环、代谢的物质轴。

（3）体循环、肺循环和门脉循环组合连接肺、肝肠和身体所有的细胞线粒体能量物质氧化代谢的"Y"字形核心主轴；然后再以细胞代谢水平变化连接起人觉醒下的静息及运动和睡眠；再以进食、进饮、排大小便生理活动连接起饮食起居等生活方式。这样后天人体生命活动就形成了呼吸循环代谢－生命气之轴与消化吸收循环代谢－生命物质之轴相结合为"Y"字形主框架的生命整体一体化调控。气之氧和物质能量经血液循环毛细血管进入细胞到线粒体氧化能量物质产生能量等的代谢正是现代生命科学之核心。

3. 人体生命活动调控的解释不仅适用出生后，而且同样适合于出生前胎儿

人生命全周期不仅是出生后人体生长、发育、成熟、衰老，终至死亡过程，而且也包括从精子卵子结合、受精卵产生的胚胎团着床、胎盘脐带羊水经母体与大自然交换，10月胎儿发育成熟过程。所以正确理论也必须能同样解释出生前胎儿的生长发育及其功能的调控机制。HIP的呼吸调控机制新视野对"为什么胎儿没有呼吸"及"胎儿出生后第一呼吸产生机制"提出科学假设并通过胎儿成熟正常分娩后产生第一次吸气的证据进行实验验证。

4. 新理论证明国学及《道德经》《易经》等对全周期人体生命活动调控解释的正确

上述精卵结合、胎儿发育成熟、出生吸呼获气、饮食获物、细胞线粒体氧化物生能等代谢对人体生命活动的现代科学解释与《道德经》第42章"道生一，一生二，二生三，三生万物"及悟真篇"道自虚无生一气，便从一气产阴阳，阴阳再合生三体，三体重生万物昌"相结合完美解释人生，证明中国国学文化之正确。

八、出生后人体生命整体调控的机制

1. HIP 呼吸调控新观点

（1）呼吸调控必须与循环一体化的时间和空间调控

呼吸真正为细胞代谢服务，必须有循环参与，所有呼吸调控不可忽略血液循环的调控及全身细胞代谢的需求，HIP认为没有绝对独立的呼吸调控。

（2）心血管结构参与呼吸调控环路

传统生理学呼吸调控环路认为从外周动脉化学感受器－传入（上传）神经－延髓背侧呼吸调控中枢－传出（下传）的膈神经肋间神经－膈肌肋间肌－胸廓肺内压改变－产生吸气与呼气，其实这是一条不完整环路；与循环系统心脏大血管的肺毛细血管－肺静脉－左心房－左心室及动脉部分到主动脉弓颈动脉部位快反应的外周化学感受器连接起来才能形成闭环。这样血液循环结构部分直接参加呼吸调控；血液循环功能必然影响呼吸。进一步理解就是呼吸摄入氧气，血液循环运输氧气共同为细胞线粒体氧化能量物质代谢提供氧气。

（3）呼吸调控核心信号外周化学感受器感受信号

动脉血气信号不仅单指动脉血气的平均状态值，动脉血气以呼吸节律的波浪式上升与下降所致动态变化信号更为重要。甚至母亲呼吸经过胎盘脐带时仍然可见显著的脐带静脉血氧分压以呼吸节律的升降变化。

（4）呼吸频率、强弱与吸呼时相切换

动脉血气波浪式上升与下降信号，肺-动脉血液运输时间延迟（大约3次心跳）到达外周化学感受器，再经传统呼吸调控神经肌肉环路，实现肺脏吸气和呼气的相互切换。左心室每搏量和射血分数、快反应的外周化学感受器、神经和肌肉及气道和肺脏的功能都影响呼吸。

（5）呼吸稳态维持

动脉血气波浪式信号的肺-动脉-脑脊液-延髓信号时间延迟（约30次心跳），通过局部氧分压平均值的升降改变慢反应的中枢化学感受器对呼吸中枢的兴奋性和敏感性进行调控，从而获得呼吸动态趋向于稳定。

2. HIP中循环调控新观点

（1）循环调控不仅涉及呼吸，也必须考虑到与消化、吸收、泌尿、排泄等相关。此外，更必须考虑与之直接对接的全身所有系统、器官和组织的细胞氧化能量物质代谢的需求及其整体一体化的时间和空间调控，才能全面正常地为全身所有细胞代谢服务血液循环作为生命整体调控Y字形主轴的中心部分，针对以氧气需供为核心调控必须同时考虑与呼吸和细胞代谢两个方向上的一体化整体考虑。针对以营养和能量物质等需供为核心调控必须同时考虑与消化、吸收、泌尿、排泄等和细胞代谢两个方向上的一体化整体考虑。HIP认为绝对没有独立的循环调控。

（2）循环共同维持全身细胞代谢稳态，心肺代谢与消化、吸收、循环、代谢的一体化相关

心脏血管核心结构参与呼吸调控，通过肺毛细血管呼吸系统与血液循环系统连接为功能整体；血液循环系统再通过体循环毛细血管与全身器官组织的细胞系统连接为功能整体；共同组成了呼吸、循环、代谢等整体一体化相对稳态调控。此外，心肺代谢一体化还为饮食、运动、睡眠和精神心理行为社会活动和生活方式的调控机制提供了全新视角。

（3）心脏血管结构剧变

胎儿时期功能上必需的心脏血管形态结构卵圆孔、动脉导管和脐带血管，在出生后一旦出现呼吸会导致卵圆孔、动脉导管和脐带血管即刻闭合；其机制是新生儿出生后肺脏开始呼吸所致。

（4）心血管功能指标的变异性

出生后导致每搏量、收缩压、心率和自主神经张力变异性最初的信号源是呼

吸,即呼吸的每一次吸气和呼气都直接影响心脏血管的功能。

(5) 左心衰异常潮式呼吸——陈施（Cheyne-Stokes，CS）呼吸机制新解

左心衰患者的每搏量、射血分数和血流速度显著降低,通过左心室的混合室效应;肺气体分压信号到达快反应的动脉外周化学感受器与慢反应的中枢化学感受器之间的时相错位效应;两者同时共存,共同调控呼吸所致。

(6) 心脏跳动节律、频率和强弱的核心调控机制

HIP 整体考虑外部与环境关联的呼吸与消化、吸收、泌尿、排泄等外在系统的一体化,同时也考虑全身所有细胞内部代谢的需求。

(7) 运动中血流再分布的核心机制是代谢

运动区域内代谢产物调控占主导,远远超过交感和儿茶酚胺的效应;相反,非运动区域交感和儿茶酚胺效应占主导,代谢产物作用次之。

3. HIP 呼吸、循环、代谢等主轴调控中神经体液作用的新模式以"音响模式"比喻

(1) 呼吸肌、胸廓、肺共同扮演演讲者和喇叭的角色（效应器）。

(2) 将由肺通气产生并经循环血液带入循环系统的 PaO_2（$PaCO_2$）的波浪式信号,比作喇叭或讲话产生的声波信号。从肺静脉经左心房、左心室到体循环动脉系统,即肺-动脉循环时间,相当于发出的声波经空气播散到麦克风的时间。相对于神经电信号的快速传导,声波信号传导慢,相当于肺-动脉循环时间长。

(3) 将主动脉体和左右两侧颈动脉体多处外周化学感受器和压力感受器比作能够感受声波的麦克风,分布/放置在不同的位置,便可将同一声波以不同时相/强度的信号分别收集上传,从而产生相当于立体声音响的效果。

(4) 主动脉体和颈动脉体神经传入纤维相当于麦克风的上传电线。

(5) 中枢神经、呼吸、循环、代谢调控整合系统相当于音量放大器调控系统。

(6) 中枢传出与膈神经和肋间神经相当于音控下传电线。神经系统中电信号的传输速度与导线传输电信号的速度相当快,而时相延迟非常短。

(7) 中枢化学感受器的作用相当于音量调节器的调控旋钮,可对中枢整合的传入/传出敏感性（增益）进行平衡调控。

4. HIP 中对消化、吸收、泌尿、排泄功能的调控

成熟分娩而出的新生儿与生俱来的功能可以通过三次哭表现出来。出生后第一声哭是呼吸;之后几小时内只要不喂奶必然会第二声哭,喂奶后不哭了;随后的第三声哭可能就是需要更换尿布。

5. HIP 对觉醒、睡眠和运动从代谢功能改变角度一体化调控

从细胞代谢率变化角度看,觉醒状态全身系统脏器功能的基础代谢率相对稳定,对呼吸、循环、消化吸收、泌尿排泄等需求相对稳定,从而导致所有功能指标的稳定状态。睡眠期间则全身代谢率从基础状态明显下降,对呼吸、循环、消

化吸收、泌尿排泄等需求相对降低，从而导致所有功能指标的下降。与之相反，运动期间则因为局部运动肌肉代谢率显著升高导致全身代谢率升高，对呼吸、循环、消化吸收、泌尿排泄等需求显著升高，从而导致所有功能指标的上升。

6. HIP 中所有系统功能全部参与人体免疫力、抵抗力和自愈力的整体一体化调控

运动、休息、睡眠、饮食、精神心理、免疫、排泄等所有的功能整体一体化调控方式可以解释人体自然力，包括免疫力、抵抗力和自愈力等。因此，通过生活方式干预个体化精准运动为核心的整体功能调节与管控可以达到慢性病的临床治愈。

7. HIP 与整体精神心理行为

整体精神心理统控生理学和人体结构与功能，樊代明院士称之为精神统控力。长期的心脑血管、代谢性、肿瘤等慢性病患者多有精神心理行为的压力，国学和中医认为"心主神明"。欧洲心脏病协会报道心血管病患者抑郁发生率达15%~30%，抑郁和焦虑均能使冠脉事件风险增加30%。高血压与焦虑抑郁密切相关，精神压力使高血压的患病风险增加，并影响预后。而"双心医疗"就是传统心脑血管疾病诊治与精神心理行为诊疗相整合的临床实践。

九、HIP 可解释该领域诸多悬而未决的核心问题

1. 胎儿为什么不呼吸，新生儿为何必须呼吸？

胎儿经脐带胎盘母体实现与自然环境的交换；新生儿脱离母体需呼吸是因动脉血氧分压（PaO_2）降低，继之全身细胞代谢逐渐降低而触发呼吸，否则就会死亡。

2. 新生儿呼吸后动脉血气指标恒定吗？

不恒定，循环和呼吸功能相互配合，必然导致循环功能随呼吸节律呈现波浪式上升与下降变化。

3. 呼吸调控完整环路中包括哪几部分血液循环系统解剖结构？

有肺毛细血管后的肺静脉、左心房、左心室、主动脉和颈动脉。

4. 出生后如何进行吸－呼相互切换机制？

肺通气时吸气呼气产生的肺泡氧气分压逐渐上升和下降交替变化信号经肺－动脉延迟（延迟约3s）到外周化学感受器－中枢调控－神经肌肉而实现。

5. 左心室功能如何调控呼吸？

通过每搏量、射血分数、心率、血流速度和时间延迟而实现。

6. 呼吸强弱的调控？

肺通气强弱的产生经血液运输到外周化学感受器的动脉血气升降幅度大小－中枢调控－神经肌肉而实现。基本原则是强－强、弱－弱的单项调控反应模式。

7. 呼吸频率的调控机制？

经肺-动脉外周化学感受器的时间延迟变化（即主要由心血管功能决定的）-中枢调控-神经肌肉而实现。

8. 呼吸稳态的维持机制？

经肺-心-颈动脉-脑毛细血管-脑脊液-延髓背侧中枢化学感受器（约30s延迟）-神经肌肉而实现。

9. 出生呼吸出现后心脏血管结构如何改变？

卵圆孔、动脉导管和脐带血管三个结构自动闭合。

10. 循环指标变异性（血压、心率和自主神经张力及动脉血气指标）的始源？

是呼吸。

11. 左心衰发生陈施呼吸的机制？

左心室的混合室效应与快慢化学感受器的时相错位效应相结合，再加上心力衰竭血流速度慢共同作用的结果。

12. 运动血流再分布核心机制？

运动区域相对血流大幅度增加，核心机制是运动部位局部代谢增加所致。

13. 人体功能有机不可分割，如何分析理解其机制并进行调控？

作为有机整体的人，所有系统器官中每一个都有其一般或者相对独特的功能活动，这些功能相对于整体和其他部分而言，它们又多维度反复交织相互作用、相互影响、互为因果，经神经体液调控的核心是什么？是时间与空间。

第七章 整体整合生理学新理论体系中关键位点的实验验证

◎孙兴国

整体整合生理学（Holistic Integrative Physiology，HIP）中呼吸循环代谢等氧气轴与消化、吸收、循环、代谢等物质轴相结合"Y"字形一体化神经体液调控模式基本构架的形成除了逻辑推理外，最重要的是人和动物的临床和实验数据的验证。

一、动脉血气随呼吸节律变化的机制

1. 呼吸节律性动脉血气指标升降机制的假设及实验依据

国外早在 1914 年就有报告动脉血气指标的呼吸节律性升降，到 20 世纪 60 年代 Band 等发现动物和人静息动脉血氧分压（PaO_2）、动脉血 pH（pHa）、人静息和运动时动脉血二氧化碳分压（$PaCO_2$）随呼吸节律升降变化；此类动物实验证据很多，因未用 HIP 呼吸调控机制解释并未引起太大重视。

2. 连续逐搏血气分析验证呼吸节律性动脉血气指标升降

根据正常人静息心率是自主呼吸频率的 4~6 倍，回国后我创立了在动脉置管下连续逐搏取血法结合血气分析，在心功能正常人和心血管病患者身上获得 PaO_2 等血气指标以每次呼吸 4~6 次心跳节律呈现约 11mmHg（8%）波动幅度；而在心功能衰竭患者显著降低仅 4~7mmHg 波幅的 PaO_2 等血气指标，且 6~7 次呼吸心跳比率相似。我们把方法更加优化，同时抽取动脉和中心静脉血液，证实虽然 PaO_2 以 3~5 次心跳呈约 10mmHg（8%）波动幅度随一个呼吸显著升降而静脉血氧分压（PvO_2）波动幅度仅约 1.5mmHg（4%）根本不显著。为进一步探索呼吸节律血氧波动的原因，从正常呼吸改变为深呼吸和短时间屏气（20~30s），结果深呼吸显

著增加 PaO_2 波动幅度达 13mmHg（10%）而屏气降低达 4.8mmHg（5%），但（PvO_2）呼吸节律的波动却很小且无变化。

3. 超快反应氧感受器置入活体动物动脉的连续动态 PaO_2 及其对潮气量的影响

随着技术进步，首先实现了通过光导纤维对光敏物质激发氧气敏感感受器置入活体实验模型猪颈动脉内，实现监测 PaO_2 的连续动态变化。随后我们在中国山东潍坊医学院麻醉学实验室进行全身麻醉气管插管，机械通气下羊的左右颈动脉和左侧股动脉内分别置入光导纤维光敏感超快反应氧感受器，同时记录 PaO_2 连续动态变化。在呼吸机开始通气和呼气 1.5~1.7s 后分别在动脉见到约 15mmHg 的波动振幅，其中左右颈动脉均表现很高信噪比，建议使用；而左侧股动脉的干扰强信噪比太低，不建议使用。随之我们对羊从正常潮气量正常频率机械通气下（约 21mmHg 的呼吸节律 PaO_2 振幅）改变为深慢呼吸 – 加倍潮气量减半频率和浅快呼吸 – 减半潮气量加倍频率对 PaO_2 的影响，发现深慢呼吸显著提高呼吸节律的 PaO_2 振幅（约 27mmHg），而浅快呼吸显著降低呼吸节律的 PaO_2 振幅（约 18mmHg）。

二、新生儿出生后缺氧触发吸气的机制

1. 胎儿不需呼吸是通过胎盘脐带从母体获得氧气的实验证据

胎儿生长发育过程中，经脐带胎盘与母体实现与自然环境的交换；只要母体呼吸、循环、代谢等功能稳定，则胎儿 PaO_2 一直维持在 28~30mmHg 水平的相对稳定状态。我们选择数十例孕妇知情同意，在 14 例新生儿自主呼吸开始前完成置管，从脐带动脉（Pua）和脐带静脉（Puv）逐搏采样血气分析，数据有个体化差异，但 $PuvO_2$ 多数呈现随母亲呼吸节律的规律性交替升降，组间比较 $PuvO_2$（约 50mmHg）显著高于 $PuvO_2$（约 26mmHg）。仅有 3 例的个体化分析验证了同一时间的 $PuvO_2$ 显著高于 $PuvO_2$（约差 24mmHg）；而 $PuvCO_2$ 显著低于 $PuaCO_2$（差 –8mmHg）。试验验证了还未呼吸的新生儿（等同于不呼吸的胎儿）是通过脐带胎盘经母体实现。

2. 正常分娩未呼吸新生儿因缺氧触发呼吸的实验证据

我们选择新生儿自主呼吸开始前完成置管，取脐带动脉（Pua）和脐带静脉（Puv）逐搏采样进行血气分析，发现母亲呼吸节律的交替升降的 $PuvO_2$ 随时间呈逐渐降低趋势（从 90mmHg 到最低值 37mmHg）；而无明显波动（相对非常稳定）的 $PuvO_2$ 随时间（心跳）逐渐降低（从 32mmHg 到最低值 22mmHg），直到每个人的个体化阈值而触发其第一次吸气发生。与 Puv 一直容易抽血不同，在自主呼吸产生大约 8~10 次心跳后 Pua 挛缩、取血困难，基本上无法取得足够的血样。无论个体差异巨大的组间比较 $PuvO_2$ 高于 $PuvO_2$，还是个体化分析同一时间的 $PuvO_2$ 显著高于 $PuvO_2$、且 Puv-uaO_2 显著高于 Puv-uaCO_2，说明持续细胞代谢的新生儿只要一

直不呼吸,就必然会逐渐加重低氧和高二氧化碳,达到个体化的阈值必然触发首次吸气。

3. 新生儿因低氧而吸气时一过性动脉高氧导致卵圆孔、动脉导管和脐带血管关闭的机制

上述脐带血管取血的预备试验和正式研究,虽然对高达数十例新生儿进行了脐带动脉穿刺操作,只要开始了自主呼吸,均无获取血气分析仪需要的 0.1~0.2ml 血量可能,而且已经动脉置管后在顺利逐搏取血的上述新生儿开始呼吸后,全部脐带动脉血管挛缩闭合。仅有 3 例获得了血样测得 $PuvO_2$ 分别高达 94mmHg、137mmHg 和 186mmHg,为"呼吸产生高氧分压使胎儿期开放的动脉导管和脐带血管挛缩闭合"假说发现了佐证。

三、人体肺-动脉血液流动时间延迟的解剖学推算和实验证据

考虑时间和空间因素,以左心室为核心的从肺脏到动脉的心血管解剖结构参加呼吸调控环路组成的人体完整呼吸调控环路解剖证据,还需要考虑时间延迟方面的机理。由传统生理学呼吸调控部分从动脉化学感受器-神经-中枢-神经肌肉信号传输时间延迟仅 0.1~0.2s,而血液循环生理学经心脏大血管结构的肺静脉-左心房-左心室-主动脉和颈动脉的肺-动脉时间延迟未受关注。虽然心脏造影术造影剂从静脉到达左心循环大动脉的时间约 10s 及非吸入氮气在指端脉搏波测得肺-循环延迟时间约为 12s,运动时缩短为 9s,但它们都包括了右心循环及肺毛细血管或体循环毛细血管网的部分,无法精准计算肺-颈动脉化学感受器部位的时间延迟。为此我们分别进行容量推算寻找实验证据。

1. 肺静脉血管容量精准推算

我们通过超快螺旋 CT 全肺扫描技术,选择计算机 KernelB30 算法三维重构体积重建肺血管树,推算全肺血管容量和肺静脉血管容量。肺总量 2.4~5.4L,正常人 >1mm 的肺血管容量约为 125ml,而肺静脉血管容量约为 63ml。

2. 左心室功能的精准推算

通过 1200 例患者心脏 CT 造影(CTA)术,通过计算机左心室重构体积重建进行舒张末、收缩末的容量推算每搏量约为 79ml,并通过多元线性回归根据年龄、性别、身高和体重等因素计算预计值。

3. 左心室搏血功能与肺静脉血管容量和左心房容量相关关系的精准推算:肺-动脉时间延迟 ≈3 次心跳

我们在同一天同一个人把上述 CTA 和全肺扫描技术结合起来,分别推算肺静脉血管容量约为 71ml、左心房容量约为 97ml 和左心室每搏输出量约为 86ml;前两者之和是后者 1.98 倍。以血液在心血管结构中被左心室每搏输出量搏血平行前行,

肺部血液经两次心跳到达舒张期的左心室，后 1/3 时间左心室收缩搏血，血液前行到达主动脉颈动脉，其携带的波动性升降血气信号通过外周化学感受器再经神经系统完成呼吸切换调控。

4. 肺-动脉时间延迟≈3 次心跳的证据

（1）所有传统系统生理学描述正常人心率为 60~100 次/分，而呼吸率为 12~20 次/分，此类人体实验证据理应很多，但未从 HIP 呼吸调控机制的整体解释需要，所以受重视，导致多从两个不同系统心率呼吸率的比值去分析。从 20 世纪 60 年代开始 CPR 时建议的心脏按压人工呼吸比值是 5~6，至今未见专门报告。

（2）我们通过动脉置管连续逐搏取血与血气分析结合，发现非心衰患者静息状态每次呼吸对应 4~6 次心跳 PaO_2 升降波动；而心衰患者虽 PaO_2 波动振幅降低但 6~7 次心跳呼吸比值相似。再把此法优化观察 ICU 患者 PaO_2 以 3~5 次心跳呼吸波动；改变呼吸深度虽增加 PaO_2 波动幅度但 3~5 次心跳对呼吸节律未变。我们使用多导生理记录仪分析正常人、无睡眠呼吸异常慢病患者和存在呼吸睡眠异常的慢病患者，其睡眠期间呼吸源性心率变异（HRV）时心率呼吸比值为 3~5。

（3）上述人体实验证据从 HIP 呼吸调控机制从整体解释就是该心率呼吸比值的一半大约就是该个体的肺-动脉时间延迟，也就是肺吸气产生结果延迟后终止吸气转化为呼气，反之呼气终止转化为吸气……但都不是肺-动脉时间延迟真正的直接实验证据。

（4）为此，我在 UCLA 开始动员生物医学工程师研发超快反应氧感受器，然后置入全麻机械通气羊的颈动脉内以 10Hz 频率连续记录 PaO_2 的动态变化，机械通气的吸气和呼气开始 1.5~1.7s 后在动脉见到大约 15mmHg 波动幅度 PaO_2 的上升和下降。该 1.5~1.7s 的肺-动脉时间延迟，对于心率约 110 次/分的羊，相对于 3 次心跳。随后我们加倍潮气量和减半潮气量显著改变呼吸节律的 PaO_2 波动振幅，发现其肺-动脉时间延迟 1.5~1.7s 维持不变。

四、心率、血压和自主张力为代表的左心室功能与呼吸源性变异性的关系

1. 心率变异性（HRV）是呼吸源性

使用多导生理记录仪分析正常人和无睡眠呼吸异常慢病患者，发现睡眠期间心率变异性（HRV）均为呼吸源性。正常人和无睡眠呼吸异常慢病患者呼吸与 HRV 次数比值均是 1.00；而睡眠呼吸异常慢病患者（AHI≥15）在无波浪式呼吸（Oscillatory Breathing，OB）时呼吸与 HRV 次数比值也是 1.00，但在 OB 期间比值为 1.22，显著不同于无 OB 状态及正常人，说明患者不稳定的呼吸会造成部分呼吸没有次数 HRV。正常人的 HRV 幅度约为 5.8 次/分、而无睡眠呼吸异常慢病患者 HRV 幅度显著降低约为 2.9 次/分；睡眠呼吸异常慢病患者在无 OB 时呼吸源性 HRV 幅度约为 2.6 次/分，其变异度仅为 0.33；但在 OB 期间单呼吸源性 HRV 幅

度约为3.6次/分，变异度高达0.59，而OB源性HRV幅度为13.8次/分，且SpO_2也降低约4.8%，显著不同于无OB状态、无睡眠呼吸异常慢病患者及正常人，说明患者不稳定的单呼吸源性HRV，OB成为HRV的呼吸源。

2. **血压和自主张力的变异性（HRV）也是呼吸源性**

我们同时发现上述人群的收缩压、舒张压和自主张力的变异性（HRV）也是呼吸源性，数据分析正在总结中。

五、CPET与呼吸、循环、代谢功能一体化调控

1. CPET的核心就是连续测定气流、氧气和二氧化碳并计算单位时间气体交换速率，是同时对呼吸、循环和代谢整体功能进行评估的唯一方法。CPET通过三个系统连续齿轮描述和各系统摄氧量（VO_2）公式相等，即呼吸系统 $VO_2 = VE(FiO_2 - FeO_2) =$ 循环系统 $VO_2 = CO(CaO_2 - CvO_2) =$ 代谢系统 $VO_2 = D(PcapO_2 - PmitO_2)$ 是对HIP整体论的有力证据；反之，对CPET气体交换结果的正确判读又强烈需求HIP。

2. CPET除了气体交换测定外，还需静息状态肺功能的肺容量、肺通气和肺弥散换气测定，心血管功能的十二导联心电图、心率、无创血压和氧饱和度及精准功率负荷和转速测定，并因需给动静脉置管直接测压和血气血生化取样分析。随后所有监测从静息、热身、功率递增达症状限制性极限运动状态和≥5min恢复期的连续动态变化过程，根据需要对各种指标的变化进行HIP指导下的分析，对人体健康和医疗意义重大。

3. CPET在临床上广泛用于呼吸、循环、代谢及肿瘤等疾病患者的整体功能检测，可以在整体功能状态评估与麻醉手术危险性评估、诊断与鉴别诊断、心脏肺脏移植患者选择与管理、运动康复治疗、个体化精准运动整体方案制定，评估临床药物、器械、手术治疗效果从而预测存活、死亡与再入院预后等方面具有重要价值，CPET气体交换结果的正确判读又对HIP提出需求。

4. 基于HIP的正确解读使CPET具有其他方法无可替代的独特用途

（1）由六个指标为核心可以无创准确鉴别运动期间是否存在心脏内右向左分流定性诊断，当然在一定程度上可以分析分流占比的大小。右向左分流，特别是接近极限状态（运动终末）延迟开放，是无任何其他检查方法可以达到的。依此基本上可以明确肺高压和右心衰。

（2）典型的波浪式呼吸异常是左心室功能衰竭的特征性表现。

（3）运动开始VT迅速抵达IC水平，随后的VE递增全部来自呼吸频率的递增，属于限制性通气受限表现。

（4）峰值运动时VE抵达甚至略超实测MVV水平，属于阻塞性通气受限表现。

（5）高强度运动时氧需供不平衡主要表现有三大特征：对应功率递增摄氧量和氧脉搏递增变缓平台甚至下降，同时心电图ST段显著升降改变。

六、HIP 与慢性非传染性疾病的发生发展机制

HIP 是整合医学的理论基础之一，也是实现慢病防、治、康、养一体化健康有效管理的根据。跳出了单纯致病性细菌、病毒、病原体、癌细胞为核心的限制，同时考虑自然环境、气候、人文社会、精神心理行为和患者个体身体整体功能状态，即各种生活方式等诸多因素影响。

整合医学认为人是不可分割的有机整体，HIP 整体生命调控只存在于整体人。人体以呼吸、血液循环、消化吸收、细胞代谢为主轴形成了神经体液整体调控。在神经体液一体化整体调控下，所有系统相互配合，共同参与，共同形成趋向于平衡和永远不能达到真正平衡的生命状态。

这就是为什么必须讲整合医学，讲呼吸调控时，从外周化学感受器到上传神经，与中枢的整合，还要整合中枢表面的中枢化学感受器、下传神经（膈神经和肋间神经）、神经肌肉接头、膈肌和肋间肌之间形成调控环路。近 400 年呼吸生理学者们一辈子都研究不出来人体呼吸调控的真正机制，因为他们讲的呼吸调控环路都不是一个完整的环（一个没有闭合的环）。我们要讨论呼吸调控形成一个主环路，至少得把肺毛细血管后的肺静脉、左心房、左心室和主动脉弓到颈动脉这一块解剖结构的循环部分放进去，才能形成一个完整的调控环路。

要维持生命表征——呼吸的调控，血液循环这个部分直接参与其中，不能可要可不要。出国前我做自然科学基金资助心肺脑复苏项目，为完成杂种犬不直接干扰呼吸系统的呼吸停止模型，最直接的就是把左心室后主动脉起始处夹闭，马上就不可能有下一次呼吸；为完成不直接干扰循环系统的心跳停止模型，最简单的就是把接呼吸机的气管导管夹闭，2～5min 就心跳停止。循环呼吸是一体的，就这么简单。左心室搏进主动脉弓的血是不是带有高氧呢？是不是高二氧化碳呢？高氧和高营养的动脉血到了细胞是不是要进入线粒体产生代谢，从而实现氧化能量物质，产生热量和代谢产物。人生都是在基础代谢状态、增加代谢的劳动和运动与降低代谢的睡眠连续动态地变化和转化，在这三个过程中互相转化。所以用阴阳的概念一会儿从运动转到静息，一会儿从静息转到睡眠，一会儿从睡眠转到觉醒，这个阴阳，可用细胞代谢变化来描述。所有个体化精准运动为核心的整体方案特别强调动与静相互配合的有机结合，才是我们能充分实现人体自身的自组织、自调整和自愈合等能力的结果。

经过细胞毛细血管静脉回来的血氧含量必然是低的，要到肺脏装载氧气，同时能量物质也是低的。过一段时间，感受到能量物质减少太多，就是饿了，所以要吃饭。一天三餐或五餐都是自己养成的习惯，习惯是怎样你就怎样，顺其自然就好。如果慢性病以血压、血糖、血脂等高为异常的特征，主要是"缺"为核心的全身整体上至少部分组织需供不平衡，无论是氧气、还是身体所有需要的物质都是经过循环血液来实现运输的，治疗原则应该"补缺"。因此遵循自然，对各种蔬菜、水果及各种天然主副食品需要足量甚至于过量供应。对于过量的能量物质

我们通过个体化精准运动来消耗能量、同时消耗的能量使身体细胞的功能代谢、物质获取、产物转运和消除等各方面功能均有所提高和改善，也有利于慢性非传染性疾病的痊愈和正常人健康的有效维持。

人体功能活动的时间和空间观念。按时作息也属于道法自然。从时间角度为什么说动态平衡，又永远不能真正平衡呢？有人说达到平衡了，我说对不起，你肺要么在吸气，要么在呼气，当然你也可以短时间屏气或者过度通气（这是一种大脑皮层的主动意识控制），屏气时血氧一直往下降。心跳呢？同样，心脏要么在舒张，要么在收缩，也是这样的。不同部位空间的相关概念。不同部位体现在哪里？比如说不同部位的压力，在左心室，一会儿收缩可有循环系统的最高血压，一会儿舒张也可有循环系统的最低血压，舒张期甚至一过性负压，在收缩期超过了主动脉的压力；在血管系统主动脉、大动脉、各级分支动脉、毛细血管前动脉、毛细血管及后面各级静脉的压力逐渐变低，但是也都随着心动周期的时间呈现血压的上升与下降。生命的调控需要从时间和空间相结合进行理解，正确的生理学理念，这就是我们称之为"整体整合生理学"新理论体系。理解了整体整合生理学就能用来解释疾病的病理生理，什么叫整体整合病理生理和整体整合医学呢？就是解释疾病发生、发展、转归、防治和康复机制和规律，特别是以慢性病为核心的长期多方面生活不良习惯为主导所致的疾病，理解了整体整合的病理生理学概念，就可根据时间和空间用整合医学的正确方式来预防和纠正。

我过去诊治患者，全由护士帮做，护士是完全照我的概念执行。我发觉执行不正确的全是某些专家，长期按照单病指南行医治病的临床各科专家们。在执行我对一个人患有多种疾病的患者进行个体化精准运动为核心的整体方案管理过程中，必然要对我正确的整体管理理念进行"修正"，这恰恰就是我通常描述的所谓"犯了修正主义的错误"。

关于医护整合和整合医护联盟：临床医学只有在这样一种整体整合生理学观念下才能落实临床医学的整合，医护整合是医生和护士共同努力的；所以我非常支持樊代明院士倡导的医护整合理念。我觉得西医学过去最大的问题是受到"系统论、器官论、疾病论"教育的医学生和各个专业临床医生，特别是专家们，只按照各个单病指南来诊断治疗疾病，但生理学基础是"错误"的"系统生理学"而非整体整合生理学。而护士工作主要是服务，服务的是人，在一定程度上比医生们更加关注人文和整体理念。在临床医学实践中医生、护士二者不能互相分割，只有大力推动整合医学的医护整合，才能在整体整合生理学理论体系指导下实施整体整合医学，以最优化、最有效地管控慢性病患者的各种异常指标，减药停药没有反弹，真正实现健康回归。

七、HIP 与慢病和健康管理

从 HIP 出发，以心肺运动试验（CPET）客观定量整体功能评估为切入点，利用《整体整合生理学》新理论体系和 CPET 质量控制、规范化操作及判读原则，在全国范围建立统一质控、统一判读、统一指导的中央平台，对各个分中心 CPET 的原始数据进行精准化质控、数据计算、分析，并制定个体化适度强度精准运动为核心的整体管理方案，并辐射指导下级医院及临床中心，对慢病患者进行整体管理，实现对体重、血糖、血脂、血压、尿酸、肿瘤等指标异常的有效转归，对心衰及肺病患者进行心肺康复，指导亚健康状态人群进行慢病预防，在国内具有极高的社会价值，该项目的实施在实现健康中国方面具有极好的前景。

国内外"三高（高血压、高血糖、高血脂）"患者数量惊人，且呈爆发性增长态势。以据《中国心血管病报告 2016》指出，目前推算心血管病现患人数 2.9 亿，其中高血压 2.7 亿，致过早死亡人数高达 200 万；2016 年糖尿病患者人数，估测占总人口的 11.6%，糖尿病前期人数估测高达 50.1%，冠心病住院患者中糖代谢异常患病率为 76.9%，由于糖尿病及相关心血管疾病导致的直接经济损失高达 5577 亿美元（折合人民币近 4 万亿）；2016 年中国高血脂患者达 1.6 亿人，血浆胆固醇每增加 1%，就意味着冠心病事件发生的危险性增加 2%。心血管病死亡率居首位，高于肿瘤和其他疾病，给家庭和国家造成了沉重的经济负担，消耗了大量的医疗资源。对于"三高"患者的早期诊断、早期干预，建立规范化的慢病有效管理方案落地模式并推广应用，刻不容缓，开展这方面工作对健康中国尽力具有极高的社会价值及经济效益前景。

现代西医治疗慢病的方式多以药物为主，各个疾病的专家们制定的指南基本上"血糖高就降糖、血脂高就降脂、血压高就降压"，见病原体和癌细胞就"杀、抗、抑"，需要依靠终身服药来控制"三高及多高"指标及杀灭病原体的方式，本质上属于"治标不治本""治症没治病"的范畴。目前不仅没有降低慢病的爆发趋势，而且造成巨大的医疗资源、医疗费用的浪费及患者的伤害。现在的医疗分科越来越细，针对症状的治疗方式，往往存在治标不治本的问题，对传统系统生理学和医学体系的反思，整体整合生理学新理论体系强调人体功能的一体化调控。把人体功能看作一个不可分割的有机整体，心肺、代谢、消化、神经等所有系统一体化调控，整体论认为我国慢病属于"热量过剩型营养不良综合征"，其发病率和死亡率高最根本的病因是现代人生活行为方式的改变，包括营养能量物质摄入过多，食用垃圾食品，体力活动减少等，结果造成人体整体功能的异常改变。所以，有效治疗慢病需要改变理念，探索可适用的整体管理方案模式。在整合医学理论的指导下，我们实施在心肺运动客观定量精准评估患者整体功能状态后，制定个体化适度强度精准运动为核心的包括药物、禁烟限酒、睡眠、劳逸结合、生活方式、传统抗阻辅助运动训练在内的整体管理方案有效治疗慢病，逐步完善规范化的慢病有效管理模式，建设辐射全国范围的统一平台进行质控判读和指导的体系建设。

八、HIP 指导心肺复苏（CardioPulmonary Resuscitation，CPR）、心肺复苏（CardioPulmonary Cerebral Resuscitation，CPCR）、监护病房（Intensive Care Unit，ICU）、急救医学（Emergency Medicine，EM）和危重医学（Critical Care Medicine，CCM）及 CPET 的临床应用

CPET 在国外已经广泛开展 50 余年，但在国内却举步维艰。究其原因，除了既往未用整体调控理念来解释正常呼吸、循环、代谢调控缺失，气体交换测定软件计算程序各厂家系统各自为政，没有达到标准化、统一化。在 Harbor-UCLA 医学中心我们创立的《整体整合生理学》理论体系构架，还设计创立了对 CPET 数据质控和判读的核心实验室，统一管理北美 200 余家医院 FDA 批准的临床试验 CPET 数据，取得了良好的社会效益和经济效益。要不注重质控的国内 CPET 发展，就非常急需建立中央一体化质控和判读中心，从而在新理论指导下建设的该平台将在顶层设计和临床实施等层面超过 Harbor-UCLA 达到国际领先水平（本书另有专述）。

HIP 指导 CPR、CPCR、ICU、EM 和 CCM 的临床医学服务体系建设及临床应用（本书另有专述）。

九、HIP 指导的全新心脏康复临床应用（本书另有专述）

十、HIP 指导个体化适度运动与慢病有效诊疗及健康管理

1. 在医院和临床中心入组患者后进行前期基础评估

完善病史资料及基本用药情况，进行全套血生化测定，连续逐搏血压，血糖测定（空腹、餐后），连续血糖监测，各种精神心理评估量表，心、脑、肝、肺、肾血管造影、CT、B 超等影像学检查与排查，严格质量控制后 CPET 用于临床检查，配合静态肺功能，动、静脉脉搏波左右心功能静息及运动后反应。

2. 个体化适度运动作为慢病与健康管理的方案

搭建统一质控、统一判读的判读平台后，对各中心心肺运动试验数据进行中央统一判读，制定个体化适宜运动强度的整体管理方案，返回各医院临床中心实施。①核心运动方案：根据 CPET 客观定量评估制定运动强度为△50%，每天持续时间≥30min，每周 5 天，12 周（90~100 天）。②同时每天选择至少两种辅助运动（≥60min）：肌肉群抗阻运动、呼吸训练、柔韧性、平衡锻炼、弹力带、太极拳、气功、八段锦、瑜伽等。③连续动态功能监护：院内强化管理期间对动、静脉脉搏波、心电、血压、糖、脂等进行连续动态监测，以控制血压和血糖为目标时，使用连续逐搏血压监测和连续血糖监测，根据血压和血糖个体化反应时间，指导制定个体化适度强度运动的频次（每几个重复一次），用以指导患者的运动药物管理优化，减量、减药甚至停药。④整体管理方案：精神心理、睡眠管理、劳逸结合、戒烟限酒、健康营养和饮食、睡眠呼吸管理、睡眠血压管理，与药物、器械、手术等医疗措施的优化管理。

3. 运动治疗中、末期整体功能再评估

在运动的第 6 周和第 12 周分别进行整体功能的再评估。

4. 根据病情按需进行全生命周期（全程）整体管理，并就个人情况每 3 月、6 月或者 12 月分别随访评估。

5. HIP 指导慢病有效诊疗与健康有效管理的临床实践

（1）HIP 指导慢病有效诊疗

目前在北京康复医院、北京第一康复医院、北京昌平小汤山康复医院和北京蒙医康复医院等做过 100 多例患者，包含心力衰竭（简称心衰）、高血压、高血脂、糖尿病、冠心病、高尿酸、脑梗死、心肌梗死及 PCI 术后等患者，心衰 II～IV 级患者 30 例经过 3 个月的个体化精准运动为核心的整体生活方式干预（饮食、起居、运动等）强化管控后，整体功能状态（CPET 核心指标，6 分钟步行距离，生活质量评分，超声相关指标）得到显著提高，同时血糖、血脂、血压异常得到良好改善。典型的高血压、高血脂、糖代谢异常的，或者糖尿病等患者测定指标恢复正常达到减药甚至停药的效果，更有患者通过个体化精准运动整体方案改善了其脑梗死的状况。HIP 指导下的现代医学实践，使国人的健康保护、健康管理和疾病的防、治、康、养得到更为全面优化的有力支持。在不忽视疾病诊疗的前提下，真正实现国人健康生命的最大化延长，使生命真谛的探索有所突破，使我国医学研究和健康服务的水平真正领先于世界。

（2）HIP 指导慢病的防、治、康、养一体化健康管理

只有从整体整合生理学人体一体化角度才能真正理解并有效地开展心血管病为核心的各种现代生活爆发性流行的慢病之预防。基本原则是保持身心健康，量力而为减少高度生活压力，改变不良的生活习惯，禁烟限酒，核心内容是管好嘴（健康合理的饮食习惯），用好腿（安全适度的体力活动和运动康复）。上述原则所共有基本特点就是知易行难，行一时容易而坚持难。

心脑血管代谢疾病及肿瘤等慢病预防的整体整合医学观：人与宇宙及周围环境和谐共存，清新的空气，优美且无污染的自然环境，身心结合的健康生活方式，合理的作息时间和足够的睡眠，禁烟限酒，适量健康平衡的饮食，或者不接受各种含有防腐剂、添加剂等的饮品和食品，适量规律的运动，使人体能量需供动态基本平衡。心肺代谢康复治疗与心脑血管代谢疾病肿瘤等慢病治疗和康复整体医学观：在心血管病学和各种慢病临床中，在心肺运动指导下制定安全有效的运动康复治疗方案作为精神心理、药物、仪器器械设备、介入及手术等治疗的重要补充。

心脑血管代谢疾病肿瘤等慢病的防、治、康、养一体化健康管理体系：只有运用宇宙、环境和人体动态平衡的整体动态时空观，以整体整合生理学理论为指导，把人真正看成是一个有机整体，才可以实现（以心脑血管代谢病为代表）各种慢病的防、治、康、养一体化健康管理，才能真正实现健康中国大目标。

第八章　整体整合生理学与心肺运动试验

◎孙兴国

心肺运动试验（cardiopulmonary exercise testing，CPET），在国外已广泛开展50余年，但在国内却举步维艰。究其原因，既往未用整体调控理念解释正常呼吸、循环、代谢调控缺失，现今气体交换测定软件计算程序不同厂家各自为政，没有达到标准化、统一化。CPET是一种可以同时观察患者心血管系统和呼吸系统对同一种运动应激反应的临床试验。呼吸道的气体交换与循环相关联，可以同时反应心排量、肺血流以及外周 O_2 的摄取，所以同时监测呼吸与循环状况是可行的。心脏联合循环系统与肺部的气体交换（O_2 和 CO_2）及肌肉呼吸等相匹配，在给定负荷的运动中，心血管系统输送氧气可以用肺部的气体交换来描述。心肺运动试验中，在监测气体交换同时，也监测心电图、心率和血压等。这些心血管指标与气体交换的监测相互关联，利用这种关联的关系可以实现非气体交换的指标的监测，对临床诊断和健康管理十分重要。

一、运动与心肺的生理改变

运动时的气体交换可从细胞呼吸以及心血管系统和呼吸系统与其耦联的角度进行分析。不仅细胞内呼吸的强度会影响外呼吸，而且运动功率高于机体无氧阈（AT）的程度也会对运动引起的通气反应产生较大影响。功率高于AT的运动将引起 CO_2 以及 H^+ 升高，它们均可作为通气动力而对运动的通气反应产生较大的影响。而气体交换动力学会出现较大的改变，同时运动的持续时间则缩短。外围血流分布依赖于运动功率的大小以及体液因子，它们可优化氧流-代谢率的关系。通常，心排血量与氧耗呈线性关系。在局部调控机制的作用下，均一的肌肉血流量与氧耗比值维持相对低的斜率，大约为6∶1（即大约每6L血流提供1L氧），从而在最大运动强度时，肌肉终末毛细血管的氧分压足以使毛细血管中 85% 的氧被肌肉摄取。运动期间，分钟通气量依据释放到肺的 CO_2（包括能量底物的有氧氧化以及 HCO_3^- 缓冲乳酸时生成的 CO_2）的变化率而改变。此外，H^+ 可刺激颈动脉体，提供进一步的通气驱动。运动时的通气还受生理死腔通气的程度和 $PaCO_2$ 被调定水平的控制。运动期间尽管 VO_2 升高，但 $PaCO_2$ 维持相对恒定。

二、CPET 的准备与实施

1. 实验室总体环境

实验室应配有空调，并能调节到适当的温度和湿度。实验室应使患者感到舒适，不能使患者被管道、线路或贴有散乱纸张的公告牌所干扰。如要抽血，注射器应放在适当地方以方便拿取。进入实验室的人数要限制，只允许操作试验和保证患者安全的必需人员进入。额外的声音应被控制到最低。柔和的背景音乐有助于抵制噪音，但不能干扰检查者和技师之间的谈话。总之，要使患者获得最大的信心并完成测定，一个既令人愉快而又具专业水准的环境是必需的。

2. 气体分析仪

进行气体交换测量时，很多装置可以测定呼出气的 O_2 浓度和 CO_2 浓度。质谱仪利用电子束将气体样本转变为带正电的离子。因此，在接近真空状态下，这些离子被电场加速后受磁场支配。离子在磁场内的方向取决于其质量/电荷比值。探测仪的输出电压与单位时间碰撞收集器的离子数目成正比，可测出不同离子所代表的不同气体。因为总电压取决于各个探测仪的分电压总和，任何一种气体如果没有相应的探测仪就不能影响总电压。就呼吸质谱仪而言，O_2、CO_2 和 N_2 探测仪经常被应用；一般没有水蒸气、氩气或其他空气中含量微小的惰性气体的探测仪。因此，无论原始气体样本中是否含水蒸气，质谱仪测定的 O_2、CO_2 和 N_2 浓度与干燥气体相关。

3. 功率自行车

功率自行车可精确计算功率。腿部功率自行车运动可坐着或躺着进行。患者取直立坐位时，应该调整座位高度。患者坐着时，脚踩在踏板上转到最低点时，腿处于将近完全伸直状态。在受试者的记录单中记录座位高度非常有用，以便将来试验时采用同一高度。告诉受试者穿适于该种脚踏的运动鞋。是否应用脚踏绊口需要视情况而定。由于受试者需要相对恒定的速率功率自行车，所以需用节拍器或速度计协助患者运动。

4. 质控、校准和维护

流量计的校准对于保证该装置在工作状态下测定的精准性和可重复性非常必要。1~4L 的大容量流量筒通常用于定标流量装置，可以极慢和极快的速度传输已知容量的吸入气和呼出气。如果流量数据进一步经模拟或数字法处理，其结果视这些仪器的反应特点和计算方法而定。流量和容量的精确性也可用定标后的泵定标仪来测定。

气体分析仪必须在所需值范围内测定其精确性和线性。这可以通过分析已知浓度的 O_2 和 CO_2 来进行。另一方面，O_2 和 CO_2 气体浓度可从气体供应商处得到可靠数据。如果分析仪线性关系已经建立，可作两点法定标。室内空气通常作为一个定标点，假定 O_2 浓度为 20.93%，CO_2 浓度为 0.04%。另一种定标气体大约含 15% O_2，5% CO_2 和平衡气体 N_2（浓度实际值已知），这种气体用作第二定标点，因为这些浓度接近预期呼出气体浓度。

5. CPET 的实施

CPET 的时间确定后，告知受试者着运动衣；在试验前 2 h 或更长时间按要求进清淡饮食；禁烟和咖啡至少 2 h；试验前签署知情同意书。依据受试者情况，选择个体化的合适功率递增幅度。采集静息、无负荷运动、递增功率运动以及恢复期试验数据。在试验过程中，医生和技师应协同观察患者的面部表情，检查血压和 ECG 的异常改变及是否存在心律失常，检查口鼻有无漏气，观察患者有无窘迫征象，鼓励患者尽其最大努力，但当患者认为其必须停止时，则要及时终止试验。如果患者表情痛苦，或收缩压或平均血压下降大于 10～20mmHg，或出现明显的心律失常，或 ST 段压低 3mm 或更多，则需去掉功率自行车的阻力。如果患者不能维持功率自行车速度 40 转/分钟以上也应终止运动。

三、CPET 数据分析原则

用心肺运动试验的 10s 平均数据，选择最重要的指标，按本文新九图进行直观的判读。此外，将 VCO_2 对 VO_2，以等长的标尺放大到整页图，使用 V-斜率法进行 AT 测定，如利用 45°线或三角板进行 AT 值的直观测定。

依据心肺运动试验收集信息的 10s 平均值，选择主要指标列表，以供数据查阅。此外，还可将不同状态（如静息、热身、无氧阈、极限运动和恢复期 2min 等）下，各主要指标的平均值归纳为测定指标功能状态列表。

1. 数据分析基本原则

原始呼吸数据的逐秒（s-b-s）切割：首先将每次呼吸（breath-by-breath）原始数据进行每秒数据切割，然后再进行任何所需单位时间平均值计算，这样可使数据更加精准。

不同目的、不同状态下的数据需要进行不同时间周期的平均计算原则：出于不同临床目的，以及在不同生理状态下所测得的数据，其处理原则也不尽相同。从优化临床诊疗应用的角度考虑各主要指标。①静息状态值平均其最后 120s 的数据。②热身状态值平均其最后 30s 的数据。③最大极限运动状态值平均其最后 30s 的数据。④在无氧阈（AT）状态时的氧耗量值则基本上以 10s 值为准。⑤$PETCO_2$@ AT 和 VE/VCO_2@ AT 则平均 AT 及之后的 60s 的数据，即 AT 点及之后 50s 数据的平均值。⑥但 $PETO_2$@ AT 和 VE/VO_2@ AT（或者 VO_2/VE@ AT）则平均 AT 及之前 60s 的数据，即 AT 点及之前 50s 数据的平均值。⑦VE/VCO_2 最低值选 90s 移动平均值的最小数值。⑧氧气吸收通气有效性峰值（OUEP），即 VO_2/VE 最大值，选 90s 移动平均值的最大数值。⑨VE/VCO_2

的斜率，选择从运动开始至通气代偿点（VCP）数据，通过（Y = a + bx）线性回归分析得出（b），但应当特别注意截距（a）的大小及其可能对 b 的影响。⑩恢复期数值，多以恢复 1min 或 2min 时的 10s 值表示。

2. 避免受试者尽力程度不足

患者完成 CPET 的过程中，若运动中心率及血压上升不显著或 RER < 1.10，为排除患者尽力程度不够，导致 CPET 指标偏低，影响对患者心肺功能整体功能状态的评估，需在完成 CPET 恢复 5min 左右后行 MAX 试验；即给予 130% 峰值功率的恒定功率使其运动至不能运动的极限状态，计算分析 CPET 的核心指标峰值心率和峰值摄氧量与 MAX 试验产生的最大心率最大摄氧量之间差值和百分差值情况来验证 CPET 是否为极限运动（初步以两者的误差小于 10% 用来判断是否为极限运动 CPET，以评估 CPET 的测定结果是否可以参考使用）。

3. 尽早建立国人 CPET 正常值和预计值计算公式

心肺代谢各主要功能指标与个体的年龄、性别、身高、体质量及运动方式等有着显著的相关关系，为正常值预算提供了可靠的理论根据。我们认为，Harbor-UCLA 以办公室工作人员和海港码头工人（非重体力劳动者）为受试人群得出的计算预计公式，比较适合于临床疾病诊断和功能整体评估。近年来，热点指标 OUEP、VE/VCO_2 最低值、VE/VCO_2@AT 值（AT 时的 VE/VCO_2 的值）及 VE/VCO_2 的斜率的预计值公式，更利于临床疾病严重程度和功能状态的评估。由于心肺运动试验国人的正常值范围尚无较合适的参考文献，希望临床医生共同努力，尽早建立国人正常值范围和预计值计算公式。

四、CPET 报告的基本要求

心肺运动试验完成后，一般建议 72h（有条件可在 2 h）内作出肺运动试验的临床报告。报告内容主要包括下述 6 个部分：

1. 患者病史资料及相关信息。
2. 对做 CPET 前，静态肺功能、静态 + 运动心电图和血压变化分别进行描述分析。
3. CPET 测试系统装置和测试方案的描述。
4. 首先描述患者在整个 CPET 检测期间的反应要对心肺运动是否达到最大极限运动状态和患者努力程度进行描述，患者不能继续运动（停止运动）的主要、次要原因是什么。如果医生从安全因素考虑停止运动，需要特别注明。
5. 传统核心指标的描述。应描述最大耗氧量和无氧阈的测定值、公斤体质量值和 % 预计值；二氧化碳通气有效性（最低值与斜率）和摄氧效率峰值平台（OUEP）的测定值和 % 预计值；最大氧脉搏的测定值和 % 预计值等，以便进行客观、定量的整体功能评估。
6. 最后给予整体系统受限的结论。如果能判明患者运动受限主要是哪种系统疾病（心、肺、代谢等）所致，可以提出建议。

五、评估心肺整体功能状态变化

1. 整体功能受限的粗略分度、功能学评估及整体病理生理学分析

根据峰值摄氧量、无氧阈、峰值心排量、峰值氧脉搏、峰值心排量等指标判断受试者的整体功能状态（>80%为基本正常，66%~80%为轻度受限，51%~65%为中度受限，36%~50%为重度受限，≤35%为极重度受限）。

2. 摄氧通气有效性

根据摄氧通气效率峰值平台（OUEP）的百分预计值范围≥85%为基本正常，越高越好，84%以下宜考虑为受限，体现了人体可能动用各种代偿机制以保证氧气供应这个核心。

3. 二氧化碳排出通气有效性

根据 lowestVE/VCO$_2$，VE/VCO$_2$@ AT，VE/VCO$_2$ slope 这两个指标百分预计值范围 80%~120%基本正常，越低越好。

4. 运动心电图及心血管反应

先判断静息状态下心率血压是否正常，若静息心率低于60次/分，考虑心率偏慢，高于80次/分，考虑心率偏快。若静息血压低于90/60mmHg，考虑血压偏低，血压高于140/90mmHg，考虑血压偏高。运动中峰值心率低于（220 - 年龄）次/分，考虑心率反应较弱。运动中的血压应该随负荷的增加逐渐上升。要关注运动过程中心电图是否有 ST 段发生改变。

5. 运动呼吸及流速容量环反应

静息状态下潮气量应在500ml左右，呼吸频率在12~18次/分，分钟通气量为6~9L/min，根据潮气量、呼吸频率和分钟通气量是否偏离正常范围，判断受试者静息过程中是否存在过度通气。运动过程中的最大潮气量应该小于静息肺功能的深吸气量，如果接近深吸气量则怀疑受试者存在限制性通气功能受限表现。运动过程中呼吸储备（MVV - 最大运动VE）如果低于MVV的10%，则怀疑存在阻塞性通气功能受限表现。

六、静态肺功能

肺容量主要指标用力肺活量（FVC）、肺活量（SVC）、肺通气（MVV）、弥散功能（DLCO）和大气道主要指标为 FEV$_1$/FVC%，FEV$_1$ 等，简单原则上以%pred 区分受限程度时，基本也可以参考：正常≥80%，轻度受限 65%~80%，中度受限 50%~65%，重度受限<50%，35%以下极重度受限。小气道指标：FEV$_3$/FVC%变异性非常小，95%可信限下限是96%，即正常值应该≥96%；而 FEF25%~75%、MEF25%、MEF50%和MEF75%相关指标变异性太大，在50岁年龄时95%可信限下限是20%左右，即正常值应该可以<20%。所以小气道受限主要分析 FEV$_3$/FVC%是

否 <96%；再结合 FEF25%~75%、MEF25%、MEF50% 和 MEF75% 相关指标，其任意两个指标小于 65%，即可给出结论。心肺运动试验常用缩略语见表 1。

表 1　心肺运动试验常用缩略语（Symbols and abbreviation）

缩略语	中文名称	英文全称
$\Delta VO_2/\Delta W$	伴随做功功率增大的摄氧量增加速率，或称功率摄氧量功率	the inciease in oxygen uptake response to simultaneous increase in work rate
$[H^+]a$	动脉血氢离子浓度	Arterial hydrogen-ion concentration
$[Hb]a$	动脉血血红蛋白浓度	hemoglobin concentration of arterial blood
$[HCO_3^-]a$	动脉血碳酸氢根离子浓度	arterial blood bicarbonate-ion concentration
$[Lactatc]a$	动脉血乳酸浓度	arterial blood lactate concentration
ABG	动脉血气，主要指标包括 PaO_2，SaO_2，$PaCO_2$，pH 值和乳酸水平	arterial blood gas
AT	无氧阈	anaerobic threshold
BF（f）	呼吸频率亦可简称（breath/min）	breath frequency, i.e. respiration rate
BMI	体重指数	body mass index
BR	呼吸储备	breath reserve
BSA	体表面积	body surface area
BTRS	体温与（大气）压力饱和度	body temperature and pressure saturated
CO/VA	肺通气/血流比值，是 ventrilation/perfusion ration（VA/Q，通气灌注比）的倒数	cardiac output/ventilation
CO	心输出量	cardiac output
CPET	心肺运动试验	cardiopulmonary exercise testing
CTA	心脏 CT 造影图像	cardiac computed tomographic angiography
CI	心脏指数	cardiac index
CTD	胸腔闭式引流术	closed thoracic drainage
CVP	中心静脉压	central venous pressure
DAP	动脉舒张压，也简称舒张压（DBP = diastiolic blood pressure）	diastolic artery blood pressure
$\Delta VO_2/\Delta W$	伴随做功功率增大的摄氧量增加速率，或称功率摄氧量功率	the inciease in exygen uptake response to simultaneots increase in work rate
D_LCO	肺一氧化碳弥散量（能力）	Diffusing Capacity of the Lung for Caybon Monoxide
D_M	肺泡毛细血管膜弥散量（能力）	diffusing capacity of the alveolar capillary

续表

缩略语	中文名称	英文全称
EDV	舒张末期容积	end-diastolic volume
EF	射血分数	ejection fraction
EQCO$_2$, $\dot{V}E/\dot{V}CO_2$	二氧化碳通气当量	ventilatory equivalent for carbon dioxide
EQO$_2$, $\dot{V}E/\dot{V}O_2$	氧气通气当量	ventilatory equivalent for oxygen
ESV	收缩末期容积	end-systolic volume
FEV	用力呼吸量	forced expiraory volume
FVC	用力肺活量	forced vital capacity
HR	心率	heart rate
HRCT	高清螺旋CT	high resolution computed tomograph
HRR	心率筹备	heart rate reserve
IC	深吸气量，深吸气量等于潮气量与补吸气量之和	inspiratory capacity
LAEDV	左心房舒张末期容积	left atrium end-diastolic volume
LASDV	左心房收缩末期容积	left atrium end-systolic volume
LV	左心室	left ventricle
LVEDV	左心室舒张末期容积	left ventricle end-diastolic volume
LVESV	左心室收缩末期容积	left ventricle end-systolic volume
LVEF	左心室射血分数	left ventricle ejection fraction
LVSV	左心室搏出量	left ventricle stroke volume
MAP	平均动脉压	mean arterial blood pressure
MRI	磁共振成像	magnetic resonance imaging
MRT	平均反应时间	mean response time
MSCT	多层螺旋CT	multi-slices computed tomography
MVV	最大通气量	maximum voluntary ventilation
OUE（VO$_2$/VE）	摄氧通气效率	oxygen uptake efficiency
OUEP	摄氧通气效率峰值平台，是常用的摄氧通气效率或者摄氧通气有效性的测定指标性	oxygen uptake efficiency plateau（i.e. highest $\dot{V}O_2/\dot{V}_E$）
OUEP-pred	摄氧通气效率峰值平台预计值	predieted oxygen uptake efficiency plateau

心肺运动试验常用缩略语（Symbols and abbreviation）

缩略语	中文名称	英文全称
NCCVD-Fuwai Hospital	国家心血管病中心-阜外医院	National Center Cardio Vascular Diseases-Fuwai Hospital
$PaCO_2$	动脉血二氧化碳分压	arterial partial pressure of carbon dioxide
PaO_2	动脉血氧分压	arterial oxygen partial pressure
$PACO_2$	肺泡二氧化碳分压	alveolar carbon dioxide partial pressure
PAO_2	肺泡氧分压	alveolar oxygen partial pressure
$P_{ET}CO_2$	潮气末二氧化碳分压	end tidal carbon dioxide partial pressure
$P_{ET}O_2$	潮气末氧分压	end tidal oxygen partial pressure
PVBV	肺动静脉血管血液容量，不包括毛细血管	pulmonary vascular blood volume
PVV	肺静脉血管血液容量	pulmonary venous blood volume
RER	呼吸交换率（即 VCO_2/VO_2 的比值）	respiratory exchange ratio（i.e. VCO_2/VO_2）
RPP	心律收缩压乘积，是 hert rate systolic blood pressure product 的简称	heart rate pressure product
RV	余气量	Residual Volume
SaO_2	动脉血氧饱和度	arterial oxygen saturation
SAP	动脉收压缩，简称收缩压（SBP = systolic blood pressure）	systolic artery blood pressure
SpO_2	脉搏氧饱和度	pulse oxygen saturation
ST-L	V_5 导联下 ST 段水平	ST segment level at V_5 lead
STPD	干燥状态下标准温度和压力	standard temperature and pressure dry
ST-S	V_5 导联下 ST 段斜率	ST segment slope at V_5 lead
SV	每搏输出量	stroke volume
TLC	肺总（容）量，总肺活量	total lung capacity
VB	得到气体交换的肺毛细血管血液总容量	total blood volume of pulmonary capillary for gas exchange
Vc	肺毛细血管血容量	pulmonary capillary blood volume
VC	肺活量，肺活量等于潮气量、补吸气量与补呼气量之和	vital capacity
$\dot{V}CO_2$	每分钟二氧化碳排出量	carbon dioxide elimination
$\dot{V}CO_2/BF$	每次呼吸二氧化碳排出量	carbon dioxide elimination per breathing
VD/V_T	呼吸无效腔/潮气量比值	ratio of physiologic dead space to tidal volume
$\dot{V}E$	分钟通气量	minute ventilation

续表

缩略语	中文名称	英文全称
lowest $\dot{V}E/\dot{V}CO_2$-pred	二氧化碳排出通气效率最小值预计值	predicted value of the lowest of carbon dioxide ventilatory efficiency
lowest $\dot{V}E/\dot{V}CO_2$	二氧化碳排出通气效率最小值，是最常用的二氧化碳排出通气效率或者二氧化碳排出通气有效性的临床测定指标	lowest value of carbon dioxide ventilatory efficiency
$\dot{V}E/\dot{V}CO_2$ slope	通气二氧化碳排出效率，是常用的二氧化碳排出通气效率的临床测定指标	slope of linear regression of minute ventilation over carbon dioxide elimination, but ignoring its intercept
$\dot{V}E/\dot{V}CO_2$	分钟通气量/二氧化碳排出量比值（即二氧化碳通气效率、二氧化碳通气有效性或二氧化碳通气当量）	ratio of minute ventilation over carbon dioxide elimination
VHb	肺毛细血管血液红细胞容积	pulmonary capillary blood hemoglobin volume
$\dot{V}O_2$	每分钟摄氧量	oxygen uptake
$\dot{V}O_2$-Pred	最大摄氧量预计值	predicted maximal oxygen uptake
$\dot{V}O_2$/HR	氧脉搏	oxygen pulse
$\dot{V}O_2$/BF	每次呼吸摄氧量	oxygen uptake per breathing
$\dot{V}O_2$/$\dot{V}E$	氧耗量/分钟通气量比值（即氧气通气有效性或氧气通气当量的倒数）	oxygen uptake efficiency
VD	呼吸道解剖无效腔	dead space
VD/V_T	通气无效腔/潮气量比值	dead space over tidal volume ratio
V_T	潮气量	tidal volume
work	负荷功率（单位瓦特）	loaded power (Watt)
θCO	一氧化碳与血红蛋白结合的反应速率	
θQ	与分钟输出量相关的一氧化碳与血红蛋白结合的反应速率	

七、正常人及不同类型心肺慢病的 CPET 表现

1. 正常人 CPET 的数据分析

受试者李某某，男，31 岁。经常进行体育锻炼，每周训练几次，既往体健，无任何疾病诊断。CPET 数据如下图 1 所示，见插图 1。

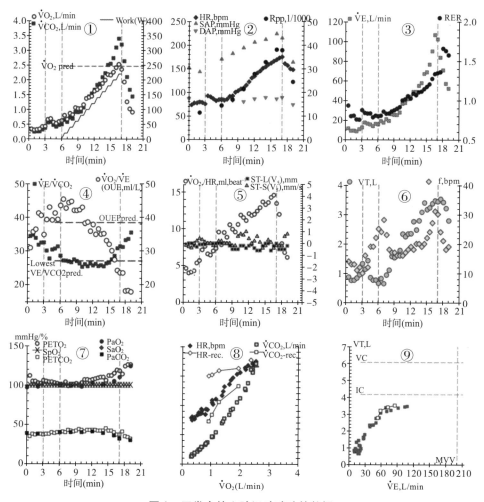

图1 正常人的心肺运动试验的数据

(①~⑦) 用时间作为"X"轴，VO₂、VCO₂ 和功率（①），心率、收缩压、舒张压、RPP（②），VE 和 RER（③），VE/VCO₂ 和 OUE（VO₂/VE）（④），VO₂/HR、ST-L 和 ST-S（⑤），VT 和 f（⑥），PETO₂、PETCO₂ 和 SpO₂（⑦）19 个无创性指标和 PaO₂、PaCO₂ 和 SaO₂（⑦）3 个有创指标作为"Y"轴。三条竖直红色虚线从左到右依次是静息、热身、递增功率运动、恢复期的分割线。图①和图④水平虚线分别代表 VO₂ 预计值（红色），OUEP 预计值（红色）和 LowestVE/VCO₂ 预计值（蓝色）。图⑧用 HR 和 VCO₂ 作为"Y"轴，VO₂ 作为"X"轴，"+"表示心率预计值和摄氧量预计值的交点。图⑨用 VT 作为"Y"轴，VE 作为"X"轴，竖直红色虚线代表 MVV 值，水平红色虚线分别代表 IC、VC 值。VO₂：摄氧量，VCO₂：二氧化碳排出量，Work：功率，HR：心率，DBP：舒张压，SBP：收缩压，RPP：心率与收缩压乘积，VE：分钟通气量，RER：呼吸交换率，VE/VCO₂：二氧化碳通气当量，LowestVE/VCO₂：二氧化碳通气当量平均 90s 最低值，OUEP：摄氧效率峰值平台，VO₂/HR：氧脉搏，VT：潮气量，f：呼吸频率，PETO₂：潮气末氧分压，PETCO₂：潮气末二氧化碳分压，SpO₂：无创血氧饱和度，IC：深吸气量，VC：肺活量；MVV：最大分钟通气量该受试者 CPET 数据显示基本正常的心肺运动整体功能状态，但是鉴于无既往 CPET 客观定量检查，无法判断受试者功能变化情况。摄氧通气有效性及二氧化碳排出通气有效性基本正常。静息状态下心率正常，血压偏高（150/90mmHg），运动中心率、血压反应基本正常，无明显 ST-T 改变趋势。运动过程中不存在阻塞性或限制性通气功能受限表现。建议定期复查心肺运动试验以客观定量评估整体功能状态的变化。

2. 左心室功能衰竭发生波浪式呼吸患者的 CPET 数据分析

患者张某某，女，48岁，因"起搏器植入术后 20 年，胸闷 7 年，加重 2 月"就诊，以"扩张性心脏病，心脏扩大，三度房室传导阻滞，心脏再同步化起搏器植入术后，心功能 3 级"收入院。2016 年 10 月 20 日进行心肺运动试验检查，CPET 数据如下图 2，见插图 2。

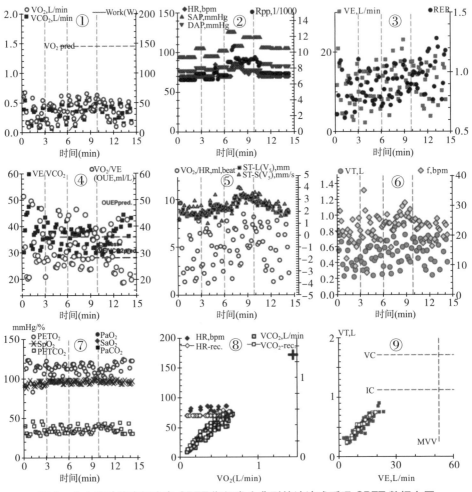

图2 左心室功能衰竭患者 CPET 期间发生典型的波浪式呼吸 CPET 数据九图

所有图标与图解同图1。重度心源性整体功能受限（峰值摄氧量、功率和心排量均为40%pred）。摄氧量、二氧化碳排出量、分钟通气量、RER、VE/VCO$_2$、VO$_2$/VE、氧脉搏、潮气量、呼吸频率、PETO$_2$及PETCO$_2$呈典型的波浪式呼吸，提示左心功能不全的病理生理表现。静息状态下心率、血压正常，运动中心率血压反应弱，运动过程中存在ST-T抬高趋势。运动过程中不存在阻塞性或限制性通气功能受限表现。建议进行睡眠呼吸监测，以观察睡眠中呼吸异常情况，指导患者治疗（整体整合生理学认为波浪式呼吸的产生是由于左心室混合室效应和时相错位效应共同调节）。

3. 左心室功能衰竭无波浪式呼吸患者的CPET数据分析

所有图标与图解同图1。该受试者为左心衰竭患者，同样是诊断为心力衰竭，但与图3不同的是，在进行CPET测试的过程中，该患者没有表现出波浪式呼吸，数据如下图3，见插图3。

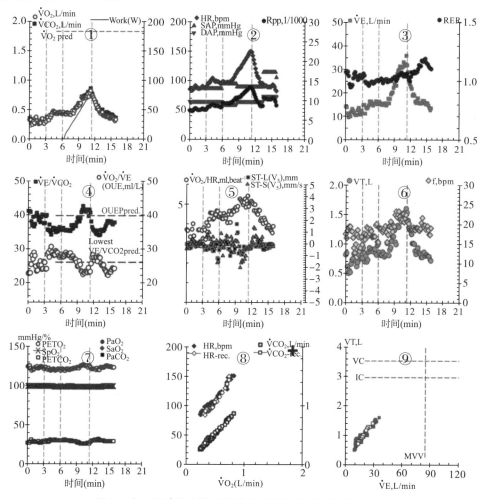

图3 左心室功能衰竭无波浪式呼吸患者CPET数据九图

4. 肺动脉高压、右心室功能衰竭无右向左分流患者 CPET 数据分析

患者段某某，女，48 岁，主诉"胸闷心慌 2 年"就诊，以"结缔组织病相关性肺动脉高压，心脏扩大，二尖瓣中度关闭不全，三尖瓣中度关闭不全，心功能Ⅲ级（NAHA 分级），心衰"收入院。2018 年 4 月 24 日进行 CPET 检查，CPET 数据如下图 4，见插图 4。

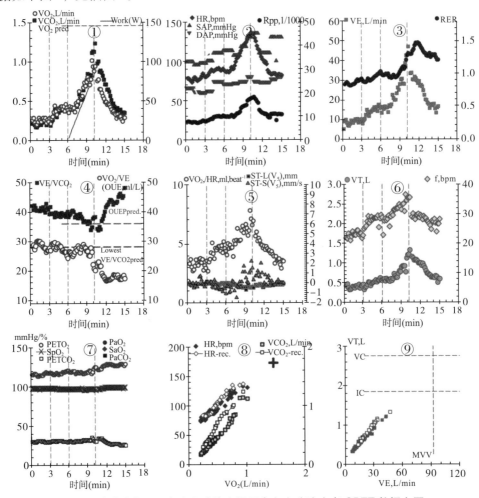

图 4　肺动脉高压、右心室功能衰竭无右向左分流患者 CPET 数据九图

所有图标与图解同图 1。轻度受限的心肺运动整体功能状态（峰值摄氧量、心排量、负荷功率及氧脉搏和无氧阈为 63%～81% pred）。摄氧通气有效性偏低，二氧化碳排出通气有效性受限。静息状态下心率、血压正常，运动中心率、血压反应弱，运动过程无明显 ST-T 改变趋势。运动过程中不存在阻塞性或限制性通气功能受限表现。建议定期复查心肺运动试验以客观定量观察病情变化和功能情况（注：此患者虽有心衰表现，但是无波浪式呼吸表现）。

5. 肺动脉高压、右心室功能衰竭患者运动中右向左分流的 CPET 数据分析

患者彭某某，男，34 岁，已知病情诊断特发性肺动脉高压，心脏扩大，心功能Ⅲ级。2018 年 3 月 30 日进行 CPET 检查，CPET 数据如下图 5，见插图 5。

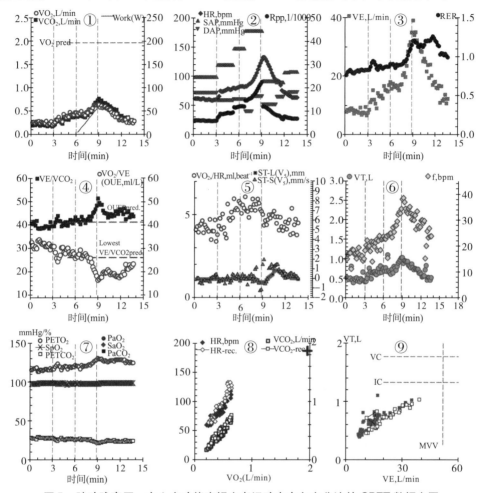

图 5　肺动脉高压、右心室功能衰竭患者运动中右向左分流的 CPET 数据九图

所有图标与图解同图 1。极重度到重度受限的心肺运动功能整体功能状态（峰值摄氧量、心排量、氧脉搏和负荷功率及无氧阈 31% ~49% pred）。摄氧通气有效性、二氧化碳通气有效性明显受限。运动终末摄氧量对应功率斜率变缓，氧脉搏基本不升呈平台状，提示氧需供不平衡。静息期、热身期及运动初期，摄氧量、VE、VT、氧脉搏呼吸频率呈波浪式变化，提示左心功能不全的病理生理表现。热身期 VE/VCO$_2$ 不降反升，VO$_2$/VE 不升反降，PETO$_2$ 由 115mmHg 上升至 120mmHg，PETCO$_2$ 由 28mmHg 下降至 26mmHg，RER 跳升至 0.88 左右，提示存在显著通气血流不匹配，符合右向左分流病理生理表现。静息状态下心率、血压正常，运动中心率反应弱，血压反应基本正常，运动过程无明显 ST-T 改变趋势。运

动过程中不存在阻塞性或限制性通气功能受限表现。建议定期复查心肺运动试验以客观定量评估病情变化和治疗效果。

6. 严重左心室功能衰竭患者 CPET 期间有波浪式呼吸，极限运动心率、血压和 RER 上升非常有限，患者如何确认 CPET 就是极限运动的客观定量 CPET 数据分析

患者韩某某，男，59 岁，发作性胸闷、气短 5 年余，加重伴心悸、全身乏力 20 天，由急诊以"扩张性心肌病，心脏扩大，心房颤动，心功能Ⅳ级，高血压 3 级，高脂血症高尿酸症，肺气肿，慢性支气管炎，移植术前"收入院。2018 年 1 月 22 日进行 CPET 检查，CPET 数据如下图 6，见插图 6。

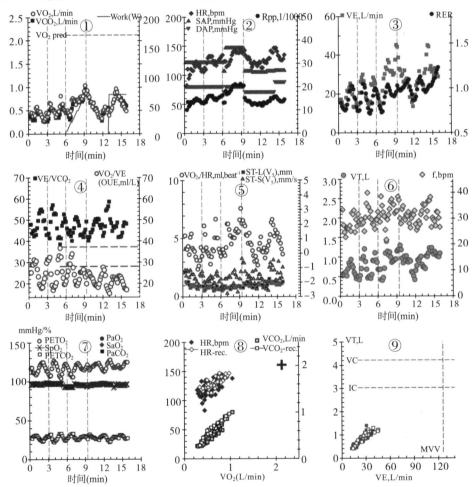

图 6　严重左心室功能衰竭患者 CPET 期间有波浪式呼吸，极限运动心率、血压和 RER 上升非常有限，患者如何确认 CPET 就是极限运动的客观定量 CPET 数据九图

所有图标与图解同图 1。重度受限的心肺运动功能整体功能状态（峰值摄氧量、心排量、氧脉搏、负荷功率 45%～51% pred）。摄氧通气有效性及二氧化碳排出通气有效

性均明显受限。整个运动试验阶段 VE、氧脉搏、摄氧量、VO_2/VE 和呼吸频率等指标出现典型波浪式呼吸，提示左心功能不全病理生理表现。峰值摄氧量 12ml/(min·kg)，45% pred，由于峰值 RER 仅为 0.97；休息 5min 后给予 130% 功率恒定运动产生的心率最大值比峰值高（2.5%），摄氧量最大值比峰值低（-4%），证明该心肺运动为极限运动，符合心脏移植等待标准。静息状态下心率快，血压正常，运动中心率、血压反应弱，运动过程无明显 ST-T 改变趋势。运动过程中不存在阻塞性或限制性通气功能受限表现。建议定期复查心肺运动试验以客观定量评估病情变化和治疗效果。

7. 鼓励不足导致 CPET 为非极限运动的客观定量 CPET 数据分析

患者高某某，女，63 岁，主诉"前胸部不适 1 月余"，由"冠状动脉粥样硬化心脏病"收入院。2018 年 1 月 22 日进行 CPET 检查，CPET 数据如下图 7，见插图 7。

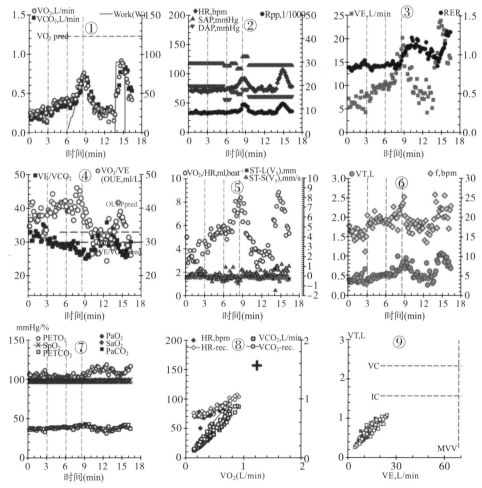

图 7　鼓励不足导致 CPET 为非极限运动的客观定量 CPET 数据九图

所有图标与图解同图 1。中度受限的心肺运动整体功能状态（峰值摄氧量、负荷功率及心排量和无氧阈 59%~66% pred）。氧气通气有效性和二氧化碳通气有效性基本正常。由于峰值 RER 仅为 0.92，运动过程中心率及血压上升幅度小，休息 5min 后给予 130% 峰值功率恒定运动产生的摄氧量和心率最大值与峰值相差为 13.9% 和 17.3%，证明该 CPET 非极限运动，提示运动到中等强度以后，应加强鼓励，以避免患者疲劳而过早停止运动。静息状态下心率、血压正常，运动中心率、血压反应弱，运动过程无明显 ST-T 改变趋势。运动过程中不存在阻塞性或限制性通气功能受限表现。建议定期复查心肺运动试验以客观定量观察病情变化和功能情况。

8. 阻塞性通气受限肺源性受限为主、与心源性受限并存的心肺复杂病变患者 CPET 数据分析

患者李某某，女，59 岁，因"活动后憋气 4 年"就诊，以"肺动脉高压，慢性阻塞性肺病，肺源性心脏病，心功能Ⅳ级（NYHA 分级），肺气肿"收入院。2019 年 2 月 15 日行右心导管检查：RAP9/8/8mmHg，PAP40/26/32mmHg，PAWP10/10/12mmHg。2019 年 2 月 13 日进行 CPET 检查，CPET 数据图如下图 8，见插图 8。

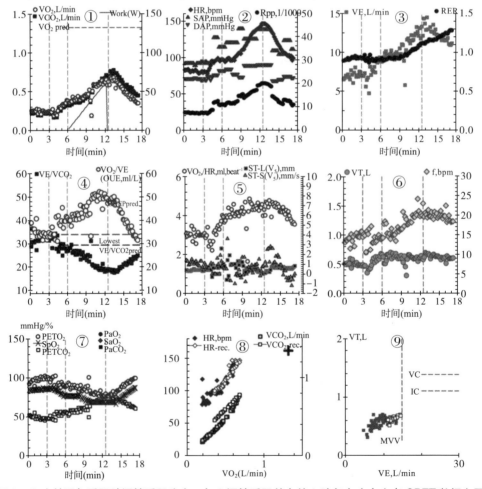

图 8 阻塞性通气受限肺源性受限为主、与心源性受限并存的心肺复杂病变患者 CPET 数据九图

所有图标与图解同图1。重度受限（阻塞性通气受限肺源性受限为主、与心源性受限并存）的心肺运动功能整体功能状态（峰值摄氧量、心排量、负荷功率及氧脉搏和无氧阈45%~57%pred），摄氧通气有效性及二氧化碳通气有效性正常，运动终末期摄氧量对应功率斜率递增变缓，氧脉搏上升变缓近似平台，均提示高强度运动状态下氧需供不平衡。静息状态下心率、血压基本正常，运动中心率反应基本正常，血压反应偏弱，运动过程无明显ST-T改变趋势。运动过程中存在阻塞性通气功能受限表现。建议定期复查心肺运动试验以客观定量评估病情变化和治疗效果。

9. 虽并存肺病但是无明显限制性和阻塞性通气受限，以心源性受限为主的心肺复杂病变患者CPET数据分析

王某某，女，61岁，以"肺动脉高压"收治入院。2019年1月22日行心肺运动检查，CPET数据如下图9，见插图9。

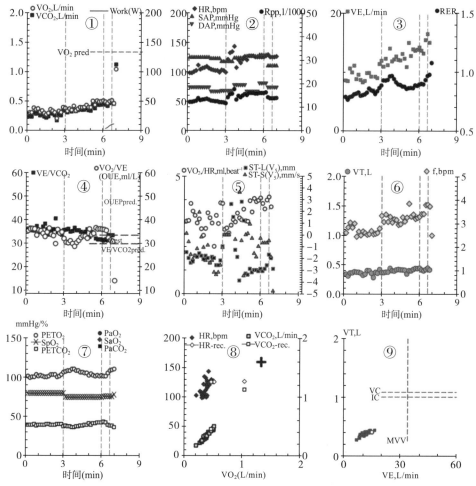

图9 虽并存肺病但是无明显限制性和阻塞性通气受限，以心源性受限为主的心肺复杂病变患者CPET数据九图

所有图标与图解同图1。重度心源性受限为主的心肺运动功能整体功能状态（峰值摄氧量、心排量、氧脉搏和无氧阈37%~59%pred），摄氧通气有效性和二氧化碳排出通气有效性基本正常。静息和热身期摄氧量、VE、呼吸频率等指标呈呼吸不稳定现象，类似不典型波浪式变化，提示心功能不佳。静息状态下心率快，血压正常，运动中心率、血压反应弱，运动过程无明显ST-T改变趋势。运动过程中不存在阻塞性或限制性通气功能受限表现。建议定期复查心肺运动试验以客观定量评估病情变化和治疗效果。

10. 阻塞性通气功能受限肺源性受限为主的心复杂病变患者CPET数据分析

金某某，男，69岁，以"慢性阻塞性肺疾病，肺源性心脏病，心脏扩大"收治入院。2019年4月2日行心肺运动检查，CPET数据如下图10，见插图10。

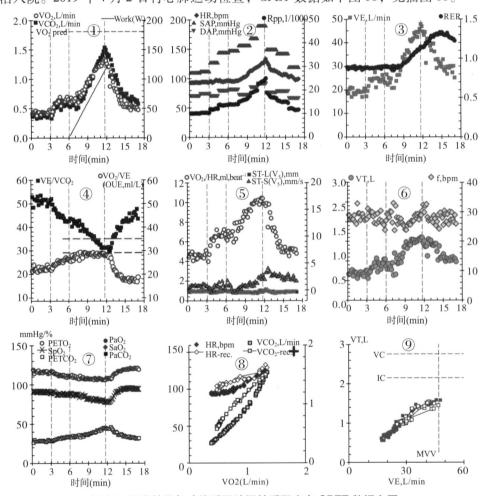

图10 阻塞性通气功能受限肺源性受限患者CPET数据九图

所有图标与图解同图1。轻度受限的阻塞性通气受限为主的心肺运动功能整体功能状态（峰值摄氧量、心排量、负荷功率及氧脉搏和无氧阈73%~86%pred）。摄氧通气有效性正常偏低，二氧化碳排出通气有效性基本正常。运动终末期摄氧量对应功率斜率递增变缓，氧脉搏上升变缓略呈平台，均提示高强度运动状态下氧需供不平衡。静息状态下心率快，血压正常，运动中心率反应弱，血压反应基本正常。运动过程无明显 ST-T 改变趋势。运动过程中存在阻塞性或限制性通气功能受限表现。建议定期复查心肺运动试验以客观定量评估病情变化和治疗效果。

11. 先天性心脏病室间隔缺损、继发肺动脉高压患者，表现出波浪式呼吸和右向左分流 CPET 数据分析

患者闫某某，女，17 岁，以"先天性心脏病、室间隔缺损、肺动脉高压"收入院。超声示右室前后径为 19.4mm，估测肺动脉收缩压约 87mmHg。2019 年 3 月 26 日进行心肺运动试验检查，CPET 数据如下图 11，见插图 11。

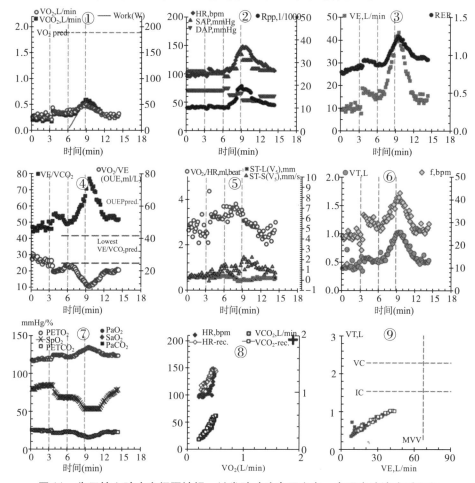

图 11　先天性心脏病室间隔缺损、继发肺动脉高压患者，表现出波浪式呼吸和右向左分流 CPET 数据九图

所有图标与图解同图 1。极重度受限的心肺运动整体功能状态（峰值摄氧量、心排量、负荷功率及氧脉搏和无氧阈 26% ~40% pred），摄氧通气有效性和二氧化碳排出

通气有效性均显著受限。运动开始后，VE/VCO$_2$ 在高值跳升后不降反升，VO$_2$/VE 在低值跳降后不升反降，PETO$_2$ 跳升至 121mmHg 左右的高值，PETCO$_2$ 跳降至 23mmHg 左右的低值，SpO$_2$ 呈延迟性下降（83% 至 53%），运动结束后上述指标呈反向变化，考虑存在右向左分流的病理生理表现。运动开始氧脉搏无明显上升，运动终末期摄氧量对应功率斜率递增变缓，均提示高强度运动状态下氧需供不平衡，可能为右向左分流所致。静息及恢复期的摄氧量、VE、呼吸频率等指标呈呼吸不稳定现象，提示左心功能不佳。静息状态下心率快，血压正常，运动中心率、血压反应弱，运动过程存在 ST-T 下降趋势。运动过程中不存在阻塞性或限制性通气功能受限表现。建议定期复查心肺运动试验以客观定量评估病情变化和治疗效果。

12. 虽并存心肺复杂病变，运动中以阻塞性通气受限为主的患者 CPET 数据分析

患者陈某某，男，58 岁，诊断为"脑出血后，高血压病，房颤内外射频消融术后，Ⅱ型房扑"。患者自述有支气管炎、哮喘病史。2019 年 4 月 16 日进行心肺运动试验检查，CPET 数据如下图 12，见插图 12。

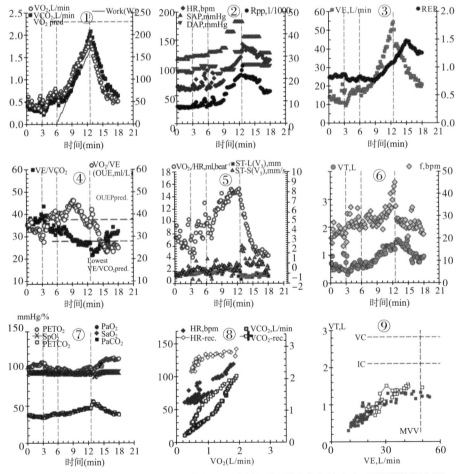

图 12　虽并存心肺复杂病变，运动中以阻塞性通气受限为主的患者 CPET 数据九图

所有图标与图解同图1。轻度边界性受限的以肺源性受限为主的心肺运动功能整体功能状态（峰值摄氧量、心排量、负荷功率和无氧阈81%~95% pred），摄氧通气有效性和二氧化碳通气有效性数值均正常（通气受限所致），PETO$_2$运动过程中位于较低水平，运动结束时出现骤降；PETCO$_2$运动过程中位于较高水平，运动结束时出现骤升；VE/VCO$_2$运动过程中一直下降，结束时出现骤降；VO$_2$/VE 运动结束时骤升；运动过程中的峰值 VE 超过 MVV，无呼吸储备，表现为典型的阻塞性通气受限。运动终末氧脉搏上升变缓出现平台，提示高强度运动状态下氧需供不平衡。建议定期复查心肺运动试验以客观定量评估病情变化和治疗效果。

八、CPET 在心脑血管慢病有效诊疗中的应用

整体整合生理学就是在整体整合医学理论指导下，对医学相关领域最先进的理论知识和临床各科最有效的实践经验进行整合与调整，使之成为更加符合人体健康和疾病防治所需的新的医学体系。CPET 能够体现整体整合生理学继之整合医学理论体系的核心观念，是目前唯一一种连续、客观、定量、可重复的无创伤性全面评估人体整体多系统功能的临床检测技术，是一个重要的人体整体功能学检测方法，可用于定量评估患者整体功能状态，评估手术麻醉危险性，超早期诊断心肌缺血和肺动脉高压等，区分左、右心衰，区分心、肺源性功能受限，疾病功能受限严重程度客观的定量分级，心/肺/心肺联合移植术选择，心衰、COPD 等死亡和存活预后的预测，还能严密监测某些疾病运动中的高危现象，提出预防措施以减少患者猝死的可能，也是指导运动康复治疗的处方：即心血管疾病康复和呼吸疾病康复，评价各种治疗效果，确认功能正常与异常，健康、亚健康及健康管理等。

对心脏康复和慢病血糖、血脂、血压异常的有效管理方面，可根据心肺运动试验结果制定个体化的合理运动功率为核心的整体管理方案，安全有效。个体化合理运动强度的计算、选择与测试滴定：选取无氧阈以上峰值功率以下的 Δ50% 功率运动强度，Δ50% 功率＝（无氧阈功率－功率递增速率×0.75）/2＋（极限运动功率－功率递增速率×0.75）/2，在此运动强度基础上选择上下各 10W/min 的进行运动强度测试滴定，选取最适合这个患者安全而且有效的运动强度。运动频率：采用连续逐搏血压监测技术和连续血糖监测技术相结合，分析患者 1 次 30min 的个体化强度运动所造成的血压升降和降糖效果可以维持几个小时的时间，继而制定患者一天该运动几次的运动频率。同时在每天进行功率自行车运动的同时配合不同肌群抗阻训练、弹力带、瑜伽、气功、八段锦等其他辅助运动，加上戒烟限酒，精神心理、睡眠和饮食的管理，形成个体化的合理管理整体方案，对心血管慢病患者完成 3 个月的强化管理。

大部分的心血管慢病以及高血糖、高体重、高血脂、高尿酸等的主要原因是人体各系统间失去动态平衡，特别是以缺为核心的需供不平衡和体内不同系统器

官组织及细胞的不平衡。把人看作一个有机整体，在整体整合生理学指导下的以CPET客观定量整体功能评估为基础制定安全有效的个体化合理运动为核心整体方案，可以实现慢病异常指标的有效管控，在异常指标转归为正常之后再逐渐减药至停药且不反弹，继续管理实现少得病、晚得病、不得病的有效健康管理，最终实现对以心脑血管等为代表的各种慢病的防、治、康、养一体化管理。

第九章 整体整合生理学与人体功能的连续动态监测

◎孙兴国

人体功能指标的瞬时单次测定用以评估人体正常功能、疾病和健康非常重要，但具有一定局限性。而连续动态监测更为重要，特别是重要指标的连续动态监测更能反映实际状况。

一、连续动态睡眠呼吸监测

连续动态睡眠呼吸监测有多种方法，一般通过鼻压力传感器感应气流压力的变化来记录鼻气流，使用伸缩式胸、腹带记录胸、腹式运动度，同时应用脉氧仪记录指端血氧饱和度，记录体位、心率、心电、鼾声指数等。根据记录计算患者的睡眠呼吸暂停低通气指数（apnea-hypopnea index，AHI），即平均每小时睡眠中发生呼吸暂停加低通气的次数，评估患者睡眠时的呼吸情况。

二、连续动态血压监测和连续逐搏血压监测

一般的连续动态 24 h 血压监测是测定间断的血压数值，连续逐搏血压监测可以测出逐搏心跳的血压数值并且能够给出动脉血压的波形变化，在血压监测中体现出了较传统间断测量方法更为明显的优势。主要根据相关参数（动脉管壁的搏动、容积变化、脉搏波等）间接计算得出动脉血压值。根据检测方法原理的不同，可分为柯氏音听诊法、示波法、容积补偿法、动脉张力法、脉搏波波速法等。

三、连续动态血糖监测

技术上，目前最新型的 72 h 动态血糖测试记录仪可以微创、连续、动态记录局部血糖的 72 h 动态变化，具有携带方便、安全、无痛（微创）的特点，可以灵

敏测定和记录局部血糖的变化。每11.25秒采集一次传感器的血糖数据，每3分钟记录一次平均血糖浓度值，每天记录480个血糖值，72 h 提供1440个血糖值，数据准确性较高。

四、连续动态心电图监测

24h 动态心电图是一种长时间连续记录并编集分析人体心脏在活动和安静状态下心电图变化状况。24h 动态心电图监测主要包括：ST 水平趋势图，心率变异，身体运动后的数据及各种心律失常的鉴别诊断。对心律失常及心肌缺血的定性、定量诊断，对阵发性晕厥、眩晕和心悸原因及性质的确定，对药物疗效的评定及起搏器的功能评定。能够记录全部的异常电波，能检出各类心律失常和患者在24h 内各状态下所出现的有或无症状性心肌缺血，为心脏病的诊断提供精确可靠的依据，在临床应用中，尤其对早期冠心病有较高的检出率。

五、连续动态体位、活动监测

24h 连续监测患者体位变化，辅助动态血压、呼吸、血糖、氧饱和度、脑电图、肌电图或心电图的连续动态解析或诊断。

六、远程便携（穿戴）式功能监测

远程便携（穿戴）式功能监测相关设备种类繁多，在此不多论述，仅以心电图为例简单介绍，通过远程心电监护，可实时监测发现各种心律失常，包括三度房室传导阻滞、严重窦性停搏、持续性室速及无症状心律失常，还可对急性冠状动脉综合征做出初步诊断，指导患者药物治疗，挽救了众多垂危的生命。

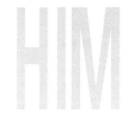

第十章 整体整合生理学与个体化精准运动

◎孙兴国

　　个体化精准运动的制定，需要依据对患者的正确评估，心肺运动试验就是一个实用、全面的评估工具。近二十年我发表过多篇相关论文，如心肺运动试验指标精准预测死亡，2010年发表在 *JACC* 和 *Chest* 上。典型波浪式呼吸——陈氏呼吸——在清醒运动中也有表现。我院做心脏移植的患者，有6%~70%实际上是这样。波浪式呼吸后边还会看到纺锤状的波浪式呼吸，就是左心衰睡眠期间典型的预测死亡，将二氧化碳排出通气有效性和波浪式呼吸相结合可以预测半年内死亡达到38.9倍，能区分死亡和存活；预测死亡更好的指标是摄氧量通气有效性和波浪式呼吸相结合可以预测半年内死亡达56.4倍，能极其显著地区分死亡和存活，历史上没这么高过。*JACC* 和 *Chest* 都问是不是写错了，因为心血管病预测死亡一般是二点几、三点几，五点几也就很高了。根据心肺运动试验峰值摄氧量、无氧阈和摄氧量通气有效性等指标，指导我们用人工心脏救治了很多等待心脏移植的患者。

　　如何做安全有效的慢病管理呢？极限运动时的摄氧量最大数值就是峰值摄氧量，发生无氧酵解代偿时是摄氧量就是无氧阈。最好的指标应该是每公斤体重的摄氧量。但近年美欧和中国越来越高的超重与肥胖发生率，使每公斤体重的摄氧量临床应用受到严重干扰，所以从20世纪八九十年代以来我们首先综合考虑多方面因素，根据身高、年龄、性别、种族和体重推算出预计值，然后再以实测值除以预计值计算出百分预计值。所以CPET核心指标的峰值摄氧量和无氧阈多数给予实测值（L/min）、公斤体重值［ml/(min·kg)］和百分预计值（%pred）。从通气产生摄氧量和二氧化碳排出量从两者动态变化关系做出无氧阈精确计算。将无氧阈放到在心肺运动试验新九图整体数据进行摄氧量、二氧化碳排出量通气有效性及呼气末氧气和二氧化碳分压再判读。无论心率还是血压都不能可靠地保证安全有效的慢病治疗，只有使用个体化精准运动强度才能使之实现。这个精准强度一定要高于无氧阈，否则疗效大打折扣；但一定要远低于峰值，这样才能规避风险，所以最常用简单方案就是介于峰值和无氧阈中间对应的精准功率计算运动强度。切记，一要做个体化精准强度运动为核心的整体方案来治疗慢病的血糖、血脂、血压、尿酸、体重等各种异常，用一整套方案同时治疗各种异常，属于异病同治，再加上两种以上的各种辅助运动手段和康复"五大处方"或"九大处方"相关各种饮食起居、精神心理、生活方式等其他辅助性的管理及药物、器械、手术等治疗的优化。在美国加州大学洛杉矶分校和中国我们将这些都已用于右心衰、左心衰和COPD患者，在整体理论指导下CPET客观定量功能评估后，制定个体化精准运动为核心的整体方案对患者强化管理3个月，取得前所未有的功能性改变，效果惊人，而且个体化精准运动临床使用起来安全、有效、可靠。

一、安全有效的个体精准运动

运动是人体器官整体协调运转综合能力的体现，每个人的运动能力不一样，运动水平千差万别，要解决的问题也不一样，当然运动形式、强度、频次也应不一样，个性化的精准运动才能有效地解决问题。

我们更多关注各种慢病表现出来的血糖、血脂、血压、尿酸、体重等各种异常的有效控制。关于血压个体化精准运动12周的强化管理，首批本院职工6人，所有人无论是否用药，每天运动前后收缩压和舒张压（10min后）均显著下降4~15mmHg；使用药物的第1周5天和已经完全不用药的第12周5天比较，第12周的血压比第1周还低大约10mmHg。血糖和血脂在第1周吃药情况下还有部分血生化异常，经过12周运动后停用药物所有血生化指标全部变为正常。随后本院的39个职工参加，3个月下来19人坚持（>3次/周，>9/12周）的，全部停药了；20人未坚持（>3次/周，>9/12周）运动，也有11人（>50%）停掉了药物。运动整体方案有效管控血糖、血脂、血压异常就是用整体整合医学理论指导下的探索、求真。个体化精准管理血压，我们配合使用的是连续逐搏血压监测和连续心电图、脉搏与呼吸的监测。一天要10万次心跳就会有10万个血压，我们做一天两晚大约20万次心跳就记录分析20万个血压动态变化。管理中为什么一般动态血压的20~30min测定一次血压信息满足不了需要。有一个近20年药物维持高血压患者，连续逐搏血压监测下关于个体化精准功率运动30min进行运动强度滴定后，收缩压显著下降达到6~8h，比较前一晚、后一晚的血压，也明显低于前一晚和后一晚的睡眠期间血压；进行个体化精准运动就是每天早、晚相隔6~8h重复，每天2次，结果第4周全部停掉降压药。停药后两天一晚的连续逐搏血压，比用药时前一个晚上血压略高，达120mmHg左右，白天运动两次使血压显著下降，第二个晚上显著低于第一晚，总体血压逐渐下降。

血糖精准管理也要进行连续动态微创组织糖浓度监测，一天监测记录480次血糖。我们用运动整体方案进行血糖管理全部是精准的，不仅关注空腹血糖高低，更要使血糖平均水平逐渐降低，餐后和空腹上下波动明显减小。一般到3～6个月后再测定，心肺运动试验整体功能状态显著提高，血糖基本上维持在正常范围。

慢病患者的血糖、血脂、血压、尿酸等异常实际上是整体管理。癌症治疗也是这样，有效管理要落地，要把人当作一个整体。我们有一个科技部的重大项目，做了90天的管理，几乎所有无创伤的检测和动态功能监测都被记录与分析，90天内实现血糖、血脂、血压等异常指标的正常转归，90～100天停药；然后回归家庭和社区，再通过便携穿戴式物联网技术进行远程、全程（全生命周期）监控和指导，以维持健康。

1. 安全有效的运动强度

个体化精准运动为核心的整体方案中运动强度是有氧运动的核心，要有效就得有合适的强度。强度确定的依据是运动心肺试验无氧阈之下的运动几乎无效，现在大部分人的运动强度就在这个范围，即一天一万步。但不是心理安慰，以为自己运动了，就可以毫无顾忌地吃了，其实这样的运动，对自身的心血管疾病和慢性疾病预防康复基本上是没有作用的。

强烈建议：无论是CPET检查还是个体化精准运动，我们主张使用电脑控制的精准功率计（自行车或者臂力计）来完成。考虑精准功率计的优点是多方面的，其一是安全：①电脑控制的精准功率计，无论自行车还是臂力计都只能同时使用人体的下肢或者上肢为主的整体四肢和躯干肌群的一部分。与运动平板的跑步机运动比较，以下肢肌肉为主的自行车功率计运动CPET的峰值摄氧量正常可以偏低10%～15%，而上肢肌群为主的臂力计运动偏低更多，即运动者在症状限制极限运动时的呼吸、循环和代谢等整体功能还有大于10%储备，所以自行车和臂力计的运动相对更加安全。②与运动平板相比，精准功率计无论自行车还是臂力计都不易发生摔倒、磕碰的状况（运动平板则相对多发），提高了运动安全。其二是精准：电脑控制的精准功率计（自行车或者臂力计）的阻力可以严格精准量化：①使CPET可以精准评估摄氧量与功率的动态变化关系和效率计算；②更重要的是可以使CPET客观定量功能评估制定的个体化精准运动强度可以精准定量的滴定其安全性和有效性；③还为连续逐搏血压监测和连续血糖监测下制定个体化精准运动的频次创造条件。其三是运动期间检测指标的稳定性和高信噪比：与运动平板相比，精准功率计特别是自行车运动，运动者上身相对稳定，能够更好地进行心电和血压的监护，提供更加精准的监测数据。

我个人的观点：运动要达到一定强度，这个强度介于无氧阈之上，大概在无氧阈功率和峰值功率之间，是一个因人而异的范围，然后根据患者的情况进行安全性和有效性为主的试验性滴定。滴定的原则：在确定好的范围内从低线或者高线选一个功率，设定功率自行车的强度、时长为30min（单次时间一定要避免过长）；然后让患者蹬车同时监测心电、心率、呼吸、血压、指脉氧饱和度，并询问患者的主观感受。如果疲劳了就停下来休息，不强求延长蹬车时间，以患者的自然状态来观察，虽然都是根据 CPET 客观定量功能评估而计算，但患者对运动强度的反应和能持续的时间因人而异，功能状态好点的患者蹬车时间在 5~15min 可能才要休息；而功能状态差的患者蹬车时间在 2~5min 以内就要休息；患者休息时询问其感觉，只要感觉又有力量就可开始继续运动，同时监测心电图、血压和氧饱和度等生理功能指标；若没有出现其他危及生命的紧急情况，就可以把这个强度定为该患者的运动精准治疗的运动强度。如果患者强度滴定时持续运动 >20~30min，可以上调运动强度 10~20W/min，进行运动强度的有效性和安全性的重新滴定，使蹬车时间缩短到 5~15min 为宜。如果功能正常者进行强度滴定时持续运动达到 15~20min，甚至 20min 以上，也可以考虑。再根据连续逐搏血压和连续血糖监测结果修改精准强度运动的频次，以便于后期运动整体方案取得更佳疗效。

然后在后续 90d 的强化治疗中使用，依据患者的体力增加程度，延长运动时间，减少休息时间，直到患者能够把该强度的运动持续 20~30min 不间断蹬完。一般而言，患者的体力进步很快，一般在 4~6 周时间能够达到，所有常规在第 6 周进行 CPET 的中期评估。如果中期评估前已经可以持续运动从几分钟达到 >20~30min，且 CPET 客观定量功能评估核心指标变化显著，可以再重新计算运动强度，重新进行运动强度的有效性和安全性滴定，再根据连续逐搏血压和连续血糖监测结果修改精准强度运动的频次，以便于后期运动整体方案取得更佳疗效。总之，每个人的情况不尽相同，一定要因人而异，精准把握，循序渐进，避免过犹不及。

现在各个单病指南和运动、康复等临床指南，与不少国内专家们在用心率、血压或 MET 等作为运动强度的指标，我们认为是不合理的，因为心率、血压和 MET 等受干扰的因素很多，而且不稳定和对应的是某种疾病和状态的一个群体。比如：心功能不好的人，心率作为一种代偿机制，自然会增快；有的患者，静息心率就达到目标心率的 85%，这样的人再用心率作为强度的指标，那就只能卧床休息了；还有的人晚上睡眠不好，次日白天自然心率就会增快。运动强度用功率来确定，是一个能够量化的、可行的指标。同等功率下患者心率的变化，是衡量运动带来变化的指标，随着功能状态的好转，心率会减慢。

当然运动的强度也不是越大越好，一定要合适、精准。毋庸置疑，运动强度大，对患者而言，收到的益处也大。然而，运动系统及其呼吸、循环、神经、体液等支持系统是否能够承受，因为骨骼、肌肉退行性变的问题，关节疼痛的问题困扰着患者；心肺功能的承载问题；内外呼吸的功能；血管的通畅程度及血液系统的携氧能力等都会成为整体功能的短板，具体情况因人而异，不能等同对待。所以一个好的有氧运动，首先要确定好个体化的精准运动强度，做到既有效、又安全。

特别强调个体化精准运动整体方案的目的是安全有效地诊疗慢性非传染性疾

病，使慢病痊愈回归健康，只从目的就可以看出与运动科学、健美、运动医学、运动健身、运动员训练和西方医学的康复医学与康复训练显著不同。

2. 安全有效管理的运动频次

个体化精准运动为核心的整体方案中的运动就像吃药一样，药物的频次是根据药物的半衰期来定的，目的是为了保证血药浓度，以达到治疗的效果，那么运动的频次又如何确定呢？

我个人的观点是：首先找出患者的主要问题，比如血压高、血糖高、血脂高、睡眠问题、气道阻塞问题或者冠状动脉的问题等。其次，根据患者的具体情况分析每个问题的主次关系，找出要优先解决的主要问题。再次，根据患者的主要问题对运动的反应、运动后效果能够维持多长时间，来决定运动间隙，也就是运动频次。

当然，一定要有一套科学的手段来观察患者的运动及其效果维持的时长。如果是血压的问题，主要用连续逐搏血压监测来观察血压的升降变化规律而做出决定；血液中糖、脂肪和氨基酸等能量物质的问题现在是用连续动态微创组织糖浓度监测来反应血压的升降变化规律而做出决定。连续血糖监测一天记录480次血糖，可以连续使用10~15d。这样一两周以内基本上可以实现异常指标管控下的转归趋势，尽快使异常指标回归正常范围，进而使之在药物等其他治疗基础上实现正常范围内倾向于反向趋势，如血压、血脂、血糖正常偏低。这样我们进一步管理期间就是逐渐对药物进行减量或者停用药物的实施。

运动频次也要根据每一个人的具体情况来精准确定，要个性化，因为机体对运动及其运动后效果的维持仅是自己的规律，与他人无关，与统计学上得来的数据无关。

如果中期评估前已经可以持续运动20~30min以上，且CPET客观定量功能评估核心指标变化显著，可以再重新计算运动强度，重新进行运动强度的有效性和安全性滴定，再根据连续逐搏血压和连续血糖监测结果修改精准强度运动的频次，以便于后期整体运动方案取得更佳疗效。总之，每个人的情况不尽相同，一定要因人而异、精准把握、循序渐进。

二、辅助性运动

个性化精准强度的有氧运动是整体管理的核心，然而不是全部，其他的运动可以作为有益的补充，我们称之为辅助运动。但是，在把运动作为慢病异常指标有效管控治疗技术的层面上，很难客观定量和精准调控的下述所有运动方式只能作为辅助运动，是整体方案的组成部分，但无法取代安全有效的个体化精准运动。当然，这些辅助运动对于还没有患病或者是亚健康状态的相对正常人群体，可能与个体化精准运动有效治疗慢病配合或者单独使用能够起到使健康正常人不得病、少得病、晚得病、得轻病和病易愈的功效。

1. 祖国传统文化的运动宝典

中国传统文化和中医学都有许许多多特色运动项目，与个体化精准强度运动配合而言，八段锦、太极拳、八卦掌、五禽戏及各种功夫等都是非常好的运动组合。中国传统特色运动多数比较平缓舒畅，动静自如，坚持锻炼会获益良多。

2. 抗阻运动是指用外部的力量训练肌肉，是运动中不可或缺的部分

常用的有弹力带、哑铃、不同的抗阻训练器材，对增强肌肉的耐力、肌腱的强度、骨密度都有重要的意义。

3. 柔韧性运动

柔韧性是指关节的活动度，是人体活动的基础。肌肉的运动范围受限于身体的柔韧性，可以改善身体的姿势，提高运动效率，降低运动风险。

4. 平衡运动

平衡是指控制身体的能力，身体从周围环境中获取信息，并将信息传到大脑，大脑整合信息，调整肌肉状态，适应环境，避免身体失去平衡，预防跌倒损伤。

5. 核心肌肉的练习

核心区更侧重于解剖学概念，指人体的中间部位，以腰椎－骨盆－髋关节为主体，包括附着在他们周围的肌肉、肌腱及韧带系统；而核心更侧重于一个训练学概念，指的是一条运动链上的起主要作用的部位或环节，既包括核心区，又包含四肢运动链中的小核心区。因此，核心稳定性的概念要比核心区稳定性大，还包括上下肢运动链，核心区里仍有核心。

不同的运动各有各的益处，从整体整合医学理论讲，配合个体化精准运动为核心的整体方案的全方位运动管理是必要的。

三、全方位全生命周期的整合运动方案

个体化精准及各种辅助性的运动固然重要，但仅仅依靠运动来有效治疗慢病和有效管理一个人的健康肯定是远远不够的。我们理解人体生理学功能的整体整合调控机制之后，就必须从一个更高的层面去思考，精神心理（有专门章节内容进行叙述）及饮食起居这些最基本的生命活动，都是要去管理的，唯有如此才能有一个全方位的有效的整体管理方案。要实现以长期不良生活习惯为主要致病因素的慢性非传染性疾病的有效诊疗，就必须坚持个体化精准运动为核心基础上的整体方案，对任何不良生活习惯，尤其是饮食起居规律进行调整和纠正。由此我们逐渐建立起，与心脏收缩/舒张和肺脏吸气/呼气相似规律的，正常规律的清醒/睡眠、饮食/休息、运动劳动/休息等相互转换，正是精神心理及饮食起居的正常才使得到足够基础上的生命之灵、能量物质和营养物质，实现完成各种体内物质（人体内存在有 6000～9000 种化学物质）的相对动态平衡，实现逐渐发育成长成熟长大，逐渐衰退，直至死亡。也正是精神心理及饮食起居的生活方式的健康损

害行为，在生命过程中使我们转向亚健康或者各种不同慢性非传染性疾病状态。所以，健康的有效维持和慢病的有效治疗当然也必须要纠正不正确/不适当的，甚至是错误的精神心理及饮食起居的行为方式，至少使之有助于、而非有损于慢病有效治疗和健康有效管理。

1. 饮　食

吃是最本能的生命活动之一，与生俱来就会，从婴儿面世的哭声顺序来说，是第二声哭完成的诉求。自古就有"民以食为天"的说法，然而就一个吃，现在存在的问题很多，吃什么、怎么吃成了一个大问题。我的观点是：根据整体整合生理学新理论，正确理解了结合时间和空间调控的动态平衡，慢病都在一定程度上存在哪怕是很少部分组织细胞的"缺"为核心的血液、能量物质或者营养物质的需供相对不平衡，所以我主张的吃就是"敞开吃"。但是我建议"敞开吃"必须要有原则，特别是首先考虑增加水果、蔬菜纤维素基础上，每餐都要增加食物种类的新鲜天然产品。不要忍饥挨饿，在物质极大丰富的今天，限制嘴实在是有些残忍。吃饭要有顺序，先果蔬、后坚果、主食和肉食。食物要多样化，尽量吃天然的食物，食物加工尽可能简单，不吃或者少吃工业化生产深加工且添加了防腐剂的食物。尽量吃天然饲料喂养的、少吃或者尽量不吃使用激素、抗生素等添加人工饲料养殖动物，尽量少或者不吃转基因的各种食物。

2. 饮　水

喝和吃本来是一个问题，但拿出来单独讲，是因为在喝水这个问题上，也有很多问题。现在以工业化生产/调配而成为主的饮料五花八门：有五颜六色的，带糖的、带气的、各种味道的，添加各种香精、色素、防腐剂等添加剂的，该如何选择呢？我的观点是：茶水最好，尤其是绿茶，当年的明前绿茶。白开水也是一个不错的选择。果汁，特别是工业化包装生产的，不如吃时令新鲜的水果。谢绝任何含有色素、香精、甜味素、防腐剂等添加剂的各种饮料，特别是含糖、含气的。谢绝"纯净"水。

饮酒要有节制。现在以大规模工业化人工勾兑为主的酒业生产方式下的各种白、啤、红等酒类产品及含酒精饮料，必然含有不少对人体健康有害成分。长期过量无节制饮用，对健康必然有害无益。所以饮酒必须限量，而且该限量也必须个体化考虑。

目前对于饮用咖啡的观点有争议，特别是饮用咖啡时的各种糖、脂等配料，对慢病患者肯定无益，并可能有害。对于有饮用咖啡习惯的慢病患者，建议只喝黑咖啡，而不添加糖脂等配料。但是对于咖啡类饮料，由于本身就有上述饮料特质，对慢病患者和人体健康有害无益。

3. 大小便

在整体管理个人的健康中，这是一个很特殊的环节，不可或缺，尤其是心功能有问题的要严格观察尿量的情况，出汗情况及大小便的量、质、色也能反应很多问题，值得关注。

4. 睡　眠

人一般有三种形态：运动状态是最活跃的，代谢最旺盛，极限运动的代谢率大约是静息状态的四五倍；静息状态是清醒安静的状态，代谢的旺盛度比较低，大约是人体极限代谢率的 1/5~1/4；睡眠状态是无意识的休眠状态，代谢最低，除了心脏、肺脏、肝、肾和胃肠等以低水平运行外，人体多数系统的组织细胞处于休息与修复状态。然而，很多人在这里发生了问题，在我管理的近百例慢病病例中，有大约超过半数患者有明显睡眠呼吸暂停和低通气的问题。甚至不少患者由于其睡眠呼吸暂停和低通气先引起低氧和缺氧，从而引起或者加重患者的血压升高、心率加快等一系列的现象。严重睡眠呼吸暂停和低通气的患者不论睡多久，醒来总也感觉到没有休息好，并且成为慢性非传染性疾病的主要成因和加重原因。慢性非传染性疾病患者和亚健康人群的睡眠的问题必须要给予足够的重视，要及时发现，对有问题的患者要及时纠正和治疗，而且睡眠应该在进行慢性非传染性疾病异常指标有效管控过程中作为重点管理的一个部分。个体化运动不仅有利于健康和慢病有效管理，对于各种失眠相关问题，也可以促进入睡、纠正睡眠中断、减少睡眠中觉醒、缓解精神紧张、纾解各种压力及提高睡眠质量等多方面的有益作用。但是对睡眠期间呼吸暂停和低通气并未明显纠正与治疗作用。

第十一章 整体整合生理学指导个体化精准运动整体方案对慢病的有效诊疗和健康管理

◎孙兴国

整体整合生理学（Holistic Integrative Physiology，HIP）是以人为本的整合医学和慢病防、治、康、养一体化健康有效管理的理论基础。该理论不单纯以致病性细菌、病毒、病原体为核心，同时考虑自然环境、气候、人文社会、精神心理行为和患者个体身体整体功能状态，包括不同生活方式等诸多因素影响。通过对不良生活方式干预，实现慢病的有效诊疗与健康的有效管理。

本文介绍我们在整体整合生理学理论指导下开展慢病管控的初步临床医学研究和成功个案。

一、个体化精准运动整体方案对心衰康复临床研究

2013年我指导首都医科大学附属北京康复医院心肺康复中心申请到北京市科委首都特色科研项目（Z14107002514084），将45例CHF患者随机分为3组（各15例），进行个体化精准运动整体管理。但因强化管理期间中等负荷组患者由于整体功能改善程度明显，不及高负荷组，而主动要求退出中等负荷组加入高负荷组。根据临床研究患者自愿的原则，造成中等负荷组人数减少，调整到5例。该课题对35例CHF患者行不同运动强度下的心脏运动强化管理。采取随机分组原则：对照组和高负荷组各15例，中等负荷组5例。

所有患者临床症状、体征和治疗稳定1个月以上，依据纽约心脏病协会心功能分级Ⅱ~Ⅳ级，同时服用多种药物。35例CHF患者，30例男性，5例女性，对照组：12例男性，3例女性，年龄（67.2±7.7）岁，范围59.5~74.9岁，体重指数

(25.2 ± 3.9) kg/m², 范围 21.3~29.1kg/m²; 适度偏低强度的中等负荷组: 4 例男性, 1 例女性, 年龄 (63.4 ± 6.1) 岁, 范围 57.3~69.5 岁, 体重指数 (26.1 ± 1.8) kg/m², 范围 24.3~27.9kg/m²; 适度高强度的高负荷组: 14 例男性, 1 例女性, 年龄 (65.1 ± 8.1) 岁, 范围 57~73.2 岁, 体重指数 (25.7 ± 2.3) kg/m², 范围 23.4~28kg/m²。患有慢病的病程均为数十年, 男性均有吸烟史数十年。三组患者入选时所有一般资料和各种检查均无统计学差异 ($P > 0.05$)。

二、以个体化精准运动为核心的整体方案及治疗结果

（一）整体方案

1. 患者分组：①对照组 15 例进行除心脏运动康复治疗之外的常规治疗指导；②中等负荷组 5 例进行 80% 无氧阈水平强度强化运动外加常规治疗指导；③高负荷组 15 例以无氧阈以上 Δ50% 功率强度强化运动外加常规治疗指导。

2. 根据心肺运动试验（CPET）客观定量评估，对高负荷组精准制定个体化运动处方进行个体化精准心脏运动治疗，30min/d，每天 $\geq$ 1~2 次，每周 5d，共 12 周。

3. 对所有患者制定营养处方、心理处方及戒烟处方整体康复方案，树立患者对心脏疾病及其治疗的正确认识，进行鼓励式对话，指导饮食，控制心血管危险因素，纠正不良行为，缓解精神压力，减轻患者焦虑或抑郁状态。

4. 治疗疗程：所有患者安全无并发症完成症状限制性极限运动 CPET，中等负荷组和高负荷组患者完成 12 周全程心脏运动康复治疗。在长达 3 个月的个体化精准运动过程中，无一例患者出现恶性心律失常、不稳定型心绞痛、心肌梗死、晕厥、猝死等严重不良事件。

（二）治疗方案

1. 个体化精准运动高负荷组（适度高强度）强化管理后各指标比管理前显著改善，而且显著高于对照组：

（1）心肺运动试验核心指标：强化管理后，高负荷组峰值摄氧量［ml/min、ml/(min·kg)、% pred］、无氧阈［ml/min、ml/(min·kg)、% pred］、峰值氧脉搏（ml/b、% pred）、最大功率（W/min、% pred）等显著升高，差异有统计学意义（$P < 0.05$）；而且显著高于对照组，差异有统计学意义（$P < 0.05$）。

（2）超声心动图：强化管理后，高负荷组左心室射血分数（left ventricular ejection fraction, LVEF）显著升高，差异有统计学意义（$P < 0.05$）；而且显著高于对照组，差异有统计学意义（$P < 0.05$）。

（3）6 分钟步行距离（6minute walking distance, 6MWD）：强化管理后，高负荷组 6MWD 显著延长，差异有统计学意义（$P < 0.05$）；而且显著高于对照组，差异有统计学意义（$P < 0.05$）。

（4）生活质量（quality of life, QoL）：强化管理后，高负荷组 QoL 评分显著降

低，差异有统计学意义（$P<0.05$）；而且显著低于对照组，差异有统计学意义（$P<0.05$）。

（5）药物剂量和种类：强化管理后，高负荷组血糖、血脂、血压更加稳定，用药剂量和种类减少，而且显著低于对照组（$P<0.05$）。

（6）再入院率：强化管理后随访，高负荷组再入院率由（2.1±0.6）次/年，降至（0.3±0.4）次/年；3年再入院率由15次降至3次，较治疗前显著降低，差异有统计学意义（$P<0.05$），且显著低于对照组，差异有统计学意义（$P<0.05$）。

2. 中等负荷组（适度较低强度）运动强化管理后各指标虽然明显改善，也显著高于对照组，但CPET核心指标却显著低于个体化精准运动的高负荷组：

（1）心肺运动试验核心指标：运动强化管理后，中等负荷组峰值摄氧量［ml/min、ml/(min·kg)、% pred］、无氧阈［ml/min、ml/(min·kg)、% pred］、峰值氧脉搏（ml/b、% pred）、最大功率（W/min、% pred）等明显改善、也显著高于对照组，但是却显著低于个体化精准运动的高负荷组，差异有统计学意义（$P<0.05$）。

（2）超声心动图：运动强化管理后，中等负荷组左心室射血分数（left ventricular ejection fraction，LVEF）升高，也显著高于对照组，差异有统计学意义（$P<0.05$）。

（3）6分钟步行距离（6minute walking distance，6MWD）：运动强化管理后，中等负荷组患者6MWD延长，也显著高于对照组，差异有统计学意义（$P<0.05$）。

（4）生活质量（quality of life，QoL）：运动强化管理后，中等负荷组QoL评分降低，而且显著低于对照组，差异有统计学意义（$P<0.05$）。

（5）药物剂量和种类：运动强化管理后，中等负荷组血糖、血脂、血压相对稳定，用药剂量和种类减少，而且显著低于对照组。

（三）讨 论

根据传统指南，心功能未明显纠正的CHF被列为心脏康复禁忌证，笔者在美国Harbor-UCLA心肺运动实验室对CHF患者进行个体化高强度运动管理已取得显著效果。本次对35例CHF患者分别制定中等负荷运动强度（80%无氧阈水平）和高负荷运动强度（无氧阈以上Δ50%功率强度）运动处方，也证实以CPET为核心制定的个体化高强度适度运动强化管理方案，治疗稳定性心力衰竭更安全有效，更能显著改善CHF患者的心肺整体功能和生活质量。经过12周安全有效的个体化精准运动后，高强度运动组血糖、血脂、血压等指标更加稳定，心血管异常指标更正常，用药种类和剂量显著减少，运动强化管理效果显著。经随访CHF患者3年后，高强度组再入院率显著降低。

（四）结果验证

在对慢性心衰患者进行个体化精准运动整体方案全面管理，取得显著益处的基础上，我们于 2015 年 3 月对首都医科大学附属北京康复医院患有多高症的医护人员，进行个体化高强度运动强化管理，整体动能改善显著，详述如下：

对本院 6 例患有多高症医护人员，以 CPET 评估制定的个体化精准运动整体康复方案进行强化管理 3 个月后，全部实现血压、血脂、血糖等异常指标转归正常，停用药物 1 月无任何反弹，随后仅仅以建议方式行弱化管理。至今，除 1 例间断服用降压药外，其余人均无服用药物且指标正常。

1. 病情简介

2015 年 3 月开始根据自愿报名参加的原则，从在首都医科大学附属北京康复医院工作的医护人员中，选择患多高症者 6 例为进行个体化精准运动整体方案强化管理的志愿者。所有均为女性，年龄（46 ± 5）岁，范围 39 ~ 51 岁，身高（164 ± 2）cm，范围 162 ~ 169cm，体重（74 ± 5）kg，范围 68 ~ 83kg，体重指数（27 ± 1）kg/m^2，范围 26 ~ 29kg/m^2，腰围（87 ± 1）cm，范围 85 ~ 88cm，患有慢病的病程（7 ± 3）年，范围 1 ~ 11 年。患者运动强化管理前均服用氯沙坦钾片、缬沙坦、比索洛尔、美托洛尔、氯沙坦钾氢氯噻嗪片、双胍类、拜糖平药物中的至少一种降压药物、降脂药和或者降糖药。于 2015 年 4 月至 7 月在首都医科大学附属康复医院接受 CPET 客观定量评估制定个体化精准运动整体方案强化管理 3 个月，随后行弱化管理。

2. 观察及结果

6 例被管理者血糖正常，均患有高血压、高血脂。接受管理前在服用各种药物的基础上测得收缩压为（127 ± 8）mmHg，范围 119 ~ 135mmHg，舒张压为（74 ± 6）mmHg，范围 68 ~ 80mmHg；总胆固醇异常者 3 例，甘油三酯异常者 2 例，低密度脂蛋白异常者 3 例，高密度脂蛋白异常者 1 例。个体化精准运动为核心的整体方案的诊疗如下，整体康复健康管理方案包括：①12 周的个体化精准运动（Δ50% 功率，每天 30min，≥1 ~ 2 次/天，5 天/周，12 周）；②指导管理者精神心理方面，压力不易过大，保持积极向上的态度，有知足常乐的心态；③禁烟限酒；④保持健康的饮食习惯，减少垃圾食品的摄入，切勿暴饮暴食，注意饮食均衡，多餐少食，控制摄入的热量，减少含糖碳酸及各种添加剂的饮品和食品；⑤保持规律的作息生活习惯、保持睡眠质量、避免过度疲劳和劳累等。在以个体化精准运动为核心的整体方案全面管理 1 个月时，6 例多高症医护工作者的降压药、降脂药等开始逐渐停用，全面管理至 3 个月时，6 例医护人员均全面停药，其中收缩压降至（121 ± 9）mmHg，范围 112 ~ 130mmHg，舒张压为（72 ± 7）mmHg，范围 65 ~ 79mmHg，收缩压较管理前显著下降，差异有统计学意义（$P < 0.05$），血脂指标也回归正常。随后，对 6 例医护人员进行家庭式、不定期运动等弱化管理。

3. 讨论

本院职工患病时间较短，病情较轻，血脂、血压轻度异常，在全面管理 1 个月时，开始停药，强化管理 3 个月后均实现全面停药。所有指标恢复至正常范围，全部实现血压、血脂等异常指标转归正常，停用药物 1 个月无任何反弹，随后仅仅以建议方式行弱化管理。至今所有人，除 1 例间断服用降压药外，其他人均无服用药物且指标正常。以往对于运动康复治疗多高症的研究方案没有一个客观定量的指导，不能实现真正意义上的治愈，在停药后各项指标迅速出现反弹。而本次为首次以 CPET 评估制定的个体化精准运动整体康复方案，对本院 6 例患有多高症的医护人员进行强化管理，实现了全面停药无反弹，血脂、血压异常指标转归正常，整体功能状态提高显著。在此基础上，我们对 39 例病情较轻的慢病患者行松散管理，其中 21 例坚持 >3 次/周、>6 周/12 周的强化运动训练，整体功能状态显著提高，异常指标均转归正常，减药及停用药物 1 个月余均未反弹；其余 18 例 <3 次/周强化运动训练，整体功能也均有改善，多数异常指标也转归正常，减少药物用量，10 例停用药物，1 个月余未反弹。

三、功率自行车下肢亚极量运动对慢性阻塞性肺病康复影响的临床研究

为了研究慢性阻塞性肺疾病（COPD）患者功率自行车下肢亚极量运动的康复治疗效果。在上海市浦东新区科技发展基金创新资金（PKJ2011 - Y01）支持下，我们选择 30 例门诊 COPD 患者随机分为康复组和对照组，每组 15 例，康复前后均完成常规肺功能（PFT）、心肺运动试验（CPET）、血气分析（ABG）、呼吸困难 Borg 评分和 COPD 患者自我评估测试问卷（CAT 评分），并比较前后变化。康复组采用功率自行车锻炼，以 CPET80% 峰值功率强度，每次运动 30min，每周 3 次，完成 12 周。结果：康复组在康复后 IC 显著提高（$P<0.01$），peakW 和 peakV4O$_2$ 也显著提高（$P<0.01$）；Borg 评分和 CAT 评分显著降低（$P<0.01$）。末次运动持续时间较首次明显延长（$P<0.01$）。而对照组的这些指标均无显著改变（$P>0.05$）。两组在康复前后的 PFT 指标和血气分析等参数无明显变化。结论：COPD 患者可以安全有效地进行运动康复治疗。功率自行车下肢亚极量运动康复能使 COPD 患者整体功能改善、运动时间延长、生活质量提高、患者获益。

四、成功案例

病例（一） 李某某，女，52 岁，教师，2016 年 5 月，在期中考试期间劳累过度，出现头痛、头晕不适、自测血压高达 180/100mmHg，就诊于北京某三甲医院急诊心内科，给予药物（具体不详）紧急降压处理，血压恢复正常范围。当晚感觉有踩棉花感、头晕，无言语不利及肢体活动不灵，未引起重视；次日晨起上述症状逐渐加重，并出现言语不利、右侧肢体活动不灵，立即前往北京天坛医院急诊，行颅脑 MRI 示左侧脑桥新发梗死，立即住院治疗给予冠心病二级预防治疗，7 天后出院。转诊北京康复医院进行康复，入院精神状态较差，右侧肢体活动不灵活。随后被我们在北京康复医院心肺康复中心进行个体化精准运动整体方案管理。

既往史：高血压病11年，最高血压180/100mmHg，服用ARB类药物治疗，血压控制一般。2型糖尿病病史9年，口服降糖药物治疗，血糖控制欠佳。高脂血症8年，口服他汀类药物降脂。查体：身高164cm，体重85kg，BMI 31.6kg/m²，心脏查体正常，言语不利，洼田饮水试验2级，双侧腱反射未引出，右上肢肌力Ⅲ级，右下肢肌力Ⅳ级，左侧肢体肌力正常。右侧Babinski征和Chaddock征均阳性，左侧阴性。

检验结果如下，①血生化异常指标：空腹血糖6.51mmol/l，甘油三酯1.78mmol/l，低密度脂蛋白2.03mmol/l（服药的情况下）。②心肺运动试验：运动能力轻度受限，峰值摄氧量1072ml/min，占预计值66%，无氧阈8.7ml/(min·kg)，峰值功率为58W/min。③连续逐波血压、睡眠监测：显示患者无低通气睡眠呼吸暂停综合征。④超声：左房增大（前后径41mm），左心室舒张功能减低，EF为60%。⑤Holter：窦性心律，房性早搏，加速性房性心律，室性早搏。

个体化精准运动为核心的整体方案的诊疗过程：坚持4周个体化适度强度运动（Δ50%功率1~2次/天，5天/周），患者体能改善明显，肢体活动灵活性和力量显著改善。复查颅脑CT提示脑梗死灶较前无减小；改变最显著的是复查血生化等指标恢复正常，困扰多年的血糖、血压亦正常；坚持8周个体化适度强度运动后，口服降糖药、降压药物已停用，复查血生化等指标恢复正常，体能、肢体活动灵活性和力量改善显著，自我感觉完全恢复正常；再次前往北京天坛医院复查颅脑CT提示脑梗死灶较前无减小。我们继续强化患者坚持运动为核心整体方案综合管理的信念，自行购买功率自行车坚持运动。2016年9月已经又回到学校接任秋季初三的班主任，顺利完成工作任务。2017年和2018年秋季担任初一和初二的班主任，2019年1月退休。目前上述药物都已停止服用，患者未再入院治疗，状态良好。

讨论：本例患者病情代表了比较典型的高血压、高血糖、高血脂等慢病治疗现状和转归过程，虽然一直在坚持规律服药，但疾病还是以不可阻挡的趋势由单病到多病和逐渐加重、进展，终致高血压急重症和脑梗死，才不得不停止工作。反思：现行单病诊断和治疗指南的诊治方向和思路对吗？在对高血压急重症的处理时，紧急药物降压到正常范围是利还是弊？从整体整合生理学理论分析，如果把血压升高发生机制认为是人体整体对局部缺血的一种代偿反应。高血压的降压，特别是急重症快速达标的降压，带来的只是打破了机体整体的调控代偿，甚至局部的缺血加剧，可能会弊大于利；对于高血压急重症务必牢记"降压要平缓"的基本原则。实际上在血压升高的早期和中期，采取整体理论和心肺运动试验指导下的个体化精准运动为主，兼顾饮食起居等所有生活方式的整体管理方案，基本上可以实现血压的有效管控，基本可回归健康情况；这样就可以实现这些"患者"的不得病、少得病、晚得病、得轻病和病被治愈，从而减少个人、家庭、社会和国家的负担，提高个人对家庭、社会和国家的贡献。从该患者仅仅两个多月个体化精准运动整体方案强化管理实现了高血压、高血糖、高血脂和脑梗功能的基本恢复，减停药物没有反弹；在家相对弱化管理，近2~3年没有出现异常指标和临床住院的情况，可见做法是现实可执行的和可推广的。

现行医疗执行个体化精准运动整体方案的难点有二：一是我们临床医学教育学习和执行的是生理学的系统、器官和疾病论理念，临床医生缺乏正确的整体整合生理学新理论的理念，而且对心肺运动试验检查、整体分析解读和制定安全有效的个体化精准运动为核心整体方案缺乏了解和严格执行的积极性。二是现行临床医疗的单病"对症"诊疗指南和医保支付体系的支持不足，医保可以报销针对高血压、高血糖和高血脂等的降压、降糖和降脂的药物、器械与手术等诊疗费用，但对没有心梗和脑梗之前高血压、高血糖和高血脂等的个体化精准运动整体方案，这种既治标又治本的安全有效诊疗方法原则上不给报销。

病例（二） 管某某，男性，54岁，干部，1周前间断出现左侧心前区疼痛，多见于情绪激动和活动时，持续时间不定，可自行缓解，无少尿，无下肢水肿。诊断：2型糖尿病，高血脂，超重/肥胖。既往史："2型糖尿病"22年，空腹血糖最高达26mmol/l，予口服降糖药物+每天4次胰岛素降糖治疗，间断根据血糖水平调整降糖药物用量，血糖控制欠佳，尿中逐渐出现泡沫，3年前诊断"糖尿病肾病"，血糖控制欠佳。"高脂血症"7年，服用他汀类药物降脂治疗。无吸烟史。饮酒史：偶有饮酒20年，未戒酒。查体：身高184cm，体重104kg，BMI 30.7kg/m^2，呼吸正常，心音心界正常，未闻及杂音，腹软，肝脾大小正常，腰围110cm。检查如下，①心肺运动试验：进一步评估患者整体心肺功能状态，结果为运动能力轻度受限峰值摄氧量2077ml/min，占预计值的77%，无氧阈10ml/(min·kg)、△VO$_2$/△WR斜率变缓。②连续逐搏血压、睡眠监测：显示患者存在重度阻塞性睡眠呼吸暂停/低通气综合征，AHI 30.7，呼吸暂停期间收缩压和心率均显著的阶梯状上升与下降反应。但是患者坚定地拒绝晚上睡眠期间呼吸机治疗。③血生化检查：异常指标空腹血糖8.02mmol/L，甘油三酯1.92mmol/L，低密度脂蛋白3.04mmol/L（服药的情况下）。④B超：心脏结构正常。右侧颈总动脉分叉处斑块，右锁骨下动脉起始处斑块。⑤冠脉CTA：未见明显狭窄。

个体化精准运动整体方案强化管理慢病疗程：2016年8月31日，对患者进行个体化精准运动为核心的整体方案有效诊疗管理。根据心肺运动试验制定高强度个体化运动强度，功率为120W/min，每日一至多次，每周5次；同时建议夜间呼吸机治疗，患者运动依从性好，拒绝呼吸机治疗；联合营养指导（多进食水果、蔬菜等含纤维素类食物、避免高碳水化合物）等综合管理。整体综合管理2周后患者血糖水平下降明显，逐渐将口服药减量并停用，继续应用门冬胰岛素早中晚各16U、甘精胰岛素睡前14U治疗。9月18日，根据血糖监测结果，将门冬胰岛素早中晚各减量2U，血糖无明显波动。10月8日再次将门冬胰岛素减至早中晚各10U、甘精胰岛素减为12U。随着精准运动的执行，患者的运动耐力亦显著改善，逐渐将运动功率提高至130W/min。10月12日患者睡前血糖6.3mmol/L，空腹血糖5.8mmol/L，停用门冬胰岛素治疗，并继续坚持至12周，患者血糖平稳，将夜间甘精胰岛素减量为4U，因个人原因结束医院监督下以运动为核心的整体管理。至2017年3月16日再次评估连续血糖，血糖水平基本在正常范围内，遂停用胰岛素治疗，继续坚持居家运动（购置功率车），多次复查血糖、血脂等各项指标维持在正常水平。腰围由110cm减到100cm，体重由104kg降到94kg。最近电话随访，患者在坚持每日步行10 000步以上，有时可以达到20 000步，因未坚持精准强度的运动，特别是2018年暑期夫妻结伴前往南极进行长达数周的冒险之旅，血糖水平再次升高，再次开始间断使用胰岛素治疗，特别是餐前注射胰岛素。

讨论：患者职业为管理干部，日常生活营养结构不合理，多高糖、高脂饮食，所有的健康问题都和此有关系，所以营养的管理也是很重要的内容。现在的饮食普遍是热量超出机体需要，且其他营养元素不够。该患者同时有严重的睡眠呼吸暂停阻塞性低通气综合征，应该接受呼吸机治疗，但是患者拒绝接受。我们考虑夜间的低通气导致组织缺血缺氧可能是代谢问题的重要始动环节，夜间的低通气不能得到纠正，其他的治疗益处会大打折扣。日常工作忙，是否能够在办公区内放置可以远程监护的功率自行车，方便进行健康管理。

病例（三）徐某某，男性，57岁，患者2010年8月10日因情绪激动，突发剧烈胸痛、大汗、面色发白，急送当地医院，诊断为急性广泛前壁心肌梗死。急诊冠脉造影：LAD近段100%闭塞，LM、LCX无明显狭窄，RCA近段斑块，于LAD植入支架一枚，术中及术后曾反复出现室颤，八次除颤电复律成功。术后无明显的胸痛、胸闷，但出现活动后气短和夜间阵发性呼吸困难。行心脏超声示：左室（LV 54mm），射血分数降低（LVEF 41.8%），肺动脉压力73mmHg。2012年12月6日就诊阜外医院，诊断为："冠心病，急性左心衰，室壁瘤形成，二尖瓣、三尖瓣关闭不全，肺动脉高压，胸腔积液"，应用药物维持治疗。并逐渐出现活动耐力下降，影响日常生活。2014年11月3日在阜外医院行冠脉旁路移植、室壁瘤折叠、二尖瓣环修补术。2015年2月出现胸闷、气短加重，无夜间阵发性呼吸困难、粉红色泡沫痰。2015年3月初经人介绍，患者特别认同我的整体整合生理学医学新理念，感到我的观念给他的疾病危重状态带来了希望，提出对他实施个体化精准运动为核心的整体方案进行强化管理，于2015年3月24日入住北京康复医院进行管理。既往史："高血压病"10余年，血压最高达160/100mmHg，目前服用ACEI治疗，血压欠佳。"2型糖尿病"10年，应用门冬胰岛素和二甲双胍治疗，血糖控制尚可。高脂血症多年，长期口服他汀类药物治疗。吸烟30余年，20支/天，已戒烟。查体：身高169cm，体重74kg，BMI 25.9kg/m^2。两肺底可闻及湿啰音。心浊音界向左扩大，心尖搏动在左第五肋间锁骨中线上，三尖瓣听诊区可以闻及收缩期杂音，P_2亢进分裂，$P_2 > A_2$心包摩擦音无双下肢无水肿。检查如下，①运动心肺试验：（2015年3月26日）峰值摄氧量1215ml/min，占预计值56%，无氧阈873ml/min、峰值功率56W/min。②心脏MRI（阜外医院2014年10月30日）：左室陈旧性心肌梗死伴左心功能不全，左室室壁瘤形成，左室扩大（60mm），LVEF 20.4%。③心电图：窦性心律，广泛前壁心肌梗死，完全性右束支传导阻滞。④超声心动图：（阜外医院2011年3月21日）节段性室壁运动异常，左室舒张末期前后径56mm，左室收缩功能减低，EF 35%，肺动脉压力73mmHg。（阜外医院2014年11月3日）CABG+二尖瓣成形+室壁瘤切除术后，节段性室壁运动异常，左室收缩功能正常低值，EF 52%，二尖瓣血流未见明显的异常。（2015年3月25日北京康复医院）左心增大（舒张末期前后径59mm），二尖瓣返流（少量），三尖瓣返流（少量），左心室收缩功能降低（EF 52%）二尖瓣钙化、二尖瓣轻度狭窄。

个体化精准运动整体方案诊疗过程：于2015年3月24日开始在心肺运动试验指导下制定的个体化精准运动强度，60W/min，每日1次，开始患者只能坚持蹬车4~5min，坚持2个月的运动锻炼，蹬车时间可延长至30min。3个月后出院，回归家庭，在家里购买功率自行车，自觉状态不断好转。2015年6月2日心肺运动试验复查的峰值摄氧量1280ml/min，和2015年3月26日相比提高了5.1%；无氧阈995ml/min，提高了12.3%；峰值功率65W/min，提高了13.8%。随访4年余，到目前为止坚持运动长达4年余（60W/min×30min/d），服用药物仅减少剂量或种类，但没有停用药物。为了进一步管理血糖、血脂和相关药物，我建议患者再次入院强化管控治疗，患者于2019年4月25日来到阜外医院复查，心肺运动试验复查结果：峰值摄氧量1326ml/min和无氧阈905ml/min。在我动员之下，患者及其妻子和孩子同意再次到北京进行为期90~100d强化管理慢病以实现减停药物的目的。2019年5月1日我们为患者佩戴了血糖连续检测仪，观察血糖动态变化4d后佩戴连续逐搏血压检测一晚的基础上，于2019年5月6日进行运动强度滴定：运动强度90W/min×30min，上下午各一次，晚上完成连续逐步血压监测，综合分析血压、心率、心电及血糖各方面指标变化无明显异常后为其制定了该强度下一天两次的运动频次，运动两周后在连续血压和连续血糖监测的基础上观察运动反应，将运动频次提升至3~4次/天，具体实施中运动3次/天已有明显疲劳感，从而确定频次为3次/天。再次强化管理两周后患者3次/天的运动已无明显疲劳感。在连续血糖监测3天后，于2019年6月3日在动态血糖监测下开始对使用十数年的胰岛素14U（每天2次），减为6U（每天2次），继续持续强化运动10天，血糖完全在管控范围内，再次计划将胰岛素用量降为2U，每天2次。由于2U剂量胰岛素分割困难，2019年6月12日而直接停用胰岛素，继续监测血糖动态变化至2019年6月15，期间血糖完全在可管控范围而继续停用胰岛素。计划6周运动中期评估后停用其数十年的口服多种降糖药，以实现慢病异常指标无药物回归和维持正常的状态。目前强化运动整体管理正在进行中。

讨论：患者有高危因素，抽烟30余年，高血压、高血脂、高血糖等，其爱人是内科主任，严格按照指南进行药物治疗，血液指标都在理想的范围内，但是意外还是发生。反思：我们的指南对吗？为什么严格按照指南管理的患者，依然没有幸免于难。在心肌梗死发生后，救治是及时有效的，但是患者的整体状况却每况愈下，以至于不能够坚持工作，影响正常生活，这些都值得深思。万般无奈下，患者找到了我们，进行治疗。开始用整体整合医学思路和其爱人交流时，她也是将信将疑，因为没有别的方法可以选择，不得不抱着试一试的态度，来接受我们的管理。让这样一个危重患者来做运动，在很多医务人员的眼中是一个冒险的行为，好在患者及家属同意了，愿意和我们一起来实践。刚开始，患者及家属非常紧张，患者对室性早搏特别敏感，有一个早搏就顾虑重重，好在运动后的 5~7 d 后，患者感到体力明显增加了，上下楼可以走楼梯了，步行距离较前明显增加，发生低血糖的次数较前减少。12 周的强化管理顺利完成，60W/min 功率的自行车可以一气蹬完，降糖药物的用量减少了，患者心情开朗了很多，可以回归家庭了。回家前，患者自行购置功率自行车，回家后坚持每天运动，每半年来医院进行一次评估。患者状态越来越好，直到现在患者也没有再次住院，不但能够正常生活，还可以干一些体力活。

心脏是他的最薄弱环节，然而在精准适度的运动中，不仅仅恢复的是心脏，同时还在强化心脏和其他器官的协调运转，使人体整体功能得到改善。患者在家庭的运动一直没有中断，证明只要坚持运动，强化管理的效果不但能够维持，还可以随着时间进一步提高。由于患者是早期进入强化管理的，所以当时没有调整药物的方案，此次我建议患者到医院复查功能状态并建议进一步强化管理。经与患者及其家属详细沟通后愿意进行 3 个月强化管理，同时根据运动和血糖、血脂的关系，进行运动强度和频次的优化管控，争取在血糖、血脂稳定的前提下，减少甚至于停止所有相关药物。

病例（四） 郭某，男性，63 岁，军人，爱好运动。自 2015 年开始出现明显胸闷、气短、胸骨后轻微疼痛，疼痛性质描述不清，每次持续约半小时，可自行缓解，发作与活动、进食有关，平素活动耐力尚可。2016 年 1 月冠脉 CTA 左冠状动脉分叉处 70% 的狭窄。诊断："冠心病，劳力性心绞痛，高血压病 2 级（极高危），高脂血症，双侧颈动脉硬化"。冠脉造影显示三支病变，冠脉开口处 90% 的狭窄，建议外科手术+支架治疗，患者拒绝手术治疗，随后辗转北京阜外医院、北京安贞医院、解放军海军总医院、南京医科大学附属第一医院等均因患者拒绝手术而告终。经人介绍 2016 年 4 月 18 日到阜外医院办公室联系到我，我介绍新理论体系与临床实践相关事宜并讨论其病情，患者非常认同我们理念，并愿意全面配合整体整合理论指导下的个体化精准运动整体方案，进行其疾病的有效管控。

既往史："高血压病" 20 余年，最高 160/70mmHg，口服药物后控制在 120/70mmHg 水平。"高脂血症"多年，口服他汀类降脂药物治疗。无吸烟、饮酒史。体检：身高 180cm，体重 90kg，BMI 27.8kg/m²，双肺未闻及干湿啰音。心尖搏动

第十二章　整体整合生理学指导个体化精准运动整体方案对慢病的有效诊疗和健康管理

在左锁骨中线内 0.5cm，无杂音，双下肢无水肿。冠脉造影（2016 年 3 月 4 日阜外医院）：冠脉开口处 90% 的狭窄，左主干远端 60%~70% 狭窄，前降支中段 80% 狭窄，D1 70% 狭窄，D2 70% 狭窄，回旋支近段及中段 80% 狭窄，右冠中段 50% 狭窄。化验：糖化血红蛋白（HbAIC）高，甘油三酯正常，总胆固醇、高密度脂蛋白、低密度脂蛋白正常偏低。超声心动图正常。心电图：安装起搏器之前，窦性心动过缓（心率最低 39 次/分）。安装起搏器之后，心房起搏心电图，55 次/分。X 线：两肺纹理偏重，未见实变，主动脉结偏宽，肺动脉段平直，左室圆隆，心胸比例 0.48。运动心肺试验：2016 年 4 月 26 日峰值摄氧量 1813ml/min，占预计值 79%，无氧阈 946ml/min。

个体化精准运动整体方案诊疗过程：行运动心肺评估后，制定个体化的精准运动强度，然后进行滴定，最后运动强度为 80W/min，1 次/天，每周 5 次，开始每次蹬车 4~6min 时出现胸部不适及心绞痛的表现，就要休息几分钟再开始运动。仅 1 周后，每次蹬车连续时间可以延长到 10min 左右，心绞痛的发作次数在逐渐减少。1 个月后，可以连续蹬车 15min；2 个月后可以蹬车 30min，无胸部不适及心绞痛的表现；3 个月后可以蹬车 30~40min，完全没有胸部不适及心绞痛的表现。经过门诊强化管理 12 周，过程顺利，在运动时，心绞痛发作次数减少，强化管理结束后，逐渐摸索出游泳、慢跑等非精准功率计同等体力运动后，回归工作状态，依然坚持游泳、慢跑等运动管理。目前体力较前明显提高，生活质量提高显著，所用药物只是减量但未停用药物。强化运动整体管理后 6 个月再次到海军总医院 CTA 检查冠心病改变与半年前结果无明显变化；随访至今 3 年余，患者一直坚持感觉比较合适的游泳、慢跑等非精准体力运动，从未再发生心绞痛，也从未再因冠心病、高血压和高血脂而入院治疗。

讨论：患者中年男性，平素体健，生活习惯良好。喜欢运动，血脂和血压在服药的情况下控制在理想的状态，然而，并没有能够阻止疾病的进一步发展，仍出现三支病变。我认为，与血糖高和血脂高类似，血压高是一种代偿反应，因局部血管狭窄，血供不足，机体为了代偿，增加心排量以保持高的灌注压，缓解局部缺血。反思这个患者心率减慢的事件，可能是因为运动后心肌收缩力增强后，每搏量增加，在相对比较慢的心率就可以维持心输出量，能够满足机体的需要。也有可能是其他药物的综合作用的结果，因为该患者较早被我们管理，虽减少药物用量但未停用药物。近期随访时已经对患者发出邀请，再进行 3 个月个体化精准运动整体方案强化管控，争取实现所有血糖、血脂、血压、尿酸异常指标的转归正常基础上的减停药物不反弹，长久维持稳态。

病例（五）徐某某，男性，62 岁，退休麻醉主任医师，频发室性早搏，长期服用"美西律"治疗，效果一般。行 24 小时动态心电图（Holter）示：窦性心律，频发室性早搏，短阵室性心动过速，建议行射频消融术，患者拒绝。为改善症状，患者要求行个体化精准运动整体方案。既往病史："高血压病" 40 余年，血压最高达 170/110mmHg，长期口服 β 受体阻滞剂及 CCB 类药物治疗，血压控制欠佳。"高脂血症"20 余年，长期口服他汀类药物治疗。吸烟 30 余年，20 支/日，戒烟 7 年。饮酒 30 余年，每日 3~5 两白酒，未戒酒。检查：身高 175cm，体重 99kg，BMI 32.3kg/m²，短阵室性心动过速。检查如下，①Holter：窦性心律，频发室性早搏，短阵室性心动过速。②心肺运动试验：运动能力轻度受限 [峰值摄氧量：1742ml/min，占预计值的 77%，无氧阈 11.6ml/(min·kg)]。③连续逐搏血压、睡眠监测显示患者存在低通气睡眠呼吸暂停综合征。④1 个月后复查心肺运动试验（CPET）：心肺运动试验整体功能正常，峰值摄氧量 2030ml/min，占预计值 90%，无氧阈 13.8ml/(min·kg)。

个体化精准运动整体方案诊疗过程：于 2017 年 6 月 2 日开始以运动为核心的慢病有效诊疗综合管理，运动滴定强度为 100W/min，1~2 次/天，5 天/周×12 周；睡眠管理，夜间佩戴无创呼吸机改善低通气；饮食结构调整，重点是增加新鲜水果、蔬菜等纤维素摄入量；戒烟限酒；请老朋友进行心理安慰及疏导等。中期心肺运动试验评估后随着运动耐力的提高，运动功率上调至 110W/min，2~3 次/天,30min/次。经过 3 个月的管理（其中两个月在医院强化管控），血压、血糖、血脂基本恢复正常，体重减轻 10kg 多，自我感觉显著改善，室性早搏明显减少，停用所有的口服药物后没有反弹，各项指标基本正常。目前，仍然继续进行运动、睡眠、饮食等整体综合管理。

讨论：患者有严重阻塞性睡眠呼吸暂停综合征，可能是引起疾病的主要因素，如果在治疗策略上治其标而不治其本，就可能会出现"按下葫芦浮起瓢"的现象。睡眠是人体代谢率最低的一种状态，是机体复原和休整的必不可少的过程，我们用呼吸机辅助呼吸解决睡眠的问题，同时又进行精准强度的运动，强化机体各系统之间的协调配合，增强体力，这样就可以正本清源，纲举目张，一切问题都迎刃而解，整个人的整体功能状态都在向良性发展。存在的问题是，患者喜高碳水化合物及高脂饮食，所以体重难以控制。目前体重仍在 100kg 左右，尽管体重没有回归到标准范围，但是患者危及生命的频发室性早搏和短阵室速得到了控制，免去了射频消融和放置体内除颤器，于个人、家庭、社会节约了大笔资金，更加绿色地从根本上解决了健康问题。

病例（六）冯某某，男性，55 岁，交警，发现血压升高 15 余年，长期口服 β 受体阻滞剂及 CCB 类药物治疗，血压控制不理想。近年来，自觉白天困倦，影响日常生活；夜间打鼾，鼾声不均匀。

既往史："2 型糖尿病"病史 15 年，长期口服降糖药物治疗，血糖控制欠佳。胸部外伤史 4 年，右侧第 8 肋骨骨折。查体：身高 168cm，体重 80kg。BMI 28.3kg/m²。心肺查体未见明显异常。检查如下，①心肺运动试验：结果运动能力基本正常 [峰值摄氧量：1706ml/min，占预计值 89%，无氧阈：12.9ml（min·kg）]。②连续逐搏血压、睡眠检测显示患者存在着严重的低通气睡眠呼吸暂停综合征，且在发生低通气时血压明显升高。③血生化检查：空腹血糖增高，血脂正常。

个体化精准运动整体方案强化管理过程：2017年8月3日，正式开启个体化精准运动为核心的整体方案有效诊疗管理（运动、睡眠、营养、心理、呼吸等）。依据心肺运动试验结果给出运动强度为80W/min，2次/天，5天/周×12周，患者依从性好。2017年8月18日，患者血糖、血压平稳下降，停用格列美脲、坎地沙坦。加之夜间辅助无创呼吸机改善睡眠呼吸暂停，1个月后患者的精神状态显著改善。复查生化结果显示血脂正常，空腹血糖7.08mmol/l，余未见异常。运动健康管理坚持至9月28日，停用所有口服药物。继续强化运动整体管理3个月，血糖、血脂、血压全部维持在正常范围；无创呼吸机和运动成了他生活的日常，体重72kg（减重>8kg）。到目前他依旧坚持每天适度强度运动，运动、无创呼吸机成了他生活的日常，体重维持在74kg左右。2019年3月5日电话回访，患者已经完全回归工作状态，因为工作性质，运动训练不能继续坚持，目前又重新应用药物治疗。已经建议尽快重新开始在医院进行强化管控。

讨论：血压、血糖、血脂的增高是表征，是我们身体的代偿反应，如果我们不去寻找原因，一味地仅仅强行降压、降脂、降糖，无异于我们并不去救火，而是把报灾情的情报员扣押了。当然高于正常指标意味着对身体有伤害，我们应该对因治疗，急则治其标，缓则治其本。这个病例，最根本的是夜间睡眠有问题，再加上职业原因使生活不规律，活动量和强度不足，饮食营养少、不健康。短期的强化治疗即便是达到了理想的效果，也难以维持长久。这种理想效果的维持，除了个人的整体上全方位管控的坚持，还需要社会和家庭的支持。

这里还有一段小小的插曲，比他小几岁的内弟，和他慢病情况差不多，刚开始还在笑话他，被人"忽悠"去运动整体管控了，天天出大力、流大汗那么辛苦。国庆节没过多久，他内弟突发脑梗，虽然紧急治疗后部分功能恢复，但用不同的理念管理自己，带来了迥然不同的结果。所以，他还是非常欣慰表示当时他选择了个体化精准运动整体方案是正确的。

病例（七）刘某某，男性，82岁。患者自1年前出现明显加重的胸闷，与活动无关，每次持续数分钟，自行缓解，自测最高血压198/133mmHg。在中国医科大学第一医院体检血压180/110mmHg，但是拒绝了医生建议行冠状动脉造影指导下选择冠脉支架与冠脉搭桥手术治疗的方案。2018年10月在其子强力推荐下，我们全新理念得到患者本人及其妻子高度认同，到北京找我进行非药物手术为主导的慢病有效管控。2018年10月17日，以"高血压冠心病"入阜外医院，入院诊断：胸闷待查，测定血压200/120mmHg，属于高血压病3级（极高危），持续性心房颤动，外周动脉粥样硬化、颈动脉斑块、高脂血症、脑梗死。既往病史："2型糖尿病"20余年，具体治疗不详。"高血压、高脂血症"多年，未治疗。多发性脑梗死多年，未治疗。查体：身高180cm，体重88kg，BMI 27.2kg/m^2。双肺未闻及湿啰音，心浊音界、心尖搏动正常范围内。检查如下，①胸片：两肺纹理重，未见实变；主动脉结增宽；肺动脉段平直；左房室增大为主，心胸比0.55。②心脏超声：双房增大，左室增大（44mm），EF 65%。③心电图：心房纤颤，T波改变。④CTA：可见左主干积451分，前降支积834分，前降支的中段为弥漫性钙化为主的混合斑块，局限性管腔狭窄约70%，右冠动脉狭窄50%，回旋支和钝缘支未见狭窄。⑤化验：空腹血糖7.58mmol/L，甘油三酯2.14mmol/L，糖化血红蛋白7.5%，尿微量蛋白434.8 μg/L，NT-proBNP 1412 pg/ml。⑥脉搏波：典型高血压动脉硬化型动脉脉搏波形改变，个体化精准运动30min后动脉脉搏波形呈现明显好转的变化趋势。

个体化精准运动整体方案治疗经过：患者高龄，全身多处动脉硬化，患有冠心病且血压高，拒绝行冠状动脉造影、冠脉支架与冠脉搭桥手术治疗。但是患者非常认同整体整合生理学医学新理论体系的理念，同意选择心肺运动试验指导个体化精准运动整体方案，以连续逐搏血压监测对高血压有效管控为首选目标，同时考虑使用连续血糖监测以指示对高血糖和高血脂的管控治疗。运动强度为60W/min，30min期间，首次运动持续仅仅不足4min就能发现患者的血压有下降的趋势，可喜的是在每次运动结束后，患者的血压都能降到150~160/90mmHg，并维持3h左右。综合考虑连续逐搏血压监测和连续血糖监测对个体化精准运动强度测试滴定的结果，制定频次为每日3次，持续个体化精准运动整体方案管理2周余。患者静息时血压基本维持在140~160/80~90mmHg之间，自我感觉神清气爽、显著好转，再未出现胸闷等症状，血糖也呈现下降趋势。后因个人家庭等种种原因，患者没有做完12周的强化治疗，第3周自己购买自行车返回辽宁省沈阳市尝试家庭非精准运动的弱化整体方案管理。随访再未出现胸闷等症状，也没有前往医院就诊，自我感觉良好。

讨论：多发的全身动脉硬化，带来的不是一个系统的损害，所以用单系统的治疗不能解决患者的问题，只有用整体整合的理论，方可能解释和管理这样的患者。这个患者在运动后即刻脉搏波可以出现明显的切迹，这一现象告诉我们，患者的血管弹性自运动后能够得到短暂改善。运动过程让机体发现自身的不足，从而进行自我调节，提高身体最薄弱的环节。

病例（八）高某某，男性，51岁，警察，工作强度大，精神压力大，平素喜练功夫，发现血压升高十数年，具体治疗不详。查体：身高176cm，体重88kg，BMI 28.4kg/m^2，心肺查体未见明显异常。检查如下，①运动心肺试验：峰值摄氧量2170ml/min，占预计值87%，无氧阈1140ml/min。②睡眠呼吸监测：无明显的低通气，AHI 7.3。

个体化精准运动整体方案治疗过程：患者长期工作紧张，压力大，血压高，超重，无高血糖和高脂血症。常规服用药物治疗。心肺运动制定的精准负荷的运动，经过滴定后，确定运动强度，运动10~15min血压下降的比静息血压还要低，降压效果可维持6~7h，早晚各1次，个体化精准定量运动为核心的整体方案。经过1个多月强化管理，患者血压回到正常偏低，减量并逐渐停掉药物2~3周以上，无明显反弹现象。探索适合于本人的回归家庭和社会的弱化管理方式后，退出强化管理，一直随访正常至今。回归社会家庭后弱化管理期间，在两年后的某天，患者电话告知，血压升高，头晕，睡眠欠佳，询问药物和处理办法。我们首先询问患者最近的生活状况，于是引出了下面的故事：因在女儿谈恋爱的相关事情上意见不合，造成父女为核心的家庭关系紧张，自己生气，工作紧张，作息不规律，不思饮食，造成多日已被控制年余的血压又急剧升高，头昏脑涨，浑身不适两天，电话请教我降压的良方。通过更详细地了解事情的原委后，进行精神心理学方面相关的辅导。告知患者锻炼，再以中等偏快的速度慢跑20~30min，回来洗澡睡觉，平静入睡。第二天精神状态明显好转，血压较前下降，随后血压逐渐回到了正常范围，恢复正常。

讨论：本来是与疾病、药物、运动和血压没有直接关系的个人生活方面的问题，属于精神心理学范畴，但我们从整体整合生理学医学角度认为精神心理也是人不可分割、不可忽略的功能活动的重要组成部分。没有建议他请教专业的精神心理专家，而是给予心理安慰和疏导之后，立即以中高强度的运动转移他的注意力，迅速入眠，充分休息，打断几天来的恶性循环，有效缓解了几天来的紧急状况，使身体自我调整恢复正常。这例患者在运动后血压下降可以维持的时间长，上午运动结束后，整个下午的血压非常好，甚至于低于晚上睡眠的血压，自己感觉也很好。所以每个人的运动频次一定要个性化。反思：患者是一个活的有机整体，不仅是在疾病强化管理时期正确实施，能够使疾病得到有效转归达到临床治愈，而且要对患者终生全程正确管控。如果两年后的这件事情，按照现行的各自为政的指南原则去急诊行针对血压的降压处理和针对焦虑失眠的药物治疗，症状可能会暂时缓解，但绝对不是该患者的最优化管控。

病例（九）万某，女性，24岁护士，2018年12月10日患者因连续加班，并有鼻塞流涕症状，自行服用"白加黑"治疗，下夜班后得知父亲心绞痛，情绪悲伤，随即倒地，意识丧失，立即行心电图示室颤，予心肺复苏，电除颤（双相150J），气管插管，呼吸机辅助通气，后恢复窦性心律伴有频发多源性室早，经心肺复苏成功苏醒，未留后遗症。出院诊断：心脏骤停复苏成功，儿茶酚胺敏感型室性心律失常，心室颤动，左室心肌致密化不全，永存左上腔静脉。出院后口服倍他乐克缓释片1/2片，每日1次治疗。既往史：体健，无任何异常及疾病历史。查体：身高170cm，体重55kg，未闻及心脏杂音。心脏叩诊：浊音界大致正常，SPO_2吸氧前100%，无双下肢水肿，无肺内湿性啰音。检查：①心电图频发多源性室早。②2019年1月31日运动平板试验结果为儿茶酚胺敏感性室速。2019年2月28运动平板试验结果阴性。③Holter偶发房性早搏，室性早搏，部分呈二联律，部分成对，短阵室性心动过速，部分ST-T改变，HRV：SD>50ms。④超声心动图示左室致密化不全，永存左上腔静脉。⑤CT冠状动脉呈右优势型，各支动脉未见狭窄改变；室间隔局部变薄及裂隙样改变左室肌小梁较细密，考虑为先天发育异常；永存左上腔静脉。⑥2019年1月24日心肺运动试验结果：峰值摄氧量1157ml/min，占预计值59%；无氧阈909ml/min，运动强度达到70W/min以上心电图出现室性心律失常，一直运动至峰值负荷功率127.5W/min。

个体化精准运动整体方案诊疗经过：血液、粪常规及尿常规和血生化分析后，根据心肺运动试验结果指导制定个体化运动整体方案，在连续逐搏血压、连续血糖和连续心电图监测的前提下，于2019年1月29日开始精准运动治疗。运动强度90W/min进行滴定，根据连续逐搏血压、连续血糖和连续心电图运动前中后的反应，制定90W/min作为治疗功率，制定频次是每日4次。2019年1月29早上8：30am第一次运动30min期间记录到室性早搏623次。运动1周后春节回家过年休息。2019年2月12日重新开始进行个体化精准运动整体方案强化管理，2019年3月28日下午强化训练满6周的最后一次运动记录到运动30min期间记录到室性早搏减少至144次。2019年3月29日进行中期整体功能状态全面评估，心肺运动试验检查峰值摄氧量较强化运动管理前提升9.2%，无氧阈提升5.8%，运动强度达到85W/min以上心电图出现室性心律失常，一直运动至峰值负荷功率137.5W/min。2019年4月1日经过中期评估后，根据心肺运动试验结果将其运动强度提升至100W/min进行，在连续逐搏血压监测和连续血糖监测下，于2019年4月1日早上8：30am滴定100W/min的运动强度30min发生室性早搏417次，制定频次是每日4次，再强化运动整体方案管理一个半月。至2019年5月15日患者进行管理3个月后的整体功能全面评估，峰值摄氧量较中期评估时再提升12%，无氧阈提升9.9%，运动强度达到90W/min以上心电图出现室性心律失常，一直运动至峰值负荷功率162.5W/min。在连续逐搏血压监测和连续血糖监测下，2019年5月20日早上8：30 am强度100W/min运动30min期间发生室性早搏208次。

但是，与所有其他患者能够显著延长单次运动持续时间的反应显著地不同，该患者在所有30min持续运动时单次持续的维持时间一直是仅仅保持在2~4min左右，且运动随着时间推移没有出现单次持续时间的显著延长，也进一步证实患者心脏甚至全身都明显"虚弱症"化表现。目前，该患者仍然在我们的指导下接受新一轮强化管理，正在进行中。

讨论：患者为年轻女性，连续劳累后身体整体功能状况不佳，抵抗力下降，在已有感冒的情况下，一个额外的刺激引发室颤，心跳呼吸骤停。因抢救及时，基本上完全恢复，未遗留明显后遗症。进一步检查发现存在左室心肌致密化不全和儿茶酚胺敏感型室性心律失常，但是患者年轻，后续的治疗如何选择呢？有的医生建议安装体内带除颤功能的起搏器，这是一个保命的治疗选择，出院建议：药物治疗、全休3个月。3个月以后呢？怎么办？24岁还很年轻，还未成家生子，左室心肌致密化不全可能是先天发育，也可能是后天营养不良，或两者并存的问题，不能坐以待毙。征得患者的同意，予1月29日做个体化精准运动整体方案进行强度管控，患者强化运动前几天有疲劳和肌肉酸痛的感觉，1周后春节放假，只是在家人的陪同下稍做适度运动，疲劳和肌肉酸痛的感觉基本消失。2月12日又开始运动治疗，运动状态良好，疲劳和肌肉酸痛感在减轻。只有让患者整体功能强大后，才能够承担更大的体力和情绪上负荷。从整体整合生理学医学新理论概念上发现，无论是左室心肌致密化不全和儿茶酚胺敏感型室性心律失常、还是呼吸心跳停止都说明患者身体整体状态的虚弱，属于"虚弱症"。在强化管理方面特别强调补充各种营养素、增加新鲜蔬菜、水果等纤维素及丰富多样的天然自然产品的摄入，特别是运动强化管理期间热量消耗显著增大，更应该增加摄入量。

发病以后，患者家属联系我们心肺运动实验室，我从整体人各系统功能上不可分割的理论认为，在疲劳的情况下出现这种情况，是说明负荷超过了自己的功能状态，是"虚弱症"功能低下的表现，在连续加班的情况下，受到额外的刺激，超越了机体能够承载负荷的极限。如何提高单脏器功能，同时提高各脏器之间的配合功能，才能得以实现整体功能的提高与加强，才能增加机体健康储备空间，提高室性心律失常的发生阈值。

患者只有24岁，尚未结婚生子，目前居住于无电梯的6层，每天必须要上下六楼回家，对于一个虚弱者，是一个很大的挑战。考虑到生活的需要，必须要进行训练，而提高其自身功能及全身各系统、各脏器之间的配合的整体功能状态，才能减少或避免未来生活当中发生意外（特别是室颤及呼吸心跳停止）的可能。但是绝对不能参加健身房的训练，更不能参加各种指南指导下的康复强化运动（因为疾病本身就属于指南的运动禁忌证），而且那样的管理危险性确实很高。必须要参加通过整体论指导下的心肺运动试验客观定量整体功能评估，制定个体化精准运动的强度范围以保安全有效；然后根据她在上述强度30min（30min包含运动和休息），以患者自我感觉及心电图、血压等功能检测为依据根据主观意愿来调整运动和休息的时间。根据本人在运动的前、中和后连续血糖和连续逐搏血压、心电、氧饱和度的动态变化情况，决定其运动频次以保疗效。此外，还必须接受饮食起居全方位的整体方案的管理，和患者及家属交谈，患者同意后在春节前接受管理，期间我会根据患者的情况，在心理和饮食方面进行及时的沟通，实行动静结合、心理、饮食的整体管理方案，包括周末和春节休假期间，只要患者有疑问和困惑，必须得到第一时间的沟通和解释。

患者接受了安全有效地强化管理三个月余，功能状态得到了稳步的提升，在同等运动强度下，室性早搏的数量在减少。目前专家们也认为不需要安装起搏器-体内自动除颤器（ICD），每天步行上下六楼，日常生活基本上没有安全问题。

由于在前三个月的强化运动整体管理虽然使患者整体功能状态和室性心律失常发生阈值均显著提高，但是患者在30min持续运动时单次持续的维持时间一直是仅仅2~4min，且运动随着时间推移没有出现单次持续时间的显著延长，也进一步证实患者心脏甚至全身都明显"虚弱症"化表现。特别是作为年轻女性的患者本人对增加饮食和营养相关管理明显抵触，前三个月强化运动整体管理期间增加的多种营养素显著不足，所以我于2019年5月28日上午专门安排与患者本人、父母及姨夫针对她的饮食营养和后续强化运动整体管理进行了长达近两小时的专题座谈，再次特别强调这类"虚弱症"如果要进行实现逆转治疗管理，首先就必须要足量补充各种营养素，增加新鲜蔬菜、水果等纤维素及丰富多样的天然自然产品的摄入，特别是运动强化管理期间热量消耗显著增大，更应该增加各种饮食与营养的摄入量，以达到营养动态平衡的前提条件，才能提高治疗效果。

目前患者仍然继续进行强化运动整体方案管理。

病例（十）邓某某，女性，59岁，退休老师，患者自觉爬二楼即感胸闷气短，平日精神欠佳，曾多次就诊，检查结果未见明显异常，自觉困扰，影响日常生活。初步认为是低代谢、虚弱症。既往史：睡眠欠佳30余年，鼾声不均匀。查体：身高163cm，体重62kg，BMI 23.3kg/m²，心肺查体未见明显异常。①运动心肺试验：峰值摄氧量1411ml/min，无氧阈793ml/min。②心电图示：窦性心动过速。③睡眠监测：阻塞性睡眠呼吸暂停并低通气，AHI 21.1。

个体化精准运动整体方案强化管理过程：2017年10月26日开始接受CPET客观评估下的精准运动管理，运动强度90W/min，1~2次/日，到2018年2月1日结束，期间能够每天坚持。心率较开始有所下降，血压还是偏低，运动时血压升高缓慢，升高幅度不大。个体化精准运动强化管理前自觉虚弱，容易出现疲劳等多种虚弱表现；运动后改变非常明显，自我感觉非常好、精神佳、容光焕发。自觉睡眠质量尚好。根据其自述和睡眠呼吸监测结果，我用整体论动态平衡理念解释，考虑存在晚上睡眠期间呼吸暂停和低通气造成的阶段性低氧，就可以使机体全身所有细胞处于数十年的相对不足，必然造成各种功能的虚弱，虽经强烈建议，但是患者坚持不愿意接受睡眠期间的呼吸机辅助治疗。

讨论：患者体型基本正常，查体大致正常，化验指标也在正常范围内，就是自觉虚弱，上二楼即感胸闷、气短，心脏结构和功能无明显的异常。运动心肺试验显示，心率在运动初始偏快，血压上升缓慢、滞后，可能是造的成患者虚弱和易疲劳的因素，患者无长期药物服用史，这一现象发生的原因是什么？据患者自己回忆，在年轻的时候血压不低，随着年龄的增长，血压逐渐降低，有时自测血压低于90/60mmHg。患者会主动喝水，很少感到口渴。平常游泳、爬山、打乒乓球，喜欢运动。患者的睡眠低通气明显，血氧饱和度在睡眠中最低降到86%，睡眠期本该是机体彻底放松和细胞的复原期，能够提升免疫力和修复损伤，如果晚上得不到充足的氧的供应，机体的整体功能的复原就会受到影响。

病例（十一）高某，男性，37岁，干部，发作性胸痛2年，无诱因，疼痛位于心前区，无放射性疼痛，持续数秒，自行缓解。此后，间断发作心前区疼痛，多在体力活动和饱餐后发作，疼痛性质和缓解方式同前。1年前在外院冠脉CT示：

前降支近段重度狭窄，对角支重度狭窄，右冠近段轻度狭窄。8个月前上述症状在安静状态下及夜间2点至3点亦有发作，坐起后可缓解。半月前阜外医院冠脉造影示：前降支中段80%~90%狭窄伴弥漫性病变，回旋支近段80%狭窄、中段90%狭窄，右冠近段闭塞。建议冠脉搭桥，患者拒绝。于2016年7月21日回旋支置入支架1枚，回旋支-第一钝缘支置入支架1枚。2016年7月26日，前降支置入支架1枚。2016年8月11日，以"高血压病、冠心病、高脂血症"收住阜外医院，2016年8月13日，冠脉造影示：右冠状动脉100%堵塞，于右冠-后侧支置入支架各1枚，并与右冠-后侧支行PTCA术，出院后行冠心病二级预防治疗，但仍间断出现胸痛症状。

既往史：吸烟20年，6支/天，未戒烟。高脂血症十数年，未规范治疗。"高血压病"3年，最高210/130mmHg，口服ARB、CCB等类药物治疗，自述血压控制尚可。患者对青霉素、头孢类抗生素和多种食物过敏。无饮酒史。查体：身高178cm，体重105kg，BMI 33.1kg/m^2。心肺查体未见明显异常。检查：①（2016年8月11日阜外医院）血生化检查：血糖9.74mmol/L，尿酸479.72 μmol/L。（2018年2月2日北京康复医院）服用药物的情况下，空腹血糖正常，血脂低于正常。②（2016年8月13日阜外医院）尿糖4+，尿中红细胞6.73 HPF↑。③B超：腹部正常，心脏正常，双侧颈动脉斑块形成，右侧股动脉穿刺部位软组织肿胀，左侧股总、股浅动脉未见明显异常。④X线：两肺纹理偏重，未见实变，主动脉结偏宽，肺动脉段平直，左室圆隆，心胸比0.51。⑤冠状动脉平扫CT：前降支、回旋支、右冠状动脉可见钙化，积155分；冠状动脉呈右优势型，CT所见提示冠心病，三支病变。⑥运动心肺试验（CPET）：峰值摄氧量1326ml/min，无氧阈1093ml/min。睡眠监测：阻塞性睡眠呼吸暂停并低通气，AHI 21.1。

个体化精准运动整体方案强化管控诊疗过程：2018年2月开始心肺运动测试、滴定后的精准运动强度综合管理。由于运动时仍有心绞痛的发生，患者有顾虑，不敢运动。经过一段时间的运动康复后，心绞痛较以前明显缓解，后因距离远、交通不便、工作紧张等原因，没有坚持下来，终止了个体化精准运动整体方案的强化管理。

讨论：患者年轻，正值事业上升期，压力大，经常熬夜，喜欢垃圾食品，多种高危因素并存，无家族遗传因素。动脉病变是全身性的，以心脏血管粥样硬化狭窄为主，可能与不良的生活习惯有关。在遵医嘱药物治疗方面，患者依从性很好，但是疾病的进展没有得到有效的遏制。患者在饮食方面已经几乎全素，低胆固醇、低的高密度脂蛋白血症对身体是否有益？血红蛋白和血细胞比容降低，是否是营养不良的另一种表达？运动时有心前区不适是继续运动，还是降低运动强度？我的观点是：在保持安全的情况下继续运动，这样才能够让身体发现自身的不足，再去纠正不足。有利于心脏侧支循环的建立，才能够真正解决心脏供血的问题。

病例（十二）杨某某，男性，25 岁，患者于 2017 年 9 月 2 日饮酒后出现右下腹不适，于当地医院检查提示：肝功能异常，未做特殊处理。次日出现右下腹疼痛加剧并伴有腹胀、恶心，行腹部 B 超示：右下腹管状回声，诊断为"阑尾炎"，给予抗感染治疗，病情无缓解。9 月 7 日转入聊城市人民医院，检查提示肝功能进一步恶化，住院期间出现胸闷、咳嗽、气短、偶有发热，后转入济南市传染病院，排除结核，CT 示心脏增大，双肺炎症，心包及胸腔积液，少量腹水，诊断为亚急性肝衰竭。经过积极治疗后，病情无缓解，于 9 月 27 日转入齐鲁医院肝病科，心脏彩超提示：扩张型心肌病，左右心扩大，二尖瓣、三尖瓣、肺动脉瓣中度返流，左室收缩功能减低，BNP 3073.00 pg/ml。诊断为"扩张性心肌病，心力衰竭"，转入重症监护室（ICU）治疗。9 月 28 日给予 VA-ECMO 辅助治疗，同时给予强心、利尿、抗炎、输血等治疗，患者病情逐渐稳定，因后续可能需要心脏移植，ECMO 辅助治疗 12 天。2017 年 10 月 11 日以"急性病毒性心肌炎、心衰，心功能Ⅳ级（NYHA）"收住阜外医院。入院后完善术前检查，纠正上消化道出血后，使用 ECMO 维持以等待合适心脏移植供体未果，2017 年 10 月 12 日在全麻、低温体外循环下行左心室辅助装置置入术，撤除 ECMO。

既往史：既往体健，无肝炎、高血压、高脂血症、糖尿病、慢性肾衰、感染性心内膜炎、药物过敏。无冠心病家族史。查体：神志清楚，急性痛苦面容，无口唇发绀、颈静脉怒张。两肺呼吸音清晰，未闻及湿性啰音。心尖搏动位于左锁骨中线第五肋间隙外 0.5cm，心率 118 次/分，律齐。左侧心脏杂音：心尖区心前区收缩期Ⅱ级吹风样杂音，右侧心脏杂音未闻及。ECMO 运行正常。腹部饱满，移动性浊音阴性，肋下未触及肝脏，肝静脉回流征阴性，无双下肢水肿、阴囊稍肿胀。检查如下，术前经食管 B 超检查：心肌受累疾病，全心扩大，二尖瓣返流（中大量），主动脉瓣二瓣化畸形，主动脉瓣少量返流。心功能降低、心包积液。EF20%，术后即刻二尖瓣、主动脉瓣少量返流，左室收缩幅度弥漫性减弱左室心尖部辅助装置位置良好。LVAD 植入后第 8 天左室舒张末径 50mm，EF 40%。LVAD 植入后第 17 天左室舒张末径 51mm，EF 43%。LVAD 植入后第 19 天左室舒张末径 52mm，EF 45%，LVAD。去除前、植入后 166 天，左室舒张末径 58mmEF 40%。LVAD 去除第 2 天左室舒张末径 50mm，EF 60%。LVAD 去除后 6 天，左室舒张末径 49mm，EF 58%。（2018 年 4 月 16 日）LVAD 去除后 20 天左室舒张末径 51mm，EF 62%。LVAD 去除后 35 天（2018 年 5 月 3 日阜外医院）主动脉瓣二瓣化畸形、少量返流，左右室收缩功能正常范围。血液检查：2017 年 10 月 12 日，氨基酸末端脑钠素前体（NT-proBNP）1519 pg/ml，2017 年 10 月 13 日，NT-proBNP 3584 pg/ml，在整个治疗过程中，起起伏伏，稳中有降，最低是 2018 年 3 月 26 日 NT-proBNP 363.1pg/ml；血生化：尿素氮（BUN）12.62mmol/L，尿酸 434.63μmol/L 一直偏高。运动心肺试验：2018 年 3 月 1 日峰值摄氧量 16.2ml/（min·kg）和 39% pred，无氧阈 10.2ml/（min·kg）和 46% pred，峰值心排量

8.01L/min 和39% pred。2018年3月15日峰值耗氧量17.9ml/(min·kg) 和43% pred，无氧阈13ml/(min·kg) 和58% pred，峰值心排量8.83L/min 和43% pred。2018年4月17日峰值耗氧量15.5ml/(min·kg) 和36% pred，无氧阈10.0ml/(min·kg) 和44% pred，峰值心排量7.42L/min 和36% pred。2018年4月27日峰值耗氧量18.7ml/(min·kg) 和44% pred，无氧阈11.8ml/(min·kg) 和52% pred，峰值心排量8.96L/min 和44% pred。2018年8月10日峰值耗氧量18.9ml/(min·kg) 和48% pred，无氧阈11.4ml/(min·kg) 和54% pred，峰值心排量10.07L/min 和48% pred。2019年4月1日峰值耗氧量18.6ml/(min·kg) 和52% pred，无氧阈10.0ml/(min·kg) 和53% pred，峰值心排量11.15L/min 和52% pred。2019年5月30日峰值耗氧量21.4ml/(min·kg) 和59% pred，无氧阈11.9ml/(min·kg) 和61% pred，峰值心排量12.55L/min 和59% pred。

个体化精准运动整体方案强化管理治疗过程：青年男性，接受第三代全磁悬浮人工心脏植入后，病情尚稳定。为改善心功能，根据2018年3月1日的心肺运动试验客观评估结果，指导制定了个体化精准运动方案：功率70W/min，时间30min，一天两次，包括2~3min的热身运动和3min的恢复期；联合睡眠、营养和心理指导，随着患者的体能改善，4天后调整运动强度为75W/min，其他同前。个体化精准运动11天20次后，2018年3月15日峰值摄氧量提高10.5%，峰值功率提升了14.2%，峰值氧脉搏提高12.5%，峰值心排量提高10.2%，患者状况显著好转，心功能较前有了明显的改善。为此，我们建议撤除人工心脏。2018年3月16日经过专家团队认真讨论后，决定降低人工心脏的转速至最低基础转速，减少人工心脏的做功，逐渐增加患者心脏自身的做功，经过在心肺运动试验实验室人工心脏停机试验，临床严谨的观察后，终于决定再次手术取出人工心脏。又经过充分的术前准备，终于在使用人工心脏辅助下生存156天后，于2018年3月28日全麻开胸手术下成功撤除人工心脏，2018年4月16日患者出院。出院后的2018年4月17日再次经心肺运动试验整体功能评估，根据结果制定方案，滴定运动强度为60W/min，一天两次，配合整体方案全面管理。运动9天18次后的2018年4月27日再次心肺运动试验评估，核心指标均提高了15%~23%。

2018年4月28日患者回家后，在我们的指导下进行弱化家庭式自我管理，但因为在家庭管理缺少相应设备，无法完成精准个体化运动。因此功能提升十分有限。2018年8月10日在我动员下患者回阜外医院复查，体重由出院时的72kg增至80kg，峰值摄氧量较2018年4月19日提升12.43%，而公斤摄氧量仅提升1.07%。出院1年后，2019年4月1日我再次动员患者回阜外医院进行复查，体重已经增至90kg，峰值摄氧量较2018年8月10日提升9.68%，但每公斤峰值摄氧量反而降低了1.61%。在得知患者、未婚妻及双方家人计划2019年10月安排他们结婚。在我的强力动员下再次到北京进行个体化精准运动为核心的整体方案强化管理90~100天，以提升患者自己的整体功能状态，希望这次目标是使其整体功能状态达到或者超过峰值摄氧量的约 70% pred。目前新一轮正在进行中。

讨论：在尚无合适的供体的紧急情况下，作为心脏移植前的过度治疗，开胸植入第三代全磁悬浮人工心脏，病程的转归否认初始诊断：扩张型心肌病，确诊为病毒性心肌炎。ECMO 人工心脏的植入为治疗病毒性心肌炎的痊愈赢得时间。但是 25 岁年轻人随后的生活怎么办？能否恢复心脏的自主功能？没有经验可借鉴，没有指标可量化。我带领团队，进行了一系列的细致而有冒险的尝试，以整体论为依据、心肺运动试验客观定量功能评估制定安全有效的个体化精准运动为核心整体方案，既提高了心脏本身的功能，也加强了心脏和其他器官之间的协调配合功能，使整体功能得以提高，不仅为人工心脏的撤除创造了基础，而且在撤除了人工心脏出院后我们使用同样理念再迅速提高患者的整体功能，才使得患者顺利回归社会一年余无任何异常。患者回家后每天也坚持步行一万步，甚至更多的步数，但是从复查的结果来看，他的功能状态仅仅维持一年前出院时的水平，还因为体重增加，公斤体重的摄氧量反而下降。只有精准强度的运动才能够在保证安全的前提下提高功能状态。患者正值青壮年，是一生中体力和精力最旺盛的时候，回家一年中又有了女朋友（未婚妻），能否安全地过正常的性生活？能否结婚生子、抚养孩子？这些都是需要思考的问题，如何找到答案，只有看患者的功能状态是否经过科学安全有效的管理下能够得到提高，与患者、未婚妻和双方父母亲沟通后，愿意接受新一轮的强化管理。目前该患者正在进行新一轮 90～100 天个体化精准运动为核心的整体方案强化管理中，2019 年 5 月 30 日患者在运动 19 天后经心肺运动试验评估整体功能状态较 2019 年 4 月 1 日提升 11%～16%。

对于所有这些病例，我们会进行全生命周期的长期管理和随访，并进行后续报道。

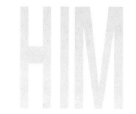

第十二章 整体整合生理学与心脏康复

◎孙兴国

一、心脏康复概念的形成及发展

1802年,英国内科医师Heberden报道1例心绞痛患者康复案例:患者每天锯木头半小时,他的心绞痛几乎治愈。大约50年后,爱尔兰内科医师提出了"步行运动"治疗"心脏脂肪疾病"的观点。在随后几年,英国外科医师John Hilton倡导的"心脏病患者应该严格卧床休息"。Hilton的观点成为大多数英语国家和地区医疗处理的重要组成部分。直到百年后,即在1944年的美国医学协会年会上,医师们才第1次共同质疑冠心病(coronary heart diseases,CHD)延长卧床的常规医疗处置方法。

20世纪中叶,人们看到心脏病迅速蔓延,并认识到心肌梗死后早期活动、随后进行低强度运动,会为存活者回归正常生活带来巨大希望。到20世纪80年代末,运动训练被确立为心脏康复的关键部分,但其只作为心脏康复综合管理的一部分,其他还包括戒烟、控制体重、调整危险因素、饮食控制、药物治疗和心理咨询等。可见,在过去的150年间,心脏康复已经从经验性的步行训练方法,发展成以循证为基础的、综合的、长期的适应于CHD不同临床类型的治疗方案。城市化进程的提速和对心脏有害的生活方式已引起全球心血管病发病率的增加,这需要对一级预防和二级预防付出更大的努力。心脏康复(cardiac rehabilitation,CR)服务的逐步发展已经超出欧洲和北美地区,这一现象虽然令人欣慰,但需要更多涉及不同种族和文化人群的试验。

经过对心脏康复模式的全面观察,发现欧洲主要是以康复中心和社区项目互相结合的模式;中国台湾及日本等是以康复门诊带动家庭的模式;美国是以市场为主导、国家部分支持的模式;英国是在学会引导下的全国协作,患者在类似三甲医院这样的大医院治疗出院后直接转接到社区，社区采取心脏康复俱乐部的形式进行训练，患者之间可以互动交流，项目亲民易接受，并且医保可以报销，医保或商保一般覆盖社区1~3个月的康复项目。日本是以心脏康复门诊为主体，患者在大、小医院都可以接受康复门诊的定期随诊，在门诊开具的康复处方指导下进行家庭康复训练，这也是整个东南亚比较盛行的模式。在美国医院大多采用三期心脏康复模式，其创始人是Hellerstein HK医师，这一模式康复的定义为：康复是使患者在生理、心理、社会、感情、性生活、职业及经济医疗上恢复到最佳状态的一种方式，三期心脏康复模式包括住院期、出院后的早期门诊期、重返工作期。他们采用"专业小组"的形式来帮助患者康复，包括心脏病医师、护理、营养师、社会工作者、运动、心理专家、康复专家。医保覆盖院内的Ⅰ期康复，所以美国的Ⅰ期康复做得比较成熟。在ICU病房可以看到以医生为核心，包括康复治疗师、呼吸治疗师、心理咨询师、护士在内的康复小团队，医师先与康复治疗师讨论患者一天的康复治疗方案，期间呼吸治疗师、心理咨询师有问题可以和医生一起讨论，一起制订好方案后将医嘱下达给护士，护士再结合小组讨论记录写明具体的执行方案，反馈给医生审核，医生确认无误后签字执行，形成了一个很好的闭环模式。

近年来，中国大量临床研究表明对慢性心衰患者进行运动康复治疗可以有效改善患者心功能和生活质量。主要研究方法是在对慢性心衰患者给予常规治疗的基础上，进行康复运动治疗，可以有效改善患者的心功能和生活质量，促进身心健康。但是，这些研究应用的康复运动处方以6分钟步行为主，且康复运动处方的制定及治疗效果评估尚缺乏比较客观定量的标准。

目前国内研究与临床应用方面主要面临三大困局：一是医保支付支持不足，有限的康复资源主要用于肢体康复，政府、医疗保险和医患双方对心脏康复的巨大社会需求缺乏认识或认识不足；二是部分公立大医院还未走出追求毛收入的粗放发展模式，不少医学专业人员认为做康复经济效益不明显，对心脏康复无兴趣，不重视和不投入；三是心脏康复人才匮乏。心脏康复是独立的专业，既与心血管病防治有联系，又有区别。心脏康复团队是以心血管专业临床医生为核心，包括运动医学、营养、心理、社会及护理工作者与患者家属等。

二、心脏康复指南

传统CR的标准模式包括3期：院内Ⅰ期康复、院外早期Ⅱ期康复和院外长期Ⅲ期康复。欧美国家心血管病患者出院时间明显提前，欧美CR《指南》已不再强调院内Ⅰ期康复，本指南仍推荐使用Ⅲ期CR模式。其中，对于Ⅱ期CR方案，欧美国家指南明确提出，该方案可以多样化，除传统CR中心模式外，家庭CR、结合人工智能基于网络的家庭CR方案都是有效的模式。无论采用哪种，需满足《指南》规定的安全有效的CR方案的所有标准。鉴于CR的临床获益，欧美国家已将

CR作为CVD临床治疗的必要组成。目前，心脏康复已经是《2013美国ST段抬高型心肌梗死指南》《英国2014心肌梗死和CABG术后心脏康复指南》《非持续性ST段抬高ACS的欧洲指南的1A类推荐。

与2007年的《慢性心力衰竭诊断治疗指南》和2010年的《急性心力衰竭诊断和治疗指南》以及2012年的《右心衰竭诊断和治疗中国专家共识》相比较，2014年的《中国心力衰竭诊断和治疗指南2014》第一次明确指出"心衰患者应规律地进行有氧运动，以改善心功能和症状（Ⅰ类，A级）"及"临床稳定的心衰患者进行心脏康复治疗是有益的（ⅡA类，B级）"，还提出了多学科整合管理方案，"多学科整合治疗计划是将心脏专科医师、心理、营养、运动、康复师、基层医生（城市社区和农村基层医疗机构）、护士、患者及其家人的共同努力整合在一起，对患者进行整体（包括身心、运动、营养、社会和精神方面）治疗，以显著提高防治效果，改善预后。建立这样的项目并鼓励心衰患者加入，以降低心衰患者住院风险（Ⅰ类，A级）。"2015年中国康复医学会心肺预防与康复专委会颁布了《中国心血管疾病康复/二级预防指南2015版》。在此基础上，参考2017年和2018年新近发表的国际相关指南，择其更新的重要学术内容，编写成了中国《心脏康复与二级预防指南2018（简本）》。

三、心脏康复的内容

世界卫生组织提出的基础概念，CR是为心脏病患者给予生理、心理、社会环境的支持，最大限度地恢复患者的社会功能。治疗最初只是简单地监测及适当地运动康复锻炼，历经数十年逐步发展形成多方面。多学科协同合作，囊括了CR与二级预防的延续治疗。现阶段CR的概念可归纳为：涉及病情及身体状况的评估、运动锻炼处方、CVD的危险因素的控制、健康生活方式的指导、心理咨询辅导和行为干预等长期综合的过程，来减轻对CVD的病理生理及心理的损害，降低再次梗死发作或猝死的风险，改善CVD的临床症状，稳定甚至逆转动脉硬化的程度，调整患者的心理及辅助其职业状况。目前认为心脏康复早已经是CVD的治疗及预防中不可缺少的构成部分。心脏康复/二级预防的具体内容包括：①系统评估，初始评估、阶段评估和结局评估是实施心脏康复的前提和基础；②循证用药，控制心血管危险因素；③改变不健康生活方式，主要包括戒烟、合理饮食和科学运动。④情绪和睡眠管理，关注精神心理状态和睡眠质量对生活质量和心血管预后的不良影响。⑤健康教育行为改变，指导患者学会自我管理是心脏康复的终极目标。⑥提高生活质量和职业回归。心脏康复的目标是：简单来说是提高患者生活质量；具体来说是预防患者长期卧床休息的并发症，调控CVD的危险因素，提升患者对自身疾病的认识，预防和（或）纠正患者心理问题（如焦虑、抑郁等），提高患者的自信和生存意志，通过有氧锻炼恢复患者体能，回归家庭及社会，最终心脏康复可降低再住院率、发病率及病死率。

四、心脏康复的教育、评估与准备

所有 CR 专业人员应接受医患沟通技巧培训，包括动机访谈技术和吸烟者戒烟后复吸的干预技术。采用以证据为基础的健康行为改变模型及干预技术，指导患者改变不健康行为。鼓励和支持患者设立短期和长期目标，并使用以问题为基础的健康教育模式，以培养患者的自我管理能力。鼓励患者选择一位疾病恢复期伙伴（可以是家人、亲戚或朋友），此人能积极参与到患者的 CR 和疾病恢复中来。健康教育的目的不仅是提高患者的健康知识，也是提高患者战胜疾病的信心和自我管理效能。开展健康教育前要了解个体的文化程度。健康素养及对健康知识的需求。

评估具体如下，①CRI 期院内评估，住院患者开始康复治疗的指征：过去 8 h 内无新的或再发胸痛；肌钙蛋白水平未进一步升高；未出现新的心力衰竭失代偿征兆（静息时呼吸困难伴湿啰音）；过去 8 h 内无新的明显的心律失常或心电图动态改变；静息心率 50~100/min；静息血压 90~150/60~100mmHg；血氧饱和度 > 95%。②CRI 期出院前评估。出院前应对每例心血管病患者进行运动风险评估，目的是根据评估结果指导患者出院后日常活动，同时提供出院后运动指导。符合 I 期康复适应证患者出院前评估时间：急性心肌梗死发病 7 天后，支架置入术桡动脉入路 24 小时后，股动脉入路 7 天后，冠状动脉旁路移植术 7 天后，慢性收缩性心功能不全病情稳定 7 天后，未植入支架治疗的不稳定性心绞痛患者胸痛缓解 7 天后。③CR II 期综合评估和危险分层。综合评估是制定个体化 CR 处方的前提，通过评估，了解患者的整体状态、危险分层及影响其治疗效果和预后的各种因素，从而为患者制定急性期和慢性期最优化治疗策略，实现全面、全程的医学管理。评估时间包括 5 个时间点，分别为：初始评估，每次运动治疗前评估，针对新发或异常体征/症状的紧急评估，CR 治疗周期中每 30 天再评估和 90 天结局评估。没有接受结局评估，意味着患者没有完成 CR 治疗。评估团队：CR 评估由心血管康复医师制定评估方案并主导评估过程，护士和运动治疗师协助完成各项评估，CR 医生完成对整个评估结果的解析。所有患者在进入 CR 计划前都要进行综合评估，内容包括病史、症状、体征、用药情况、心血管危险因素及常规辅助检查包括静息心电图、超声心动图（判断有无心腔扩大、左心室射血分数）及血液检查（如血脂、血糖、心肌损伤标志物）等。

五、心脏康复与运动

冠心病患者运动处方的具体内容：运动形式主要包括有氧运动和抗阻运动，以前者为主，包括行走、慢跑、游泳和骑自行车等；后者包括静力训练和负重等。有氧运动频率为每周 3~5d，最好每周 7d；抗阻运动、柔韧性运动频率为每周 2~3d，至少间隔 1d；心脏病患者最佳运动时间为 30~60min/d，而刚发生心血管事件的患者运动时间应从 10min/d 开始,逐渐增加运动时间,最终达到 30～60min/d。在运动前要评估每个患者最近身体健康状况、体重、血压、药物依从性和心电图的变化。根据危险分层决定运动中的心电及血压等医学监护强度。根据运动前的临床状态调整运动处方的强度和持续时间。

六、心脏康复与精神心理

通过问诊了解患者的一般情绪反应,进一步使用心理筛查自评量表,推荐采用《患者健康问卷-9项(PHQ-9)》《广泛焦虑问卷7项(GAD-7)》评估患者的焦虑抑郁情绪。自律神经测定仪可以作为补充工具。评估结果提示为重度焦虑抑郁(PHQ-9 或 GAD-7≥15 分,或 PHQ-9 或 GAD-7≥10 分不伴有躯体化症状)的患者,请精神专科会诊或转诊精神专科治疗,评估结果为轻度或中度焦虑抑郁的患者(PHQ-9 或 GAD-7 评分 5～9 分,或 PHQ-9 或 GAD-7 评分 10～15 分伴有躯体化症状),CR 专业人员可给予对症治疗,包括正确的疾病认识教育。运动治疗和对症抗抑郁药物治疗,推荐首选 5-羟色胺再摄取抑制剂、氟哌噻吨美利曲辛片和苯二氮䓬类(benzodiazepines,BZ)药物。

七、心脏康复与营养

CR 专业人员应掌握营养素与心血管健康的关系及营养评估和处方制定方案。所有患者应接受饮食习惯评估,评估工具可采用饮食日记、食物频率问卷、脂肪餐问卷及饮食习惯调查问卷,评估患者对心血管保护性饮食的依从性,评估患者对营养知识的了解程度,纠正错误的营养认知。对于患者的营养处方建议,应根据患者的文化、喜好及心血管保护性饮食的原则制定营养处方。定期测量体重、体重指数和腰围、建议超重和肥胖者在 6～12 个月内减轻体重 5%～10%,使 BMI 维持在 $18.5 \sim 23.9 kg/m^2$;腰围控制在男性≤90cm、女性≤85cm。

八、心脏康复与体外反搏(EECP)和体外心脏震波

1. 体外反搏(EESP)

传统的心脏康复以运动为核心,而 EECP 对于血管的作用与运动相似,但其无明显增加心率、心肌氧耗等不良反应,因此较之运动,EECP 安全性更高,可用于不稳定型心绞痛、静息状态下即存在心肌缺血等运动禁忌证患者。EECP 不需要患者做出肌肉主动收缩的动作,因此也被称为"被动的运动",与运动相比,患者行 EECP 治疗时骨关节承重明显减少,尤其是膝关节。因此,那些不适宜运动或者有运动禁忌的心脑血管疾病患者,更适合 EECP 治疗来改善循环。EECP 与传统运动康复相比,能够增加冠状动脉、颈动脉等重要脏器供血血管的血流,还能够通过改善血管内皮功能减少脂质过氧化、抗动脉粥样硬化以及改善心功能,增加运动耐量。

2. 体外心脏震波治疗（cardiac shock wave therapy，CSWT）

CSWT是国际上新近发展起来的前沿科技，它具有无创、安全、有效的特点，为针对终末期冠心病和难治性心绞痛患者的一种新的治疗方法。CSWT利用超声定位，依靠心电图门控技术触发，对所确定的心肌缺血靶区域释放脉冲式声能量（震波）。震波在心肌组织细胞内产生机械剪切力和空穴效应，通过一系列的作用机制，诱导局部心肌一氧化氮的合成及多种血管生成因子的表达，促进缺血区域的毛细血管生成和局部微循环重建，从而改善心肌供血，减少心脏事件。目前且未发现心脏震波对人体组织造成损伤。CSWT能够有效改善严重冠心病患者的心绞痛症状，明显缓解心肌缺血症状并提高心室局部的收缩功能，对于心绞痛和缺血的治疗效果可持续1年。在安全性方面，CSWT未见明显相关的不良反应。

九、心脏康复与吸烟和戒烟

临床医师在门诊或病房诊疗中，应常规询问患者的吸烟史和被动吸烟史（证据水平B），或使用呼出气一氧化碳（CO）检测仪（<10ppm判断为未吸烟）判断患者是否吸烟。对吸烟患者，应询问吸烟年限、吸烟量和戒烟的意愿，评估烟草依赖程度，记录在病历上或录入信息系统。在病历中标明吸烟者戒烟所处的阶段，符合诊断者明确诊断"烟草依赖综合征"。提供戒烟咨询和戒烟计划。戒烟是能够挽救生命的有效治疗手段。面对吸烟患者，需用明确清晰的态度建议患者戒烟。药物结合行为干预疗法会提高戒烟成功率。基于戒断症状对心血管系统的影响，建议有心血管病且吸烟的患者使用戒烟药物辅助戒烟（一线戒烟药物：盐酸伐尼克兰，盐酸安非他酮，尼古丁替代治疗），以减弱神经内分泌紊乱对心血管系统的损害。建议所有患者避免暴露在工作、家庭和公共场所的环境烟草烟雾中。

十、心脏康复与药物

传统心脏康复药物处方管理应遵循如下原则：①遵循指南建议给予规范化的药物处方；②个体化选择用药方案；③关注药物的相互作用和不良反应；④关注药物对运动耐量的影响；⑤提高患者的服药依从性；⑥发挥临床药师的作用。⑦同时辅以调节睡眠及心理药物治疗或指导。国内外指南一致建议将冠心病治疗药物分为改善预后和改善心绞痛两类。改善预后的药物包括阿司匹林（如不能耐受，选择氯吡格雷）、他汀类药物、血管紧张素转换酶抑制剂（如不能耐受，可选择血管紧张素Ⅱ受体拮抗剂替代）、β受体阻滞剂；改善心绞痛的药物包括β受体阻滞剂、钙通道阻滞剂（calciumchannelblocker，CCB）、硝酸酯类、伊伐布雷定和心肌代谢药物曲美他嗪，药物的具体使用方法见我国和欧美国家的稳定型冠心病诊断治疗指南。个体化用药方案应考虑以下因素：患者需要使用的药物类别、剂量大小、应达到的靶目标和是否能够达到靶目标。冠心病治疗药物β受体阻滞剂、他汀类药物、降压药物和降糖药物需考虑剂量大小、应达到的靶目标和是否能够达到靶目标。建议根据指南结合患者的病情、合并症和生命体征等选择药物；根据治疗靶目标结合年龄、性别、体重和既往用药史等调整药物剂量。我们个体化精准运动整体方案管理患者已经使用药物的原则：被我们管理的患者已经在使用的药物，除非显著错误，我们原则上都不进行药物调整，待个体化运动为核心整体方案对患者的异常指标实现了转归正常范围甚至反向逆转后，才开始考虑逐步对药物进行调整。抗血小板药物或抗凝药物不停用，只减量至 1/2~2/3 剂量。在保证各种生理学指标、化验指标基本稳定，无明显波动的前提下，其余所有药物均逐渐减量、甚至直接停用，以保证慢病有效诊疗过程中异常指标转归的平稳过渡。

十一、现有指南对心脏康复需要完善

现有的心脏康复指南，往往以心率作为运动停止的指标，但对于大多数心血管疾病患者来说，这一指标的设定并不合理。我们曾在工作中多次遇到这样两例患者。这两例患者均为女性，年龄分别为 45 岁和 57 岁，均因心脏瓣膜病，拟行手术治疗，术前行 CPET 进行运动耐力和麻醉手术危险性评估。患者静息时均为房颤心律，心室率分别为 170 次/分和 150 次/分，患者主观描述除心慌外无明显其他自觉症状；查体血压正常、脉搏有力，除瓣膜病特殊心音外，余心肺查体阴性。测定静态肺功能后，进行症状限制极限 CPET。两例患者最终均因腿酸乏力停止运动，整个过程中患者无其他不适症状出现，最大负荷功率分别达到 53W/min 和 48W/min；最大摄氧量分别达到 0.55L/min 和 0.63L/min，9.0ml/(min·kg) 和 12.6ml/(min·kg) 及 34% pred 和 50% pred；而最快心室率分别达到 220 次/分和 180 次/分；继续监测上述指标 5min，心率完全恢复到运动前水平，其他指标也基本上接近运动前水平。安全无任何并发症地完成症状限制性最大极限 CPET，客观定量评估了患者麻醉手术危险性，患者均安全顺利手术，无任何并发症，顺利出院。

上述两例患者提示我们，临床医学所有患者都是一个不同于其他任何人的独有个体，无论是临床诊断和治疗，还是心脏康复和 CPET 都应该只是针对这个独一患者具体情况做出对这个人的最优化选择，即临床医学只能是个体化的。心率或者其他功能学指标是可作为心脏康复运动的一项重要参考指标，但不应作为限制运动的因素，在严密监测的情况下，此类患者仍可安全地进行 CPET 完成整体评估的目的。由此我们可以得出，目前的心脏康复运作指南并没有最好地适应于每个心血管疾病患者的康复，甚至限制了一部分功能状态偏差的患者个体进行运动，对于这部分患者来说，目前的心脏康复指南对于他们的疾病治疗转归与康复就可能是不利的。因此只有在整体整合生理学医学新理论指导下，以 CPET 客观定量整体功能评估条件下，制定的个体化精准运动为核心的整体方案才能对以心血管病为核心的慢性非传染性疾病患者进行安全有效地治疗，实现真正的康复。

第十三章 从心肺运动试验的临床应用看医学整体整合的需求

◎孙兴国

人,临床医学服务的对象,是一个不可分割的有机整体。始于400年前的传统生理学,是以当时人为理解的功能学系统为基础来划分,分别从各自系统对功能活动调控进行的分析和研究而形成的。在近代还原论简化论主导下,现代西医学是以系统、器官和细胞甚至基因等为主线建立的各自的理论体系,从而建立了相应的精细学科。细化学科分类带来了医疗科技进步和知识剧增,但分科过细过窄却使得服务于整体人的医生可能只了解人体的某个/些局部,造成片面机械的"头痛医头,脚痛医脚",而偏离了"治病救人,救死扶伤"和"减少疾病,提高健康水平"疾病防治的根本职责。樊代明院士指出过细的医学专科划分产生的就是"患者成了器官、疾病成了症状、临床成了检验、医师成了药师、心身分离、医护配合不佳、西中医抵触、重治轻防和城乡医疗水平差距拉大"九个问题,要解决问题"首先必须加强整合医学的理论研究"。服务于只能作为有机整体的人,临床医生的培养教育需要从整体上理解和实践人体生命功能整体一体化自主调控。本文从心肺运动试验、运动康复和睡眠试验的临床应用价值、结果理解和判读等角度来分析医学需要从整体上来建立新的整体整合生理学新理论体系,有了这种整体论作为理论基础,并让所有医生理解和掌握,才能真正实现临床医学在服务于整体人时辨证施治和治病救人。

一、心肺运动试验、运动康复和睡眠试验的方法简介

心肺运动试验是临床上全面整体地检查从静息到运动状态心肺代谢等整体功能的唯一手段。正是由于心肺运动反映的是复杂多系统联合一体化的人体整体功能的检测方法,目前系统生理学和系统论为基础的现代西医学的理论体系对于心肺运动试验数据的正确理解和解读必然存在着诸多的限制和误区。在心肺运动试

验基础上开展的运动康复医学，及非常相关的睡眠呼吸试验等也都受到生理学和医学系统论的限制，也都需要整合医学整体论的理论支持。

心肺运动试验与运动康复医学：首先在静息状态下测定人体的全套肺功能之后，继之在连续动态监测记录进出气流、氧气和二氧化碳测定，全导联心电图、袖带无创血压、脉搏氧饱和度甚至动脉和/或静脉置管直接测定血压及抽取血液样本以分析血液中的气体和各种化学成分（图1），从静息状态（≥3min），无功率负荷热身运动（≥3min），根据性别年龄和功能状态等选择10~50W/min的功率递增速率进行症状限制性最大负荷运动至运动受限，并继续记录≥5min的恢复情况。心肺运动试验应该就是该个体的呼吸、血液循环和代谢系统在神经体液调节下，在消化、吸收、排泄、泌尿、皮肤等配合维持之下联合完成的一个以氧气代谢为核心的整体生理学的主要信息，只要耐心细致地正确判读就可以为呼吸系统、血液循环系统和代谢系统及其神经体液调控和消化、吸收、泌尿、排泄等为主的人体功能状态得到一个整体、客观、定量的科学评估，从而达到区分健康、亚健康和疾病的目的。

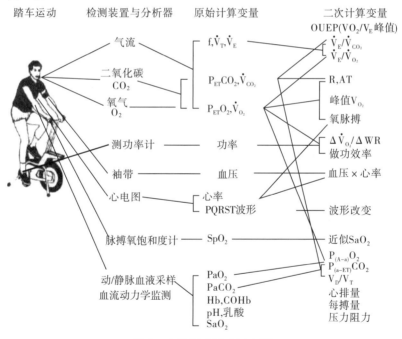

图1　心肺运动试验示意图

睡眠呼吸异常、暂停及睡眠实验：睡眠实验检查记录的指标很多，但最有临床意义的核心信息就是睡眠中呼吸低通气所致的缺氧。睡眠呼吸异常/暂停的疾病从肥胖、鼻咽喉、声门、气道、肺、心血管病、神经肌肉、中枢神经等除了呼吸系统之外还包括心血管、脑血管、内分泌、五官、泌尿生殖、小儿及老年等学科而诱发；反过来睡眠呼吸异常/暂停又可以使上述系统的病变和损伤加剧，形成一个恶性循环。

目前多学科联手对于心肺运动试验、运动康复治疗、睡眠呼吸异常/暂停进行研究和探索已经是大势所趋，例如欧洲和美国的心脏协会、心血管医师协会、胸腔科医师协会、呼吸医师协会、睡眠医学会、运动医学会、康复医学会、国际糖尿病研究基金会等学科组织都为此形成各种不同的"共识"或者"指南"，各方面专家虽然认识到整合的重要性和必要性并开始了许多初步的整合和合作，但也充分体现了其各自专业领域的差异和不同，为此传统的系统生理学对人体生理功能一体化调控的误读和医学科学过度和片面分科的危害也更加暴露无遗。生命整体一体化自主调控：整体整合生理学－医学新理论体系正是因应现代医学发展和进步的亟须而创立产生的，是时代需要的产物。

二、心肺运动试验的临床诊疗、功能评估和健康管理的应用价值

心肺运动试验作为人体整体功能学客观定量功能测定的唯一方法适用于所有正常人和各种疾病患者。建立严格的电磁功率车功率定标，气流、氧气和二氧化碳气体浓度的单项定标，代谢模拟器定标和正常人测定定标等心肺运动试验质量控制体系，优化选择检查方案，在保证安全前提之下可以为临床服务和医学研究提供客观定量的科学依据。心肺运动试验的临床适用范围非常广泛，可用于呼吸疾病、心血管病、代谢、血液及神经系统等疾病的诊断、疾病严重程度评估、治疗效果评估及疾病预后预测；客观定量的人体功能性评估和健康管理客观依据等。在对心肺运动正确解读下，还可以制定合理运动康复处方，使心肺、代谢、肥胖等患者配合药物、手术、器械等治疗达到最优化的治疗方案，而得到最佳治疗效果。正确指导下的运动康复已经是现代医学中重要组成部分，是唯一的有大利而无小害的康复治疗方法。心肺运动试验临床适用于以下情况。

（一）麻醉手术危险性评估和患者围手术期管理

在心肺运动的应用中，围手术期的风险评估已成为广泛关注的课题。运动心肺功能检查，对于手术患者风险分层具有十分重要的作用，尤其是针对那些静息状态下被评估为心肺功能正常的患者。对于那些怀疑有心肺疾病（尤其是心脏病）的患者，在术前都应该接受运动心肺功能检查，选择良好运动心肺功能的患者可以明显降低手术风险和术后并发症的发生率。Older 等经过对大型腹部手术的老年患者的心肺运动试验进行回顾性分析，证明无氧阈值对确定术后心血管系统并发症发病率至关重要。该试验包括 187 例年龄大于 60 岁的老年患者，无氧阈值平均值为 $(12.4±2.7)$ ml/(min·kg)。结果发现，无氧阈值低于 11ml/(min·kg) 的患者（占总体 30%）的术后心血管并发症的死亡率为 18%。相对应的是，无氧阈值高于 11ml/(min·kg) 的患者的术后心血管并发症的死亡率仅为 0.8%；尤其是对于心电图有明显心肌缺血征象的患者，如果合并无氧阈值低于 11ml/(min·kg)，其死亡率高达 42%。

（二）超早期诊断

心肌缺血和肺动脉高压。临床上心肌缺血和肺动脉高压患者的首发症状多为疲劳、活动后气促等非特异性表现，患者就诊时往往已经比较严重，如何早期诊断这类患者、及时阻断渐进性病程是临床的一大难题。静态心电图是早期筛查心肌缺血和肺动脉高压的重要手段。但是，患者早期在静息状态下多无明显不适症状，因此，心电图也常为阴性反应。如果不予及时干预，患者的活动耐力下降和劳力性气促是呈进行性加重的。运动心肺功能检查可以超早期发现这类患者的运动能力减退和气体交换异常，因为运动状态下心肌负荷增加，缺血导致的心肌不同步收缩引起心搏量增加障碍。随着功率增加而氧耗量不能相应的增加，典型的心肺运动表现包括运动功率继续递增时氧耗量下降、单位做功氧耗量递增比率和氧脉搏出现平台，这些表现可以早于心电图出现异常（ST 段压低）。我们发现，心肺运动试验可以发现仅在运动中出现肺动脉高压的患者的气体交换异常，这部分患者中有人在若干年后发展成了静息肺动脉高压，由于心肺运动试验异常表现早于静态心电图、心脏超声等常规早期筛查手段，因此可能为这类患者的超早期诊断提供临床依据。

（三）诊断与鉴别诊断

区分左心衰和右心衰。鉴别诊断左心衰和右心衰是临床实践中常见的疑点和难点，但两者在运动试验中的表现有着明显差异。震荡呼吸即陈－施呼吸，是左心衰患者在运动过程中最常见的异常气体交换模式；联合其他心肺运动指标可以为心衰患者的预后提供可靠的参考依据。右向左分流现象是右心衰患者常见的心肺运动异常。右向左分流在气体交换测定指标上的表现为呼吸交换率、肺通气/二氧化碳排出量比值、肺通气/氧耗量比值和呼气末氧分压的突然升高，呼气末二氧化碳分压突然降低；部分伴有脉搏氧饱和度的降低。我们发现这种方法确定右向左分流的敏感性、特异性均在 95% 以上。后继研究证实，右向左分流现象联合肺通气/二氧化碳排出量比值最低值升高强烈提示肺动脉高压患者预后不良。

（四）疾病功能受限严重程度客观定量分级

目前对心肺疾病的功能受限严重程度评估的检查方法包括纽约心脏协会心衰功能分级、6 分钟步行试验、运动试验和肺功能等。运动试验优于其他方法，而且可以客观定量。

（五）心衰严重程度、心衰死亡/存活预后的预测和心脏移植选择

正是由于纽约心脏协会心衰功能分级的主观性和变异性，以心肺运动为基础的评估系统被认为更加客观合理。后继研究发现，该分级方法如果加入性别、年龄及体表面积校正后可能更加理想。与纽约心脏协会心衰功能分级或射血分数相比，峰值氧耗量占预计值的百分比是预计生存期的良好独立预测指标。我们最新研究证实，心肺运动试验的多种测定指标远远超过传统的心血管功能测定指标

(心排量、每搏量、压力和阻力测定等)，对心衰患者的心衰严重程度、治疗选择、早期死亡存活及再入院率有着很好的预测作用，具有良好的应用前景。此外，心肺运动试验也为优先选择心脏移植患者提供了重要指标。

（六）心肺匹配气体交换通气有效性测定

以肺通气/二氧化碳排出量比值最低值、肺通气-二氧化碳排出量斜率和肺通气/氧耗量比值最高峰值为代表的通气有效性指标都不依赖于患者努力程度的亚极量指标，能够较好地预测心衰患者近期死亡率。

（七）心排量、每搏量、每搏氧耗量等循环指标的直接计算

根据 Fick 定律，氧耗量 = 心排量 × 动静脉氧气浓度差。所以，可以用于直接测定心排量、每搏量、每搏氧耗量等循环指标等：心排量 = 氧耗量 × 动静脉氧气浓度差；

每搏量 = 氧耗量 × 动静脉氧气浓度差 ÷ 心率；

每搏氧耗量 = 氧耗量 ÷ 心率。

（八）对于某些高危疾病在严密监测运动中可以发现高危因素和现象，继而提出预防措施，以减少患者工作和居家猝死可能

（九）指导运动康复治疗的处方

耐力运动锻炼无论是对正常人还是心血管病和呼吸病患者都是有益的。运动训练方案，即运动处方是康复锻炼最重要的组成部分。心肺运动试验是评价运动训练与康复效果关系的唯一的检查手段，可以揭示患者或正常人由运动刺激所引起的生理变化，避免不合理的运动方案造成的不良反应。无氧阈值以上的运动训练可以增加肌肉和线粒体数量，增加对儿茶酚胺类物质的敏感性，降低心脏负荷，降低乳酸生成，改善通气需求，但无氧阈值以下的运动不能达到理想的康复目标。

（十）客观定量评估各种治疗效果

心肺运动已被广泛用于各种手术、介入、药物治疗等疗效的客观定量评估。

（十一）劳动能力丧失的客观定量评估/鉴定

临床上的多数功能检查都是针对患者的静息状态，特别是当患者的症状或主观运动能力与静息功能检测结果有差异时，就只有依赖心肺运动试验对其运动能力进行评估。目前，心肺运动试验是公认的评估运动耐力的金标准，是劳动能力丧失的客观定量评估的最有价值的功能检查。

（十二）确认功能状态正常与异常，健康及亚健康管理，实现"零级预防"

目前，医学对健康的认识已经不仅仅局限于血生化指标、影像学检查等无异常，对亚健康的评估和及时干预逐渐受到重视。人体亚健康应排除器质性病变，疲乏无力、食欲不振等临床表现多与心肺功能状态下降有关，常规实验室检查难

以发现其异常,而心肺运动试验是客观评估机体功能状态的重要工具。心肺运动试验不仅可以评估亚健康人群的心肺功能,还能发现潜在的病理生理改变,是亚健康和健康预防评估的重要工具。目前,我们正在筹建远程人体功能学健康信息管理中心－中央平台建设,心肺运动试验及各种人体功能学检测都是重要的组成部分,将为国家制定全民健康管理政策提供客观依据。

由于篇幅所限,本文没有详述包含运动心电图解读、动态血压检测等内容。

三、心肺运动、运动康复和睡眠试验的整体整合生理学基础

在正确理解"整体整合生理学"的精髓和核心:以氧气需求－供应平衡为纲的呼吸、血液循环、神经、代谢等系统联合一体化调控体系的基础,才能正确地理解、判读和应用这几种改变代谢状态的临床功能性检测方法,如心肺运动、运动康复和睡眠试验。心肺运动试验的完成需要呼吸、血液循环、神经体液、代谢等系统联合才能实现。以运动过程中氧气、二氧化碳和能量物质到细胞内线粒体的氧化能量物质供应能量的过程而言,我们氧气代谢至少需要呼吸系统、血液循环系统和代谢系统之间的相互配合,在神经体液等的调控之下才能完成内、外呼吸之间的偶联;而同时能量物质局部浓度的调控和内环境的相对稳定又需要其他生理学系统的参与。所以心肺运动、运动康复和睡眠等需要多系统同时参与,才能完成的临床技术和方法,用传统的生理学系统中的任何一个或者两个系统的生理学来理解和解读,都是片面的、局限的,甚至可能会是错误的。

四、传统系统生理学理论体系的局限性和医学对整体整合生理学新理论体系的需求

传统(经典)的系统生理学为方便人们的理解和研究,人为地将人体的正常生命活动分解成了呼吸、循环、神经、代谢、血液、内分泌、运动等几大系统。毫无疑问,这套系统理论体系使我们对人体科学的认识有了极大的进步,奠定了现代医学的理论基础,推动了现代医学的发展。但是,它也在一定程度上成了医生认识思考正常生命活动和疾病病理生理过程的枷锁。以至于专科医生在诊断一例患者之前,不得不首先对患者进行分类,把自己的思维禁锢在一个单系统内,将患者归为呼吸科或血液循环科等专科患者之后,医生才能在行医执照所指定的范畴内进行更深入的临床思考。然而,人体本身是紧密联系的有机整体,人体内没有孤立存在的系统,各系统间不可分割的联系是人体功能调控所固有的特性,而不是人们主观臆想出来的。当我们深思熟虑地思考人类正常生命活动和疾病病理生理活动的时候,呈现在我们面前的,就应该是一副由各系统间种种联系和相互作用无穷无尽地交织起来的复杂、整体、立体和动态画面,而不仅仅是简单地把患者的病痛归因于心脏或呼吸等某单一系统脏器的器质与功能方面的异常。很显然,经典的以单一系统为基础的系统生理学体系已经不能满足医学研究和临床医疗服务工作的需要。现代医学也已经认识到传统"生物医学模式"的局限性,

强调心理辅导和诊疗的重要性，建立心身服务的双心模式；把临床工作和研究的重点放在了人体本身，而不再仅仅着眼于对单一系统的异常病理状态的诊断和治疗，这就需要以人体生命整体一体化自主调控为基础的整体整合生理学理论与实践，这必将是整合医学未来的重点发展方向，进而形成和完善整体整合医学体系，实现临床医疗服务的数字医学和个体化医学。心肺运动试验的历史已有半个世纪之久，对人体整体功能一体化自主调控的全面综合理解是正确运用和解读运动心肺检查的前提。任何将呼吸、循环、神经、体液代谢等系统功能机械片面地割裂开来的观点和看法都会对心肺运动、运动康复和睡眠试验的临床应用、检查结果理解及判读带来干扰，甚至误导。因此我们需要一个正确的"生命整体一体化自主调控：整体整合生理学"新理论体系，作为理论基础，正确地描述人体生命的真实活动规律。"以人为本"，只有建立在整体论指导下的整合医学体系，即真正意义上的"中西医整合"，才能是所有的医生（包括各种专科医生和全科医生）都能正确理解和掌握生命和整体生理学，实现以零级预防为目标的健康、亚健康管理，同时也提高疾病的临床诊疗水平，提高和保障人民的健康。

第十四章　系统·生命·疾病·路线

◎ 俞梦孙

一、系　统

创建系统学（Systematology）是 1979 年 10 月由钱学森先生提出的。

100 年前，恩格斯指出："仅仅停留在分析方法上是不够的，应该把客观世界看作一个统一的、在相互关联中的变化过程的集合体。"这个集合体用现代的名词就是"系统"。

提到系统，钱先生认为，奥地利生物学家冯·贝塔朗菲（Von Bertalanffy，1932）是探索系统普遍规律的第一位科学家。

20 世纪 30 年代，贝塔朗菲感到生物学研究从整体到器官，器官到细胞，细胞到细胞膜、细胞核，一直到 DNA，还要往里钻，越钻越细。他觉得这样钻下去，越钻越不知道生物整体是怎么回事了。现代生物学已经进入分子生物学水平，但生物作为一个整体，我们仍然对它一无所知，好像越来越渺茫。所以他认为还原论这条路一直走下去不行，还要讲系统、讲整体。

经过 30 余年研究，贝塔朗菲 1968 年在他的"一般系统论"著作中对系统作了如下概述：系统是由许多相互并联、约制的各个支部分组成的具有特定功能的有机整体，并且具有时间维的动态性以及空间、时间、功能上的有序性，而且系统本身又是它所属的一个更大系统的组成部分。他特别提出，生物跟非生物系统不一样，非生物是越来越趋向于杂乱无章，但生命现象却相反，越来越趋向于有序；而生命一旦停止，这种有序也就被破坏了。

所以贝塔朗菲又提出，生命现象是有组织、有相互关联的，是有序的，有目的的。在他创立的"一般系统论"中，把生命现象的有序性和目的性同系统的结构稳定性联系起来，即目的性是指系统要走向最稳定的系统结构，并且正因为系统有了有序性，才使系统结构稳定。

贝塔朗菲的上述观点，实际上已经在描述生物系统在向环境开放前提下（系统与环境间存在物质、能量、信息交换）的"耗散结构性"与"协同性"，从而已经涉及生命是自组织系统的性质。后来德国物理学家Haken（1978）等发展了"自组织系统"理论，并用物理模型揭示了自组织系统"目的点"和"目的环"规律。

但是钱学森多次指出，生命系统，特别具有高级心理活动的人的系统，是开放的复杂巨系统。它和一般的物理、化学的巨系统不同，后者还有协同论之类的理论来处理，而对人体这类开放的复杂巨系统，目前还没有合适的理论。于是，在1990年，钱学森根据他始终贯穿在自己科学理论与实践中的综合集成思想和方法，提出了解决复杂巨系统的方法论，即定性定量相结合的综合集成方法。后来钱先生又根据"实践论"从感性到理性的认识客观世界的规律，又将其改变为从定性到定量的综合集成法。

实践已经证明，当前唯一能有效处理开放的复杂巨系统的方法就是定性到定量的综合集成法。从科学发展的过程看，这个方法论是把还原论与整体论结合起来，既超越了还原论，也发展了整体论，是系统学的一种新的方法论。

二、生命是功能强大的自组织系统

人体作为开放的复杂巨系统的自组织系统，其前提是开放。正因为人体系统与周围环境之间存在物质、能量、信息交换，从环境中吸取有序能，并向环境排出系统在代谢过程中产生的无序能。而系统内的无序能又可以用熵表达，因此尽管系统内部在生命过程中会不断地产生熵，但系统开放的前提使整体系统成为减熵和有序能增加的过程。在系统内有序能达到一定程度时系统就会自发地转变为在时间、空间和功能上的有序状态，产生一种新的稳定的有序结构。这就是生命的自组织性，学术界也称之谓系统的耗散结构。

后来哈肯进一步证明，作为自组织系统，一定存在系统变化的"目的点"或"目的环"。在具有自组织行为的系统中，当系统从环境中获得有序能后，系统中相空间随时间变化的方向要走一种有序结构的点，即系统的"目的点"，不管从空间的那一点开始，系统终归要走到这个代表有序结构的"目的点"上来。系统的"目的环"则是指在更复杂的情况下系统的有序结构不是固定不变的，而是随时间而往返重复振荡的，即在相空间有一个封闭的环，这就是系统的"目的环"。

哈肯认为，系统存在这种以有序结构为目的性行为的关键点，在于组成系统的各子系统。在一定条件下通过它们之间的非线性作用，互相协作，自发产生出有序结构，即自组织行为，具备这类行为的系统叫作自组织系统，而将机体中各子系统有条不紊地组织起来，走向协同地"目的点"，这"无形之手"，即是自组织系统中的"序参量"。认识这一点非常重要，因为我们如能真正地发现机体自组织系统中所存在的具体的"序参数"，并且恰当地运用"序参量"，将会在人类健康和祛除病痛上起关键作用。

奥地利物理学家埃尔温·薛定谔在他的名著《生命是什么》（*What is life*）中写道："生命以负熵为生""新陈代谢的本质就在于使有机体成功地消除当它活着时不得不产生的全部熵""从而使它自身维持在一个稳定而又低熵的水平上"。将薛定谔的观点与人体自组织功能联系起来看，也可认为，机体的自组织功能是以机体的负熵状态为前提，只有当机体处在负状态（充足的有序能）情况下，机体才能处在自组织状态，才能充分发挥出机体自组织系统应有的功能。

从人一生的健康和疾病的角度看，人的自组织功能可概括成以下三个方面：

（一）维持健康功能

在生命的各个时段，使身体中各子系统协同地走向生命各时段应有的有序状态，体现为生命各时段功能和结构完善的健康状态。这就是自组织系统自发地走向"目的点"功能在维持健康方面的体现。

（二）对环境变异适应的自组织性

早在19世纪著名生理学家Bernard就提出过生命存在的两个环境，一个是不断变化的外环境，另一个是相对稳定的内环境。这种内环境的相对稳定功能是机体生存的首要条件。这应该是生命适应环境最初的自组织性描述。Cannon进一步拓展了Bernard观点，提出了稳态（homesstasis）理论。Cannon的观点是当机体受到内、外环境因素干扰时，机体可通过复杂的反馈调节机制使各器官、系统协调活动来维持相对稳定状态。这就是机体对环境变异适应的自组织性。我们自己的体会是：人体对环境变异的自组织性是分阶段和多层次的。从适应环境的阶段说，先有为适应环境变异的功能自组织，然后进入结构的自组织阶段。这后面的组织结构自组织，实际上属于组织结构的重建（Remodeling）阶段。

本文在后面还将提到，人体对环境变异适应的自组织按机体反应程度不同，存在不同层次不同性质的自组织。粗略地可分成生理性、病理性两种自组织。生理性自组织是指适应环境所形成的组织结构上的重建，这种重建不会影响生命功能的其他方面，从而使机体有更高的内稳态水平，是促进健康性质的自组织，是我们应该充分运用的功能。病理性自组织是指机体虽然已经形成了为"适应"环境变异的组织结构上的重建，但由于它是以牺牲机体其他暂时"不重要"的功能为代价的重建。病理性重构的持续发展，会使暂时的次要矛盾逐渐转化为主要矛盾，进入疾病状态。所以，这是应该尽量避免的自组织功能。

（三）机体发生疾病时，自组织功能体现为祛除病痛的自修复力

除意外伤害外，疾病可分为急性和慢性两大类。

急性病可认为是环境变化的刺激强度超越内稳态范围所造成的反应，超出了机体原有的自组织状态的结果。这时如果患者原来的自组织功能在正常区间，机体就会自动地启动自修复功能，使机体回归健康。

机体发生各类慢性病本身实际上意味着机体自组织功能已经弱化。在这种情

况下，如果通过各种渠道，增加机体的有序能（负熵流），使机体自组织功能回归常态，这时自组织功能体现为可祛除各类病痛的自修复能力，使患者恢复健康。

实际上机体对自身病痛的自修复力可看成自组织系统自发地走向"目的点"的一种表现形式。人体各组织系统功能和结构的有序化完善状态，本身就包涵着祛除无序化。病痛可看成是机体功能结构上的无序化部分，机体到达有序化状态的过程本身就包涵着祛除病痛的含意。

三、认识慢病

在上述生命自组织功能认识基础上，就能从系统论角度认识慢病，从而提出符合慢病规律的解决方略。

总体上，包括癌症在内的所有慢病起源于长期超负荷应激反应所造成的稳态失调、失稳所致，因而慢病是整体失调状态的局部体现。

1946 年，Seyle 在 Cannon 内稳态理论基础上提出了应激反应概念。他认为，当应激源（机体内、外环境变异）作用于具有内稳态特征的生命系统时，系统会引发出普遍性适应综合征（General adaptation syndrome，GAS）。这就是机体的应激反应概念。

控制论创始人 N·维纳进一步认识到 Cannon 的内稳态本质在于生命系统内不同层次的"负反馈调节机制"（可解读为机体多层次自组织功能—笔者），进而提出："人是一个维持稳态的机构，人的生命在于稳态的维持之中"，并给出了描述生命内稳态机制和具有负反馈调节环节的应激反应组成图（图1）。

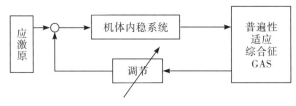

图 1　应激反应组成框图

后来的许多研究证明：应激反应初期表现出的一系列激素分泌反应（交感—肾上腺髓质系统兴奋，释放出儿茶酚胺，伴随下丘脑—垂体—肾上腺皮质轴的活化，促进激素分泌等）会随着 GAS 过程而逐步减弱，恢复到原来的稳态。

为更好理解应激反应与疾病之间关系，应从进一步研究应激反应类型着手。

参考 Seyle 对应激反应的分类思想，结合系统学理论，联系健康与疾病间界线，并且根据我们在低氧应激反应分类上已经运用过的分类原则（应激反应结果分类），把由机体内、外因素所致的应激反应分成以下三类：

（一）生理性应激反应

这里指由应激原对机体造成的刺激量处在机体内稳态调节范围之内（较表层的自组织层次）。这时机体虽然也会有应激反应，但机体同时会迅速地形成对应激原的适应机制，扩充其稳态调节范围，提升系统稳态水平。这种新形成的适应机制实际上已为机体接受比当前的应激原更大的刺激量做了准备。可见这种生理性应激反应是一种有利于整体健康的应激反应，应该充分地运用它，使它可促进人类健康。

（二）超负荷应激反应

这里指的超负荷应激反应是从反应的结果上来界定，即其结果已超出了机体内稳态可调节的范围，进入可代偿的深层次的自组织过程。这时机体必然会动员深层次的资源进行当前主要功能的补偿性调整，放弃某些当前较次要的功能，即所谓"拆东墙补西墙"性质的调整，进入到自组织的病理性重构阶段，是一种对整体已构成损伤的应激反应。这种损害，如果得不到及时纠正，一方面损害本身就是机体内环境的应激原，再加上日后不断发生的超负荷应激反应，机体的次要矛盾会逐步发展成主要矛盾，从而发展成整体自组织失控失稳状态，导致慢病发生。

这里也有两种情况，一种是应激原的刺激强度已超出了机体内稳态可调范围，因而发生稳态系统失调，另一种是原本应激原的刺激强度所致应激反应属生理范围之内。

然而由于适应机制的形成是有一个过程的，所以原本是生理范围的应激原，如果刺激间隔过于频繁，在适应机制尚未形成之际又要接受新的刺激，使应激反应居高不下，造成应激反应疲劳。这是生理性应激原刺激量累积所致的后果，已经脱离了生理性应激反应性质，转入超负荷应激反应类型。

以上分析说明超负荷应激反应是继后发生整体失调状态的启动因子，持续的超负荷应激反应是导致慢病发生的直接原因。所以应避免发生长期的超负荷应激反应。

（三）衰竭性应激反应

当应激原刺激强度超出机体自组织可补偿性调整范围时，机体失去了动员深层次资源进行补偿的机会，使机体直接进入衰竭状态。这是一种有可能致命的应激反应。

通过以上分析可知，过强或过于频繁的应激原刺激，将会使机体适应能力耗竭（过度消耗机体内的有序能），表现为肾上腺皮质激素持续升高，机体内环境失衡，造成新的内部应激原，从而促进了稳态系统向整体失调、失稳方向发展。

在这里生活方式和生活态度的变化与生活理化环境恶化相当于持续发生的应激原（Stressor），而包括病理性重构在内的整体失调状态，则是机体过度应激反应的后果。

在持续应激反应所引发的整体失调基础上，再结合机体本身的"遗传因素"条件，于是机体便表达为各类慢性病。这就是呈现为井喷态势的现代文明病（慢病）的发生过程，也说明各类慢病的确就是机体整体失调状态的局部体现。

以上对慢病发生过程分析可得以下小结：

（1）现代文明病是整体失调状态的局部体现，说明整体失调状态的形成是发生各类慢病的根本原因，或称形成各类慢病的必要条件。

（2）机体在整体失调状态下究竟会发生哪一类慢病，则与多种因素，特别是"遗传因素"有关。因此"遗传因素"在各类慢病形成中起"充分条件"作用。

（3）从图2慢病发生框图中可知，各类慢病只有在"整体身心失调"与"遗传因素"两项条件同时存在时才能满足发生各类慢病条件,即两个条件缺一不可。这其中"遗传因素"可以说是绝大多数人都会存在,是不可改变的,而"整体身心失调"状态是后天的,是可改变的。这说明,抓住"整体身心失调"状态的预防和调整是预防和祛除慢病唯一可行的途径。

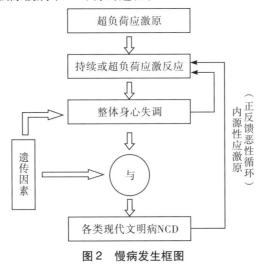

图2 慢病发生框图

四、对待慢性病的两种途径——提出健康医学模式和人类健康工程

(一) 两种对待慢性病的途径

从图2发生慢病的逻辑框图中可以看出,为控制和治疗慢病,大致上有两种途径:其一是以慢病的诊断和治疗为主要努力方向的疾病医学模式;另一种是以切断超负荷应激原、变身心失调状态为协调状态,重建自组织功能的健康医学模式(图3)。

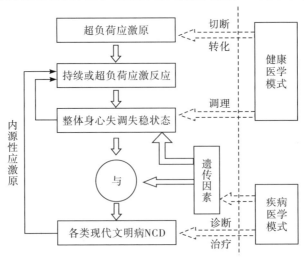

图3 对待慢性病的两种途径

以疾病的诊断和治疗为主要目标疾病医学模式实际上是现代西方医学方式，或称生物医学模式。这一模式在控制流传千余年的传染病方面是有贡献的，因此在 20 世纪的上半世纪，有了长足发展，成为主宰世界的主流医学。但自从 20 世纪下半世纪以来，人们逐渐发现和质疑这种模式对待现代文明病的实际效果。

当今对人类健康和生命的威胁主要来自诸如心、脑、肺、血管疾病、癌症，以及老年性退行性变化引起的非传染性慢病（NCD）。以癌症为例，10 年来的全球癌症发病率和死亡率增长了 22%。近半世纪的实践表明，虽然生命科学已深入到分子、亚分子层次，人类基因组测序已完成，蛋白质组学、结构生物学、基因工程药物和基因治疗技术乃至系统生物学等正在迅速发展，投入又是空前巨大的（尼克松的"向癌症宣战"计划，651 亿美元）。但对 NCD 的控制和疗效，效果甚微。

这一点其实从图 3 的流程中就能体现出，这种将解决 NCD 的希望完全寄托在"遗传因素"分子、基因层面上的先验假想在逻辑上存在问题。有人曾对 9 万个双胞胎进行过长期跟踪调查，结果表明，即使同卵双胞胎，同时患癌症的概率仅 3%。这表明，除了少数罕见的遗传病外，对 NCD 来说，基因组不是决定性因素，更不是唯一的要素，而整体失调、失稳状态才是发生各类 NCD 的基本条件。

疾病医学模式不仅在对待 NCD 的效果上存在逻辑上的问题，而且对整个社会、经济，以及医学本身会带来巨大影响。

1996 年，世界银行副行长卡基在一份有关中国医疗问题报告中称："展望未来，前景十分令人担忧。倘若中国的卫生保健模式不进行重大变革，世界银行预测，到 2030 年（医疗费用）有可能高达 GDP 的 25%。历史上没有任何一个社会能够承受这样的负担"。这就是说在这种疾病模式继续发展下去还会影响中国社会的稳定性。

此外医疗器械越来越复杂、昂贵，临床分科越来越细，医学的商业化趋势都与疾病医学模式中的利益链有关。

以上分析说明，这种以诊断和治疗为主的疾病模式，从逻辑原理上看，的确不可能对 NCD 控制产生效果，必须寻找新的能控制 NCD 发生、发展的新的办法，那就是健康医学模式。

（二）健康医学模式

WHO 在《21 世纪的挑战》报告中强调："21 世纪的医学，不应该继续以疾病为主要研究领域，应当以人的健康为医学的主要发展方向。"

WHO 的这一观点和我们在图 3 中给出的运用健康医学模式对待各类慢病患者的思路是一致的。而健康医学模式强调的是发生各类慢性病的人，了解患者的状态，以及存在的应激原，从而改变其状态，调整失调、失稳为稳态。钱学森先生在怎样对待"人"问题上多次强调要"从人的整体，从人体功能态和功能态的调节去研究人"。健康医学模式正符合钱先生怎样对待"人"的思想。

从图 3 中可看出，对待已呈现各类慢性病（包括癌症在内）者，如果我们能设法切断可引起超负荷应激反应的应激原，或者将原本起超负荷应激作用的应激原设法转化为生理性刺激，再加上设法去调理机体的失调失稳状态，使其回归为稳态，在这种情况下生存各类慢病的根本条件已不复存在，各类慢病就会被祛除。这就是在患者身上运用健康医学模式，能有效祛除各类慢病的系统学原理。实际的运行效果也证明，这种健康医学模式是十分有效的。可见对各类慢病患者而言，他们更需要的是回归健康，而不是首先去对付疾病本身。

提出健康医学模式的理论依据有以下两条：

（1）健康人所具备的自组织功能之一——自修复力是祛除病痛最安全、最有效的途径，是人体天然合理的自然力。

（2）各类慢病的生存条件是："状态失稳"与"遗传因素"同时存在，即二者相"与"的结果。

因此消除慢病的唯一可行的途径是变"失稳状态"为"协调状态"，重塑自组织功能，充分运用恢复过来的自然力，祛除各类慢性病。这就是健康医学模式理念。

健康医学模式实施流程可简述为以"人"为中心的 SIR 模式（图4）。即监（检）测与状态有关的信息，用 Sensing 表示；辨识状态的属性，用 Identifying 表示；调理状态的现状，使机体走向"稳态"，用 Regulating 表示。三个英文词的词头 SIR 就是健康医学模式简述。

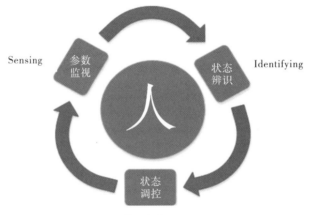

图4　健康医学模式实施流程——SIR 模式

在具体实施 SIR 模式时其内容不仅指科技，也包括与人文结合，而且不排除能直接祛除病灶而又不损害整体的办法，具体的做法应权衡利弊。对于损伤不大，又有利于祛除病灶所引起的内源性应激原，并且可节省机体有序能消耗的直接祛除病灶办法，可考虑采用。

SIR 模式中的重点是"R"环节，即作用在机体自组织系统中"序参量"上的调理。作者所在的团队近几年已聚集了一系列可作用在"序参量"上的调理项目，包括饮食、认知教育方面，也包括可工程化的生物反馈、红光辐照、多点同步振动、低频旋磁等设备。在对待癌症、银屑病、慢性高原病等慢病调理试用中已经取得众多令人鼓舞的效果。

特别要提到的是 SIR 模式中每个环节的内容都可产业化、网络化，为应对井喷状的慢病控制提供可行性。

（三）人类健康工程

在中国科协主编的《2011—2012 生物医学工程学科发展报告》中指出，在 21 世纪"生物医学工程转向人类健康工程是时代的需求，因而是历史的必然"。

什么是人类健康工程（Human Performance Engineering）？笔者认为它是建立在系统论思想基础上对待人类健康的态度（尊重人类自己）和方法，是以人为中心、维持提高人体系统稳态水平为目标的系统工程。其内涵不仅仅限于工程技术，而是一个人文和科技相融合的开放的整合体，可见人类健康工程是人类生活永恒的主题。从应对慢病，维持和促进健康，适应环境，到发挥潜能等都属其范畴。而当前人类生活的主要矛盾是慢病肆虐，人类健康工程当前的主要目标就是解决慢病问题，为世界性医学变革作出贡献，而这就是前述健康医学模式要做的事情。可见人类健康工程范围更大，其中当前解决慢病问题的内容就是健康医学模式。

从人类健康工程概念出发，解决呈井喷态势的慢病有两个相互联系的内容：

（1）用健康医学模式对待慢病；

（2）用物联网形式进行健康医学模式"下移"化，以应对井喷样慢病发病态势，即健康物联网。

五、结　语

本文以系统学原理为依据，详细分析了人所具有的多层次自组织功能，以及现代文明病的发病原理和过程。据此提出了可简化为 SIR 流程的健康医学模式和人类健康工程概念，以及实施的可行性，并展望了它在未来全球性医学变革与社会稳定方面的伟大意义。

在这里中国传统文化思想和钱学森先生所创建的系统学理论的结合，将是实现健康医学模式和人类健康工程的强大理论依托，也是中国有可能在全球性医学变革问题上昂首屹立于世界的得天独厚的条件。我们应抓住这一千年难遇的机会，在人类健康工程这一伟大事业中实现中华民族伟大复兴。

第十五章　心肺运动试验在医学领域的临床应用

◎宁　亮　孙兴国

人，临床医学服务的对象，是一个不可分割的有机整体。在还原论主导下，现代西医学是以系统、器官和细胞甚至基因等为主线建立各自的理论体系及相应的精细分支学科。由此带来了医疗进步和知识剧增，但同时分科过细、过窄使得服务于整体人的医生可能只了解人体的某个或某些局部，造成片面机械的"头痛医头，脚痛医脚"，而在一定程度上偏离了医学从整体上"治病救人，救死扶伤"和"减少疾病，提高健康水平"疾病防治的根本职责。

心肺运动试验（cardiopulmonary exercise testing，CPET）不同于一般的单纯观察传统心血管指标、心电图和血压改变的心脏运动试验，也不同于静态肺功能或者运动肺功能。CPET是首先在静息状态下测定人体的全套肺功能之后，在不同负荷下连续动态监测记录进出气流、氧气和二氧化碳，实时监测机体氧耗量和二氧化碳排出量、全导联心电图、袖带无创血压、脉搏氧饱和度甚至动静脉和肺动脉置管直接测压及抽取血液样本（血气分析和各种化学成分）的动态变化。同时从静息状态（≥3min），无功率负荷热身运动（≥3min），根据性别、年龄、功能状态等选择10～50W/min的功率递增速率进行症状限制性最大负荷运动至运动受限，并继续记录≥5min的恢复情况。CPET应该就是该个体的呼吸、血液循环和代谢系统在神经体液调节下，在消化、吸收、排泄、泌尿、皮肤等配合维持之下联合完成的一个氧气代谢为核心的整体生理学的主要信息，只要耐心细致地正确判读就可以为呼吸系统、血液循环系统、代谢系统及其神经体液调控和消化、吸收、泌尿、排泄等为主的人体功能状态得到一个整体、客观、定量的科学评估，从而达到区分健康、亚健康和疾病诊疗的目的。从临床医学角度，CPET主要应用范围包括整体运动耐受和不耐受的评价，心血管疾病、呼吸系统疾病及一些特殊的临床应用，如术前风险评估、运动康复、运动处方等。

一、CPET 的生理基础及整体整合生理学新理论体系

作为功能有机整体，人的呼吸、循环等系统基本功能是维持细胞代谢平衡，单独给心或肺增加负荷是不可能的。机体活动时要求各生理系统之间相互配合，使各系统协调一致而发挥作用，因此运动时各系统均处于应激状态，以满足机体肌肉运动时需氧量及二氧化碳生成的增加，从而达到动态平衡。CPET 强调运动时心肺功能的相互作用和气体交换作用，强调外呼吸和细胞呼吸耦联，对外呼吸与细胞呼吸不同水平的功能状况进行分析评价，从而用运动外呼吸状态来反映体内各器官系统的功能状况。CPET 是综合心肺及其调控，特别强调心肺代谢功能客观定量的一体化联合整体功能测定。从 CPET 的应用生理学和医学现代化角度出发，我们根据需要建立生理学的整体整合理论，以指导 CPET 的正确运用和解读。

整体整合生理学新理论体系的精髓和核心：以氧气需求－供应平衡为纲的呼吸、血液循环、神经、代谢等系统联合一体化调控体系的基础，才能正确理解、判读和应用这几种改变代谢状态的临床功能性检测方法（如心肺运动、运动康复和睡眠试验）。CPET 的完成需要呼吸、循环、神经体液、代谢等系统联合一体化调控才能实现。以运动过程中氧气、二氧化碳和能量物质到细胞内线粒体的氧化能量物质供应能量的过程而言，人体氧气代谢至少需要呼吸系统、循环系统和代谢系统的相互配合，并在神经体液等的调控之下才能完成内、外呼吸之间的偶联；同时能量物质局部浓度的调控和内环境的相对稳定又需要其他生理学系统的参与。所以，心肺运动、运动康复、睡眠等需要多系统同时起反应才能完成的临床技术和方法，用传统的生理学系统中的任何一个或者两个系统的生理学来理解和解读都是片面的、局限的甚至是错误的。

人体组织器官大都有很大的功能储备，轻度或早期的功能障碍和调节异常在静息状态下不易被一般检查所发现。而目前临床常规使用的心、肺、代谢等检测技术基本上是静态检测方法，因此功能异常检出率有限。当机体逐渐运动剧烈时，各组织器官的血液将重新分布，血流主要分布于运动肌群以保证其运动时血液供应和能量代谢的需要，同时运动可使气体运输加速、气体交换加快和骨骼肌的利用氧能力增强，因此运动负荷试验可以从运动终止原因、运动过程反映出的模式特征以及连续监测的心电图、血压等众多指标中检测出静息时所不能发现的器官功能状态。

二、CPET 的主要测定指标及其生理学意义和临床价值

CPET 的检测指标丰富且全面，可分别对机体在运动耐力、心脏功能、肺通气、气体交换功能等方面的功能状况进行评价。本文对于心电图、血压、肺功能等传统测定不再讨论，现择其特异性的测定指标简述如下：

(一) 最大氧耗量

Hill 于 1923 年提出此概念，它是指人体在进行有大肌肉群参加的负荷运动过程中，当氧运输系统各个环节的储备都已被动员而达到最高水平时，即人体单位时间内所能摄取的最大氧量。目前已成为反映心肺功能的主要指标，体现了人体最大有氧代谢和心肺储备能力，可用于评价有氧运动能力。通常情况下机体代谢需氧与供氧平衡，从循环角度，氧耗量 = 心输出量 × 动静脉血氧含量差；从呼吸角度，氧耗量 = 每分通气量 × 吸入气与呼出气氧浓度之差。所以氧耗量本身就是心肺代谢等系统的整体功能指标。

最大氧耗量的单位以 L/min 或 ml/(kg·min) 表示。最大氧耗量随年龄、性别、身高、体重以及日常活动水平的不同而有较大的个体差异，所以一般采用最大氧耗量的实测值与预计值的百分比（%pred）来表示，可以使临床意义增大。最大耗氧量也与运动方案有关，参与运动肌群数量越多的运动形式其数值越大，故平板运动一般比踏车运动所测值高 5%~11%。

(二) 无氧阈

无氧阈是指运动中有氧代谢尚不需要无氧代谢补充供能时，即尚未发生乳酸过量产生（无氧代谢）时的最高氧耗量。临床上常用三种方法来确定：一是血乳酸法，运动中持续监测受试者桡动脉血的血气，出现乳酸显著升高时即是，但由于是有创性检查，使其在临床应用中受到一定限制；二是 V 斜率法，其测定原理是当出现无氧代谢乳酸过量产生时，相对于氧耗量而言二氧化碳排出量增加加速，在两者关系曲线上当线性部分的斜率 >1.0（注意这里不是指 RER = 1.0）时的拐点处即是，临床应用较多；三是通气当量法，氧当量开始增加而二氧化碳当量未相应增加时即是。无氧阈预计值的计算和预计值的百分比使得临床意义有所增加。

无氧阈更敏感地反映组织氧需供平衡，且少受患者努力程度、功率增长速率及代谢底物的影响，所以不仅能用于运动耐力下降的诊断与鉴别诊断，还可用于治疗前后的心肺功能、运动耐力的评价以及康复训练的效果评价。理论上讲，人体可较长时间耐受无氧阈以下负荷的运动而无不良影响，这是建立康复训练运动处方的主要依据。

(三) 二氧化碳和氧气通气有效性或二者当量

二氧化碳和氧气通气有效性（VE/VCO_2 和 VE/VO_2）或二者当量（$EQCO_2$ 和 EQO_2）表示每排出 1 L 二氧化碳所需要的通气量，反映的是肺通气/血流匹配状况。此指标在运动中逐渐降低达到最低值，之后再逐渐增高，主要以最低值和斜率表示。其预计值的计算和预计值百分比使得临床意义增加不少，如阻塞性肺疾病、限制性肺疾病、肺血管疾病及心力衰竭患者通气血流比例通常失调，其测定值一般较高。与不受呼吸限制的通气血流比失衡患者相比，重度阻塞性肺疾病患者由于呼出气气流受限，上述指标的临床意义明显受限。

(四) 摄氧有效性峰值平台 (OUEP)

摄氧有效性峰值平台表示的是运动中每升肺通气循环系统所能摄取氧气 (ml) 的最高平台，反映的是肺血流/通气匹配状况。运动中逐渐增高在无氧阈之前达到最高平台值，之后再逐渐降低。其预计值的计算和预计值百分比使得临床意义增加不少。在无呼吸限制情况下，它是判断血液循环有效性的最佳指标，用于预测心血管病患者的存活、死亡价值优于其他心血管病传统测定指标和心肺运动指标。

(五) 呼吸储备和心率储备

呼吸储备一般用静态肺功能最大通气量与运动中最大分钟通气量的差值来表示。健康人的呼吸储备值至少 >11L/min，或为最大通气量的 10%~40%。呼吸储备反映极量运动时的呼吸储备能力，呼吸储备降低是肺通气受限患者的特征性表现，如限制性或阻塞性肺疾病等常导致呼吸储备降低；而心血管或其他疾病限制运动时呼吸储备可升高。

心率储备是用预计最大心率与运动中达到最大心率的差值来表示。健康人心率储备值 <15% pred。但临床上 β 受体阻滞剂等影响心率的药物对它的临床意义具有影响。

(六) 氧脉搏

氧耗量与心率的比值即氧脉搏，是指每搏的氧耗量，等于每搏量与动脉—混合静脉血氧含量差的乘积。贫血、碳氧血红蛋白升高、严重低氧血症、肺血氧合能力降低及右向左分流均可导致动脉氧含量下降，氧脉搏也随之下降。心功能减退所致每搏量降低也可致氧脉搏下降。运动中随着功率的增加，动脉—混合静脉血氧含量差逐渐增加，因而氧脉搏也逐渐增加。氧脉搏受多种因素的影响，临床上对其解读时应该注意 β 受体阻滞剂等影响心率的药物对它的影响。

三、CPET 的临床应用

(一) 对不明原因呼吸困难和运动耐力下降疾病系统的鉴别诊断

活动时呼吸困难、心悸、气短、疲劳是心功能不全和肺功能不全的共同症状，包括如心肌缺血、心力衰竭、慢性阻塞性肺疾病、间质性肺炎等，少部分为肺栓塞、肌病甚至为心理因素等，在运动状态下大部分都可以表现出一定的特点，通过对 CPET 中所获得的指标进行相应的分析，可以为诊断提供线索或者明确诊断。ATS/ACCP 发表的 CPET 应用陈述中提出：通过对 CPET 中检测指标来分析诊断不同的疾病，其中认为最大氧耗量可以反映疾病的轻重程度，心率储备反映心脏的储备情况，通气储备反映呼吸的储备情况，故分析这些数据能基本明确疾病的方向。

引起运动耐力下降的原因很多，从外呼吸到内呼吸各个环节存在异常均会导致运动耐力下降，其病理生理机制常使临床医师感到困扰。CPET 中各个环节所致的运动耐力下降，其气体交换反应不同，从而有助于临床医师根据其气体交换模式判断一个临床诊断的正确性。所以，当一些常规的检查结果不能很好地解释患者的运动耐力下降时，可以给患者做CPET检查，可以为临床诊断及鉴别诊断提供重要线索。根据心肺代谢耦联，将运动耐受下降的原因大致分为三类，分别是肺通气换气功能障碍、循环功能障碍和组织摄氧或利用氧障碍，利用CPET的最大耗氧量、无氧阈、二氧化碳和氧气通气有效性、OUEP、氧脉搏、呼吸储备、心率储备等指标分析可以鉴别它们。

（二）在心血管疾病中的应用

与纽约心脏协会（NYHA）分级、血流动力学指标、左心室射血分数、血清标志物等相比，CPET可以更客观、全面地评价心脏病患者的功能状态，从而在心脏病严重程度分级、心脏移植适应证选择、心脏病预后等方面都有很大的应用价值。Weber等基于最大氧耗量和Janicki等基于无氧阈分别建立了A～D的心脏病严重程度生理学功能分级系统。CPET指标较NYHA分级系统主要依靠患者的主观症状来进行心脏病严重程度分级更加客观。1993年Bethesda心脏移植研讨会就已将最大耗氧量<10ml/(kg·min)作为心脏移植的主要适应证之一。CPET也广泛应用于心力衰竭患者的预后评估，国际上大量的前瞻性研究显示，即使心力衰竭患者的静息射血分数很低，但如果患者的症状稳定且有相对高的最大耗氧量则预后较好。由于最大耗氧量受到患者不尽力或检测人员过早终止而可能会被低估，所以近年来次极量运动参数如无氧阈、氧气和二氧化碳通气有效性等更多地被应用于心力衰竭患者的预后评估中。气体交换测定还是心输出量、每搏输出量、心指数、每搏指数等Fick金标准测定计算时必备的数据。

（三）在呼吸疾病中的应用

慢性阻塞性肺疾病的严重程度评价多采用常规肺功能指标，但是这些指标仅反映静息状态下的通气或换气状况，远不能反映患者在日常生活中的运动受限和劳力性呼吸困难情况，而且慢性阻塞性肺疾病本身就是一种全身性、多系统的疾病，所以也需要一种可以全面评估全身状况的检测方法。美国医学会目前对评价慢性阻塞性肺疾病患者的肺损伤严重程度中添加了每公斤体重最大氧耗量作为补充，并将其划分为>25、22～25、18～21、15～17、<15ml/(kg·min)由轻至重来评价疾病的严重程度，强调如<15ml/(kg·min)则为重度心肺功能障碍。CPET也可用于慢性阻塞性肺疾病患者的预后评估，特别是最大氧耗量、无氧阈等指标是预测慢性阻塞性肺疾病患者早期死亡的最有意义的指标。对于肺血管病、肺栓塞等疾病，CPET与肺功能相互配合可以为诊断治疗评估及预后提供非常有用的检测手段。

（四）指导心肺疾病的康复

目前运动康复训练已经成为很多慢性疾病在稳定期的重要治疗手段，如慢性阻塞性肺疾病、间质性肺病、冠心病、慢性心力衰竭、肺动脉高压、糖尿病等，它可提高患者的运动耐量，减轻呼吸困难症状，提高生活质量。在我国，康复医学也日益被临床医师所重视，已经从单纯的功能锻炼向实现更好的身体功能方向发展。CPET在运动康复中的作用是任何检查都替代不了的，其具体作用是：运动风险评估、制定运动处方、评价运动康复效果等。以往多以运动时最大心率为标准来制定运动方案，但心率常会受到一些药物的影响，因此以心率变化为标准的运动处方存在许多弊端和不足。目前比较理想的标准是运动到无氧阈水平，通过持续、有效的锻炼以达到改善心肺功能的目的。CPET可准确测定患者的无氧阈，并准确区分不同疾病患者的运动受限原因，进而提供个体化的运动处方。

（五）药物、手术、器械和介入治疗疗效评估

CPET可应用于各种治疗的临床疗效评价，由于其无创的特点，可以反复测量，其结果客观、可靠、可动态、长期观察药物、手术、器械和介入治疗的临床疗效。在冠心病患者施行介入治疗前、后分别进行CPET，结果CPET指标显著提高，表明冠心病介入治疗是一种有效方法。经皮球囊左房室瓣成形术是治疗左房室瓣狭窄的既经济又安全的手术方法，其治疗效果可用CPET进行评价并得到证实。CPET可评价先天性心脏病手术的效果，β受体阻滞剂等药物治疗心血管病治疗有用的、敏感的方法。近年CPET还被用于心衰患者双室起搏器、再同步及心内除颤患者选择及其临床治疗效果的客观定量评估。

（六）术前麻醉手术风险评估和手术后患者管理

目前，手术仍是一些疾病的最佳治疗手段，但围手术期的并发症增加了患者的手术风险，特别是对于一些胸腹部的大手术和高龄患者的手术，所以术前准确全面的风险评估就显得尤为重要。传统的术前评估包括动脉血气分析、常规肺功能、弥散功能、放射性核素扫描等，但并不能完全确定所有高危患者，最重要的是这些检查可能会漏掉有明显心血管疾病的患者。另一方面，一些高龄或肺功能差的患者，根据传统术前评估方法认为是禁忌手术，CPET则可能从中筛选出可以耐受手术者。对拟行标准肺切除术的肺癌患者进行手术风险分级，最大氧耗量为$15\sim20\text{ml}/(\text{kg}\cdot\text{min})$的患者一般能耐受手术，病死率和心肺并发症发生率较低；$10\sim15\text{ml}/(\text{kg}\cdot\text{min})$的患者围手术期心肺并发症增多；而$<10\text{ml}/(\text{kg}\cdot\text{min})$的患者术后死亡和心肺并发症风险非常高，建议对这类肺癌患者进行非标准手术或采取非手术治疗方法。然而由于未考虑到年龄、身高等因素的影响，临床应用时应该注意。

近年来，一些其他CPET指标如VE/VCO_2、OUEP、氧脉搏等也被认为是预测术后风险的良好指标，但预测手术风险的最佳指标和可耐受手术的最低临界值等还需要进一步的深入研究和探索。Older等经过对大型腹部手术的老年患者的CPET进行回顾性分析，证明无氧阈值对确定术后心血管系统并发症发病率至关重要，无氧阈$<11\text{ml}/(\text{kg}\cdot\text{min})$的患者（占总体30%）的术后心血管并发症的病死率为

18%；而无氧阈>11ml/（kg·min）的患者术后心血管并发症的病死率仅为0.8%；尤其是心电图显示有明显心肌缺血征象合并无氧阈<11ml/（kg·min）者，其病死率高达42%。Hightower等初步应用小样本食管癌开胸手术患者研究围手术期心血管事件危险性，发现CPET的某些指标优于美国麻醉学家协会功能分级等现有的方法和指标，而成为较佳的危险评估指标。

（七）劳动能力丧失的客观定量评估

临床上的多数功能检查都是针对患者的静息状态，特别是当患者的症状或主观运动能力与静息功能检测结果有差异时，就只有依赖CPET对其运动能力进行评估。目前，CPET是公认的评估运动耐力的金标准，是劳动能力丧失的客观定量评估的最有价值的功能检查。

（八）确认正常人群功能状态正常与异常，健康及亚健康管理，实现"零级预防"以及运动员管理

目前，医学对健康的认识已经不仅仅局限于血生化指标、影像学检查等无异常，对亚健康的评估和及时干预逐渐受到重视。人体亚健康应排除器质性病变，疲乏无力、食欲不振等临床表现多与心肺功能状态下降有关，常规实验室检查难以发现其异常，而CPET是整体上客观评估机体功能状态的重要工具。CPET不仅可以评估亚健康人群的心肺功能，还能发现潜在的病理生理改变，是亚健康和健康预防评估的重要工具。此外，CPET还可以用于运动员分级、训练评估与管理等，而且通过CPET可以协助诊断运动性哮喘，并为运动性哮喘患者提供最佳的运动处方。

四、小　结

CPET作为一种客观、定量、无创、可同时检测心肺代谢等功能的整体功能状态，正被越来越广泛地应用于临床医学的诊断、评价、治疗、预后估计及慢性病预防和健康管理中。同时，CPET的临床应用和正确解读需要广大临床医师具备人体整体整合生理学医学新理论。

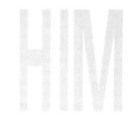

第十六章 用整体整合生理学新理论正确解读肺弥散功能并纠正传统肺功能 $D_L CO$ 的误区

◎孙兴国

　　从整体整合生理学角度看，气体交换应该就是该个体的呼吸、血液循环和代谢系统在神经体液调节下、在消化吸收排泄泌尿皮肤等配合维持之下联合完成的一个以氧气代谢为核心的整体生理学的主要信息，只要耐心细致地正确判读就可以为呼吸系统、血液循环系统和代谢系统及其神经体液调控和消化、吸收、泌尿、排泄等为主的人体功能状态得到一个整体、客观、定量的科学评估，从而达到区分健康、亚健康和疾病诊疗的目的。而传统系统生理学是近400年还原、简化的背景下，变繁为简的典型例证，以其他相邻和相关所有系统都相对稳定或者不变为前提，对单一系统内部各变量的相互关系进行的分析和探讨。传统呼吸生理学中讨论肺弥散功能这一静态气体交换功能就忽略了血液循环功能（血流）的决定性影响，因此，我们目前对肺弥散功能的解读方面存在一些必须纠正的误区。

一、肺弥散功能及其测定

　　肺弥散功能是肺换气功能的一项测定指标，用于评价肺泡毛细血管膜进行气体交换的效率。对于早期检出肺、气道病变，评估疾病的病情严重程度及预后，评定药物或其他治疗方法的疗效，鉴别呼吸困难的原因，诊断病变部位、评估肺功能对手术的耐受力或劳动强度耐受力及对危重患者的监护等方面有重要的指导意义。肺的弥散是指氧和二氧化碳通过肺泡及肺毛细血管壁在肺内进行气体交换的过程。弥散的途径包括了肺泡气、肺泡壁、肺泡壁与毛细血管壁之间的间质、毛细血管壁、肺毛细血管内血浆、红细胞膜及血红蛋白。气体沿着这个途径，根据哪一端的浓度较高进行交换，所以这个过程可以是双向的。氧的弥散速度比二氧化碳要慢得多，这是因为氧不易溶解在体液里。因此，当患者弥散功能发生异常时，氧的交换要比二氧化碳更易受影响，在临床上肺弥散功能的障碍可明显影响动脉血氧水平。

弥散量的大小，取决于膜两侧气体分压差、弥散面积、距离、时间、气体分子量及其在弥散介质中的溶解度和介质的总容量。目前检测气体主要是一氧化碳（CO），用CO测定得出的肺弥散功能，即单位时间内一氧化碳弥散量称之为一氧化碳弥散速率（D_LCO）。常用方法为一口气呼吸法（即D_LCO-SB）。

二、气体交换的生理学基础必需整体整合生理学新理论体系

作为功能有机整体，人的呼吸循环等系统基本功能是维持细胞代谢平衡的动态变化。机体生命活动时要求各生理系统间相互配合，以心肺使各系统协调一致而发挥作用，因此运动时各系统均处于应激状态，以满足机体肌肉运动时需氧量及二氧化碳生成的增加，而达到动态平衡。心肺功能的相互作用和气体交换作用，强调外呼吸和细胞呼吸耦联，对外呼吸与细胞呼吸不同水平的功能状况进行分析评价从而用运动外呼吸状态来反映体内各器官系统的功能状况。气体交换是综合心肺及其调控和配合系统，特别强调心肺代谢功能客观定量的一体化联合整体功能测定。

新理论体系的精髓和核心是以氧气需求-供应平衡为纲的呼吸、血液循环、神经、代谢等系统联合一体化调控体系的基础，才能正确地理解、判读和应用这几种改变代谢状态的临床功能性检测方法：肺弥散功能测定、心肺运动、运动康复和睡眠试验。任何生命活动维持的完成需要呼吸、血液循环、神经体液、代谢等系统联合一体化调控才能实现。以氧气、二氧化碳和能量物质到细胞内线粒体的氧化能量物质供应能量的过程而言，人体氧气代谢至少需要呼吸系统、血液循环系统和代谢系统之间的相互配合，在神经体液等的调控之下才能完成内、外呼吸之间的偶联；而同时能量物质局部浓度的调控和内环境的相对稳定又需要其他生理学系统的参与。所以肺弥散功能测定、心肺运动、运动康复和睡眠等需要多系统同时起反应才能完成的临床技术和方法，用传统的生理学系统中的任何一个或者两个系统的生理学来理解和解读，都是片面的、局限的、甚至可能会是错误的。

三、目前 D_LCO 的测定及其生理学意义解读

一氧化碳弥散是指一氧化碳气体从肺泡内向着肺毛细血管血液进行传导的过程，其单位是单位时间（min）内传导的量，即是弥散速率。D_LCO可分为两个部分：弥散CO分子的肺泡毛细血管膜（D_M）和肺毛细血管血容量（Vc）。

（一）肺泡毛细血管弥散膜弥散速率（D_M）

1. 弥散面积：指肺泡与有血的毛细血管所接触能够进行弥散功能活动的面积。

2. 弥散距离即弥散膜厚度：指从气体边缘的肺泡膜经间质组织到达有血液的肺毛细血管膜的距离。

（二）肺毛细血管血容量（Vc）

1. 肺毛细血管血红细胞容积（VHb）：指肺毛细血管内血容量和血红蛋白浓度。

2. 一氧化碳与血红蛋白结合的反应速率（θCO）：肺毛细血管内氧气分压和二氧化碳分压，以毛细血管内静水压，以及红细胞内血红蛋白与一氧化碳结合反应的速率。

（三）肺弥散阻力

弥散阻力是产生单位弥散量所需要的压力差，单位压力单位时间内产生的弥散量就是弥散速率。根据物理学原则，弥散速率是弥散阻力的倒数，在两个或多个阻力串联时，总阻力就等于各个阻力之和。由于肺泡直径很小，肺泡内气体弥散阻力很小，而忽略不计；肺弥散总阻力就是肺弥散膜阻力和肺泡毛细血管血红蛋白结合的阻力之和。公式表示之：

$$1/D_LCO = 1/D_M + 1/(Vc \times \theta CO) = 1/D_M + 1/Vc + 1/\theta CO$$

四、目前 D_LCO 解读存在的误区

（一）循环功能在 D_LCO 的决定性作用被忽略

由于传统系统生理学的每个系统的功能调控机制分析探讨都是假设非本系统的其他各系统功能相对稳定和不变为前提来进行的，而没有将人当作功能性有机整体。因此放在呼吸生理学范畴讨论的肺弥散功能基本上是假设循环功能相对稳定和不变为前提来进行的，特别是当我们用一口气单呼吸法仅需要 10s 左右的时间来测定 D_LCO 时，往往错误地认为以血流速率为核心的循环功能对 D_LCO 影响不大，可以忽略。实际上正常人在正常静息状态时，肺血流与通气处于比较优化的匹配比值，忽略循环功能影响问题不大；但是医学临床服务时的对象，特别是心血管病和代谢病等慢病暴发性递增的当下，如果假设循环血流正常而解读评估全肺弥散功能，则不可避免地造成一些误读和误判。

（二）从整体整合生理学连续动态的角度正确解读 D_LCO

实际上只要我们从心肺一体化完成肺气体交换的角度分析，D_LCO 是单位时间（min）内肺弥散一氧化碳的量，而生命体肺毛细血管的血液是在心脏连续舒张收缩的推动下不断地向前移动的。在正常心率（HR）为 60 次/分时，肺毛细血管的血液被心脏搏动向前推进了 60 次，每次向前推进的容量就是每搏量（SV），单位时间（min）内向前推进的总容量就是心排量（Q），心排量就是每搏量与心率的乘积（Q = SV × HR）。在肺弥散功能 D_LCO 测定中，与肺泡气接触得到气体交换的血液总容量（Vb）就是肺毛细血管血液容量和血液推进速度的乘积（Vb = Vc ×

Q），而不仅仅是肺毛细血管血液容量。正常生理状态下，由于每分钟心脏推动血液前进的容量，即心排量，远远大于静止状态理解的肺毛细血管血液容量，多达十数倍甚至数十倍；即便是一口气单呼吸法用10s左右的时间来测定肺弥散功能，以每分钟为时间单位计算的 D_LCO 至少需要考虑6倍血液容量前行来完成。所以对于 D_LCO 测定和解读而言，由循环功能决定的血流速度之影响远大于肺毛细血管血液容量的影响，不容忽略。

肺弥散阻力计算必须考虑血流速度，即心排量，的影响：

$1/D_LCO = 1/D_M + 1/(Q \times Vc \times \theta CO) = 1/D_M + 1/Q + 1/Vc + 1/\theta CO$

五、以心肺代谢一体化完成气体交换，临床上正确解读 D_LCO 的病理生理学

（一）临床上左心衰患者的 D_LCO 是基本上都是降低的，而非"升高"

由于上述分系统及单纯静止状态误解的理念，不少教科书也误认为"左心衰患者 D_LCO 增加"。这种误解的主要机制解释就是认为充血性左心衰病理生理学变化造成肺毛细血管容积增大。实际上充血性心衰患者肺毛细血管容积增大是左心功能受限血流速率减慢所致的结果，血流速度受限降低才是充血性心衰患者病理生理学变化的核心。

（二）左心衰患者降低（而非增高）D_LCO 的病理生理学机制

1. 心排量降低

首先心衰患者心排量降低，血流速率减慢，使单位时间内通过肺的总血液容量降低，带走较少的一氧化碳，而降低 D_LCO。

2. 肺弥散膜弥散速率降低

左心受限，血瘀于肺部，肺泡与毛细血管间质水肿，弥散膜厚度/距离增加，肺弥散膜弥散速率（DM）降低，而降低 D_LCO。

3. 肺毛细血管内静水压增加

左心受限，血瘀于肺部，肺毛细血管静水压升高，使任何由毛细血管外向毛细血管内的弥散（如氧气和一氧化碳）均受到一定程度的限制，θCO 有所降低，而降低 D_LCO。

（三）左心衰患者可能增高 D_LCO 的病理生理学机制

肺毛细血管血容量增加

左心衰患者由于心排量降低，血液相对被阻挡于肺部，使得肺毛细血管血容量（Vc）一定程度地增加，可以相对增加 D_LCO。

总之，上述降低 D_LCO 的效应远强于使 D_LCO 增加的效应，各方面综合作用结果使得临床上左心衰患者的 D_LCO 随着病情的加重而逐渐降低。

六、肺动脉高压/右心衰患者的 D_LCO 降低

以肺血管床减少为特征的不明病因肺动脉高压/右心衰患者,由于心排量降低、肺弥散膜弥散速率降低、肺毛细血管血容量减少都是降低 D_LCO 因素,没有任何增加 D_LCO 的因素,因此临床上肺动脉高压/右心衰患者表现 D_LCO 的降低更为显著。

七、结　语

肺弥散功能测定 D_LCO 作为一种静息状态下客观、定量、无创、可以同时检测心肺等功能共同完成气体交换整体功能状态,正被越来越广泛地应用于对临床医学的诊断、评价、治疗和预后估计,以及慢病预防和健康管理中。但是,D_LCO 的正确解读和临床应用需要广大临床医师具备人体整体整合生理学理论基础来考虑循环血流影响。

第十七章 《整体整合生理学》——被忽略的人类进化与退化:从现代慢病大流行、生活方式医学到慢病的健康管理

◎孙兴国

始于近400年前的传统系统生理学,是以当时人为理解的解剖功能学系统为基础来划分,分别从各自系统对功能活动调控进行的分析和研究而形成的。在还原论、简化论主导下,现代西医学是以解剖系统、器官、疾病和细胞甚至基因等为主线进行的建立各自的理论体系,从而建立了相应的精细学科,虽然使得现代医学取得了举世瞩目的巨大进步,但却显著地忽略了生命体的整体观。学科细化分类带来了医疗科技进步和知识剧增,但同时伴随分科过细、过窄却使得服务于整体人的医生可能只了解人体的某个/些局部,造成片面机械的"头痛医头,脚痛医脚",而偏离了"治病救人,救死扶伤"和"减少疾病,提高健康水平"疾病防治的根本职责。樊代明院士指出过细的医学专科划分产生的就是"患者成了器官、疾病成了症状、临床成了检验、医师成了药师、心身分离、医护配合不佳、西中医抵触、重治轻防和城乡医疗水平差距拉大"九个问题,要解决问题"首先必须加强整合医学的理论研究"。服务于只能作为有机整体的人,临床医生的培养教育需要从整体上理解和实践人体生命功能整体一体化自主调控。

一、心肺运动、运动康复和睡眠试验的广泛临床应用促使整体生理学新理论体系的创立

医学服务对象是谁?是人,是一个不可分割的有机整体,是心、肺、代谢等

第十七章 《整体整合生理学》——被忽略的人类进化与退化：从现代慢病大流行、生活方式医学到慢病的健康管理

等多功能系统永远是联合在一起来完成一个整体上调控，这个调控并不同于近400年我们人为理解的各自系统及其独立的调控。人体是一个非常优化的功能状态调控体系，其中各个系统是相互联系、相互影响和互为因果的，是一个时间和空间作用下连续动态平衡和非恒态的过程。

什么是整体整合医学？我从三十多年前开始从一个临床医生的角度考虑这个事，当时感觉到自己无法改变临床医学专业过细分化现状潮流，于是忍痛放下亲手创意、筹建和运转起来的国内较早且招生规模最大的麻醉和危重症医学系，离开祖国，到一个没有任何外来干扰，能让自己静下心来的地方，研究人体心肺代谢等整体一体化联合调控——这个可能需要用一辈子来完成人体功能整体上整合的心愿和理念。大概用了近二十年时间通过国学文化和中医学整体观的"血为气之母，气为血之帅"这十个字的理解，结合时间和空间，联系现代医学科学血液中红细胞、血红蛋白和氧气运送为主轴，来解释呼吸、循环、代谢等功能的一体化：呼吸的吸气把高氧分压低（基本上"无"）二氧化碳的环境空气送达一直处于吸呼动态过程中的肺泡，呼吸的呼气把低氧和高二氧化碳的肺泡肺泡气体排放的环境中；在肺毛细血管内低氧高二氧化碳的静脉血液流经肺泡期间，通过物理分压平衡弥散的方式进行气体交换，血红蛋白装载氧气释放出二氧化碳，血液演变成高氧和低二氧化碳的动脉化血液，动脉化血液经过左心室搏血动力经肺静脉左心房左心室主动脉及全身的体循环动脉系统，被运送到组织毛细血管中，期间高氧分压低二氧化碳动脉血与所有系统器官组织的细胞之间再次通过物理分压平衡弥散的方式进行气体交换，氧气进入细胞线粒体中进行氧化代谢；细胞代谢就是细胞线粒体内氧气对糖、脂肪、蛋白质能量物质进行氧化反应，产生热量、二氧化碳和代谢产物，二氧化碳再弥散回毛细血管血液，使之变成静脉化血液，通过静脉血管系统返回右心房，经右心室搏血动力把静脉血液经肺动脉系统送到肺毛细血管进行气体交换……如此周而复始，心脏血管系统通过血液循环把外呼吸（肺经呼吸道与环境的气体交换）和内呼吸（细胞线粒体氧化能量物质的代谢）联系起来，对人体呼吸、循环、代谢等整体一体化功能调节和控制（绝无单一系统独立的功能调控）可以自圆其说。2011年首先在美国生理学年会上我分别以"呼吸控制新理论：一个多系统联合的模式"和"用动脉血氧分压和二氧化碳分压波浪式幅度的降低来解释心衰患者发生Cheyne-Stokes潮式呼吸的发生机制"题目做了报告。基本构架了生命整体调控新理论体系以后，我立即决定2012年回国把它献给祖国，也是为祖国的医疗卫生事业尽一点力。这近30年来，相关的理念上涉及方方面面的宇宙、自然、环境、物理、化学、数学、信息论、控制论、时间和空间等无数学科和分支专业，而且对这些关方面也都有些解释和假说，但是却没正式投递任何文章，因为一直担心仅仅从某个或者某些方面的似乎合理和圆满的解释，放到人体整体中可能还有不少的偏差或者错误。直到2012年底回国后才首次将其最基本的框架部分以万字和8图的特别报告形式进行总结，首次中文全文概

括描述了整体整合生理学新理论体系，发表于2013年《中国循环杂志》上。将整体整合生理学新理论体系作为中国人独自创立的概念首先以我们的母语——中文——向全世界分布。

传统（经典）的系统生理学为方便人们的理解和研究，人为地将人体的正常生命活动分解成了呼吸、循环、神经、代谢、血液、内分泌、运动等几大系统。毫无疑问，这套系统理论体系使我们对人体医学的认识有了极大的进步，奠定了现代医学的理论基础，推动了现代医学的发展。但是，同时它在一定程度上也成为医生认识思考正常生命活动和疾病病理生理过程的枷锁。以至于专科医师在诊断一名患者之前，我们不得不首先对患者进行分类，把自己的思维禁锢在一个单系统内，将患者归为呼吸科或循环科等专科患者之后，医生才能在行医执照所指定的范畴内进行更深入的临床思考。然而，人体本身是紧密联系的有机整体，人体内没有孤立存在的系统，各系统间不可分割的联系是人体功能调控所固有的特性，而不是人们主观臆想出来的。人类正常生命活动和疾病病理生理活动，就应该是一副由各系统间种种联系和相互作用且无穷无尽地交织起来的复杂、整体、立体和动态画面，而不仅仅是简单地把患者的病痛归因于心脏或呼吸等某单一系统脏器的器质与功能方面的异常，很显然经典地以单一系统为基础的系统生理学体系已经不能满足医学研究和临床医疗服务工作的需要。现代医学也已经认识到传统"生物医学模式"的局限性，强调心理辅导和诊疗的重要性，建立心身服务的双心模式；把临床工作和科研的重点放在了人体本身，而不再仅仅着眼于对单一系统的异常病理状态的诊断和治疗，这就需要以人体生命整体一体化自主调控为基础的整体整合生理学理论与实践，这必将是现代医学未来的重点发展方向，进而形成和完善整合医学体系，实现临床医疗服务的数字医学和个体化医学。心肺运动试验的历史已有半个世纪之久，对人体整体功能一体化自主调控的全面综合理解是正确运用和解读运动心肺检查的前提。任何将呼吸、循环、神经、体液、代谢等系统功能机械片面地割裂开来的观点和看法都会对心肺运动、运动康复和睡眠试验的临床应用、检查结果理解及判读带来干扰，甚至误导，因此我们需要一个正确的"生命整体一体化自主调控：整体整合生理学"新理论体系作为理论基础，正确地描述人体生命的真实活动规律。

二、慢病暴发性流行：营养过剩和活动过少不只是简单的代谢综合征

代谢和心血管疾病之间关系首次被认识的历史可以追溯到1923年。从20世纪70年代初开始，下述内容的相互联系已得到广泛认识：肥胖（中央/腹部肥胖、一般性肥胖），胰岛素抵抗（空腹血糖受损和糖耐量异常发展到2型糖尿病），血脂异常（甘油三酯升高，高密度脂蛋白胆固醇降低，低密度脂蛋白颗粒直径降低和餐后脂血症增加）和高血压。这种相互联系包含很多内容，被称为综合征的功能状态，"代谢综合征""多发性代谢综合征""胰岛素抵抗综合征"和"X综合

征"。在任何个体该综合征诊断的目的是提高警觉意识：心血管疾病的风险已经增加，但尚有可能改变。然而，尽管已有超过数十年的临床关注，最近这个问题又被问多次，其中包括一个早期的发起人：它仍然是一个有用的概念吗？

当前耗费大量的时间和精力用在定义该综合征的诊断标准，但却很少关注诊断临床价值和后续结果。此外，许多重要的相互关系虽然已经被广泛认知，但却没有包括在任何诊断标准中。它们包括：

- 交感神经系统活性增加；
- 肾钠潴留；
- 血浆纤溶酶原激活物抑制剂-1和纤维蛋白原水平升高；
- 高尿酸血症和肾尿酸清除率下降；
- 内皮单核细胞黏附和细胞黏附分子血浆浓度升高；
- 非对称性二甲基精氨酸（ADMA）的血浆浓度升高和内皮依赖性血管舒张功能降低。

更复杂的例子是如尿酸和胃生长素这样的主介质具有明显相互矛盾的影响。而在对"代谢综合征"术语的定义和实用性的争论逐渐被营养过剩和活动过少，代谢综合征的基础，这一全球流行病的认识增加所取代，同时，又进一步激发了对相应细胞和组织的病理生理学的理解方面的巨大进步。

食品生产和分配的工业化在导致了发达国家和部分发展中国家的大多数人群热量的摄取过多；但非常具有讽刺意味的对比是，营养不良甚至饥饿仍然存在于世界上多数未发展地区甚至部分发达地区的各种社会最底层、最脆弱的群体中。同时，几乎所有人的生活方式也都变得越来越久坐不动。

三、被忽略的人类进化

生物系统通过进化过程中适应不断变化的环境条件，有利于提高生殖突变，以实现适者生存。作为一个物种，人类是处在一种相对的热量（钠）受限和显著日常体力活动的必要生存状态。结果，我们对热量限制和高强度体力活动具有广泛而有效地适应反应，但却缺乏对相反状态的生理（负反馈）或行为的适应反应。当现代社会以营养过剩和活动过少这两种反向条件同时并存时，人体则必然会走向以各种功能异常为基本特征的现代病的"大流行"。

显然，反复、频繁的热量过剩导致促炎症反应状态，血脂异常、胰岛素抵抗和瘦素抵抗。在细胞水平上，长期过度的能源供应损害线粒体能量物质氧化磷酸化供能动力学，导致功能失调性单位的累积和活性氧产物生成的增加。在有机体的整体水平，这些现象使得食欲控制失调，这样我们继续寻求进食。尽管此时，其一，我们并不需要它；其二，其对我们有损害性的影响。此外，慢性热量过剩造成可导致代谢平衡稳定中中央调节失调的神经炎症。身体被优化设计以脂肪组织来储存多余的热量，因此，频繁的热量过剩，人体变得肥胖。脂肪组织已经成为能导致靶器官损伤的促炎症反应状态和多个内分泌疾病的驱动器。无论我们所吃的食物（特别是饱和脂肪、蔗糖、果糖和高果糖玉米糖浆），还是我们的肠道微生物（减少微生物的多样性、减少水平的杆菌和高比例的 firmucutes 杆菌）似乎也都发挥作用，但频繁、反复地超过需要的热量摄入量似乎仍然是最首要的主因。此外，有一些证据表明工业化学品导致的环境污染，尤其是农业化学品，可能是另一个重要的共同因素。更近一步而言，主要是在胎儿发育时获得的（因此防御力产妇的健康）表观遗传的因素，都可能会使易感个体和在其后代产生遗传变异。

钠的过量摄入通常与营养过剩并存。继之，再与增加肾钠潴留和诱导的交感神经的过度活动并存就导致高血压患病率增高。这些病理生理过程的器官/组织特异性的后遗症不仅仅局限于心血管系统，而涉及全身其他所有心肌、血管（宏观和微观）、肺、肾脏、肝脏、脑、肌肉骨骼、免疫、凝血及癌症等器官和组织。

四、代谢以热量为本：但热量不仅仅是能量物质被氧化代谢的产物，使其氧化产生热量的氧气更是生命之本

"热量"是人体功能基本单位。细胞，具备和发挥正常功能的基本要素。从细胞代谢角度分析，热量是能量物质在线粒体内被氧化磷酸化连续动态地产生的。除了上述经消化、吸收获得的能量物质及其转化存储物质之外，人体内储存极少，需要呼吸系统、心血管系统、代谢系统及其神经内分泌体液调控系统等多系统共同配合一刻不停地工作才能维持基本平衡的代谢核心物质是氧气，所以可以说氧气才是生命之本。

五、预防为主，建立以心血管疾病为代表的慢病的防、治、康、养一体化健康有效管理

"以人为本"是我国基本国策，也是所有医务工作者坚守的底线。只有建立在整体论指导下的医学体系，即真正意义上的"中西医整合"，才能使所有医生（包括各种专科医生和全科医生）都能正确理解和掌握生命和整体生理学，实现以零级预防为目标的健康、亚健康管理，同时也提高疾病的临床诊疗水平，提高和保障人民的健康。

以心血管病为代表的所有慢病的"整体"医学观－病理生理学－发病机制：除了少数心血管疾病及慢病与遗传基因相关外，绝大多数心血管系统慢病及高血脂、高血糖、肥胖等的根本原因主要还是其他系统（消化、吸收相对过多和/或代谢、利用相对过少为主）间失去动态平衡所致。

第十八章 心肺运动试验在肺动脉高压的临床应用

◎孙兴国

心肺运动试验（Cardiopulmonary exercise testing，CPET）是目前临床上全面整体地检查从静息到运动状态心肺代谢等多系统功能，对整体功能状态进行无创评估的唯一临床检测方法。心肺运动试验的历史已有半个世纪之久，对人体整体整合调控的全面综合理解是正确解读运动心肺检查的前提。我们必须始终坚持"以人为本""以患者为核心"，用联系的、整体的、全面的观点来理解以心肺代谢等为主体的人体功能联合一体化自主调控的复杂过程，任何将呼吸、血液循环、神经体液、代谢等系统功能机械片面地割裂开来的观点和看法都会对心肺运动检查结果的判读带来干扰，甚至误导。因此，必须先对我们用近30年时间初步完成的"生命整体整合调控：整体整合生理学"新理论体系做简单概述。

一、心肺运动试验与整体整合生理学新理论体系

传统（经典）的系统生理学为方便人们的理解和研究，人为地将人体的正常生命活动分解成了呼吸、循环、神经、代谢、血液、内分泌、运动等几大系统。毫无疑问，这套系统理论体系使我们对人体科学的认识有了极大的进步，奠定了现代医学的理论基础，推动了现代医学的发展。但是，它在一定程度上也成为医生认识思考正常生命活动和疾病病理生理过程的枷锁。以至于专科医师在诊断一名患者之前，不得不首先对患者进行分类，把自己的思维禁锢在一个单系统内，将患者归为呼吸科或循环科等专科患者之后，才能在其行医执照所指定的范畴内进行更深入的临床思考。然而，人体本身是紧密联系的有机整体，人体内没有孤立存在的系统，各系统间相互依存、不可分割的联系是人体所固有的（客观存在的），而不是主观臆想出来的。当我们反复认真地思考人类正常生命活动和疾病病

理生理活动时，会发现呈现在面前的，其实应该是一幅由各系统间种种联系和相互作用无穷无尽地交织起来的复杂、整体、立体的动态画面，而不仅仅是简单地把患者的病痛归因于心脏或呼吸等某单一系统脏器的器质与功能方面的异常。很显然，经典的以单一系统为基础的系统生理学体系已经不能满足医学研究和临床服务工作的需要。现代医学也已认识到传统"生物医学模式"的局限性，把临床工作和研究的重点放在了人体本身，而不再仅仅着眼于对单一系统的异常病理状态的诊断和治疗，以人体生命整体整合调控为基础的整体整合生理学理论与实践必将是现代医学未来的重点发展方向，进而形成和完善整体整合医学体系。

人体，即临床医学服务的对象，是一个不可分割的有机整体。每个人体在以呼吸、血液循环、代谢等多系统功能在神经体液调节下和在消化、吸收、排泄、等系统配合之下得到联合一体化自主整体调控，以达到一种动态趋向于平衡而永远没有达到真正平衡的状态，即为生命。近400年为便于理解所建立起来的传统系统生理学和现代西方医学，则将这一有机整体划分为各自独立的功能系统，在探讨某一系统功能时，会以"假设"其他各系统功能相对稳定为前提（实际上有机整体中并不存在这种假设前提）。传统生理学对呼吸系统的研究角度是以循环系统稳定为前提，这并不符合人体内的真实情况。事实上，如果一个人的呼吸"有病"，其循环功能状态也常常是异常的，因此，必须在兼顾循环代谢的基础上解释人体呼吸自主调节机制才是正确的、合理的。目前多学科联手对心肺运动试验进行深入研究和探索已是大势所趋，比如AHA/ACC、ATS/ACCP、ECS、ERS、EHS及IDF等学科组织都为此形成各种不同的"共识"或者"指南"，各方面专家虽然认识到整合的重要性和必要性，并开始了许多初步的整合和合作，但也充分体现了其各自专业领域的差异和不同，为此传统的系统生理学对人体生理功能一体化调控的误读和医学过度和片面分科的危害也更加暴露无遗。

二、心肺运动在肺动脉高压的临床应用

首先在静息状态下测定人体的肺功能，继之在连续动态监测记录进出气流、O_2、CO_2、全导联心电图、袖带无创血压、脉搏氧饱和度，甚至动脉和/或静脉置管直接测定血压及抽取血液样本以分析血液中的气体和各种化学成分，从静息状态（≥3min），无功率负荷热身运动（≥3min），根据性别年龄和功能状态等选择10~30W/min的功率递增速率进行症状限制性最大负荷运动至运动受限，并继续记录≥5min的恢复情况。心肺运动试验应该就是以个体的呼吸、血液循环和代谢系统联合完成的一个以氧气代谢为核心的整体生理学，只要耐心细致地正确判读就可以为呼吸系统、血液循环系统和代谢系统等为主的人体整体功能状态得到科学的评估，从而达到区分健康、亚健康和疾病的目的。以肺动脉高压为例，心肺运动可以为疾病的诊断、病情状态和功能状态、治疗效果的客观评估和疾病预后的预测提供重要的客观依据。在对心肺运动正确解读下，还可以制定合理运动康

复处方，使心肺、代谢、肥胖等患者配合药物、器械、手术等治疗达到最优化的治疗方案，而得到最佳的治疗效果。正确指导下的运动康复已经是现代医学中重要组成部分，是唯一有大利而无小害的治疗方法。

（一）肺动脉高压的"早"早期诊断

临床上肺动脉高压患者的首发症状多为疲劳、活动后气促等非特异性表现，患者就诊时往往已比较严重，如何早期诊断这类患者、及时阻断渐进性病程是肺动脉高压疾病临床的一大难题。目前，静态功能性检查是早期筛查肺动脉高压的重要手段。但是，患者早期在静息状态下多无明显不适症状，且静息状态功能检查也常为阴性反应。如果不予及时干预，患者的活动耐力下降和劳力性气促会呈进行性加重。心肺运动试验可以超早期发现这类患者的运动能力减退和气体交换异常，及其随着时间动态变化的趋势。我们发现，心肺运动试验可以发现仅在运动中出现肺动脉高压的患者的气体交换异常，这部分患者中有人在若干年后发展为了静息肺动脉高压，由于心肺运动试验异常表现早于静态心电图、心脏超声等常规早期筛查手段，因此可能为这类患者的超早期诊断提供可靠的临床依据。

（二）诊断与鉴别诊断：区分左心衰和右心衰

临床上多种疾病并存的患者并不罕见，如心脏疾病（冠心病、高血压等）和肺部疾病（如肺动脉高压、COPD等）同时存在，这类患者到晚期阶段的共同表现都是心力衰竭。鉴别诊断左心衰和右心衰是临床实践中常见的疑点和难点，但两者在运动试验中的表现有着明显差异。震荡呼吸是左心衰患者在运动过程中最常见的异常气体交换模式。震荡呼吸即陈-施呼吸，在九图上表现为 VO_2、VCO_2、VE 的波动性变化。震荡呼吸联合其他心肺运动指标可以为心衰患者的预后提供可靠的参考依据。右向左分流现象是右心衰患者常见的心肺运动异常。右向左分流在九图上的表现为呼吸交换率（RER）、VE/VCO_2、VE/VO_2 和 $P_{ET}O_2$ 的突然升高，$P_{ET}CO_2$ 突然降低。Sun 等证实，这种方法确定右向左分流的敏感性、特异性均在95%以上。后继研究进一步证实，右向左分流现象联合 Lowest VE/VCO_2 升高强烈提示肺动脉高压患者预后不良。

（三）肺动脉高压功能受限严重程度的客观定量分级

目前对肺动脉高压疾病的功能受限严重程度评估方法包括NYHA（纽约心脏协会）分级、6分钟步行试验、运动平板试验、心肺运动试验、肺功能以及肺动脉压力高度等。首先肺动脉高压患者肺动脉压力的高度反映疾病严重程度，显著地受到患者是否失代偿影响。也即在肺动脉高压压力上升期压力增高说明阻力增大，但心脏尚能够代偿性地提高做功，升高压力，克服阻力来维持血液流动供应的平衡；而失代偿期压力的降低，不仅不是疾病的好转，反而是疾病严重恶化的表现。NYHA分级带有很强的主观色彩，医生的个人经验和患者的自我体验存在较大差异，大致评估结果的变异性较大；6分钟步行试验结果受到医生的鼓励和对终止运动指征的判断的直接影响；运动平板试验不能直接测定摄氧量；肺功能减退和患者的运动耐力降低并不平行，直接用肺功能结果预测运动耐力存在很大风险。心肺运动试验不仅可以直接测定Peak VO_2/kg和功率，而且还能全面监测运动过程中的气体交换和血氧饱和度。心肺运动试验对疾病严重程度进行客观定量分级的常用指标是Peak VO_2/kg和AT，根据是其占预计值的百分比。除此以外，最新研究证实，震荡呼吸、通气效率（Lowest VE/VCO_2）和摄氧效率（Max VO_2/VE）也是很可靠的预测心衰患者生存期的独立预测因子，如果联合其他指标，则OR值明显增高。对于肺动脉高压患者而言，右向左分流现象也是独立的风险预测因子。

（四）心衰严重程度、死亡/存活预后的预测和心脏、肺脏及心肺联合移植选择

NYHA分级系统是目前临床上常用的心衰严重程度的评估方法，它根据患者自我感觉的活动水平分为4级（Ⅰ~Ⅳ级）。Matsumura等发现NYHA分级与AT和Peak VO_2/kg的相关性很好，提示患者的自觉症状与机体摄氧能力密切相关。然而，值得注意的是，在同一NYHA级别的Peak VO_2/kg和AT值的波动范围非常大。这种现象可能是由于患者对症状的感受不同和医生对患者所述症状严重程度解释的不同所致。正是由于NYHA分级的主观性和变异性，以Peak VO_2/kg和AT为基础的评估系统被认为更加客观合理。根据Peak VO_2/kg的下降程度而建立的A~D分级系统已被国际学界认可。后继研究发现，该分级方法如果加入性别、年龄及体表面积校正后可能更加理想。其中，与MYHA分级或射血分数相比，Peak VO_2占预计值的百分比是预计生存期的良好独立预测指标。此外，心肺运动试验也为优先选择心脏移植患者方面提供了重要指标。Mancini等的一项前瞻性研究中，将拟做心脏移植的患者分为三组：Peak VO_2 >14ml/(min·kg)，Peak VO_2 <14ml/(min·kg)接受心脏移植，Peak VO_2 <14ml/(min·kg)但由于心脏以外的原因而未接受手术。如果Peak VO_2 >14ml/(min·kg)，医学干预（药物）下的1年生存率为94%；如果Peak VO_2 <14ml/(min·kg)，其1年存活率为70%。Osada等研究发现，当Peak VO_2 <14ml/(min·kg)并收缩压不能达到120mmHg，其3年生存率从83%降至55%。Myers等报道了对644例慢性心衰的患者超过10年的研究结果。结果发现，Peak VO_2优于右心导管术提供的数据、运动时间和其他常规临床指标，因此，当需要评估心衰程度和决定优先选择心脏移植患者的时候，都应该直接测定VO_2。1993年Bethesda心脏移植研讨会列出了心脏移植的适应证，"达到无氧代谢时，Peak VO_2 <10ml/(min·kg)"是选择适合心脏移植的首要标准。但是，

当患者用力不够或检测人员过早终止试验时，Peak $\dot{V}O_2$ 可能会被低估，故对亚极量运动功能指标的研究也受到了重视。研究证实，AT、$\dot{V}E/\dot{V}CO_2$ 斜率、Lowest $\dot{V}E/\dot{V}CO_2$ 和 Max $\dot{V}O_2/\dot{V}E$ 都可以用于心衰患者的风险分层和评估预后。Gitt 等对 223 例患者的一项队列研究表明，Peak $\dot{V}O_2$ < 14ml/(min·kg)，AT < 11ml/(min·kg)，$\dot{V}E/\dot{V}CO_2$ 斜率大于 35 时，患者存在高风险。我们最新研究证实，Lowest $\dot{V}E/\dot{V}CO_2$ 和 Max $\dot{V}O_2/\dot{V}E$ 是不依赖于患者努力程度的亚极量指标，对心衰患者的早期死亡率有着很好的预测作用，具有良好的应用前景。

（五）指导肺动脉高压患者运动康复治疗的处方制定

耐力运动锻炼无论是对正常人还是肺动脉高压右心衰患者都是有益的。运动训练方案，即运动处方是康复锻炼最重要的组成部分。心肺运动试验是评价运动训练与康复效果关系的唯一检查手段，可以揭示患者或正常人由运动刺激所引起的生理变化，避免不合理的运动方案造成的不良反应。AT 以上的运动训练可以增加肌肉和线粒体数量，增加对儿茶酚胺类物质的敏感性，降低心脏负荷，降低乳酸生成，改善通气需求，但 AT 以下的运动不能达到理想的康复目标。运动训练对肺动脉高压患者的治疗作用已被广泛接受。经心肺运动试验客观定量评估显示，我们对药物治疗下病情稳定的肺动脉高压患者经训练后，肺动脉高压患者运动耐量增加，设定运动强度下的通气需求降低，生活质量提高。另外，对于心脏衰竭病患者而言，AT 点的运动负荷也是安全有效的，既不会产生明显的乳酸酸中毒，心脏负荷不至于过重，而且在该强度下患者可以坚持锻炼更长时间。

（六）客观定量评估各种药物、器械和手术对肺动脉高压的治疗效果

心肺运动已被广泛用于手术、介入、药物等疗效的客观定量评估。以评估西地那非对肺动脉高压疗效为例。我们将 28 例肺动脉高压患者分为西地那非治疗组和对照组。所有患者均接受华法林和利尿剂治疗，治疗组中的 14 例患者在接受西地那非治疗前 – 后均进行心肺运动试验，结果发现，治疗前 Peak $\dot{V}O_2$、peak $\dot{V}O_2$/HR、$\dot{V}E/\dot{V}CO_2$ 斜率和 $P_{ET}CO_2$ 分别为 0.84 ± 0.1L/min，6.1 ± 0.7ml/beat，49 ± 2mmHg 和 26 ± 1.5mmHg，治疗后较对照组明显改善，分别为 0.91 ± 0.1L/min，6.8 ± 0.8ml/beat，43 ± 2 和 30 ± 1.9（$P = 0.012, 0.008, 0.008$ 和 0.0002）。另外，我们经药物和运动训练有效治疗后，肺动脉高压患者的运动耐力、通气效率等指标均能得到有效改善，而且早于肺功能和肺动脉压力的改变。

（七）肺动脉高压患者麻醉手术危险性评估和患者围手术期管理

在 CPET 的应用中，围手术期的风险评估已成为广泛关注的课题，特别是在心肺功能已严重受限的肺动脉高压患者。心肺运动试验，尤其是 Peak $\dot{V}O_2$/kg 和 AT

的测定，对于手术患者风险分层具有十分重要的作用，尤其是针对那些静息状态下被评估为心肺功能正常的患者。对于那些怀疑有心肺疾病（尤其是心脏病）的患者，在术前都应该接受心肺运动试验，选择良好运动心肺功能的患者可以明显降低手术风险和术后并发症发病率。Older 等经过对大型腹部手术的老年患者的心肺运动试验进行回顾性分析，证明 AT 对确定术后并发症发病率至关重要。该试验包括 187 例年龄大于 60 岁的老年患者，AT 平均值为（12.4±2.7）ml/(min·kg)。结果发现，AT 低于 11ml/(min·kg) 的患者（占总体 30%）的术后心血管并发症的死亡率为 18%。相对应的是，AT 高于 11ml/(min·kg) 的患者的术后心血管并发症的死亡率仅为 0.8%，尤其是对于心电图有明显心肌缺血征象的患者，如果合并 AT 高于 11ml/(min·kg)，其死亡率高达 42%。低 AT 患者麻醉手术围手术期心源性死亡和并发症发生率明显增高；如果需要手术建议术后患者进入监护病房。

（八）肺动脉高压患者运动危险性评估和高危人群健康管理

肺动脉高压是以年轻女性为主体人群的一种严重疾病状态，对于某些患者还要有结婚、怀孕、生产等严重影响心肺功能的活动，为此心肺运动严密监测运动中可以发现高危现象，继而提出预防措施，以减少患者在生活、工作和家中猝死或者加重病情的可能。心肺运动试验作为一项敏感的、全面的、经济的无创性检查是现阶段临床医生可利用的最好的高危疾病监测手段。不同功能障碍类型的高危疾病的异常气体交换都具有明显特征。在运动中出现的异常功能反应一般都早于静息状态，任何造成功能障碍的疾病都会造成 Peak $\dot{V}O_2$、AT 和 $\Delta \dot{V}O_2/\Delta WR$ 等指标的异常，而且这些指标对于病程进展都非常敏感。故对肺动脉高压高危人群定期进行无创伤性的心肺运动测定是十分必要的。

目前，医学对肺动脉高压疾病和健康的认识已不仅仅局限于肺动脉压力、血生化指标、影像学检查等无异常，对亚健康的评估和及时干预逐渐受到重视。人体亚健康应排除器质性病变，疲乏无力、食欲不振等临床表现，多与心肺功能状态下降有关，常规实验室检查难以发现其异常，而心肺运动试验是客观评估机体功能状态的重要工具。心肺运动试验不仅可以评估亚健康人群的心肺功能，还能发现潜在的病理生理改变，是亚健康和健康预防评估的重要工具。目前，我们正在筹建远程人体功能学健康信息管理中心，其中，心肺运动试验是重要的组成部分，将为国家制定全民健康管理政策提供客观依据。

第十九章　心肺运动试验在心血管病学的临床应用价值和前景

◎孙兴国

心肺运动试验（cardiopulmonary exercise testing，CPET）是从静息状态到运动负荷下在传统心血管系统监测全导联心电图和血压变化（曾被误称为心脏运动试验），同时监测肺通气指标、摄氧量和二氧化碳排出量等代谢指标（曾被误称为肺脏运动试验），后者主要以外呼吸反映细胞呼吸功能变化。曾获美国心脏协会"心肺运动之父"美誉的 Wasserman 教授早在 20 世纪 60 年代已明确指出：单独给心脏或肺脏增加负荷是不可能的，所有的运动均需心肺的协调，以及周围循环与肺循环的协调作用来完成生存和工作所需气体交换作用。CPET 强调运动时心肺功能的相互作用和气体交换作用，强调外呼吸和细胞呼吸耦联。CPET 是综合心与肺及其调控，即肌群代谢在人体内的相互联系，特别强调心肺代谢功能客观定量的一体化联合测定，是目前唯一能够一次试验全面评估人体整体多系统功能的临床检测技术。作为一种无创伤、客观、定量、连续、可重复多次的临床检测方法，CPET 主要应用范围包括运动耐受和不耐受的评价，心血管疾病（如心力衰竭、冠心病、心脏康复、移植和运动处方等）和呼吸系统疾病（如慢性阻塞性肺疾病、间质性肺疾病、肺血管疾病、囊肿性纤维化、运动诱发的支气管痉挛和呼吸病康复等）患者的评估，以及一些特殊的临床应用，如术前风险评估、运动康复和运动处方。

国内 CPET 虽已开展多年，但由于种种原因多数医院仅简单服务临床，质量控制有限，深入研究探讨较少。

一、对心力衰竭的分级和疾病严重程度评估

慢性心力衰竭的严重程度的评价传统上针对患者出现呼吸困难和乏力的活动范围。1964 年纽约心脏协会（NYHA）提出心功能的分级标准，由于它主要基于患

者的主观症状描述与医师主观理解的结合，因此有人认为 NYHA 分类不能作为评价心力衰竭严重度的金标准。另一方面，静息状态下的有创血流动力学指标如左室射血分数、心输出量和充盈压等，与运动耐量之间并无良好的相关性。为更客观评价心脏泵储备及运动耐量，心力衰竭患者的最大有氧代谢能力（称为最大耗氧量或耗氧量峰值）和无氧阈（达到无氧阈时的耗氧量）被广泛用于估测心力衰竭严重程度。Weber 等首先根据最大耗氧量对心功能定量分级，弥补 NYHA 心功能分级的不足：A 级 >20ml/（kg·min）；B 级，20~16ml/（kg·min）；C 级，15~10ml/（kg·min）；D 级 <10ml/（kg·min）。运动时最大心指数与此标准的关系为 A 级 >8L/（min·m^2）；B 级，6~8L/（min·m^2）；C 级，4~6L/（min·m^2）；D 级 <4L/（min·m^2）。Janicki 等根据无氧阈值提出的分级标准：A 级 >14ml/（kg·min）；B 级，11~14ml/（kg·min）；C 级，8~11ml/（kg·min）；D 级 <8ml/（kg·min）。正常人身高、性别、年龄和体重等均直接影响心肺运动氧代谢的测定指标，以此推算出个体达到的预计值，心肺运动试验完成后的实测值占预计值百分数称作百分预计值（% pred）。我们用耗氧量峰值的% pred 对心力衰竭患者划分为轻度（79% pred~65% pred）、中度（64% pred~50% pred）、重度（49% pred~35% pred）和极重度（<35% pred），明显地避免血流动力学测定失代偿状态下的反向变化趋势。

二、心力衰竭患者预后预测

CPET 中有多个指标可供参考。Mancini 等提出以最大耗氧量 <14ml/（kg·min）作为心力衰竭患者高危因素评价之后，Opasich 等认为最大耗氧量 10ml/（kg·min）的患者相比 >18ml/（kg·min）的患者心血管事件明显增多（59% vs. 15%），故把最大耗氧量 <10ml/（kg·min）作为评价高危的指标。而 Stelken 等随访 181 例行 CPET 后的慢性心力衰竭患者，认为最大耗氧量 <50% 预计值是比最大耗氧量 <14ml/（kg·min）预测心血管事件更好的指标。Hideki 等以 VE/VCO$_2$ 斜率值 34 将所有患者分为高（>34）和低（<34）两组对轻、中度心力衰竭患者研究，高 VE/VCO$_2$ 斜率值是独立于摄氧量峰值的预后预测因子；心力衰竭时单一指标评价有限，联合 VE/VCO$_2$ 斜率值和摄氧量峰值提高预后的预测。Akira 等将研究对象根据摄氧量动力学时间常数 80s 为截取点分为两组研究，时间常数 ≥80s 组患者生存时间统计学分析显著短于 <80s 组患者。另有文献指出有多个预测心力衰竭预后指标如每瓦耗氧量递增 <7ml/（min·watt）；运动后恢复至 50% 最大耗氧量的时间（T1/2 最大耗氧量）>200s 等均可作为患者高危的预测因子。Corra 等则把心力衰竭患者危险性分为四类：最大耗氧量 ≥18ml/（kg·min）为低危；10~18ml/（kg·min）同时 VE/VCO$_2$ <35 为中危；10~18ml/（kg·min）且 VE/VCO$_2$ ≥35 的为高危，≤10ml/（kg·min）的均为高危，其中若气体交换比值（RER）>1.15 的为极高危。凡处于高危或极高危的患者都应积极治疗或接受心脏移植。

我们近年研究证实，CPET 的多种测定指标远远超过传统心血管功能测定指标（心排量、每搏量、压力和阻力测定等），例如，潮式呼吸模式与二氧化碳通气有效性降低相结合（VE/VCO_2 最低值 >155% pred）和潮式呼吸模式与氧气通气有效性降低相结合（VO_2/VE 峰值 <63% pred）对心力衰竭严重程度、治疗选择、早期存活及再入院率有非常显著的预测作用，应用前景良好。我们开展 CPET 用于评估心力衰竭患者的运动能力已初步显示其超出其他心血管传统检测方法的临床价值。

三、预测心脏移植患者移植时机

通过 CPET 筛选短时期内可能发生心血管事件的患者进行移植。Mancini 等提出以最大耗氧量 <14ml/(kg·min) 随访 114 例准备行心脏移植的患者，发现其中最大耗氧量 >14ml/(kg·min) 的患者 1 年以及 2 年生存率为 94% 和 84%，基本等同于心脏移植术后的生存率水平，建议最大耗氧量 >14ml/(kg·min) 的患者可暂缓移植；而最大耗氧量 ≤14ml/(kg·min) 的患者须尽快移植。而 Stevenson 等则认为最大耗氧量 ≤14ml/(kg·min) 的患者在等待心脏供体时期，若经相应治疗其最大耗氧量能增加 2ml/(kg·min) 以上；且最大耗氧量 >12ml/(kg·min)，同时合并其他指标好转，也可延缓行心脏移植的时机。故对拟行心脏移植的患者行 CPET 的再评价亦显得很重要；目前，美国心脏病学学会和美国心脏协会（ACC/AHA）用 CPET 指标考虑心脏移植时机为最大耗氧量 ≤14ml/(kg·min)；而最大耗氧量 <10ml/(kg·min) 是心脏移植的绝对适应证。

四、左心衰竭和右心衰竭的鉴别诊断

鉴别诊断左心衰竭和右心衰竭是临床实践中常见的疑点和难点，而正是由于发生气体交换的肺脏位于右心和左心之间，左心衰竭和右心衰竭患者在 CPET 中气体交换的表现差异明显。由于左心位于肺脏和动脉系统外周化学感受器之间并为血液从肺脏到动脉的流动提供动力；与右心不同，左心是呼吸调控环路中不可或缺的关键环节，所以左心力衰竭患者极易表现出呼吸调控的不稳定性，即运动、睡眠甚至静息时出现潮式呼吸（即陈-施呼吸）。潮式呼吸是左心衰竭患者在运动过程中最常见的异常气体交换模式；联合其他心肺运动指标可为左心衰竭患者预后提供可靠的参考依据。

由于人体胚胎时血液主要经卵圆孔从右心房进入左心房而实现循环；出生后自主呼吸的出现导致肺循环阻力下降，改变了左右心房之间的压力差从而卵圆孔闭合，直至完全永久关闭。成年正常人群有 5%~12% 存在心脏内右向左分流，近千例正常死亡尸检发现卵圆孔可通过解剖探针的比率超过 40%，生理状态下无右向左分流主要由于左右心房之间的压力差，只要病理生理学变化（如肺动脉高压、肺栓塞等致右心力衰竭）增加右心房压力，使之超过左心房，大约可使半数患者出现心脏内右向左分流。我们发现心脏内右向左分流现象是右心衰竭患者常见的

CPET气体交换异常，右向左分流的特征性变化在九图上的表现为呼吸交换率、$\dot{V}E/\dot{V}CO_2$、$\dot{V}E/\dot{V}O_2$和$P_{ET}O_2$的突然升高，$P_{ET}CO_2$和脉搏氧饱和度突然降低。这种方法确定右向左分流的敏感性和特异性均在95%以上。我们后继研究又证实出现右向左分流现象联合$\dot{V}E/\dot{V}CO_2$最低值升高强烈提示肺动脉高压右心衰竭患者预后不良。

五、冠心病和肺动脉高压的超早期诊断及评估心肌氧气需/供平衡

临床上心肌缺血患者的首发症状多为活动后心慌气促、易疲劳等非特异性表现，患者来就诊时往往已较严重，如何早期诊断、及时阻断渐进性病程是临床一大难题。静态心电图和运动心电图是早期筛查心肌缺血的重要手段。但是，患者早期在静息状态下多无明显不适症状，且静息和运动心电图也常为阴性。如不及时干预，患者的活动耐力下降和劳力性气促进行性加重。CPET在运动中心电图和血压等基础上的气体交换可早期发现这类患者的运动能力减退和气体交换异常和异常反应模式。因为运动状态下心肌负荷增加，缺血导致的心肌不同步收缩引起心搏量增加障碍，随着功率增加而摄氧量不能相应增加，典型的心肺运动表现包括运动功率继续递增时摄氧量不增或下降、每瓦功率摄氧量和氧脉搏出现平台。这些表现可早于心电图ST段等异常的出现而应用于心肌缺氧（血）的超早期诊断，之所以称为超早就是这些表现目前尚未写入诊断指南。CPET可无创检测冠心病患者的功能状态，无氧阈值、最大氧耗量与最大氧脉搏值越低，累及的冠状动脉越多，左室功能越差。无氧阈与最大氧耗量和临床症状有很强相关性。随着运动功率增加，达到无氧阈前，心脏射血分数增加；达到无氧阈后，心脏射血分数明显降低。此外，我们还发现CPET可发现仅在运动中出现肺动脉高压患者的气体交换异常，这部分患者中有人在若干年后逐渐发展为静息肺动脉高压，CPET异常早于肺动脉压力、心脏超声等常规筛查手段，可能为这类患者的超早期诊断提供临床依据。

六、在心脏康复中的应用

运动锻炼无论是对正常人还是心血管病和呼吸病患者都有益。运动康复训练方案，即运动处方是康复锻炼最重要组成部分，是心血管病药物、手术、器械仪器和心理精神等治疗的有效补充。CPET是评价运动训练与康复效果关系的唯一客观定量检查手段，可揭示患者或正常人由运动刺激所引起的生理变化，能有效测定运动强度，指导心脏病患者运动处方制定，可避免运动过量而造成的不良反应。无氧阈值以上的运动训练可增加肌肉和线粒体数量，增加对儿茶酚胺类物质的敏感性，降低心脏负荷，降低乳酸生成，改善通气需求，但无氧阈值以下的运动常不能达到理想康复目标。Itoh等在瓣膜心脏病和冠脉术后患者选用无氧阈值水平的负荷，而非美国运动医学学院建议的40%~85%静息-最大心率，主要是由于患

者多数使用β受体阻滞剂。Dubach 等对心肌梗死 36 天的患者进行大约无氧阈值水平的自行车负荷和走路运动，2 周后最大耗氧量分别提高 39% 和 26%，而对照组没有明显变化。Belardinelli 等发现运动康复对扩张性心肌病患者可通过改善左室舒张缺陷而提高无氧阈值和最大耗氧量。Sakuragi 等研究大面积心肌梗死后心脏康复增进运动能力的强度和机制，发现康复后运动能力改善是由于逆转生理去适应作用和改善充血性心力衰竭。Lan 等让冠心病介入治疗术后患者在无氧阈值水平运动训练 6 周到 3 个月，无再狭窄的患者，6 周时开始最大氧耗量、氧脉搏和运动功率显著改善。Karila 等发现先天性心脏病患者根据预测的最大耗氧量制定的个体化运动方案优于根据患者能力制定的运动负荷方案；特别是当没有出现氧耗量平台时，患者筋疲力尽的症状及最大心率是评价最大运动量的最好标准。

七、起搏器起搏频率的设定、心力衰竭再同步起搏患者选择及疗效评估

根据年龄预计最大运动心率只是估计运动试验生理应激水平的校准标准。Kindermann 等对心力衰竭安装起搏器的患者采用 CPET 确定运动时最大理想心率。采用 CPET 和固定心率上限，发现患者有氧运动能力增加的适应心率为 110 次/分，心率为 110~130 次/分时无明显益处。理想心率上限应个体化，尤其对于年轻的严重心脏病患者应避免过度心率增加，因为过度的心率增加可能是有害的。我们用 CPET 对心力衰竭双室起搏器再同步临床试验中治疗效果评估发现显著降低最大耗氧量、无氧阈值和最大氧脉搏与明显升高 VE/VCO_2 最低值组的患者可以获得更大程度明显改善；据此可对某些患者是否适合双心室起搏器再同步治疗作出评估，并预测治疗是否获益。

八、用于药物疗效、介入和手术治疗的评估

CPET 可应用于各种治疗的临床疗效评价，由于无创的特点，可反复测量，其结果客观、可靠，可动态、长期观察药物临床疗效。Klainman 等在冠心病患者施行介入治疗前、后分别进行 CPET，结果最大氧耗量量、无氧阈值和氧脉搏均显著改善，但最大心率没有明显变化，表明冠心病介入治疗是一种有效方法。Adachi 等在 CPET 检测发现介入治疗术后 4 个月经冠状动脉造影证实无再狭窄的患者，氧耗量时间常数比术前显著缩短，最大氧耗量比术前显著增加；而再狭窄的病例，这些参数没有改善。

经皮球囊二尖瓣成形术是治疗二尖瓣狭窄的既经济又安全的方法，治疗效果可用 CPET 评价。Ohshima 等发现严重二尖瓣狭窄运动时心输出量减少、肺动脉压力迅速升高；在皮球囊二尖瓣成形术后，CPET 检测发现患者运动时心排量增加，肺动脉楔压降低。Douard 等证实该类患者手术后氧耗量和运动耐量提高。

CPET 可评价先天性心脏病手术的效果。Harrison 等对三尖瓣闭锁或单心室患者在施行方坦（Fontan）手术后用 CPET 随访，最大运动负荷、无氧阈值、最大耗

氧量、射血分数均下降。

Kazuhiko 等发现急性心肌梗死慢性期患者使用西拉普利减轻运动治疗时的左心负荷。Yasuyo 等观察 β 受体阻滞剂对 CPET 的影响，所有患者显示有益的结果，心力衰竭症状减轻，氧耗量、无氧阈、运动时间无明显变化，射血分数显著增高。CPET 是评估 β 受体阻滞剂治疗有用、敏感的方法。

九、对活动时呼吸困难、心慌、气短、疲劳等症状的疾病系统判断

活动时呼吸困难、心慌、气短、疲劳是心功能不全和肺功能不全的共同症状，相关疾病包括如心肌缺血、心力衰竭、慢性阻塞性肺病、间质性肺炎等，少部分为肺栓塞，肌病甚至心理因素等，在运动状态下大部分都可表现出一定特点，通过 CPET 中所获指标进行相应的分析可为诊断提供线索或明确诊断。通过 CPET 鉴别分析，我们把此类患者的病因划分为肺通气换气功能障碍、循环功能障碍和组织摄氧或利用氧障碍。Marcelo 等采用 CPET 研究充血性心力衰竭和慢性阻塞性肺气肿的鉴别和分层，心力衰竭患者的呼吸交换比例峰值、呼吸频率峰值、心排出量峰值和氧通气量峰值明显高于慢性阻塞性肺气肿患者。Bhagat 等报道 1 例诊断不明的呼吸困难女性患者，肺功能、心电图、CT 均正常，经 CPET 分析相应数值后明确诊断为慢性肺栓塞。ATS/ACCP 发表的 CPET 应用陈述提出通过对 CPET 检测指标分析诊断不同疾病，其中认为最大氧耗量反映疾病的轻重程度，心率储备可以反映心脏储备情况，通气储备反映呼吸储备情况，分析数据能基本明确疾病的方向。我们近年在上海肺科医院应用 CPET 于呼吸系统疾病的临床诊疗，已有不少经验。

十、麻醉手术心血管意外与死亡危险性评估及术后患者管理

在 CPET 的应用中，围手术期的风险评估已逐渐成为广泛关注的课题。运动心肺功能检查，对于手术患者风险分层具有十分重要的作用，尤其是针对静息状态下被评估为心肺功能正常的患者。对于怀疑有心肺疾病（尤其是心脏病）的患者，术前都应接受运动心肺功能检查，选择良好运动心肺功能的患者可明显降低手术风险和术后并发症发病率。Older 等经过对大型腹部手术的老年患者的 CPET 回顾性分析，证明无氧阈值对确定术后心血管系统并发症发病率至关重要，无氧阈值 <11ml/(kg·min) 的患者（占总体 30%）的术后心血管并发症死亡率为 18%；而无氧阈值 >11ml/(kg·min) 的患者的术后心血管并发症的死亡率仅 0.8%；尤其对于心电图有明显心肌缺血征象合并无氧阈值 <11ml/(kg·min)，其死亡率高达 42%。我们初步应用小样本食道癌开胸手术患者研究围手术期心血管事件危险性，已看出 CPET 的某些指标显著优于美国麻醉学家协会功能分级等现有方法和指标，而成为较佳的危险评估指标。

十一、心排量、每搏量、每搏氧耗量等循环指标的直接计算

根据 Fick 定律：氧耗量 = 心排量 × 动静脉氧气浓度差。心排量 = 氧耗量 ÷ 动静脉氧气浓度差；每搏量 = 氧耗量 × 动静脉氧气浓度差 ÷ 心率；每搏氧耗量 = 氧耗量 ÷ 心率，CPET 可用于直接测定心排量、每搏量、每搏氧耗量等循环指标。Fick 法作为对心排量等心功能检测的金标准，与其他方法比较有很好相关性，结果客观、可靠。可连续重复检测，与温度稀释法或其他测定技术相比有不可替代的优势。

十二、评估和鉴定劳动能力丧失，寻找和发现猝死高危因素，确认功能状态实施健康管理

临床上多数功能检查都针对患者的静息状态，特别是当患者的症状或主观运动能力与静息功能检测结果有差异时，只有依赖 CPET 评估其运动能力。目前，在排除患者主观不配合、不努力等因素，CPET 是公认的劳动能力丧失的客观定量评估的最有价值的功能检查金标准。

对于某些猝死高危疾病患者，在严密监测的运动中，可发现高危现象规律，继而提出预防措施，减少患者工作和居家生活时猝死可能。

医学对心血管健康的认识已不限于基因、血生化指标、影像学检查等无异常，最大运动状态的功能储备对亚临床状态的功能性评估和及时干预逐渐受到重视。常规检查难以发现其异常，而 CPET 是客观评估机体整体功能状态的重要工具。CPET 不仅可评估亚临床人群的心肺功能，还能发现潜在的病理生理改变，是亚临床和健康评估的重要工具。

十三、结 语

CPET 作为一种客观、定量、无创、可同时检测心肺代谢等功能的整体功能状态，鉴别心力衰竭与其他脏器功能衰竭，评估心血管疾病严重程度，心力衰竭预后，用于起搏器起搏频率设定，指导心脏康复，评价药物、介入、器械和手术的临床疗效及对心功能的可靠连续监测，劳动能力丧失评估，探索猝死高危因素及心血管功能健康管理等，CPET 正被越来越广泛用于临床心血管病的诊断、评价、治疗、预防和预后评估。

第二十章 整体整合呼吸生理学/呼吸病学：从ICU临床看系统呼吸生理学的局限性

◎孙兴国

一、整体整合生理学新理论体系概论

人体整体其系统之间的有机一体化功能是绝对没法以系统区分开来的，传统生理学相对独立系统片面性显著。在人体整体论指导下，从医学临床出发，以CPET气体交换意义为切入点，结合时间空间观念，历经20余年我们首创能比较完善解释呼吸、循环、代谢、神经、消化等人体功能一体化调控的整体整合生理学新理论基本架构。新理论认为人作为一个完整的有机整体，其生命是呼吸为表征，血液循环为基础，代谢为前提，氧化能量物质供应能量为代谢的核心，在神经体液联合调控之下，在消化吸收、泌尿、排泄、皮肤等协助配合之下从而实现的一种动态地趋向于平衡，而永远达不到真正的平衡的一种功能状态。

（一）人体心肺联合调控的临床证据，临床医学需要整体论

①急救复苏CPCR；②心脏衰竭患者发生不稳定性呼吸（C-S呼吸，即Oscilatory Pattern）；③心血管患者易于表现出睡眠呼吸障碍；④肺源性心脏病：初始原发于发展的疾病长期得不到有效的纠正从而表现出继发性的心脏病；⑤ICU患者一个系统严重受限必然影响其他某个/些系统功能稳定等都是人体整体论的证据。

（二）气体交换应是以个体的呼吸、血液循环和代谢系统为主轴在神经体液调控，消化、吸收、泌尿、排泄、皮肤等配合之下联合完成的一个氧气代谢为核心的整体整合生理学具体临床应用的例证。仅临床医学而言，可以为上述主要系统疾病的诊断、病情状态和功能状态、治疗效果的客观评估和疾病预后的预测提供

科学的客观依据。在对气体交换正确解读下，可以制定合理运动康复处方，使心肺、代谢、肥胖等患者配合药物、器械、手术等治疗达到最优化的治疗方案，而得到最佳治疗效果。

二、呼吸生理学解释呼吸调控的误区

①正常呼吸时动脉血氧分压（PaO_2）和二氧化碳分压（$PaCO_2$，$[H^+]a$）常常被误认为水平恒定值。虽然动脉血气仅在有限范围内波动，但绝非恒定值；而且波动的意义和价值还没有受到关注。②人为地把 PaO_2、$PaCO_2$ 和 $[H^+]a$ 某一或某些因素提高或降低来讨论呼吸改变，应属病理生理学范畴。③在 PaO_2、$PaCO_2$ 和 $[H^+]a$ 平均水平正常时，没讨论吸－呼－吸－呼周而复始转换如何实现。④只假设血液循环稳定或相对恒定，而没讨论循环对呼吸调控的影响。

三、整体整合呼吸病学——呼吸自主调控机制的新解释

1. 呼吸调控的主要功能性构架：①调控信号以血气（$O_2 - CO_2 - [H^+]$）为主。它在静脉血液中呈现稳定无波动状态，但当血液经肺气体交换后，因血液离开肺泡时间不同，$PaO_2 - PaCO_2 - [H^+]$ 信号出现随时间而逐渐上升和下降的连续动态波浪变化。②化学感受器的分布空间和感受反应时间各异，感受器包括颈动脉体和主动脉体的快反应外周化学感受器和延髓背侧的慢（延迟）反应中枢化学感受器。③同一个时段信号分别通过快感受器经中枢整合调控下次呼吸，同时该信号延迟到达延髓感受器经中枢而对相应延迟后的那次呼吸进行调控。

2. 本次呼吸呼气期肺泡中氧分压（PAO_2）逐渐降低[肺泡二氧化碳分压（$PACO_2$）反向变化]的信号经过大约两次心跳到达动脉刺激快反应化学感受器是下一次吸气出现的原始引发信号。

3. 本次呼吸吸气期 PAO_2 逐渐升高（而 $PACO_2$ 呈反向变化）的信号，经过两次心跳到达动脉快反应化学感受器再经神经系统传输，是本次吸气终止而转入呼气的原始引发信号，从而实现周而复始的一吸一呼动作。

4. 呼吸频率的最重要取决因素是心血管功能，即心血管系统将 $PAO_2 - PACO_2$ 信号通过血液运送到动脉快反应外周化学感受器的时相推移，也即肺－动脉循环时间。

5. 呼吸幅度（深度）的调控模式：按 2，3 和 4 通过快反应外周化学感受器为主实现的调控，其呼吸幅度遵循"弱－弱""强－强""快－快""慢－慢"和"中－中"方式由本次呼吸诱发下一次呼吸。上述呼吸快调控是非稳态的。

6. 具有明显时间延迟和主要感受平均信号为特征的慢反应中枢化学感受器主要调节中枢敏感性而发挥呼吸稳态调控作用。趋于动态恒稳近于"中－中"模式的正常呼吸需要慢与快反应感受器系统相互协同而实现。

四、神经体液在呼吸调控中的作用——"音响系统调控模式"

以血气（O_2、CO_2/[H^+]）信号为例，在静脉呈水平方式，经肺气体交换后呈波浪式升降，由循环血液带到不同部位感受器时的时相和作用方式不同，通过中枢整合后对心肺功能发挥的调控也不同。为便于理解极为复杂的神经体液调控模式，用"音响系统调控模式"简化类比之。

1. 呼吸肌、胸廓和肺共同扮演演讲者/喇叭的角色（效应器）。
2. 肺通换气产生经循环血液带走的 O_2（CO_2）波浪式信号比作喇叭或者讲话声音的声波信号。
3. 血液经肺静脉、左心到动脉的时间，即肺-主动脉循环时间，相当于空气将演讲者发出声波播散到麦克风的时间。
4. 多处外周化学感受器和压力感受器们比作分布不同部位能够感受声波的麦克风。它们可以将同一声音以不同时相、强度的信号分别收集上传，整合产生立体声效果的音响。
5. 传入和传出神经相当于麦克风和喇叭与音控的上、下传电线。
6. 中枢整合系统相当于音响控制系统。
7. 中枢化学感受器相当于音控旋钮，对呼吸中枢对传入传出信号整合的敏感性进行平衡调控。
8. 血液循环转送 O_2-CO_2 波浪式信号从肺到动脉相当于空气对声波的传播，相对速度慢而时相长；而传入传出神经电信号传输相当于导线送电，速度快而时相短。

当然人造的音响系统远远没有人体调控复杂，但易于粗略理解。

五、整体整合生理学解释呼吸调控机制的优势与创新

新理论吸收现代科学相关知识，并将空间和时间两大要素同时加入生命整体调控分析中，恢复了生命调控的整体性和复杂性。其独特创新之处：①解释呼吸，这一生命表象，以"B-by-B"方式（一呼一吸，周而复始）进行调控的机制。②人体生命调控的信号是多种多样多层次的，但在全身发挥主导、最原始的信号是 O_2、CO_2（[H^+]）和营养能量物质（三位一体）。其他如 NO，SO，CO 等各类中间介导信号都是非初始信号。③各种信号在人体内各个不同部位都永远没有真正稳态，呈连续动态趋向于平衡。例如，PaO_2（$PaCO_2$ 和 [H^+]a 波形相似，方向相反）随着吸呼周期和动脉血压随着心脏的舒张、收缩周期均呈现上升与下降且不同频率交替出现的波浪式变化。④人体三维空间解剖结构的异同，各种信号从产生到通过神经体液的传送以及到达各个效应器之后产生反应的时间都不相同；同一信号在不同部位和不同时间产生效应不同；而同一部位在同一时间又同时接受多种不同信号的调控，从而产生各自不同且相互影响的效应。⑤人体整体功能

一体化自主调控，各个功能系统虽分主次，但却是所有系统相互影响、同时或顺序发生变化的。整体的相对动态平衡绝对排除了某个或些系统稳定与不变。⑥信号与效应关系是非线性，且受时空等多重因素影响并存的复杂关系。⑦"整体整合"即整体之下分系统功能描述：虽然否定了各个功能系统独立存在和调控的存在，但限于所有医学工作者已受系统论教育，解释生命调控时继续沿用传统的呼吸、血液循环、代谢、神经、消化吸收等系统，进行该系统为主描述，因此称为"整体整合生理学"。就呼吸而言，称为"整体整合呼吸生理学和整体整合呼吸病学"。

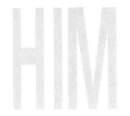

第二十一章　整体整合生理学理论体系指导慢病发病和有效诊疗机制新解

◎孙兴国

一、整体整合理论体系的概论

整体整合理论体系的基本概念是在整体论指导下，将医学各领域最先进的理论知识和临床各专科最有效的实践经验及科学技术分别加以有机整理与整合，并根据社会、环境、心理的现实进行调整，使之成为更加符合人体健康和疾病防治所需的新的医学体系；并更加适宜于为人们的健康管理、疾病预防、诊断治疗和功能康复提供更好的服务。整体整合生理学医学是在将人体看作一个有机整体的基础上，将所有功能活动和功能系统联系一体化，对时间、空间观念上的连续、动态、复杂过程的调控机制进行有机综合分析的学科，而不仅仅是以其他系统相对稳定或不变为前提描述的系统生理学各个系统的机械整合。

（一）整体整合生理学医学新理论体系的提出：对生命及医学的思考

1. 什么是生命？

我对生命的概念进行了一个初步的功能性描述，整体上的人和动物存活的状态，呼吸是表征，血液循环是基础，组织代谢是前提，氧化能量物质为各个功能结构提供能量是代谢核心，在神经和体液调控下，在消化、吸收、泌尿、排泄、皮肤等各系统的配合下所完成的一个动态趋向于平衡，而永远没有达到真正的平衡这样一种功能状态。

2. 为什么在整体概念上探索生命？

医学服务对象是不可分割的有机整体的完整的人。人体是一个非常优化的功能状态调控体系，其中各个系统是相互联系、相互影响、互为因果，是一个时间和空间作用下连续动态平衡和非恒态的过程。

近年来，学科交叉、医学的整合趋势和转化趋势已非常明显，仅关注局部研究难以取得突破，"围墙文化"和故步自封的旧观念终将被人唾弃，现已提出多种多学科整合和转化模式。医学整合就是基于医学发展整体化的客观趋势，基于克服专科体制弊端的需要，更重要的是基于慢性病的防控而提出的。而且，临床医疗实践表明，将学科性质相似的专科融合在一起，或针对同一器官的不同治疗手段的整合，一方面有利于开阔临床医疗、科学研究和学术思想的视野，同时也使医生更透彻地理解疾病和生命，为患者找到最佳的防治方案。

经过30年的努力，我们已经创立并基本完成人体整体生理学/生命整体调控的整体理论体系的构架构建（图1），但迄今为止，生命整体整合调控新理论体系还是纯理论性的。展望未来，"整体整合生物学—生理学—病理生理学—医学"完整理论体系尚需要进一步细化、调整、纠错和完善，使人类对生命以及各种生理功能整体性、整合发生、发展、调节控制的认知得到突破性进展。这将为人体的生命健康与亚健康，各种疾病的预防、诊治、评估、预后预测和功能康复等提供正

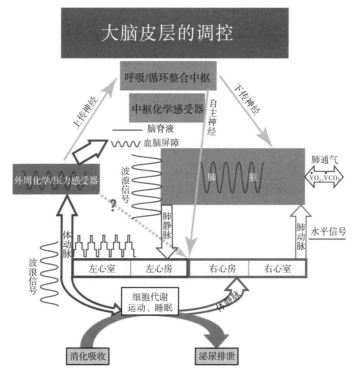

图1 人体生命整体调控的整体理论体系示意图

确的理论依据，继之创立"整体整合医学""数字医学"和"个体化医学"的新理论体系，更新提高"运动生理学/医学""睡眠生理学/医学""高原生理学/医学"和"康复医学"理论知识，并可能有望实现真正意义上的"中西医结合"。即在传统中医整体论指导下的现代医学实践，使国人的健康保护，健康管理和疾病的防、治、康、养得到更为全面优化的有力支持，在不忽视疾病诊疗的前提下，真正实现国人健康生命的最大化延长，使生命真谛的探索有所突破，使我国科学研究和健康服务的水平真正领先于世界。

（二）整体整合生理学医学新理论体系：人体生理学功能的一体化自主调控

人是一个完全独立的有机功能整体，人体的功能实现是一体化自主调控的复杂过程，是各系统间复杂交互联系、相互作用、无穷无尽地交织起来的，是不可分割的一幅连续动态的立体画面，需要用整体的、联系的、全面的观点来理解。本节主要简述整体整合生理学/医学新理论体系的不同组成部分。

相当于传统的系统生理学医学而言，新理论体系恢复了原本真实存在的生命调控的整体性和复杂性，加入了空间和时间两个要素，探讨复杂非线性多维度多相信息论和控制论，同时分析连续动态自平衡和自稳定的调控过程。

新理论体系区别于传统生理学之处包括：①解释了机体呼吸和循环都以 B-by-B（即肺，breath-by-breath，一呼一吸；心脏，beat-by-beat，一舒张一收缩）模式的一体化自主调控。②调控的信号是多种多样多层次的，但能够在全身均发挥主导作用的、最初始的始动信号是 O_2 和能量物质。③各种信号在人体内永远没有真正稳态，仅是动态趋向于平衡。④时间和空间的结合。由于机体的组织器官在三维空间的分布不同，各种信号从产生到通过神经体液的传送，及到达各个效应器之后产生反应的时间都不相同；同一信号在不同部位和不同时间均产生不同的效应，而同一部位在同一时间同时接受不同的信号而产生的效应也不相同。⑤机体功能调控的一体化，在调控中各个功能系统虽分主次，但是绝对地排除了某个甚至某些功能系统的相对稳定与恒定不变，所有系统都是相互影响的和必需的。⑥信号与效应之间关系是非线性的时间和空间多重并存复杂相关关系。⑦调控信号运行环路中的时间延迟相当重要，是生命调控必备条件。⑧整体整合之下的分系统功能虽然否定了各个功能系统独立存在和相对独立调控的可能性，但是限于我们所受的教育和接受的认识，解释生命调控时继续延用呼吸、血液循环、代谢、神经、消化吸收等功能系统的名词。

（三）整体整合生理学新理论体系的基本架构与整体调控机制

人体所有系统功能不可分割的整体调控综合了时间和空间所有因素及多维多相复杂信息论和控制论理念，描述如下：呼吸是表征，血液循环是呼吸的基础，代谢是呼吸和循环的前提；以呼吸、循环、血液、消化、吸收、代谢为 Y 字形主轴，在神经体液统一整体调控下，在其他功能系统的配合和辅助之下，所有功能系统共同参与的、以维持人体功能连续动态趋向于平衡而永远达不到真正平衡的状态。它首次一次性解释了生理学生命科学领域一直无法解释机制的诸多核心科学问题：①胎儿为什么不呼吸？②新生儿为何呼吸？③出生后呼吸如何吸－呼相互切换机制？④呼吸调控环路的血液循环解剖结构？⑤左心室功能如何调控呼吸？⑥呼吸频率、强弱和稳态维持机制？⑦心衰发生陈-施呼吸异常机制？⑧出生后心脏血管结构如何改变？⑨呼吸对血液循环的影响？⑩循环指标变异性原始原因？⑪运动血流再分布机制？

整体整合-生理学新理论体系指导相关科教研发工作：2015—2018 国家自然科学课题探索左心衰陈-施呼吸机制，设计申请发明专利：2017 年设计功能上高度真实仿生的心脏功能模拟设备-机械（气压、液压及压力监测）系列装置 4 发明 5 专利。可模拟心脏功能指标（每搏量、射血分数、收缩末容积、舒张末容积和心率）定量变化，对呼吸调控指标-血气信号的影响及呼吸调控中起着不可忽略心脏核心作用。学术推广与新理论教学：2012 年底在京举办世界上首次整体整合生理学医学高峰论坛，宣告新理论创立。每年中国心脏大会设高峰论坛报其进展，受到来自全球生理学、心血管、呼吸、代谢、肿瘤、老年、康复和病理生理学等专业七十余顶级专家们的认同。除中国医学科学院和协和医学院本校以外，还在重庆医科大学、南方中医药大学、广东药科大学等校开设新理论的教学课程，培养在校医学生。

1. 整体整合生理学/医学理论体系：呼吸自主调控的新解释

整体呼吸调控基本架构：呼吸调控环路原不完整环路缺循环的肺毛细血管、肺静脉、左心房、左心室及动脉部分；呼吸调控核心信号动脉血气波浪式信号及其平均值；呼吸频率、强弱与吸呼时相切换动脉血气波浪式信号肺－动脉信号时间延迟（3 次心跳）、每搏量和射血分数、快反应外周化学感受器、神经和肌肉；呼吸稳态维持动脉血气波浪式信号的肺－动脉－脑脊液－延髓信号时间延迟（约 30 次心跳）、慢反应中枢化学感受器、神经和肌肉。

人体呼吸调控信号的特征——动脉血中波浪式起伏变化的 PaO_2、$PaCO_2$ 和 $[H^+]a$。20 世纪 70 年代英国牛津大学 Band 教授采用二氧化碳电极、pH 电极连续动态测定 $PaCO_2$ 和 $[H^+]a$ 的研究证明了机械通气的实验动物 $PaCO_2$ 和 $[H^+]a$ 是动态波浪式变化的，并绘制出变化的波浪式曲线，同时还发现单位时间 $PaCO_2$ 和 $[H^+]a$ 的变化速率与潮气量呈正相关。但是，他们没有从生命整体调控角度正确分析该特征信号的重要意义。我们也曾使用氧电极描记机械通气动物动脉 PaO_2 得到与 $PaCO_2$ 和 $[H^+]a$ 的变化相似的结果，只是变化方向相反。

我们用动脉逐搏采血的方法进行血气分析证实了心功能正常和心力衰竭患者均存在波浪式信号；而且，心力衰竭患者的波浪式信号幅度显著低于心功能正常患者。

呼吸调控的核心——吸呼时相的切换机制：吸气时，呼吸肌群肌肉收缩使膈肌下移和胸廓扩张，胸腔内压和肺内压低于大气，空气从呼吸道被吸入肺泡。我们采用连续逐搏动脉采血进行血气分析发现心率和呼吸频率的比值约为 6∶1，通过用 CT 同时测定肺血管容量和左心室每搏量,发现肺静脉血管容量和左心房容量之和大约是每搏心输出量 2 倍,推算一次呼气/吸气产生的动态波浪式信号经过肺静脉、左心房、左心室到达外周动脉,约需经过 3 次心跳。即在肺部完成气体交换的血液经 1 次心跳到达肺静脉末端,经第 2 次心跳到达左心房,在第 3 次心跳舒张期进入左心室,在其收缩期到达外周动脉。吸气产生的肺泡 PaO_2 渐进性上升和 $PaCO_2$ 渐进性下降,使离开肺毛细血管与肺泡气体分压平衡的 PaO_2、$PaCO_2$ 和 $[H^+]a$ 等血气信号呈同样变化趋势,经过循环到达主动脉弓和颈动脉体分别刺激主动脉体和颈动脉体的外周化学感受器,外周化学感受器感受到的信号经上传神经、神经中枢整合,由传出神经(膈神经和肋间神经等)发出指令,终止呼吸肌群的收缩而使其转入舒张,即吸气产生的信号终止吸气。反之,呼吸肌群舒张胸廓和膈肌弹性回缩产生肺内压上升,当肺内压超过大气压肺泡内气体被呼出,从而产生与上述相反肺泡-血液氧气和二氧化碳分压变化,经血液运输到动脉外周化学感受器,再通过神经系统终止呼吸肌的舒张,产生下一次吸气,即呼气产生的信号终止呼气。由此肺通气肺换气在动脉化血液中形成了交替升降的波浪式信号逐次到达外周化学感受器触发呼吸时相切换。

用整体整合医学新理论体系看为什么胎儿没有呼吸。胎儿在母亲体内时 PaO_2 极低(30mmHg)而且 $PaCO_2$ 很高(45~50mmHg),但却没有呼吸。母亲动脉血液中的波浪式信号足以触发母体的呼吸,但母亲的动脉血液经过胎盘毛细血管循环进入胎儿脐静脉时,血液中波浪式信号的波动幅度已严重衰减;而后再经脐静脉汇入下腔静脉,经右心房、卵圆孔进入左心房时,由于其他血液的稀释而变得更为衰弱;再经过非百分之百射血的左心室进入胎儿体循环动脉系统时,从母体动脉血而来的波浪式信号的波动幅度极其微弱,不足以通过刺激动脉系统中外周快反应化学感受器以触发呼吸。而由胎盘与母亲完成交换,使得氧、能量物质和二氧化碳等代谢产物基本维持稳定,不可能有较大幅度变化的波浪式信号到达中枢化学感受器平均值阈值以诱发呼吸,所以生活在羊水中的胎儿没有实际呼吸,也不能呼吸。

人生第 1 次呼吸的生理学与产生机制。胎儿出生离开母亲后,由于组织细胞代谢和血液循环仍在继续进行,心脏仍在正常跳动,使 PaO_2 不断降低,而 $PaCO_2$ 和 $[H^+]a$ 不断升高,达到某个/些触发呼吸的刺激阈值后,就诱发第 1 次吸气;否则,永远不出现呼吸就死亡,与出生后第 1 次呼吸的产生机制一样,出生前胎儿经过胎盘脐带与母体相连,所以无论是母体、胎儿还是胎盘与脐带三方面问题,只要严重到一定程度均可以产生胎儿宫内窘迫。由于第 1 次吸气前肺内没有功能残气,随着第 1 次吸气的进行,肺泡中的 PO_2 可以骤升高至约 150mmHg、PCO_2 则近乎 0mmHg。肺循环血管是对氧分压高度敏感的系统,第 1 次吸气具有极高氧和极低二氧化碳造成肺循环血管全部开放,右心室射出的血液全部顺利地被输送到肺动脉,使得几乎全部心搏量经过肺循环回到左心房、左心室再到体动脉系统。离开肺脏的血液急剧飙升的 PaO_2 与急剧下降的 $PaCO_2$ 和 $[H^+]$ 等血气信号经化学感受器作用于呼吸中枢，经传出神经作用于肌肉实现吸气被终止，进入呼气；第1次呼气开始后由于肺泡中氧气不断弥散进入肺毛细血管血液中，血液中二氧化碳也不断弥散进入肺泡中，使得血液中逐渐降低的 PaO_2 与逐渐上升的 $PaCO_2$ 和 $[H^+]$ 等血气信号经血液循环传送到动脉外周化学感受器，作用于神经肌肉系统终止呼气，第1次呼吸就这么完成了。

2. 整体整合生理学/医学理论体系：循环自主调控的新解释

整体循环调控基本架构：循环和呼吸共同维持全身细胞代谢的稳态心肺代谢一体化。心脏血管结构剧变出生后出现呼吸导致卵圆孔、动脉导管和脐带血管马上闭合。心血管功能变异性出生后每搏量、收缩压、心率和自主神经张力的变异性的初始信号源自呼吸。左心衰呼吸异常机制每搏量、射血分数和血流速度显著降低影响左心混合室效应，肺-动脉信号快反应与中枢化学感受器慢反应之间的时相错位效应。运动中血流再分布代谢产物主导超过交感和儿茶酚胺效应。原发性高血压发病与运动治疗高血压机制解释因缺（需供不平衡）而高血压，运动可改变需供而有效治疗。

血液循环的目的主要是运输细胞代谢所需的氧气和消化吸收的营养物质，以及排出二氧化碳和代谢产物。仅此而论，血液循环就同时在人体新陈代谢中相关两个核心功能主轴，呼吸循环代谢的气体轴与消化、吸收、循环、代谢的能量与结构物质轴，分别担任核心连接作用，所以循环调控的实现必须要超越系统论而从整体上讨论。此外，血液循环还运送由内分泌细胞分泌的各种激素及生物活性物质到相应的靶细胞，实现机体功能的体液调控；血液循环还维持机体内环境理化特性相对恒定及血液的防卫免疫功能的实现等。从循环目的出发可以更好地理解心血管功能的调控，从而实现整体上心血管病的防、治、康、养一体化健康管理。

出生后卵圆孔和动脉导管关闭的机制分析对呼吸的影响。早在1958年，Paul Wood 就提出"为什么出生后卵圆孔要关闭？"的疑问，然而一直并没有得到解答。从整体整合生理学/医学新理论的观点出发，认为卵圆孔的关闭是由第1次呼吸的产生引起的。第1次吸气导致右心房压力骤降为负压，从而使房间隔卵圆孔左侧方的膜状结构因为压差而封闭卵圆孔。动脉导管由于 PaO_2 的骤升而急剧、强烈、长时间持续收缩，久而久之使动脉导管逐渐完全闭合。由此，开放的卵圆孔和动脉导管关闭，动、静脉系统完全隔离开来，右心室向肺动脉的血流量与左心室向主动脉的血流量几乎完全一致且趋于动态的相等。

心力衰竭患者出现陈-施呼吸的机制。动脉血液中 O_2 和 CO_2 是随着呼吸周期而呈现逐渐升高后又逐渐降低的波浪形信号，是呼吸切换和调控主信号。心衰患者的心搏量降低和舒张末容积增加、射血分数均降低，衰竭的心脏更大幅度地衰减了这个信号。结果，一个正常呼吸信号经过衰竭心脏到了动脉变成低信号，使下一次的呼吸减弱，形成渐进性过低通气。随着时间推移，低通气渐低 30s 后，动脉血液 O_2 降低和 CO_2 渐高，通过慢反应中枢化学感受器使得呼吸中枢调节的敏感性增高，继之形成一个渐进性过度通气。这个同一个血液信号到达外周快反应化学感受器和中枢慢反应化学感受器时相不同，由此造成肺通气和动脉血与中枢慢反应化学感受器感受到高、低通气之间的时间位相差异，称之为"时相错位"。用左室功能对呼吸调控信号的"混合室效应"衰减和肺通气动脉血外周快反应与中枢慢反应的"时相错位"结合起来可以解释心衰患者表现出潮式呼吸的机制。其中左心室功能降低是唯一的原始病理生理学发生机制，所以我们称之为"心脏源性呼吸异常"。

3. **整体整合生理学/医学理论体系：神经体液的作用与调控模式简单类比为"音响调控"模式**

在这里笔者用一个麦克风或者音响系统来描述神经体液对呼吸和循环的调控：假设肺通气、换气或者心脏收缩是一个相当于声音的信号。空气相当于血液的概念，多长时间从我发出声音的部位到达麦克风，就相当于血液循环由肺到主动脉体和颈动脉体时间。麦克风相当于化学感受感、压力感受器。麦克风后面的电线就相当于传入神经纤维。它们传到了一个部位叫声量控制器，在那个部位有一个调节旋钮，相当于延髓背侧呼吸循环中枢整合部位和受中央化学感受器控制，这个延迟反应感受信号从脑血管弥散到延髓背侧部分的时间延迟。在这个环境中，好像音响控制员坐在这里，但音响控制室在别的地方，要跑过去调，所以就有一个延迟，听到声音信号不好才去调。

4. **整体整合生理学/医学理论体系：大脑皮层对生理功能的超控作用及精神心理生理学医学**

精神心理因素对人体整体的功能状态有着十分明显的影响，疾病的发生与精神心理因素有密切关系。有研究发现，精神心理因素与癌症的发病率有关，精神抑郁的人癌症发病率会比精神乐观的人高。精神压力和工作压力等已被证明与心脏疾病和代谢疾病的风险增加相关。此外，工作压力大的人发生 CHD 事件、心脏疾病和中风的风险会相应升高。以上均说明精神心理因素是疾病发生的一个十分重要的原因，精神心理因素对于整体功能的调控和健康维持是不容忽视的。

人体作为一个有机整体，其精神心理是在这个整体的基础上发挥作用的，并且也在时刻影响着机体的功能活动。精神心理因素作为慢性疾病的危险因素早已经成为激烈辩论的主题。慢病严重危害人民健康，同时带来极大的经济社会负担，做好慢病的防、治、康、养必须兼顾患者"身心"，必须以整体论为指导。

从整体而言，组织细胞的静息、运动和睡眠功能状态与调控贯穿了人生整个过程。细胞是所有功能发生部位，但是细胞与外部自然界外环境几乎无直接联系，所以功能的维持与调控需要其他系统气体和物质两个主轴的存在和正常状态。气体轴需要呼吸、循环与神经体液相互配合，将氧气运输至全身各处的细胞中，并将细胞呼吸产生的二氧化碳运出体外。物质轴需要消化道、循环、神经、肝与肾排泄相互配合，将物质吸收运输至全身各处，再将代谢产生的产物经过肝脏代谢或肾脏排出体外。

所有系统功能全部参与的整体一体化调控运动、休息、睡眠、饮食、精神心理、免疫等所有的方式。

5. 运动和睡眠生理学是人体整体整合生理学的典范

整体整合生理学医学注重人体生命的 3 种基本状态：静息状态、运动状态及睡眠状态。

运动生理学属于整体整合生理学。运动时，心输出量增加，但增加的心输出量并不是平均分配给身体的各个器官。通过体内的调节机制，各器官的血流量重新分配，同时机体内（如肝脏）贮存血液也被调动。

运动刚开始时，支配骨骼肌血管的交感舒血管神经兴奋引起血管舒张，使骨骼肌血流量增加。剧烈运动时，机体的交感神经兴奋，儿茶酚胺类激素（肾上腺素及去甲肾上腺素）分泌增多，导致全身血管收缩，血流量急剧减少；而骨骼肌剧烈运动时局部代谢产物的堆积，导致骨骼肌血流量急剧增加，以满足骨骼肌氧耗量增加的需求。

不仅如此，在运动过程中，肌的能量物质供应不足时，将会释放胰岛素样生长因子（促生长因子），增加肌肉能量的供应，同时也增加了脑部葡萄糖的供应，以此来应对减少的血流量带来的能量供应不足问题。

睡眠生理学也属于整体整合生理学。人体处于睡眠状态时，机体的代谢状态亦发生极大的变化，除呼吸系统及循环系统继续维持生命的活动外，其他各系统均处于低代谢状态，各系统可得到充分的休息。而处于异常的睡眠状态下，可引发多种与心血管系统相关的疾病。

6. 其他系统功能活动的整体整合调控

人体功能一体化自主调控涉及所有的系统、器官、组织、细胞及各级功能结构的方方面面，而且其功能调控都与上述呼吸循环神经体液存在着直接、间接复杂的，反复交错的，互为因果的相互影响。总之，整体生命过程就是以呼吸、循环、代谢等多系统功能通过神经体液调节，在消化、吸收、排泄、泌尿等系统协同配合下实现一体化自主调控，从而达到以氧化代谢供能为核心的需/供趋向于动态平衡，却永远没有达到真正平衡状态的动态过程。

7. 整体整合生理学医学理论体系的应用价值

目前，越来越多的疾病发病机制，已经不能用单系统的生理机制来解释，整体整合生理学医学已成为医学未来发展的必然趋势。独立自主地将"整体整合生物学—生理学—病理生理学—医学"完整理论体系创立起来，以期探索生命的真谛。整体整合医学慢病实践是在对正常人体生理学所有功能系统的整体一体化调控机制进行时空探索基础之上，对各种疾病，特别是慢病，发生的多系统整体整合病理生理学机制进行探讨，分析探讨慢病引起血糖、血脂、血压尿酸及体重等指标异常的整体机制，继之探索慢病各种指标异常的发生、发展、纠正、转归和预后规律，进而对慢病预防、评估、诊断、治疗和康复提出创新可行的整体防、治、康、养一体化解决全程方案。通过个体化精准运动为核心整体自然方案全时程全生命周期对血糖、血脂、血压、尿酸、体重等指标异常进行有效的管控，真正实现慢病的有效诊疗是真正意义上的中西结合、标本兼治、用国学整体论指导下建立的正确的现代有效医疗新体系。构建在整体论指导下的现代医学模式，使国人的健康维护和疾病防治得到有力支持，使我国生命科学研究和健康服务水平领先于世界。

二、整体整合理论分析心脑血管等慢性疾病发生机制新解及个体化精准运动整体方案能够有效管控慢病异常指标机制的解释

我国慢病暴发和慢病不能治愈，而西医治疗指南的对症治疗为核心的本质是治标不治本，需要终生服药及停药就反弹，令其缺陷尽显。我以整体整合生理学医学解释慢病多高症及慢性肿瘤发生的核心机制是人体整体对某个或某些局部、相对或者绝对的该物质"需供不平衡"的代偿所致；治疗对指标异常不宜单独过度抑制，而应顺势诱导人体功能的自然转归；亲自初试疗效惊人。

（一）整体整合理论分析慢性疾病发生机制新解

1. 高血压的发生机制新解

血压调控与高血压的形成机制，从人体功能优化管理角度，循环功能和血压的调控都是具有自动趋向于优化和稳定的特性，但是其本质核心还是人体某个或某些器官、组织、细胞（各个细胞之间的不平衡-整体分配不均）的血液、氧气和各种能量与营养物质需供关系长期处于以"缺"为特征的需供不平衡所致。

血压增高需要心脏增加做功，属于非优化趋向，不是偶然，必然有其原因。用血液循环的目的来探讨比较合理的高血压形成机制，可以分别从供应不足、产物过多和物质供应匹配失衡来分析论述。①代谢底物不足（血液、氧气和能量物质需供不平衡）：细胞新陈代谢的两个底物是氧和能量物质，正常机体内储存的氧极少，机体代谢所需的氧主要通过循环经呼吸从外界摄取。无论什么原因导致重要器官、组织和细胞的血液供应减少，必然使代谢底物不足，机体为了满足自身代谢和功能维持的需要，会通过神经、体液、内分泌等各种途径来增加心脏做功，提高灌注压、扩张血管、提高血流量，来增加代谢底物的运输以满足和适应机体生命活动的需要。有机整体人体的心脏和血管系统的自我优化功能，在其他条件不变的情况下，不会无缘无故地自己增加心脏做功来提高血压的。代谢底物供应量和效率相对不足，是机体的血压升高的典型代表，包括正常生理学的运动反应

和病理生理性的心、脑、肾、肝等缺血性疾病。在医学研究动物实验使用简单的心、脑、肾、肝等脏器血管部分结扎和狭窄制造高血压模型就是最好例证。②代谢底物失平衡：正常生理情况下，氧和能量物质两个代谢底物是匹配的，二者的失平衡可以使得人体更趋向于高血压。当机体摄入的能量物质过多时，必然需要更多的氧来完成满足机体代谢的需要，在其他条件不变的情况下，氧饱和度提高空间有限。只有通过相对地需要增强心脏做功，通过升高血压提高灌注压增加血流，来运输更多的氧供机体代谢，但与此同时，也会运送来更多的营养物质，形成恶性循环，使机体的血压升高，偏离正常范围。当机体运动过少，体内的能量物质堆积，使其与氧的比例失衡，机体为了运输更多的氧来处理这些能量物质，同样也可能会使血压升高。③代谢产物过多及运动后的血压优化机制：运动期间当机体的代谢率升高，细胞代谢加剧，代谢产物蓄积，浓度极具升高时，其代谢产物会刺激血管舒张，增加血流从而加快清除代谢产物，维持机体代谢所必需的内环境的稳态。如果代谢产物，特别是乳酸等显著蓄积，会使运动后非运动组织运动期间收缩的血管进一步产生继发性舒张，在其他条件不变的情况下会增加非运动组织血流，使已经偏离正常范围的血压，发生明显降低，从而解释运动康复治疗高血压的机制。

2. 高血糖的发生机制新解

糖尿病发生的机制主要分为胰岛素分泌不足和胰岛素抵抗，但是其本质核心还是人体某个某些器官组织细胞（各个细胞之间的不平衡－整体分配不均）的糖类物质需供关系长期处于"缺"为特征的需供不平衡所致。①胰岛素分泌不足与遗传、外伤等有关。②胰岛素抵抗，主要指各种因素导致胰岛素促进葡萄糖摄取和利用下降。

①葡萄糖摄取下降：在机体代谢过程中，若局部细胞出现葡萄糖摄取下降，机体为了满足自身代谢和功能维持的需要，通过内分泌系统调节机制，提高血液中血糖水平；并提高循环系统增加局部血流，已保证机体基本代谢。②葡萄糖利用率下降：机体在代谢过程中，局部细胞受到感染、外伤或细胞毒性物质侵害时，导致细胞对葡萄糖利用率下降，但机体对葡萄糖的吸收无减少，使血液循环中的葡萄糖不断累积，因局部组织或器官血糖摄取不足，抑制胰岛素分泌，导致血糖水平升高。③局部供血不足：患者机体局部供血不足，在机体血糖正常情况下，导致机体局部能量供应不足，机体代偿性反应导致机体胰高血糖素等升糖激素分泌增多，最终导致机体整体血糖水平升高。

3. 高血脂的发生机制新解

高脂血症主要由人体脂质代谢紊乱导致，但是其本质核心还是人体某个或某些器官组织细胞（各个细胞之间的不平衡，整体分配不均）的脂质需供关系长期处于以"缺"为特征的需供不平衡所致。主要机制如下，①摄入增加：高总胆固醇、高糖、高碳水化合物、高饱和脂肪酸摄入增加，促进胆固醇合成，肝脏胆固醇含量增加，LDL 受体合成减少，降低细胞表面 LDL 受体活性，降低 LDL 与 LDL 受体的亲和性，从而使血胆固醇升高。②利用减少：肥胖、年龄等因素会使 LDL 生成增加，抑制 LDL 受体的合成，进而增加血中胆固醇水平。同时运动量少，减少脂质消耗，也是其中一个因素。

4. 癌症、肿瘤的发生机制新解

长期以来，癌症的阴影笼罩着人类，人们将癌症当成死亡的代名词。随着科技的发展和抗癌斗争的深入，人们认识到癌症不等于绝症。2007 年，世界卫生组织（WHO）已明确把癌症列为慢性病，提出只要加强预防、及早发现、合理治疗，癌症患者是可以长期存活的。而我早在近 20 年前以整体论观点就分析其发病机制主要为：与其他慢病一样局部组织的血供、氧供、某种热量物质或营养物质供应与需求之间的不平衡（不足）所致。局部细胞因长期"缺"为特征的需供不平衡导致异常过度的生长、增殖、低分化直至基因突变，逐渐演变为低分化细胞甚至癌症细胞；同时机体为增加局部血供，局部血管增生；在血供逐渐丰富的基础上，癌症细胞生长过度成倍数增加。

（二）个体化精准运动整体方案能够有效管控慢病异常指标的机制解释

人是不可分割的有机整体，生命调控只存在于整体人。正常人的呼吸是生命活动的表征，循环是呼吸存在的基础，细胞代谢是呼吸、循环、消化存在的前提。如果没有细胞代谢，就不需要呼吸，不需要心跳，也不需要消化吸收。我们人体以呼吸、血液循环、消化吸收、细胞代谢为主轴形成了神经体液整体调控。大家在神经体液一体化整体调控下，所有系统相互配合，共同完成共同参与的动态趋于平衡和永远不能达到真正平衡。

呼吸、循环、代谢一体化调控在运动期间的体现。系统生理学里谈及代谢，很少同时讨论发生的呼吸循环等所有系统一体化的变化。实际上人在做运动时心和肺都在做功，关于血流，心内科很喜欢用心排量的概念。心排量的血流在每分钟五六升情况下，各个系统血流灌注分配的比例，其中肌肉的血流只占心排量的约 20%。研究循环系统生理学的都说整体血流分配和再分布都以交感儿茶酚胺的神经内分泌调控为核心，有谁告诉过以代谢成为核心吗？没有。今天我就要以运动为例讲代谢是核心。人体在极度运动状态下，心排量增大了三到五倍时，各个系统血流灌注分配的比例中最显眼的是以骨骼肌为核心血流灌注占了全部心排量的近 90%，以心脏和呼吸肌肉为核心的是保持不变或略有增加，而其他所有非运动组织的血流分配比例比静息的心排量数值显著降低，甚至接近零了。这些血流降低的系统血流调控机制主要就是交感儿茶酚胺产生的血管收缩所致，不运动的肌肉组织也是如此。为什么运动肌肉的血流却反向如此显著地增加了呢？不就是让他蹬着车做运动吗？就这个运动难道到肌肉来的血液不带有提高了的儿茶酚胺？还是肌肉没有或者不受交感神经支配？交感兴奋对其不起作用？都不是。那是什么？是他蹬车一定要克服一个阻力，克服阻力就需要能量。因为氧气和能量物质在线粒体起氧化反应产生热量这种代谢过程所致。代谢影响产生了局部氧气的降低，能量物质的降低，热量的产生，代谢产物的产生等，随着进一步发生更为复杂的生化、生理和物理学相关反应。大家都知道 NO 热了十年，继之 SO、CO 研究也热了好多年。不管研究多少年，NO、SO 和 CO 里面那个 O 全部来自氧气（O_2）。所以，局部组织氧气代谢平衡状态的改变，氧气代谢平衡的需供之间不平衡，或者平衡的失调就改变了各种复杂的生化、生理和物理学相关反应，改变了 NO、SO 和 CO 等的局部、血液及全身的浓度与分布，决定了血流灌注再分布是核心因素。

这就是为什么我当医生必须要讲整合医学，讲呼吸调控时，从外周化学感受器、上传神经、中枢整合，还有整合中枢表面的中枢化学感受器、下传神经、（膈神经和肋间神经）神经肌肉接头、膈肌和肋间肌之间组成调控环路。近 400 年呼吸生理专家们一辈子都研究不出来人体呼吸调控的真正机制，因为他们发现呼吸调控环路都不是一个完整的环（只是一个没有闭合的环）。我们要讨论呼吸调控形成一个主环路，至少得把肺毛细血管后的肺静脉、左心房、左心室和主动脉弓到颈动脉这一块解剖结构的循环部分放进去，才能形成一个完整的调控环路。

要维持生命表征——呼吸的调控，血液循环这个部分直接参与在其中，不是可要可不要的。在出国之前我做自然科学基金心肺脑复苏项目，为完成杂种犬不直接干扰呼吸系统的呼吸停止模型，最直接就是把左心室后主动脉起始处夹闭，马上就不可能有下一次呼吸；为完成不直接干扰循环系统的心跳停止模型，最简单就是把接呼吸机的气管导管夹闭，2~5min 就心跳停止。循环呼吸是一体的，就这么简单。左心室出来主动脉弓的血是不是带有高氧呢？是不是高二氧化碳呢？高氧和高营养的动脉血到了细胞是不是要进入线粒体产生代谢呢？从而实现氧化能量物质，产生热量和代谢产物。我们大家的人生都是在基础代谢状态、增加代谢的劳动和运动与降低代谢的睡眠连续动态地变化和转化着，就在这三个过程里互相转化。所以用阴阳的概念一会儿从运动转到静息，一会儿从静息转到睡眠，一会儿从睡眠转到觉醒，这个阴阳，可用细胞代谢变化来描述。所有个体化精准运动为核心的整体方案特别强调动与静相互配合的有机结合，才是我们能够充分发挥人体自身的自组织、自调整和自愈合等能力的结果。

经过细胞毛细血管静脉回来的血氧含量必然是低的，要到肺脏装载氧气，必然所含能量物质也是低的。过一段时间，感受到能量物质减少太多，就是饿了，所以要吃饭。一天几餐都是自己养成的习惯，习惯是怎么样你就怎么样，顺其自然就好了。如果慢病血压、血糖、血脂等以高为特征的异常，主要是"缺"为核心的全身整体上至少部分组织需供不平衡，无论是氧气，还是能量物质、营养物质和身体所有需要的物质都是经过循环血液来实现运输的，治疗原则应该"补缺"。因此遵循道法自然，对各种天然蔬菜、水果及各种天然主副食品需要足量甚至于过量供应，对于过量的能量物质我们通过个体化精准运动来消耗能量、同时消耗的能量使身体细胞的功能代谢、物质获取、产物转运和消除等各方面功能均有所提高和改善，也有利于慢性非传染性疾病的痊愈和无病正常人健康的有效维持。

人体功能活动的时间和空间相关观念。按时作息也属于道法自然。从时间角度为什么说动态平衡，又永远不能真正平衡呢？有人说达到平衡，我说对不起，你肺要么在吸气，要么在呼气，当然你也可以短时间屏气或者过度通气（这是一种大脑皮层的主动意识控制），屏气时血氧一直往下走。心跳呢？同样，心脏要么在舒张，要么在收缩，也是这样的。不同部位空间的相关概念。不同部位体现在哪里？比如说不同部位的压力，在左心室，一会儿收缩可有循环系统的最高血压，一会儿舒张也可有循环系统的最低血压，舒张期甚至一过性负压，在收缩期超过了主动脉的压力；在血管系统主动脉、大动脉、各级分支动脉、毛细血管前动脉、毛细血管及后面各级静脉的压力逐渐变低，但是也都随着心动周期的时间呈现血压的上升与下降。生命的调控需要从时间和空间相结合进行理解，正确的生理学理念，这就是我们称之为"整体整合生理学"新理论体系。理解了整体整合生理学，我们就能用来解释疾病的病理生理，什么叫整体整合病理生理和整体整合医学呢？就是解释疾病发生、发展、转归、防治和康复机制和规律，特别是以慢病为核心的长期多方面生活不良习惯为主导所致的疾病，理解了整体整合的病理生理学概念，就根据时间和空间找出正确方式来预防和纠正。

我过去诊治患者做的工作，全是护士帮做的，护士是完全照我的概念执行。我发觉执行不正确的全是某些专家，长期按照单病指南行医治病的临床各科专家们。在执行我对一个人患有多种疾病的患者进行个体化精准运动为核心的整体方案管理过程中，必然要对我正确的整体管理理念进行"修正"，这恰恰就是我通常描述的所谓"犯了修正主义的错误"。

关于医护整合和整合医护联盟：临床医学只有在这样一种整体整合生理学观念下才能落实临床医学的整合，医学整合是医生和护士共同努力的；所以我非常支持樊代明院士担任主席的医护整合联盟相关工作。我觉得现在西方医学过去最大的问题是受到"系统论、器官论、疾病论"教育的医学生和各个专业临床医生，特别是专家们，只看按照各个单病指南来诊断治疗疾病，但生理学基础是"错误"的"系统生理学"而非整体整合生理学。而护士工作主要是服务，服务的是人，在一定程度上比医生们更加关注人文和整体理念。在临床医学实践中医生护士二者不能互相分割，只有大力推动整体整合的医护结合，才能在整体整合生理学学理论体系指导下实施整体整合医学，以最优化、有效地管控慢病患者的各种异常指标，减药停药没有反弹，真正实现健康回归。

第二十二章 肺功能检查指南——心肺运动试验基本操作建议

◎孙兴国 刘锦铭 高 怡

一、概　述

心肺运动试验（Cardiopulmonary exercise testing，CPET）是目前临床上较为全面地了解从静息到运动状态下心肺及代谢等多系统功能变化，对整体功能状态进行无创评估的唯一临床检查方法。基于严格质控、规范操作、标准数据计算和正确解读，CPET 在临床上可以实现对呼吸、循环、代谢、血液、神经、消化、泌尿、内分泌等主要系统疾病的诊断、鉴别诊断、病情状态和功能状态、治疗效果的评估、危险评估及预后预测提供科学的客观定量依据。此外，还可指导制定个体化合理运动康复处方，使心肺、代谢、肥胖等患者配合药物、器械、手术等治疗得到最优化的治疗方案，从而达到最佳治疗效果。

CPET 的历史已有半个世纪之久，但是相对片面和局限的传统生理学医学系统论以及各个分科专业专家们写成了 10 余个各自为政的 CPET 指南，对 CPET 的全面整体解读和临床应用产生较大限制。近三十年我们从医学临床服务出发，结合时空观，对生理学理论有了一些新看法，提出了整体整合生理学新理论体系。对人体整体整合调控理念的全面综合理解是正确解读 CPET 的前提；整体整合生理学新理论体系的建立有利于推动 CPET 的广泛应用。通过 CPET 客观定量个体化评估，进而个体化、精准化地服务于健康管理和医学临床。

作为心肺运动试验基本操作指南，本指南是以能够规范化实施心肺运动试验的操作为基本出发点，同时只是列出简单的数据分析判读和报告撰写基本原则，至于正确、详细地分析判读心肺运动试验数据结果和报告撰写则有赖于判读者坚实的整体整合生理学理论基础。

二、CPET 实验室条件要求和设备

(一) CPET 实验室要求

1. 对环境的要求

运动实验室应有较大的房间，面积应不小于 15~16m², 不仅要容纳运动试验相关的各类检查设备、急救设备设施及药品（详见下节3）。还要为患者和工作人员留有足够大的活动和治疗空间，并保证通畅的急救通道以及应急出口。一定要优先考虑易于抢救，尽管心肺运动试验检查绝大多数情况下是安全的，但仍有发生突发意外而需进行抢救的情况发生，如呼吸心跳停止、急性支气管痉挛、晕厥等。心肺运动实验室最好设置在易于抢救患者的地方，如靠近病房或急诊室。部分医院的心肺运动实验室设置在功能检查科应尽量安排在靠近病房和急诊室处，以利于患者的及时抢救。实验室应该具有良好的采光和通风、环境整洁、有温度和湿度控制系统。实验室温度一般控制在 20~22℃，相对湿度保持在 50% 左右。实验室合适的温度、湿度、气压对自动 CPET 测试仪等医疗设备的正常运转、患者舒适度和实验结果的评定具有重要作用。实验室的环境应相对安静，以减少环境对患者的干扰。

在运动试验室内（或等待处）应展示运动试验方法学介绍、试验目的，适应证和禁忌证、注意事项等，使患者理解并积极配合完成实验。在室内的墙面上悬挂大小适中、字迹清晰的"自我感觉用力评分法"，即"Borg 记分表"，以便准确地评估患者的主观用力程度。

2. 人员配置

运动试验应包含以下成员：临床执业医师、医师助理或技术员、护士，可酌情配备运动训练师。所有人员均需经过专业训练和心肺复苏培训，能应对检查过程中突发的紧急情况，并能按照应急流程操作，对患者进行基础、高级生命支持施救。

3. 抢救设备和药品

PET 实验室必须具备能够进行心肺复苏的各种抢救用品如下：

（1）抢救设备

除颤器，咽喉镜，气管插管和牙垫，简易呼吸囊，氧气面罩，鼻面罩，氧气供应系统和吸氧设施，吸引器，注射器，静脉输液设备，胶带，手套等。

（2）抢救药品

生理盐水，5% 葡萄糖溶液，肾上腺素，去甲肾上腺素，异丙肾上腺素，阿托品，多巴胺，多巴酚丁胺，胺碘酮，利多卡因，腺苷，美托洛尔，地尔硫卓，维拉帕米，加压素，阿司匹林，硝酸甘油片等。

(二) CPET 设备选择

1. 运动测力设备

从临床应用角度看电磁负荷功率自行车用于 CPET 明显优于运动平板，应当考

虑为首选方案。功率自行车有精确的功率输出、安全性高；如出现受试者不能耐受的情况，可以自行终止运动，可避免倒地引起严重外伤；少年、老人、身体虚弱及心衰Ⅳ级患者也适合开展。功率自行车踏车运动试验心电图、血压和血氧测量较少干扰，特别是对于是以氧气需供动态失衡为特征的缺血心血管疾病早期诊断和诊断精确度更为有利，身体动度小还利于测定气体交换和呼吸功能。

（1）电磁功率自行车

CPET基于安全和数据准确与稳定等原因推荐自行车为首选，特别是有关节炎、外周血栓性疾病或神经系统疾病使下肢行走受限等情况。目前在欧洲常规使用，在美国也超过半数且呈明显上升趋势。踏车试验设备比较便宜，占地面积小，也易于通过记录运动的分级来量化评定运动试验的结果，唯一缺点是下肢活动受限者较难完成测试。

（2）活动平板（跑台）

活动平板相对安全保障差、无直接功率、占地大、价高、各种数据收集干扰大且易致误读，仅次选推荐作为功率负荷自行车的补充。美国心脏学会指南由于心脏医生传统习惯活动平板运动心电图，特别是不测气体交换，通过速率和坡度按照正常人公式计算求得代谢当量，极易误导。活动平板运动负荷试验虽然测得的最大心肌摄氧量高于踏车试验（约10%），但却没有实际功率，只能从理论上根据体重、速度和斜率推算出功率估计值。受试者主观的干扰作用多（如抓不抓扶手），且运动中心电图、血压和血氧测量干扰较大，影响判断，特别是容易误导心肌缺血判断。

（3）上臂测力计

建议有条件实验室配用，上臂运动试验测定为下肢活动障碍或者有神经异常导致下肢运动障碍患者首选。对于经常以上半身运动为主的患者进行上臂运动试验测定也是比较好的方式。上臂运动试验测定可以通过主动和被动的机械测功方式进行分级评定，但对冠心病的诊断价值尚有争议。

2. 气体分析及肺功能仪

现代计算机代谢测定系统使准确评估肺通气肺换气成为可能，使用此设备能够准确评估心肺功能，因此设备最佳选择是能同时具备全套标准静态肺功能测定选项的设备。肺通气和肺换气经常性用于临床心肺功能研究，尤其在进行运动试验时进行肺功能的评定，其价值更大。

受试者通常使用咬口器和鼻夹，推荐首选咬口器，来保证所有吸入和呼出气体都经流量计进入气体分析器。国内多有使用面罩的，但我们不建议，主要有两个原因：①咬口器的死腔容积远小于面罩。一般而言，咬口器的死腔约为50ml，而面罩约为200ml，考虑到鼻腔本身也有约50ml，当用鼻夹封闭鼻腔之后咬口器的死腔就几乎可以忽略不计，这样就更能真实地反映实际的肺通气状态。②咬口器的气流方式更加合理。由于人体面部轮廓的原因，面罩中口鼻的呼出气流形成湍流，不利于流量计对气流的计算，而咬口器的气道短直，直接与流量计相对，呼出气形成层流更有利于气流的测定。

3. 心电图记录仪

对运动试验中运动阶段和恢复阶段的心脏节律、心率的监测，以及对缺血心电图改变的正确识别，选用符合要求标准的心电图仪器是必须的。选购大型的心电监测计算机应该能够准确反映 ST 段的改变，并且能够及时比较前后的心电数据。临床上 3 导心电图明显不足，12 导运动心电监测分析系统十分必要（推荐）。为安全计，尤需注意在运动前的静息心电图。运动伪差的甄别对计算机的要求更高，患者皮肤的准备、电极的良好接触、电极导线的恰当固定是获得良好稳定图像的关键。

4. 血压监测仪

在运动检查过程中检查人员手测血压是一种简单易行的监测血压的方法。目前有许多自动血压检测仪，应在使用前进行校对，并对检查中出现的异常血压变化，检查人员应进行手动测量血压复查。血压计及其袖带应保持整洁，每次应用后均应使用消毒剂擦洗，并备有不同型号的袖带以便于检查。

5. 脉搏氧饱和度仪

无创伤推算动脉血氧饱和度仪器。

6. 动静脉血管通路的开放、压力测定装置、血液气体分析及血液化学生化物质分析测定仪器

可以根据需要配置。

（三）CPET 设备系统定标和质量控制

1. 功率自行车负荷输出功率定标

目前各个 CPET 设备系统生产厂家定标都明确要求对功率自行车的输出功率分别定标。由于功率自行车输出功率具有相当高的稳定性，一般在设备安装调试完成后没有明确重复定标的时间要求，但是只要功率自行车进行搬动等则需要重复定标。临床上反复大量的运动测试则需要进行年度定标。注意：机械输出功率的标定还需要正常人氧耗量程度来进行功能匹配确定（详见下文正常人定标）。

2. 气流、氧气和二氧化碳气体浓度的单项分别反复定标

目前各个 CPET 设备系统生产厂家的气流、氧气和二氧化碳测定采样频率多在 $50 \sim 200\ Hz$ 范围，气流、氧气和二氧化碳分析装置的稳定性及精准性都不是很高且测定寿命有限，都明确要求至少每天对气流、氧气和二氧化碳气体浓度的单项分别定标。气流定标一般使用 3L 容量的注射筒按照缓慢、较慢、中、较快和快的共五（或者三）种不同速度分别抽/推而得到相同的约等于 3L 的读数来定标。氧气和二氧化碳气体浓度的单项定标分别采用两点式标定：①参考气（含 0.00% CO_2

和21.00% O_2 的氮气平衡混合气）；②定标气（含5.00% CO_2 和10.00~15.00% O_2 的氮气平衡混合气）。

3. CPET系统气体交换综合定标–代谢模拟器定标

自从Beaver 1973年首次介绍计算机基础之上的每次呼吸（B-by-B）肺通气肺换气计算系统问世以来，对于气流、氧气和二氧化碳测定的要求则不仅局限于精确度的准确，同时还对氧气和二氧化碳对应于气流的时间延迟提出了更高的要求。若上述单项分别定标就不能保证气体交换测定的精确度，因此Huszczuk，Whipp和Wasserman自20世纪80年代末期开始设计一种代谢模拟器来对CPET系统的分钟通气量、氧耗量和二氧化碳排出量进行全面整合测定精确度的评估，每天必须通过代谢模拟器定标。基本工作原理[32]就是用20.93%或者21.00% CO_2 氮气平衡的标准气体按照高、中、低的流速向可以调控通气频率和潮气量的机械通气泵中供气，心肺运动气体交换测定系统连接到机械通气泵的进出口测到的每分钟通气量＝频率×潮气量，氧耗量和二氧化碳排出量都＝供气量×21.00%，理论上二氧化碳排出量和氧耗量的比值大约＝1.00。

4. CPET系统综合定标–正常人测定定标

从实验室工作的正常人较为固定地选择为CPET定标受试者。一般分别选择两种不同的运动方案进行测试：①普通的功率递增最大极限运动；②无氧阈之下的一或者两阶梯恒定功率运动（先0W/min 6min，继之50W/min 6min，再100W/min 6min，或者先20W/min 6min，继之70W/min 6min）。恒定功率运动阶梯后3min平均氧耗量的差值除以功率的差值应该约等于10ml/(min·W)，和极限最大氧耗量与既往试验的结果非常相近，表明CPET气体交换系统工作正常。一般重复正常人标定的间隔应该在1~2周，不能超过1个月。

三、CPET检测指标及其意义

功能指标不建议正常值。从整体整合生理学新理论观点来看，一般而言正常人体功能学指标的测定数值均随年龄、性别、体重、日常活动水平和运动类型的不同而不同。对于患者而言，更是附加考虑临床疾病种类、疾病严重程度和患者个体化的反应状态等因素的影响，因此，不建议用绝对的正常值指标来评价。临床常用检测指标及其生理学意义见表1。

表1　临床常用检测指标及其生理学意义一览表

测定指标	生理学功能和意义
WR	运动负荷功率，单位是 watt
HR	心率，即每分钟心跳次数，单位是 bpm
SBP，DBP，MAP	收缩压，舒张压，平均动脉压，单位是 mmHg
HRR	心率储备（Heart rate reserve），HRR = 最大 HR 预计值 − HR_{Max}
SV，CO	每搏心输出量和每分钟心排出量，CO = SV × HR
QRS，ST	心电图 QRS 波群，ST 段变化，ST 段升高或者压低主要提示心肌氧气需供不平衡（即心肌缺血/缺氧）
$\dot{V}E$	每分通气量，$\dot{V}E = V_T \times B_f$，单位是 L/min
VT，Bf	潮气量，指运动过程中每次呼出/吸入的气量，单位是 L；呼吸频率（Breath frequency），限制性通气功能障碍的患者的肺容积受限，因此 $\dot{V}E$ 的上升主要由 B_f 完成，可以高达 40 次/分以上
T_{ex}/T_{tot}	呼气时间/呼吸总时间的比值，阻塞性通气功能障碍的患者的该比值明显增加
BR	呼吸储备（breathing reserve），BR = MVV − $\dot{V}E_{Max}$
MVV，IC 和 VC	最大自主通气量（maximal voluntary ventilation），单位是 L/min，是评价静息条件下最大肺通气能力的主要指标，建议使用实测值，仅在患者无法配合的情况下，可以使用 MVV = FEV_1 × 40 进行估测；深吸气量（inspiratory capacity），单位是 L，平静呼气后所能达到的最大吸气量，限制性通气功能障碍患者在运动峰值时，V_T 可无限接近 IC；肺活量（Volume capacity），单位是 L，最大呼气后用力吸气所能达到的最大气量
$\dot{V}O_2$	每分钟摄氧量，$\dot{V}O_2 = CO \times C_{(A-V)}O_2$（动 − 静脉氧含量差），可以无创反应 CO 变化，单位是 L/min 或者 ml/min
$\dot{V}CO_2$	每分钟二氧化碳排出量，单位是 L/min 或者 ml/min
RER	呼吸交换率（指口腔部位测到的 $\dot{V}CO_2/\dot{V}O_2$ 比值）
Peak $\dot{V}O_2$	峰值摄氧量，受试者最大运动时的 $\dot{V}O_2$ 值，最大摄氧量（$\dot{V}O_{2Max}$）的代替，单位是 L/min，ml/(min·kg)，% pred
AT	无氧阈（Anaerobic Threshold），出现乳酸酸中毒前所能达到的最大 $\dot{V}O_2$，标准测定方法为 V-slop 法，是重要的反应运动耐力的亚极量指标，单位是 L/min，ml/(min·kg)，% pred
$\Delta \dot{V}O_2/\Delta WR$	摄氧量/功率斜率，反映人体摄氧能力和做功的匹配关系，正常人平均为 10 是 ml/(min·W)

续表

测定指标	生理学功能和意义
$\dot{V}O_2/HR$	氧脉搏，$\dot{V}O_2/HR = SV \times C_{(A-V)}O_2$（动-混合静脉血氧含量差），可以无创反应 SV 变化，单位是 ml/beat
OUE	摄氧效率（Oxygenuptake efficiency，即 $\dot{V}O_2/\dot{V}E$），在 AT 之前达到最大值并出现明显平台，对循环系统相对于呼吸系统的摄氧/运氧功能障碍的诊断和评估有重要作用，单位是 ml/L
OUEP	摄氧效率峰值平台（Oxygenuptake efficiencyplateau），是评估循环功能的重要指标，常用单位是 ml/L 或者 %pred
$\dot{V}E/\dot{V}CO_2$	通气二氧化碳排出效率（又称二氧化碳通气当量），在 AT 之后达到最低点并保持不变直至通气代偿点，是评估肺换气功能的重要指标
Lowest $\dot{V}E/\dot{V}CO_2$	通气效率最小值，是评估换气功能的重要指标，常用单位是比值或者 %pred
$\dot{V}E/\dot{V}O_2$	通气氧气摄取效率（又称氧气通气当量），在 AT 达到最低值并出现明显平台，对呼吸系统相对于循环系统的摄氧/运氧功能障碍的诊断和评估有重要作用
SpO_2	脉搏氧饱和度，正常情况下近似反映动脉血氧饱和度，单位是 %
$P_{ET}O_2$	潮气末氧分压，单位是 mmHg
$P_{ET}CO_2$	潮气末二氧化碳分压，单位是 mmHg
MRT	平均反应时间（Mean response time），指恒定功率运动实验中，自运动开始 $\dot{V}O_2$ 呈单指数增长关系，对整个反应曲线进行单指数拟合，指数的时间常数（63% 时的 $\dot{V}O_2$）即定义为平均反应时间，单位是 s

（一）峰值摄氧量（peak $\dot{V}O_2$）

运动中 $\dot{V}O_2$ 随着功率递增而逐步升高，正常时在最大功率负荷状态达到最高值，称为 peak $\dot{V}O_2$。正常人的 peak $\dot{V}O_2$ 随年龄、性别、体重、日常活动水平和运动类型的不同而不同。

日常活动水平与 peak $\dot{V}O_2$ 密切相关，酷爱运动的人的随年龄 peak $\dot{V}O_2$ 下降速度明显降低，运动锻炼能使 peak $\dot{V}O_2$ 增加。臂式测功计由于参与的肌群较少且达到的最大功率较低，所以其 peak $\dot{V}O_2$ 约为腿部踏车运动的 70%，而腿部踏车运动的 peak $\dot{V}O_2$ 约为平板运动可达到的最大值的 89%~95%。

（二）无氧阈（AT）

这是心肺运动试验中最重要的亚极量运动指标之一。随着负荷功率的不断增加，由于氧供不足导致有氧代谢再生 ATP 的方式不能满足机体对能量的需求，无氧代谢将代偿有氧代谢的不足，从而使乳酸及乳酸/丙酮酸比值（L/P）升高，此时的 $\dot{V}O_2$ 被定义为无氧阈。测定方法包括：①在 $\dot{V}CO_2 - \dot{V}O_2$ 关系曲线中，$\dot{V}CO_2$ 突然增加时的 $\dot{V}O_2$，这是最常用的标准方法，被称为 V-slope 法；②在 $VE/\dot{V}O_2$ 增加而 $VE/\dot{V}CO_2$ 不变时刻的 $\dot{V}O_2$；③在 $PETO_2$ 增加而 $PETCO_2$ 不变时刻的 $\dot{V}O_2$。另外，AT 占 peak $\dot{V}O_2$ 的比例约为 53%~65%，女性的 AT/peak $\dot{V}O_2$ 较男性高，都随着年龄的升高而升高。

（三）脉搏（$\dot{V}O_2$/HR）

氧脉搏等于动静脉血氧含量差 $[C_{(A-V)}O_2]$ 和每搏输出量（SV）的乘积。动静脉血氧含量差依赖于可利用的血红蛋白量、肺部血流氧合和外周组织的氧摄取能力。在任一设定功率下的峰值氧脉搏预计值，都取决于个体的躯体大小、性别、年龄、健康程度和血红蛋白浓度。踏车运动中的峰值氧脉搏预计值的正常波动范围很大：7 岁儿童均值约为 5ml/(beat·min)，150cm 的 70 岁女性为 8ml/(beat·min)，190cm 的 30 岁男性为 17ml/(beat·min)。服用 β 受体阻滞剂的患者，由于心率增加受限，他们的 Peak $\dot{V}O_2$/kg 的实测值可能明显高于预计值。

（四）摄氧量与功率的关系（$\Delta VO_2/\Delta WR$）

负荷递增试验开始之后，功率递增的最初阶段 $\dot{V}O_2$ 并不能线性增加，这一延迟在计算 $\Delta \dot{V}O_2/\Delta WR$ 必须排除在外，其正常一般为 0.75min。计算公式为 $\Delta \dot{V}O_2/\Delta WR = $（峰值 $\dot{V}O_2$ - 热身期 $\dot{V}O_2$）$/ [(T - 0.75) \times S]$，其中 T 代表递增运动时间，S 代表功率递增（W/min）的斜率。$\Delta \dot{V}O_2/\Delta WR$ 随功率增加的斜率、受试者心血管的功能状态和试验的持续时间不同而存在较小的差异。人体研究表明志愿者分别完成递增功率为 60W/min（5min 左右）和 15W/min（15min 左右）方案心肺运动测试，前者得出较后者更低的 $\Delta \dot{V}O_2/\Delta WR$ [8.8 ± 0.15ml/(min·W) 对 11.2 ± 0.15ml/(min·W)]。由于在较长时间的运动测试（功率递增更慢）中，运动能量所耗氧大部分来自大气，小部分来自体内的氧储备，因此 $\Delta \dot{V}O_2/\Delta WR$ 的值稍高。后继研究发现，中等强度运动负荷时，不同性别健康青年的 $\Delta \dot{V}O_2/\Delta WR$ 平均为 10.3ml/(min·W)，波动范围很小，因此该值可以作为判断心肺功能紊乱的敏感指标。造成 $\Delta \dot{V}O_2/\Delta WR$ 下降的原因有很多，如肌肉摄氧能力降低、肌肉血流量受限和心排量降低等。

(五) 通气有效性 ($\dot{V}E/\dot{V}CO_2$)

传统呼吸生理学认为，通气功能与 CO_2 排出的关系较之与 O_2 摄取的关系更加密切，所以用单位 CO_2 排出所需要的通气量作为评价呼吸功能的指标，但是，整体生理学认为生命调控中无论呼吸还是循环 O_2 都扮演着最重要作用，CO_2 和 H^+ 尽管也很重要，但它们绝不是最重要的。我们之所以推荐 $\dot{V}E/\dot{V}CO_2$ 作为通气有效性的指标是因为 $\dot{V}E/\dot{V}CO_2$ 在无氧阈之后有一个很长的平台期，这个平台值既是最低值 (Lowest $\dot{V}E/\dot{V}CO_2$)，稳定性和重复性很好，而且与 AT 时刻的 $\dot{V}E/\dot{V}CO_2$ 有很高的一致性 (Lowest $\dot{V}E/\dot{V}CO_2$ vs. $\dot{V}E/\dot{V}CO_2$ @ AT，$r = 0.99$，$SD = 0.45$，$P < 0.0001$)。另外，低于呼吸代偿点 (VCP) 之前的 VE (BTPS) 与 VCO_2 (ATPS) 之间的斜率 (VE-VCO_2 斜率) 也是反映通气效率的一个传统指标，但是与 Lowest $\dot{V}E/\dot{V}CO_2$ 相比，其变异性较大，而稳定性较差。因此，我们推荐 Lowest $\dot{V}E/\dot{V}CO_2$ 作为评价通气效率的主要指标。

(六) 摄氧有效性 ($\dot{V}O_2/\dot{V}E$)

机体摄取氧气完成生命活动和新陈代谢是呼吸循环的核心功能。我们通过 $\dot{V}O_2$ 与单位 $\dot{V}E$ 的比值来评价摄氧效率。传统方法中，通过对 $\dot{V}E$ 进行对数转化，可以使 $\dot{V}O_2$ 与 $\dot{V}E$ 间关系变为线性，其线性的斜率称之为摄氧效率斜率 (OUES)，对循环功能障碍有诊断和评估价值。$\dot{V}O_2$ 与 $\dot{V}E$ 之间的关系是非线性的，$\dot{V}O_2/\dot{V}E$ 在无氧阈前可以达到最大值，且形成稳定的峰值平台，称之为摄氧效率平台 (Oxygen uptake efficiency plateau，OUEP)，它与 AT 时刻的 $\dot{V}O_2/\dot{V}E$ (OUE@AT) 有高度相关性。我们发现，OUEP 的可重复性最好、变异性最小、方便计算，因此，我们推荐 OUEP 作为摄氧效率的主要指标，对诊断和评估循环功能状态具有十分重要的临床意义。

(七) 呼吸交换率 (respiratory exchange ratio，RER)

$\dot{V}CO_2$ 与 $\dot{V}O_2$ 的比值称之为 RER。在正常安静的状态下，它与呼吸商 (respiratory quotient，RQ) 近似相等，是由能量代谢物质的种类决定的。RQ 是用在描述组织细胞水平上的气体代谢，$RQ = 1$ 说明主要的代谢底物是糖类，如果是与脂肪 ($RQ = 0.7$) 和蛋白质 ($RQ = 0.8$) 的混合物，则 $RQ < 1$。但是临床上测定 RQ 很困难，可以用心肺运动试验测得的 RER 近似反映 RQ。并且除了代谢底物外，乳酸酸中毒或过度通气也可以造成 $RQ > 1$，这是由于 CO_2 和 O_2 在血液中的溶解度曲线不同造成的。有专科医生建议 $RER > 1.2$ 作为终止运动的指证或达到最大运动耐力的标志，这其实是错误的。如果是呼吸 (如 COPD) 循环 (如心力衰竭) 功能严重受限患者，由于呼气受限（COPD）或者相对过度通气酸中毒和低二氧化碳储备（心力衰竭），在 RER 较低甚至低于 1 时就可能达到了自身症状限制的最大运动极限；相反，如果正常人增大功率递增速率或受试者是训练有素的运动员，其 RER 可能达到 1.4～1.6 甚至更高，以 1.2 为终止运动指征的话显然是不对的。

（八）潮气末二氧化碳/氧分压（$P_{ET}CO_2/P_{ET}O_2$）

静息时 $P_{ET}CO_2$ 和 P_aCO_2 差距并不大，但是随着运动强度和通气量增加，$P_{ET}CO_2$ 和 P_aCO_2 的差值越来越大。$P_{(a-ET)}CO_2$ 值在静息时约为 +2.5mmHg，在峰值运动时降至 -4mmHg。事实上，在超过 115W 负荷功率时，$P_{ET}CO_2$ 总是大于 P_aCO_2 的，其差值大于 2mmHg。虽然测定 $P_{ET}CO_2$ 对判断 P_aCO_2 趋势还是有一定帮助的，但是无论正常人还是患者的 P_aCO_2 都不能通过 $P_{ET}CO_2$ 准确预测，更不能进一步应用于 VD/VT 计算。需要引起注意的是，对于阻塞性通气功能障碍的患者，由于 CO_2 排除受限，导致 $P_{(a-ET)}CO_2$ 值在峰值运动时有可能是正的：气道阻塞越严重，$P_{ET}CO_2$ 的增大趋势越不明显。需要引起注意的是，对于阻塞性通气功能障碍的患者，由于 CO_2 排除受限，导致 $P_{(a-ET)}CO_2$ 值在峰值运动时有可能是正的：气道阻塞越严重，$P_{ET}CO_2$ 的增大趋势越不明显。$P_{ET}O_2$ 的变化趋势与 $P_{ET}CO_2$ 大致相反。

（九）平均反应时间（MRT）

$\dot{V}O_2$ 在恒定功率运动中的动力学反应有 3 个时相。Ⅰ相的特征为运动开始时 $\dot{V}O_2$ 即刻增加，持续 15s 左右，这是由于运动开始时每搏量和心率的增加导致的肺血流突然增大。Ⅱ相的 $\dot{V}O_2$ 从运动开始大约 15s 后持续到 3min 左右，它反映了细胞呼吸增长的时期。如果运动强度低于 AT，则健康青年受试者大约在 3min 时出现稳态。Ⅲ相反应的是 $\dot{V}O_2$ 稳态的开始，若运动强度在 AT 以上，$\dot{V}O_2$ 的增高速率与乳酸的增高速率强度相关。结合Ⅰ相和Ⅱ相的 $\dot{V}O_2$ 动力学特征，假定从运动开始 $\dot{V}O_2$ 呈单指数增长关系，对整个反应曲线进行单指数拟合，指数的时间常数（63% 时的 $\dot{V}O_2$）即定义为平均反应时间（Mean response time，MRT）。

（十）通气功能及其运动中的反应

运动过程中呼吸反应的模式不是一成不变的。运动过程中 VE 的增加由潮气量 VT 和呼吸频率 Bf 两部分组成。一般而言，正常人在低运动强度时是以 VT 升高为主，无氧阈附近当 VT 接近最大时，VE 进一步增加主要依靠 Bf 升高，因此，Bf 与 VT 呈曲线关系。我们发现有部分正常人在低运动强度时就以 Bf 升高为主，继而随运动强度增加 VT 逐渐升高，这种呼吸模式较为少见。运动过程中正常人的最大 VT 一般不会超过 70%IC，Bf 低于 50 次/分，但是限制性通气功能障碍患者的 VT 可能接近甚至超过 100%IC，Bf 超过 50 次/分，提示 IC 可能限制了 VT 的增加。另外，阻塞性通气功能障碍患者的吸气时间/呼气时间明显降低，单次呼吸时间不能随运动强度增加而缩短，因而 Bf 增加受限，最大通气量 Max VE 降低。两种通气功能障碍类型患者的呼吸储备都明显下降。我们将呼吸储备定义为在运动过程中达到的最大通气量 MaxVE 与最大自主通气量之间的差值（MVV－Max VE）或在 MVV 中所占比例（MVV－Max VE）/MVV，代表的是理论上肺通气功能的最大代偿能力，正常人的（MVV－Max VE）/MVV 为 20%～50%，（MVV－Max VE）平均值为 38.1±22L/min，当低于 11L/min 时提示存在通气功能受限。在严重阻塞性通气功能障碍患者中，（MVV－Max VE）甚至可能小于零。我们建议 MVV 应该使用实测值，而不是由 FEV_1 估测。

（十一）心电图、血压、心率及其运动中的反应

运动过程中观察气体交换有助于更好地解释心电图。运动时心肌氧需求较静息时更大，更容易发现潜在的心肌缺血，由于心肌氧需供失衡，引起乳酸堆积，心肌细胞离子通道通透性改变，氧供不足部位的膜电位复极速率下降，ST-T 波发生改变。此时若 $\triangle VO_2/\triangle WR$ 下降、$\triangle VO_2/HR$ 曲线斜率变缓和 HR 反常增高等，有助于确诊不典型的异常心电图表现。另外，运动刺激心率不断加快，舒张期缩短，冠脉灌注不足较静息时更明显，因此心肺运动试验具有早期诊断意义。而且运动中异位搏动（如室性期前收缩）异常频繁地出现也提示心肌氧需供失衡。但我们也发现有些人静息时偶发的异位搏动不具有病理意义，它会随着运动负荷增加而减少或消失，同时 VO_2、VCO_2 等曲线无异常表现。此外，心肌氧需供失衡可以在心肺运动试验中直观的测定，VO_2 曲线的异常变化较心电图更加敏感，两者结合可明显提高诊断心肌缺血/心肌氧需供不平衡的准确性和敏感性。需要指出的是，我们并不建议把达到预计最大心率作为终止运动的指征，因为预计最大心率的变异性很大，而且容易受到心理、药物等多方面因素的影响，所以在患者能够耐受的前提下，即使超过最大预计心率，我们也应该鼓励患者尽力达到其运动峰值。同样，我们也不建议将运动中动脉收缩压＞200mmHg 和舒张压＞120mmHg 作为终止运动的指征。在立位踏车时，交感神经兴奋，心输出量增加，非运动肌肉血管收缩导致血流阻力升高，血压升高，血流重新分布，大量血液供应运动的下肢，此时，包括心、脑在内的主要脏器均处于相对"供血不足"状态，因此担心运动引起的暂时性血压升高对靶器官的损害是不科学的。相反，如果随运动负荷升高而血压不升反降则应该引起高度重视，密切观察，避免晕厥等不良反应的发生。

（十二）脉搏氧饱和度

脉搏氧饱和度正常情况下近似反映动脉血氧饱和度，是一种广泛应用的无创伤动脉血氧饱和度。但是由于受到脉搏波强弱、外周循环状态等影响，运动中外

周血管正常产生收缩，从而影响脉搏氧饱和度代表动脉血氧饱和度的精确度和可信度。读数仅供参考，根据临床需要可以考虑直接抽取动脉血测定动脉血气。

四、心肺运动试验的临床应用范围、适应证和禁忌证

（一）禁忌证

首先需要明确一点是，适度运动的心肺运动试验没有绝对的禁忌证。症状限制性极限运动心肺运动试验以安全计，最重要的是严密细致的功能指标动态变化监测，其次考虑①绝对禁忌证：急性大面积心肌梗死；急性肺栓塞；未控制、不稳定或者急剧加重，且伴有临床症状或呼吸和血流动力学障碍的肺、心血管病（如不稳定呼吸衰竭、气胸、咯血、支气管哮喘急性发作等；心律失常、不稳定型心绞痛、心力衰竭、急性心肌炎或心包炎等）；急性或者有明显症状的主动脉夹层分离；②相对禁忌证：呼吸和血流动力学不稳定的各种肺、心血管病重症；严重高血压（静息状态收缩压＞200mmHg 和/或舒张压＞110mmHg）未控制；严重血清电解质紊乱；精神或体力障碍而不能进行运动试验。根据西方医学功能系统论、器官论和疾病论为出发点，多数相关专科学会（如 ATS/ACCP/AHA/ACC 等）专家们各自为政的心肺运动指南罗列过多疾病，特别是这些专家专业领域之外的疾病，过度添加到禁忌证，严重限制了以安全为前提心肺运动试验的广泛正确应用。

（二）提前终止运动的指征

出于安全的目的，在患者还没有达到症状限制出现下列危险征象中的任何一个时可以考虑提前终止运动：①头晕、眼花或者眩晕等中枢神经系统症状；②运动中血压不升反而下降超过基础收缩血压＞10mmHg；③心电图出现病理性 Q 波或者严重心律失常如多源频发的室性心律失常；④严重过高的血压反应（血压升高虽系正常代偿反应，但收缩压＞300mmHg 可以考虑停止）。

（三）适应证

心肺运动试验作为人体整体生理学客观定量功能测定的唯一方法适用于所有正常人和各种疾病患者。心肺运动试验的临床适用范围非常广泛，针对呼吸疾病、心血管疾病、代谢及神经系统、消化、泌尿等疾病，心肺运动试验数据信息可以为诊断与鉴别诊断、疾病严重程度评估、危险分层与疾病管理，评估药物、器械、手术等治疗效果、运动康复和预后预测提供客观定量的依据。此外，心肺运动试验可以对正常人功能状态进行整体评估，从而可以更大范围地适用于疾病预防、亚健康的辨识和健康管理与零级预防。

五、临床操作常见问题及解决和优化方案

（一）心肺运动试验患者及操作人员准备和质量控制

1. 了解适应证与禁忌证：检查前应详细询问受试者病史，判断是否符合心肺

运动试验检查的适应证，并注意排除禁忌证。

2. 检查前需排除影响因素，了解受试者最近的用药情况，判断是否会影响检查结果。此外，检查前 2h 应避免大量进食，检查当天避免饮用可乐、咖啡、浓茶等，检查前 1h 避免吸烟，检查前 30 min 避免剧烈运动。预约检查时就应告知患者具体的停药方法以及避免从事的活动。

3. 年龄、身高和体重：检查前应记录受试者的年龄、身高和体重，便于计算预计值。

4. 体位：坐位或立位均可进行检查。坐位更为安全，可避免因晕厥而摔伤，因此临床上主要采用坐位检查。正常体重者立位与坐位时的测定值往往相差不大，但复查时要求每次都采用相同的体位。有些受试者因受伤或其他原因不能站立或坐起来，只能采取卧位检查，这种情况下所检查出的结果偏低，应在报告中记录测定时的体位。

（二）操作者的素质要求

操作者的指导是影响检查质量的重要因素，为获得准确的测试结果，操作者应具备以下素质：

1. 检测技术

操作者应具备呼吸生理的基础理论知识，了解各项肺功能检查的临床意义，掌握肺功能检查的正确操作步骤和质量要求。此外，操作者还应接受继续教育，通过继续教育课程了解肺功能检查标准的变化，不断学习新的检测技术，掌握质量控制标准。

2. 服务态度

操作者应有良好的服务态度，耐心地向患者解释，以取得患者的信任与配合。

3. 指导技巧

良好的示范也是检测成功的关键之一。操作者可向患者演示完全吸气和用力连续呼气动作，让患者正确掌握动作要领，并在指导患者测试的过程中适当运用肢体语言来不断提示和鼓励患者完成测试动作。

4. 质控方法

技术员应掌握用力肺活量测试的质量控制方法。在测试过程中，操作者应对患者的努力及配合程度做出迅速判断，实时观察患者的测试图形，判断测试是否达到质控标准。测试后，操作者应能迅速读取数据，并判断其变异，以了解测试的重复性，保证测试结果的准确性。

仪器系统标定定标的质量控制参见系统定标部分。

（三）心肺运动试验优化方案

目前临床上应用最多的检查方案是在负荷功率自行车上进行症状限制性的功

率递增运动试验。该运动方案包括静息状态（≥3min），无功率负荷热身运动（≥3min），根据性别年龄和功能状态等选择 10~50W/min 的功率递增速率，令受试者进行负荷运动直至出现运动受限，并继续记录≥5min 的恢复情况。我们选择合适负荷功率递增幅度的目的是将总运动时间控制在 10min 以内。如果功率增幅过低，则可能会导致受试者不明原因终止运动，而且由于疲劳过度以至不能重复试验；如果功率增幅过大，则运动时间过短，必要时可以稍做休息后重复试验。由于患者在运动过程中说话会对数据造成很大干扰，因此试验前与受试者的沟通十分必要，如技术人员可以与其约定拇指向下表示无法继续坚持，并示意不适（疼痛）部位。通常，在安全的前提下，技术人员和医生应鼓励受试者尽可能坚持运动直至极限，强调达到最大运动水平的重要性。运动结束移开咬口器之后，医生应立即以非诱导的方式询问患者终止运动的原因，用于评价患者运动受限症状的意义。值得注意的是，恢复期早期应嘱患者继续做无负荷缓慢踏车至少 20 秒，以免剧烈运动突然终止时出现血压骤降和头部不适。该检查方案已经满足大多数临床检查的需要，它是我们所推荐的适合绝大多数医院和科研机构开展运动心肺检查要求的检查方案。另外还有几种方案可用于特殊目的的检查，以下简单说明以供选择。

恒定功率运动试验方案主要用于确定最大摄氧量（VO_{2Max}）、MRT 和 AT，其诱发支气管痉挛的成功率更高，也可用于评估颈动脉体在运动性过度通气的作用。它的主要缺点是所需时间较长（5~6d），需要花费医生、技师和患者很多的精力，使受试者筋疲力尽。平板试验已广泛应用于临床监测心肌缺血，与运动中气体交换相结合能更好地检查心肺功能。

（四）运动平板方案

我们虽然并不推荐运动平板方式，但是如果运动试验室只有运动平板，那么仅推荐新 Harbor-UCLA 方案。

新 Harbor-UCLA 方案：3min 静息，3min 热身（0%，最低速度），根据 VO_2 线性递增斜率计算推出功率斜率和速度的非线性每分钟递增速率，从而在临床试验中得到较好的功率 VO_2 线性反应，我们认为这是目前最佳的平板运动方案。

（五）心肺运动检查及气体交换为主的数据（心电图、血压、血气、肺功能等另述）分析的基本要求和原则

1. 每次呼吸（breath-by-breath）为基础的原始数据首先需要每秒（s-by-s）数据切割

目前各专业心肺运动系统生产厂家存储的基本原始数据都是每次呼吸（breath-by-breath）为基础的，而以 50~200Hz 频率的初始监测数据都没有存储记录下来。由于每次呼吸的时间跨度和呼吸幅度都不一致，且多数生产厂家（仅少数软件除外）基本上没有在分析计算软件中计算时间平均值时首先进行每秒数据切割。因此，应当牢记首先将每次呼吸原始数据进行每秒数据切割然后，再进行任何所需要的单位时间平均值计算。

2. 不同目的、不同状态的数据需要进行不同时间周期的平均计算

从优化临床应用的角度出发，各主要指标的静息状态值平均其最后120s，热身状态值平均其最后30s，最大极限运动状态值平均其最后30s。各指标在无氧阈（AT）状态时的值则基本上以10s值为准；$PETCO_2$ @ AT 和 VE/VCO_2 @ AT 则平均 AT 及之后的60s值，即 AT 点及之后50s值的平均；但 $PETO_2$ @ AT 和 VE/VO_2 @ AT 则平均 AT 及之前的60s值，即 AT 点及之前50s值的平均。VE/VCO_2 最低值则选90s移动平均值的最小数值；氧气吸收通气有效性峰值（OUEP），即 VO_2/VE 最大值，则选90s移动平均值的最大数值。VE 对 VCO_2 的斜率则选择从运动开始至通气代偿点（VCP）数据通过（Y = a + bX）线性回归分析得出（b），但应当特别注意截距（a）的大小及其对 b 可能的影响。

（六）正常人预计值计算公式的选择和%预计值

心肺代谢各主要功能与个体的年龄、性别、身高、体重和运动方式等密切相关，因此为我们进行正常值计算提供了根据。近年热点指标 OUEP（EJAP2012 和 Chest2012），VE/VCO_2 最低值、VE/VCO_2 @ AT 值及 VE 对 VCO_2 的斜率（AJRCCM2002）的预计公式主要是外国人发表的参考资料。由于整个国内心肺运动开展很少，国人正常值还没有合适的参考文献，希望大家共同努力尽早建立起国人预计值。

（七）心肺运动数据的基本图示

用心肺运动试验的10s平均数据选择最重要的22个无创3个动脉血气指标按新九图展示，以便于对各指标运动中的反应方式进行直观的判读。此外，将 VO_2 对 VCO_2 相等标尺放大到整页图使用 V – 斜率法进行 AT 测定，以便于用45度线或者三角板进行 AT 值得直观测定。

（八）心肺运动数据的基本表格展示

依据心肺运动试验收集信息的10s平均值选择主要的指标列表以供数据的查阅。

另外，还可以将各主要指标在不同状态（如上述静息、热身、AT、极限运动和恢复期2min等）的平均值归纳为测定指标功能状态简表。

（九）心肺运动数据的最基本临床应用报告要求

心肺运动试验完成后一般建议72h内做出心肺运动试验的临床报告，报告内容主要包括下列部分：

1. 患者病史资料及相关信息（其中包括进行 CPET 的原因及目的，重要疾病的诊断和用药情况，特别是心血管用药，以及平时活动量的大小）。

2. 对 CPET 前静态肺功能、静态+运动心电图和血压变化分别进行描述分析。

3. CPET 系统装置和方案的描述。

4. 首先描述患者整个 CPET 运动期间的反应。要对心肺运动是否达到最大极限运动状态和患者努力程度进行描述，患者不能继续运动（停运动）的主、次要原因是什么？如果医生以安全因素停运动要特别注明。

5. 传统核心指标的描述：最大摄氧量和 AT 的测定值、公斤摄氧量和占参考值的百分比；二氧化碳通气有效性（最低值与斜率）和氧气通气有效性（OUEP）的测定值和%预计值；以及最大氧脉搏的测定值和%预计值等来做客观定量的整体功能评估。

6. 最后给予整体系统受限的结论：如果能够判明患者运动受限主要是哪个（心、肺、代谢等）系统可以给予描述。

7. 根据临床需求和目的进一步拓展 CPET 专项用途：在整体客观定量评估的基础上，可以针对疾病诊断与鉴别诊断，疾病严重程度和人体整体功能受限程度，麻醉手术危险性评估，药物、器械、手术治疗效果，心肺代谢等疾病运动康复治疗，心脏、肺脏移植患者选择与管理，冠心病等疾病分型与危险分层，以及疾病再复发及死亡风险评估等特殊目的，均可以提出建议。

第二十三章 整合性心肺运动试验在心血管病的临床应用

◎李 浩 孙兴国

心血管疾病是一个困扰全球的公共卫生问题。中国的心血管病患病率处于持续上升阶段。目前，估计有心血管病患者2.9亿，每5个成人中就有1个患心血管病。2013年农村、城市的心血管病死亡率分别是293.69/100 000和259.40/100 000；心血管病占居民疾病死亡构成在农村为44.8%，在城市为41.9%，居各种疾病之首。许多心血管病在静息状态下多处于代偿状态，在运动状态下才会出现一系列的血流动力学异常以及病理生理学改变。目前，临床广泛应用的超声心动图、肺功能仪、心电图、冠脉造影等均只能反应静息状态下的心血管功能状态，易导致疾病诊断、治疗的延误。心肺运动试验（cardiopulmonary exercise test, CPET）与传统的检查项目不同，能反映机体运动时整体的功能状态，是复杂多系统联合一体化人体整体功能的检测方法，而且相对安全没有绝对的禁忌证。

古代西医和我国传统中医均坚持整体论，认为应该把人当作一个整体。1628年，哈维《心血运动论》的出版标志着系统生理学的建立，在此基础上，奠定了近代西医学的理论基础。然而在简化论、还原论的背景下，生理学和医学逐渐背离医学整体，而从系统、器官、细胞，甚至分子的逐渐细分来分析解决医学问题。随着医学分科越来越细，在带来医学进步的同时也显现出明显的片面性和不足。所以，以系统生理学和系统论为基础的现代西医学的理论体系对于心肺运动试验数据的正确理解和解读必然存在诸多的限制和错误。心肺运动试验以及在此基础上开展的运动康复医学，以及非常相关的睡眠呼吸试验等受到生理学和医学系统论的限制，亟须整体整合生理学新理论的支持。

一、整体整合生理学新理论体系概要

整体整合生理学的基本概念即在整体论指导下，将医学各领域最先进的理论知识和临床各专科最有效的实践经验及科学技术分别加以有机整理与整合，并根据社会、环境、心理的现实进行调整，使之成为更加符合人体健康和疾病防治所需的新的医学体系；并更加适宜于为人们的健康管理、疾病预防、诊断治疗和功能康复提供更好的服务。整体整合生理学是在将人体看作一个有机整体的基础上，将所有功能活动和功能系统联系一体化，对时间、空间观念上的连续、动态、复杂过程的调控机制进行有机整合分析的研究学科，是整体整合医学的重要组成部分。而不仅仅是以其他系统相对稳定或不变为前提描述的系统生理学各个系统的机械整合。整体整合生理学新理论体系认为：人体是一个整体，各系统的调控是整体整合一体化调节的。呼吸、循环、消化、代谢以及神经体液的调控是密不可分的。维持机体的新陈代谢是生命调控的核心，以氧和能量物质的调控为核心构成机体调控的两个主轴，动脉血液中的 PaO_2、$PaCO_2$ 和 $[H^+]a$ 等组成的动态波浪式信号是机体呼吸的主要调控信号；血液中的能量物质和代谢产物是能量调控的主信号。两个主轴相互影响，氧和能量物质需要匹配，才能保持机体的健康；如果氧和能量物质失匹配，会使机体出现功能障碍，高血压、高血脂、高血糖等慢病的发生发展就与能量需供失衡有关。坚持适量运动，养成良好饮食作息习惯，对于慢病防治极为重要。

二、整体整合生理学新理论体系对 CPET 的指导意义

在正确理解整体整合生理学新理论体系的精髓和核心：以氧气需求 - 供应平衡为纲的呼吸、血液循环、神经、代谢等系统联合一体化调控体系的基础上，才能正确地理解、判读和应用心肺运动试验。心肺运动试验的完成需要呼吸、血液循环、神经体液、代谢等系统联合才能实现。以运动过程中氧气、二氧化碳和能量物质到细胞内线粒体的氧化能量物质供应能量的过程而言，氧气代谢至少需要呼吸系统、血液循环系统和代谢系统之间的相互配合在神经体液等的调控之下才能完成内、外呼吸之间的偶联；同时能量物质局部浓度的调控和内环境的相对稳定又需要其他系统的参与。所以，心肺运动试验是需要多系统同时起反应才能完成的临床技术和方法，用传统的生理学系统中的任何一个或者两个系统的生理学来理解和解读，都是片面的、局限的，甚至可能会是错误的。

三、心肺运动试验的方法简介

心肺运动试验是临床上全面整体地检查从静息状态到运动状态整体功能的唯一手段。心肺运动试验，首先在静息状态下测定人体的全套肺功能之后，继之在连续动态监测记录进出气流（氧气和二氧化碳）测定的同时，监测全导联心电图、

袖带无创血压、脉搏氧饱和度,甚至动脉和/或静脉置管直接测定血压及抽取血液样本以分析进行血气分析;从静息状态(≥3min),无功率负荷热身运动(≥3min),根据性别、年龄和功能状态等选择10~50W/min的功率递增速率进行症状限制性最大负荷运动至运动受限,并继续记录≥5min的恢复情况。

心肺运动试验是全身各系统在神经体液调节下,相互配合完成的一个以氧气代谢为核心的整体生理学的主要信息,只要耐心细致地正确判读就可以为呼吸系统、血液循环系统和代谢系统及其神经体液调控和消化、吸收、泌尿、排泄等为主的人体功能状态得到一个整体、客观、定量的科学评估,从而达到区分健康、亚健康和疾病的目的。

四、心肺运动试验的临床应用

心肺运动试验作为人体整体功能学客观定量功能测定的唯一方法,适用于所有正常人和各种疾病患者。建立严格的电磁功率车功率定标,气流、氧气和二氧化碳气体浓度的单项定标,代谢模拟器定标和正常人测定定标等心肺运动试验质量控制体系,优化检查方案,在保证安全的前提之下,为临床服务和医学科研提供客观定量的科学依据。心肺运动试验的临床适用范围非常广泛,包括对呼吸疾病、心血管病、代谢、血液及神经系统等疾病的诊断,疾病严重程度评估,治疗效果评估及疾病预后预测;客观定量的人体功能性评估和健康管理客观依据等。在对心肺运动正确解读下,还可以制定合理运动康复处方,使心肺疾病、代谢疾病等患者配合药物、器械、手术等治疗,达到最优化的治疗方案,而得到最佳治疗效果。心肺运动试验临床主要适用于以下几方面:

1. 麻醉手术危险性评估和患者围手术期管理

在心肺运动的应用中,围手术期的风险评估已成为一个广泛关注的课题。运动心肺功能检查,对于手术患者风险分层具有十分重要的作用,尤其是针对那些静息状态下被评估为心肺功能正常的代偿期患者。对于怀疑有心血管疾病的患者,在术前都应该接受运动心肺功能检查以降低手术风险和术后并发症发病率。目前,心肺运动试验还被常规应用于围手术期麻醉、医生、患者家属合作管理计划的制定和个体化治疗策略的选择、康复前用药指导、预测术后生存率和转归等。H. M. Barakat 等回顾130例腹主动脉瘤血管内修复术后患者两年间的心肺运动数据,多变量分析发现无氧阈降低(OR 0.55,95% CI 0.37~0.84);$P=0.005$)多提示心脏并发症;二氧化碳通气当量升高(OR 1.18,95% CI 1.05~1.33;$P=0.005$)多提示肺部并发症。所以,心肺运动试验还可用于可以预测术后并发症的类型。

2. 超早期诊断:心肌缺血和肺动脉高压

临床上心肌缺血和肺动脉高压患者的首发症状多为疲劳、活动后气促等非特异性表现,患者来就诊时往往已经比较严重了,如何早期、安全地诊断这类疾病、及时阻断渐进性病程是临床的一大难题。静态心电图是早期筛查心肌缺血和肺动脉高压的重要手段。患者早期在静息状态下多无明显不适症状，心电图也常为阴性反应。如果不及时予以干预，患者的活动耐力下降和劳力性气促呈进行性加重。运动心肺功能检查可以超早期发现这类患者的运动能力减退和气体交换异常，因为运动状态下心肌负荷增加，缺血缺氧导致的心肌不同步收缩引起每搏量增加受限，氧耗量不能随着功率增加相应的增加，典型的心肺运动表现包括运动功率继续递增时氧耗量下降、单位做功氧耗量递增比率和氧脉搏出现平台，这些表现可以早于心电图出现异常（ST 段压低），且功率、心率、涉氧量等指标可以量化，提高了诊断的准确度。心肺运动试验可以发现仅在运动中出现肺动脉高压患者的气体交换异常，这部分患者中有人在若干年后发展为了肺动脉高压，由于心肺运动试验异常表现早于静态心电图、心脏超声等常规早期筛查手段，可为这类患者的超早期诊断提供临床依据。心肺运动试验诱导的右向左分流和通气有效性降低，多提示肺动脉高压预后不良。

3. 诊断与鉴别诊断：区分左心衰和右心衰

鉴别诊断左心衰和右心衰是临床实践中常见的疑点和难点，但两者在运动试验中的表现有着明显差异。震荡呼吸即陈-施呼吸，是左心衰患者在运动过程中最常见的异常气体交换模式；联合其他心肺运动指标可以为心衰患者的预后提供可靠的参考依据。右向左分流现象是右心衰患者常见的心肺运动异常。右向左分流在气体交换测定指标上的表现为呼吸交换率、肺通气/二氧化碳排出量比值、肺通气/氧耗量比值和呼气末氧分压的突然升高，呼气末二氧化碳分压突然降低，部分伴有脉搏氧饱和度的降低。

4. 疾病功能受限严重程度客观定量分级

目前对心肺疾病的功能受限严重程度评估的检查方法包括纽约心脏协会心衰功能分级、6 分钟步行试验、运动试验和肺功能等。运动试验优于其他方法，而且可以客观定量。有研究证实心肺运动试验可以用来诱发卵圆孔未闭的分流引发急性过度通气，并客观定量可以评估肺动脉高压的严重程度。最新研究证实，心肺运动试验的多种测定指标远远超过传统的心血管功能测定指标（心排量、每搏量、压力和阻力测定等），对心衰患者的心衰严重程度、治疗选择、早期死亡、存活及再入院率等有很好的预测作用。

5. 心衰预后和心脏移植

由于纽约心脏协会心衰功能分级存在明显的主观性和变异性，以心肺运动为基础的客观定量评估系统被认为更加客观合理。后继研究发现，该分级方法如果加入性别、年龄及体表面积校正后可能更加理想。与纽约心脏协会心衰功能分级或射血分数相比，峰值氧耗量占预计值的百分比是预计生存期的良好独立预测指标。SHEN 等对 258 例慢性心衰患者进行症状限制性心肺运动试验证实 VE/VCO_2

slope 可以为预测慢性心衰的死亡和收治住院提供客观定量的评价指标；慢性心衰所致的心源性死亡的最优阈值是≥39.3，预测慢性心衰的收治住院的最优阈值是≥32.9，其敏感性和特异性分别是 0.631 和 0.778。Lee Ingle 等发现心肺运动试验的多变量组合（EOV + VE/VCO$_2$ slope + VEqCO$_2$ nadir + OUES）对轻中度心衰的转归预测准确度要高于单一变量。心肺运动试验可以很好地评估心衰患者的功能状态，可以用来优选心脏移植患者，并推测运动能力减低的机制。有研究表明对于心脏移植不应该以单一 CPET 的标准，与其他标准的有效结合，可以更好地对患者负责。心肺运动试验同样可以用于预测心脏移植术后并发症和死亡率。Benton, C. R. 等研究发现使用心室辅助装置后，部分患者的峰值涉氧量升高，且升高程度与植入辅助装置前心衰的严重程度相关性不明显。提示人工生命辅助器械与人体的正常生理情况差异很大，心肺运动在这一领域的应用还有待进一步研究。

6. 通气有效性测定

以肺通气/二氧化碳排出量比值最低值、肺通气－二氧化碳排出量斜率和肺通气/氧耗量比值最高峰值为代表的通气有效性指标都不依赖于患者努力程度的亚极量指标，能够较好地预测心衰患者近期死亡率。

7. 心排量、每搏量、每搏氧耗量等循环指标的直接计算

根据 FICK 定律：氧耗量＝心排量×动静脉氧气浓度差。所以，可以用于直接测定心排量、每搏量、每搏氧耗量等循环指标等：心排量＝氧耗量×动静脉氧气浓度差；每搏量＝氧耗量×动静脉氧气浓度差÷心率；每搏氧耗量＝氧耗量÷心率。有研究表明由于运动时对氧气比二氧化碳的摄取率低，且估算血液中二氧化碳的浓度较为复杂，所以使用二氧化碳作为测试气体比氧气的变异性高。

8. 对高危疾病患者进行严密监测

对于某些高危疾病患者在严密监测运动中可以发现高危因素和现象，继而提出预防措施，以减少患者工作和居家猝死可能。有研究显示非梗阻性肥厚性心肌病在心肺运动前后出现左室充盈压的升高提示射血分数正常的心力衰竭的出现，应尽早采取干预措施。

9. 指导心脏运动康复治疗的处方

耐力运动锻炼无论是对正常人还是心血管病和呼吸病患者都是有益的。运动训练方案，即运动处方是康复锻炼最重要的组成部分。心肺运动试验是评价运动训练与康复效果关系的唯一的检查手段，可以揭示患者或正常人由运动刺激所引起的生理变化，评估患者的运动能力，确定最有利于康复的运动强度，避免不合理的运动方案造成的不良反应。无氧阈值以上的运动训练可以增加肌肉和线粒体数量，增加对儿茶酚胺类物质的敏感性，降低心脏负荷，降低乳酸生成，改善通气需求，但无氧阈值以下的运动不能达到理想的康复目标。Siddhartha. S A 等对射血分数未降低的心衰（HfpEF）患者的最适运动方案进行研究发现：高强度间歇运动组（4×4min，85%～90%峰值心率，3min恢复）峰值摄氧量从 19.2±5.2ml/（kg·min）；提高到 21.0±5.2ml/（kg·min）（$P=0.04$）；中档轻度持续运动组（30min，70%峰值心率）峰值涉氧量没见明显改变；高强度间歇运动组的左心室收缩能力提高明显优于中档轻度持续运动组。提示，高强度间歇运动作为 HfpEF 患者早期运动方案能有效增加患者的获益。

10. 劳动能力丧失的客观定量评估与鉴定

临床上的多数功能检查都是针对患者的静息状态，特别是当患者的症状或主观运动能力与静息功能检测结果有差异时，就只有依赖心肺运动试验对其运动能力进行评估。目前，心肺运动试验是公认的评估运动耐力的金标准，是劳动能力丧失的客观定量评估的最有价值的功能检查。

11. 运动受限中风患者中的心肺运动试验

Jittima Saengsuwan 等招募了 8 例运动受限的中风患者志愿者，对增强的机械辅助斜面（robotics-assisted tilt table；RATT）辅助运动受限的中风患者参与 CPET 的可行性进行评估。全部志愿者（功能性步行分级≤3）熟悉适应试验项目后在不同的时间分别进行了增量运动试验（IET）和恒定负荷试验（CLT）。RATT 连通大腿部位的力传感器袖带，使用功率评估算法和实时可视化反馈引导运动功率的修订调整运动负荷。可行性评估从技术可行性、患者耐受度和运动心肺反应。8 例患者（女性 4 例）年龄：58.3±9.2 岁（均值±标准差），所有人均成功地完成试验。对于 IET：峰值涉氧量（VO_2peak）11.9±4.0ml/（kg·min）（预计峰值摄氧量 45%）、峰值心率（HRpeak）117±32beats/min（最大心率预计值的 72%）和峰值功率（WRpeak）22.5±13.0W。峰值时主观努力程度分级（RPE）："用力"到"非常努力"。所有患者心肺功能或神经肌肉的表现均到达主观功能能力的极限。增强型 CPET 提供了足够的信息满足心肺反应度标准和 8 例患者的主要实验结果的鉴别。对于 CLT：均匀的稳定的摄氧量是 6.9ml/（kg·min）（VO_2 储备的 49%）、平均心率是 90 次/分（最大心率的 56%）、RPE＞2，所有患者保持活动功率 10min。所有这些结果均满足运动康复和功能评估的需要，并可达到指南建议运动强度水平。说明 RATT 辅助增强后的心肺运动试验运动训练应用于有运动受限的中风患者是可行的：这个方法可以作为运动康复训练的技术支持，易于被患者接受，显示了充分的心肺运动反应度，丰富了心肺运动的适用范围。

12. 客观定量评估各种治疗效果

心肺运动已被广泛用于各种手术、介入、药物治疗等疗效的客观定量评估。

13. 人工辅助器械的评估

人工心脏辅助装置是晚期心衰患者等待心脏移植时重要的循环辅助装置，Vincenzo T 等研究发现，心肺运动试验可以作为人工心脏的评价和最佳心脏移植时间的选择的重要工具。Benton，C. R. 等研究发现使用心室辅助装置后，部分患者的峰值摄氧量升高，且升高程度与植入辅助装置前心衰的严重程度相关性不明显。提示人工生命辅助器械后与人体的正常生理情况差异很大，心肺运动在这一领域的应用还有待进一步研究。

五、总结和展望

由于获得有用数据的方法非常复杂且耗费时间限制了 CPET 的广泛应用。然而，随着自动气体分析仪、敏感的测量仪器和对 CPET 获得的大量有用数据进行计算和显示的计算机化方法的应用，该试验正在被认识到是一种精确地、非侵入性的技术，而且费用合理，可以广泛应用。在整体整合生理学理论体系的指导下，CPET 已经有效的被应用于鉴别诊断方面，尤其是那些没有 CPET 就不能客观做出的特殊诊断。CPET 排除了鉴别诊断中的猜忌和偏见，并使劳动能力丧失的损伤评价更为客观。对于心脏和肺脏的康复，它在决定训练负荷和判断运动能力是否有提高都是有指导意义的。与心脏病学家目前正在使用的其他对慢性心衰严重程度进行分级的方法相比，CPET 已经被证实可以对疾病的严重程度和生存时间进行更精确地预测。因此，现在将其应用于优选心脏移植患者，采用峰值 VO_2 测值进行预测优于其他心脏指标。CPET 已经用于评价药物及其他方案的治疗效果。这种定量方法可以较早即在静息时出现异常和出现不可逆变化之前检测疾病。CPET 可以简化疾病的诊断程序，帮助制定治疗策略，降低医疗费用。随着医学界对 CPET 认识和研究的不断深入、新技术不断涌现、CPET 应用范围的不断扩展，其重要性也日益凸显。存在的问题：目前国内有经验的心肺运动技师较少；国产心肺运动仪器的准确性有待考核；缺乏中国人自己的正常人数据；缺乏统一的质控标准。我们下一步努力的目标是解决这些问题。

第二十四章 整合医学理论的实践
——增强型体外反搏疗法及其应用

◎伍贵富 许秀丽

中国心血管病防治工作在取得初步成效的同时，又面临新的严峻挑战。总体上看，中国心血管病患病率及死亡率仍处于上升阶段。根据2018年发布的《中国心血管病报告》数据，推算心血管病现患人数2.9亿，其中脑卒中1300万，冠心病1100万，肺源性心脏病500万，心力衰竭450万，风湿性心脏病250万，先天性心脏病200万，高血压2.45亿；心血管病死亡率居首位，高于肿瘤及其他疾病，占居民疾病死亡构成的40%以上，特别是农村，近几年来心血管病死亡率持续高于城市。心脑血管病住院总费用也在快速增加，2004年至今，年均增速远高于国民生产总值增速。中国心血管病负担日渐加重，已成为重大的公共卫生问题，防治心血管病刻不容缓。

随着学科的不断细分，冠状动脉疾病、卒中、外周血管疾病等被列入不同的学科，各个科别对血管性疾病的认知存在一定的差异，由于过度的学科细分，往往过度关注局部的病变，而忽视全身系统性血管病变的问题。在当今面对日益复杂的血管性疾病上，我们不能再"单兵作战"，亟须对各个学科的力量进行整合，从整体上对血管疾病开展系统性的防治工作。因此，以动脉粥样硬化为血管病变共同病理特征的泛血管疾病概念的提出，提倡从疾病整体的角度，开展多学科全方位的综合防治，真正体现以患者为中心的管理理念。对于心脑血管等疾病的预防，需要找准原因，理清危险因素，综合治理。

增强型体外反搏（enhanced external counterpulsation，EECP）是一种无创性辅助循环装置，在心电R波的同步触发下，于心脏舒张期自下而上对包裹小腿、大腿及臀部的气囊进行以50ms时差序贯充气加压，挤压人体下半身的血管系统，尤其动脉血管，使血流在心脏的舒张期驱回至人体上半身，通过多种机制改善器官缺血。

以往认为EECP治疗的主要作用机制是通过产生双脉动血流，以舒张期增压的方式提高心脏灌注。许多临床研究发现，EECP对冠心病患者的疗效可维持至随访6个月至5年以上，提示EECP的疗效作用不只是局限于即时的血流动力学效应。近年来血管生物学方面的研究表明，EECP所带来的血管生物学效应广泛，对心血管系统影响多样，包括血流动力学、侧支循环建立开放、血管内皮结构与功能保护、神经内分泌功能调节优化等机制对心脏及血管都有积极的影响。其中侧支循环建立开放和神经内分泌功能的优化机制决定了EECP治疗效果的长期性和改善预后的作用。随着EECP治疗的临床应用和基础研究的不断深入，提高血流切应力改善内皮功能被证实与体外反搏的获益密切相关。

动脉粥样硬化的始动环节是血管内皮功能受损。在动脉粥样硬化病变早期，甚至在形态学上尚无任何可见的血管内膜增厚之前，内皮依赖的血管舒张效应既已明显减弱。实际上，不断循环着的血流与血管管壁摩擦产生的平行于管壁的切线应力，即血流切应力（shear stress），其降低是造成动脉粥样硬化病变非随机灶性分布的主要原因，即动脉粥样硬化病变多分布于动脉分支开口处外侧壁、动脉弯曲处及狭窄处，与这些部位血流由稳定层流变为涡流、振荡流或流动缓慢有关。切应力为当前医学和生物医学工程研究的热点之一，适度提高血流剪切应力有助于保护血管内皮，延缓动脉粥样硬化的发生发展。但目前能主动有效地提高在血流剪切应力的方法不多，其中运动可以提高血流切应力，体外反搏是另一个可以提高血流切应力的有效方法。EECP通过加快动脉系统血流速度，提高血管内皮系统的血流切应力，并通过一系列血管内膜保护相关的调控机制，有效促进内皮细胞结构和功能的修复，对抗动脉粥样硬化的进展。

自20世纪80年代初，EECP在中国被广泛应用于缺血性心脏病及卒中的治疗。1994年，由中国自主研制的EECP装置获得美国食品与药品管理局（FDA）批准上市。1999年，美国政府医疗保健财政管理局（HCFA）批准EECP的治疗费用可在Medicare（美国居民65岁以上享受政府资助的医疗保险）报销。2002年，美国心脏病学会/美国心脏协会（ACC/AHA）正式将该疗法纳入冠心病、心绞痛的临床治疗指南，成为确立EECP临床应用地位的历史性标志。2006年，欧洲心脏病学会（ESC）和中华医学会心血管病分会也相继将EECP疗法纳入了冠心病心绞痛临床治疗指南（Ⅱb）。2013年欧洲心脏病学会稳定型冠心病的诊治指南更新中将EECP疗法的推荐类别和证据等级提升至Ⅱa。

EECP最初被用于冠心病心绞痛的治疗，随着临床应用地不断深入，临床研究结果显示，EECP在心力衰竭、缺血性脑血管病、糖尿病、眼部缺血性疾病、突发性耳聋、男性勃起功能障碍、睡眠障碍、抑郁等疾病中同样发挥有益作用。

心血管疾病和心理问题已经成为我国最严重的健康问题之一，越来越多的心血管患者合并有心理问题。心血管疾病的患者很容易并发精神心理疾病，最常见的就是焦虑障碍和抑郁障碍；而一旦有了心理疾病，又会反过来诱发心血管疾病，影响康复，即出现了"双心"问题。据流行病学调查，大约50%的心血管病患者，合并存在焦虑；45%的心血管病患者，合并抑郁。患者有焦虑、抑郁、恐惧、呼吸困难、心悸、疲倦、心前区隐痛，主要是自主神经平衡失调所引起心血管功能紊乱的结果，此即为"双心疾病"。近期研究表明EECP可以有效治疗难治性心绞痛患者的抑郁症。EECP疗法在"双心治疗"领域里有着包含器质性和精神性等多方面多重治疗疗效。

EECP作为一项安全、无创、有效、操作简便的治疗措施，集血管性疾病预防、治疗和康复一体化，亦有着对多系统疾病综合改善的功效。由于EECP特殊的肌肉挤压及增加血流切应力的作用类似于运动，但无须患者主动运动用力，结合大量的基础和临床研究结果，EECP被称为不需要消耗能量的"运动"，其对机体和心血管系统的诸多影响类似运动带来的获益，却没有运动的风险。只要适应证选择得当，无明显的副作用，体外反搏可以贯穿整个治疗心脑血管疾病的全过程。

第二十五章 遵循整合医学的改良运动处方对慢阻肺康复的疗效初探

◎赵东兴 张挪富

慢性阻塞性肺疾病（简称慢阻肺）是一种常见的可防治的疾病，以持续呼吸症状和气流受限为特征，这些症状是由于接触大量有毒颗粒物或气体而引起的气道或肺泡的异常。

一、中国慢阻肺的疾病负担和特点

我国地域辽阔，危险因素暴露、经济发展和城乡医疗保健水平等存在明显的区差异，从而导致不同地区的慢阻肺患病率、病死率和疾病负担等存在较大差异。从1990年到2015年，全球慢阻肺的患病率增加了44.2%，死亡率增加了11.6%。慢阻肺在中国的流行病学特点是患病率呈上升趋势且与年龄呈正相关、农村高于城市、男性高于女性。我国20岁及以上人群中慢阻肺患病率为8.6%，其中40岁及以上人群的患病率高达13.7%。慢阻肺已成为我国第三大死亡病因，并位于男性死因第二位。慢阻肺的疾病负担主要来自生活质量下降、伤残和医疗负担等方面。2002年慢阻肺是全球伤残调整生命年的第11位病因，预计2030年将上升为第七位。同G20国家平均水平相比，我国男性慢阻肺患者的伤残调整生命年较高，而女性患者的伤残调整生命年率也有所增长。此外2010年我国疾病负担研究显示，慢阻肺是导致损失寿命年的主要原因之一，同时也是导致过早死亡和伤残的重要因素。同时在发展中国家中慢阻肺不仅会产生直接的医疗成本，更严重的是影响职业及家庭生产而带来的间接成本，从而对我国的经济带来严重威胁。有数据显示患者人均直接医疗费用为11 744元人民币，加上直接费医疗费用及其家属的误工费，这都会给家庭和社会带来沉重的经济负担。

目前中国慢阻肺的主要特点是：病因复杂，同一患者可能经历多重危险因素；患病率及死亡率高，疾病负担重；基层医院技术设备、药品供应缺乏，医务人员对慢阻肺认识不足；大部分患者尤其是农村患者对疾病知晓率低，耐受程度高，诊治医从性较差。

二、遵循整体整合医学的改良运动处方对慢阻肺的康复疗效

临床上，慢阻肺的治疗已不局限于危重时的抢救成功，而是努力通过肺的康复治疗来减轻病情，减少症状，减少患者的频发急性加重次数从而改善肺功能而提高生命质量。鉴于中国慢阻肺患病率高、疾病负担重，以及我国医疗资源相对缺乏的实际国情，探索适合我国国情的慢阻肺治疗策略具有非常重要的意义。

肺康复训练是慢阻肺治疗中重要环节。通过肺康复锻炼可以减轻患者的症状，改善肺功能而提高生活质量。慢阻肺对呼吸肌的影响效应是降低其做功储备即做功性能，从而导致呼吸肌肌力和耐力的明显下降，同时，慢阻肺患者存在肺过度充气、呼吸肌负荷增加及营养不良等因素，会导致呼吸肌的慢性疲劳。慢阻肺患者还存在参与有氧代谢的Ⅰ型和Ⅱa型肌肉纤维萎缩、肌肉纤维类型转化和重分布及氧化酶能力下降等情况导致肌肉能量供应障碍，从而加重肌肉疲劳和萎缩。由于呼吸肌疲劳和萎缩，其肌力、耐力明显下降，导致慢阻肺患者活动后出现呼吸困难和缺氧情况，可导致全身骨骼肌的能量代谢障碍，使骨骼肌长期处于紧张状态，而骨骼肌的持续紧张使组织耗氧量增加，又反过来加重缺氧情况。因此，呼吸肌与骨骼肌互相影响形成恶性循环，最终可能导致呼吸肌衰竭。肺康复的主要目标是改善呼吸肌和骨骼肌功能，以提高运动耐力和改善肺功能。目前，国内外临床实践均以运动训练作为核心的肺康复治疗方案。国内外学者对慢阻肺患者运动康复的研究，主要包括以下两个方面：一是现代运动疗法的应用，二是中国传统功法的应用。现代运动疗法在国外主要使用专业器械对四肢骨骼肌进行训练，在国内则多以单纯的呼吸肌锻炼为主，如深慢呼吸、缩唇-腹式呼吸、阻力呼吸锻炼等。中国传统功法主要有太极拳、六字诀、八段锦等。现有研究表明现代运动疗法和中国传统功法都能够有效地改善慢阻肺患者的肺功能，提高其生活质量，但其各有优、缺点。现代运动疗法主要通过锻炼呼吸肌或骨骼肌来改善呼吸困难症状，但难以改善患者的全身情况，达到整体康复的目的；而中国传统功法训练主要强调调身、调心、调息三者合而为一以达到改善全身脏腑功能的目的，但缺乏针对性的呼吸肌锻炼。慢阻肺常被认为是一种全身性疾病，病变不仅仅累积肺脏，还对全身各系统脏器产生重要影响，引起慢阻肺患者的肺外表现，如骨质疏松、胃肠功能紊乱、心血管病等，对人体的危害极大。因此，肺康复训练应遵循整体整合医学的原则，以全身脏器功能整体康复为基础，强化呼吸功能锻炼，才能收到事半功倍的效果。笔者于2012年以联合缩唇-腹式呼吸和六字诀训练法作

为改良的运动处方，采用随机对照、前瞻性试验，来验证该运动处方的临床疗效，研究结果显示改良运动处方训练能有效改善肺功能，提高运动耐力，且疗效明显优于单纯的缩唇－腹式呼吸和六字诀训练。该运动处方以"六字诀"为锻炼基础，通过"嘘、呵、呼、呬、吹，嘻"等六字的特殊吐纳来调整体内气息的升降，改善人体肺、心、肝、脾、肾等脏腑功能，具有内调脏腑，外练筋骨的康复作用。同时，有机地结合缩唇－腹式呼吸着重锻炼呼吸肌，一方面通过增加呼吸道内压防止外周小气道过早陷闭，另一方面通过增加膈肌移动度以减少不协调呼吸，从而增加肺活量和肺泡有效通气量，减少功能残气量，提高气体交换的效能，达到改善肺功能的目的。

改良运动处方兼顾每一个人体重要脏器功能，包括肺、心、肝、脾、肾、三焦等，同时强调肺康复，使人体各系统协同作用和整体康复，因而有良好的康复效果。此外，该运动处方不需要依赖任何器械，且简单易学，利于老年患者熟练掌握，并可以随时随地进行运动训练，极大地提高了老年患者运动训练的依从性。因此，改良运动处方具有良好的整体康复效果，值得推广应用。

第二十六章 慢性非传染性疾病的机制研究及其整体健康管理方案

◎孙兴国

什么是未来的医学？关于这个问题，各种专家根据自己的观点会给不同的答复。我个人认为未来的医学就是整体整合医学（Holistic Integrative Medicine，HIM）。

人类的生命现象及其延伸出来的医学是自然界最复杂，只是很少很少部分被认知的，我们仍然对其内在机制的正确理解非常有限。我从近40年前开始引入"连续动态、时间、空间、永不平衡而永恒地趋向于平衡的观念"，对人体整体生理学功能进行时间空间连续动态调控的描述。作为基础理论学科的《整体整合生理学》整合了时间和空间因素，对正常人体生理学的呼吸、循环、代谢等所有系统功能进行分析探讨其整体一体化调控的机制，认为正常人呼吸是生命活动的表征，血液循环是呼吸存在的基础，代谢是呼吸和循环的前提；人体以呼吸、循环、血液、消化、吸收、代谢为主轴，在神经体液统一整体调控下，在其他功能系统的配合和辅助之下，所有功能系统共同参与的、以维持人体功能连续动态趋向于平衡、而永远达不到真正平衡的生命活动状态。整体整合医学作为其延伸就是探索人体生命、疾病和健康规律和机制探索的认识论及方法学。

一、整体整合生理学新理论：只有正确理解慢病机制，才能进一步有效防治

当前越来越多对疾病发病机制研究和探索，其核心内容还是基于解剖学系统论、器官论、疾病论下以局部组织的细胞、亚细胞、蛋白质、基因、分子甚至原子为基础的，在这些机制指导下，现代西方医学体系甚至错误地认定慢性非传染性疾病是具有"非治愈性的"特征，必然终身存在于患者身体的一类特殊疾病。但是具有深厚文化底蕴的国学和中医学认为"……病非与生俱来之物，既能得之，必能除之。病不能除，技不到家也……"，早在上千年前就对慢性非传染性疾病进行了正确描述，而且也给出了治愈、真正根除疾病的顶级要求。现在已经具备了《整体整合生理学》新理论体系的我们已经不用单系统的生理机制来解释，整体整合生理学已成为医学未来发展的必然趋势。独立自主地将"整体整合生物学—生理学—病理生理学—整合医学"完整理论体系创立起来，以期探索生命的真谛。整体整合医学慢病实践是在对正常人体生理学所有功能系统的整体一体化调控机制进行时空探索基础之上，对各种疾病，特别是慢病，发生的多系统整体整合病理生理学机制进行探讨，分析探讨慢病引起血糖、血脂、血压、尿酸及体重等指标异常的整体机制，继之探索慢病各种指标异常的发生、发展、纠正、转归和预后规律，进而对慢病预防、评估、诊断、治疗和康复提出创新可行的整体防、治、康、养一体化解决全程方案。通过个体化精准运动为核心整体自然方案全时程、全生命周期对血糖、血脂、血压、尿酸、体重等指标异常进行有效的管控，真正实现慢病的有效诊疗是真正意义上的"中西整合""标本兼治"、用国学整体论指导下建立的正确的现代有效医疗新体系。构建在整体论指导下的现代整合医学模式，使国人的健康维护和疾病防治得到有力支持，使我国生命科学研究和健康服务水平领先于世界。

整体整合生理学新理论分析慢性疾病发生机制新解

我国慢病暴发和慢病不能治愈，而以西医治疗指南的对症治疗为核心的本质是治标不治本，需要终身服药及停药就反弹，令其缺陷尽显。我以整体整合生理学解释慢病多高症及慢性肿瘤发生的核心机制是人体整体对某个或某些局部、相对或者绝对的该物质"需供不平衡"的代偿所致；治疗对指标异常不宜单独过度抑制，而应顺势时空诱导人体功能的自然转归；亲自初试疗效显著。

1. 高血压的发生机制新解

血压调控与高血压的形成机制，从人体功能优化管理角度，循环功能和血压的调控都是具有自动趋向于优化和稳定的特性，但其本质核心还是人体某个或某些器官、组织、细胞（各个细胞之间的不平衡 - 整体分配不均）的血液、氧气和各种能量与营养物质需供关系长期处于以"缺"为特征的需供不平衡所致。

血压增高需要心脏增加做功，属于非优化趋向，不是偶然，必然有其原因。用血液循环的目的来探讨比较合理的高血压形成机制，可以分别从供应不足、产物过多和物质供应匹配失衡来分析论述。①代谢底物不足（血液、氧气和能量物质需供不平衡）：细胞新陈代谢的两个底物是氧和能量物质，正常机体内储存的氧极少，机体代谢所需的氧主要通过循环经呼吸从外界摄取。无论什么原因导致重要器官、组织和细胞的血液供应减少，必然使代谢底物不足，机体为了满足自身代谢和功能维持的需要，会通过神经、体液、内分泌等各种途径来增加心脏做功，提高灌注压、扩张血管、提高血流量，来增加代谢底物的运输以满足和适应机体生命活动的需要。有机整体人体的心脏和血管系统的自我优化功能，在其他条件不变的情况下，不会无缘无故地自己增加心脏做功来提高血压。代谢底物供应量和效率相对不足，是机体的血压升高的典型代表，包括正常生理学的运动反应和病理生理性的心、脑、肾、肝等缺血性疾病。在医学研究动物实验使用简单的心、脑、肾、肝等脏器血管部分结扎和狭窄制造高血压模式就是最好例证。②代谢底物失平衡：正常生理情况下，氧和能量物质两个代谢底物是匹配的，二者的失平衡可以使人体更趋向于高血压。当机体摄入的能量物质过多时，必然需要更多的氧来完成满足机体代谢的需要，在其他条件不变的情况下，氧饱和度提高空间有限，只有通过相对地需要增强心脏做功，通过升高血压提高灌注压增加血流，来运输更多的氧供机体代谢。但与此同时，也会运送来更多的营养物质，形成恶性循环，使机体的血压升高，偏离正常范围。当机体运动过少，体内的能量物质堆积，使其与氧的比例失衡，机体为了运输更多的氧来处理这些能量物质，同样也可能会使血压升高。③代谢产物过多及运动后的血压优化机制：运动期间当机体的代谢率升高，细胞代谢加剧，代谢产物蓄积，浓度极具升高时，其代谢产物会刺激血管舒张，增加血流从而加快清除代谢产物，维持机体代谢所必需的内环境的稳态。如果代谢产物，特别是乳酸等显著蓄积，会使运动后非运动组织运动期间收缩的血管进一步产生继发性舒张，在其他条件不变的情况下会增加非运动组织血流，使已经偏离正常范围的血压，发生明显降低，从而解释运动康复治疗高血压的机制。

2. 高血糖的发生机制新解

糖尿病发生的机制主要分为胰岛素分泌不足和胰岛素抵抗，但是其本质核心还是人体某个或某些器官、组织、细胞（各个细胞之间的不平衡，整体分配不均）的糖类物质需供关系长期处于以"缺"为特征的需供不平衡所致。①胰岛素分泌不足与遗传、外伤等有关。②胰岛素抵抗，主要指各种因素导致胰岛素促进葡萄糖摄取和利用下降。

①葡萄糖摄取下降：在机体代谢过程中，若局部细胞出现葡萄糖摄取下降，机体为了满足自身代谢和功能维持的需要，通过内分泌系统调节机制，提高血液中血糖水平；并提高循环系统增加局部血流，已保证机体基本代谢。②葡萄糖利用率下降：机体在代谢过程中，局部细胞受到感染、外伤或细胞毒性物质侵害时，导致细胞对葡萄糖利用率下降，但机体对葡萄糖的吸收无减少，使血液循环中的葡萄糖不断累积，因局部组织或器官血糖摄取不足，抑制胰岛素分泌，导致血糖水平升高。③局部供血不足：患者机体局部供血不足，在机体血糖正常情况下，导致机体局部能量供应不足，机体代偿性反应导致机体胰高血糖素等升糖激素分泌增多，最终导致机体整体血糖水平升高。

3. 高血脂的发生机制新解

高脂血症主要由人体脂质代谢紊乱导致，但是其本质核心还是人体某个或某些器官、组织、细胞（各个细胞之间的不平衡，整体分配不均）的脂质需供关系长期处于以"缺"为特征的需供不平衡所致。主要机制如下，①摄入增加：高总胆固醇、高糖、高碳水化合物、高饱和脂肪酸摄入增加，促进胆固醇合成，肝脏胆固醇含量增加，LDL 受体合成减少，降低细胞表面 LDL 受体活性，降低 LDL 与 LDL 受体的亲和性，从而使血胆固醇升高。②利用减少：肥胖、年龄等因素会使 LDL 生成增加，抑制 LDL 受体的合成，进而增加血中胆固醇水平。同时运动量少，减少脂质消耗，也是其中一个因素。

4. 各种慢性炎症、增生及癌症和肿瘤相似的发生机制新解

长期以来，癌症的阴影笼罩着人类，人们将癌症当成死亡的代名词。随着科技的发展和抗癌斗争的深入，人们认识到癌症不等于绝症。2007 年，世界卫生组织（WHO）已明确把癌症列为慢性病，提出只要加强预防、及早发现、合理治疗，癌症患者是可以长期存活的。而我早在近 20 年前以整体论观点就分析其发病机制主要为：与其他慢病一样局部组织的血供、氧供、某种热量物质或营养物质供应与需求之间的不平衡（不足）所致。局部细胞因长期"缺"为特征的需供不平衡导致异常过度的生长、增殖、低分化直至基因突变，逐渐演变为低分化细胞甚至癌症细胞；同时机体为增加局部血供，局部血管增生；在血供逐渐丰富的基础上，癌症细胞生长过度，成倍数增加。

二、个体化精准运动整体方案能安全有效管控慢病异常指标的机制解释

人是不可分割的有机整体，生命调控只存在于整体人。正常人的呼吸是生命活动的表征，循环是呼吸存在的基础，细胞代谢是呼吸、循环、消化存在的前提。如果没有细胞代谢，就不需要呼吸，不需要心跳，也不需要消化吸收。我们人体以呼吸、血液循环、消化吸收、细胞代谢为主轴形成了神经体液整体调控。大家在神经体液一体化整体调控下，所有系统相互配合，共同完成、共同参与的动态趋于平衡和永远不能达到真正平衡。

呼吸、循环、代谢一体化调控在运动期间的体现。系统生理学里谈及代谢，很少有讨论同时发生的呼吸、循环等所有系统一体化的变化。实际上人在做运动时心和肺都在做功，关于血流，心内科很喜欢用心排量的概念。心排量的血流在每分钟五六升情况下，各个系统血流灌注分配的比例，其中肌肉的血流只占心排量的约 20%。研究循环系统生理学的都说整体血流分配和再分布都以交感儿茶酚胺的神经内分泌调控为核心，有谁认为代谢是核心吗？没有。我想以运动为例讲代谢是核心。人体在极度运动状态下，心排量增大了三到五倍时，各个系统血流灌注分配的比例中最显眼的是以骨骼肌为核心血流灌注占了全部心排量的近 90%，以心脏和呼吸肌肉为核心的是保持不变或略有增加，而其他所有非运动组织的血流分配比例比静息的心排量数值显著降低，甚至接近零了。这些血流降低的系统血流调控机制主要就是交感儿茶酚胺产生的血管收缩所致，不运动的肌肉组织也是如此。为什么运动肌肉的血流却反向如此显著地增加了呢？不就是让

运动者蹬着车做运动吗？就这个运动难道到肌肉来的血液不带有提高了的儿茶酚胺？还是肌肉没有或者不受交感神经支配？交感兴奋对其不起作用？都不是。那是什么？是他蹬车一定要克服一个阻力，克服阻力就需要能量。因为氧气和能量物质在线粒体起氧化反应产生热量这种代谢过程所致。代谢影响产生了局部氧气的降低，能量物质的降低，热量的产生，代谢产物的产生等，随着进一步发生更为复杂的生化、生理和物理学相关反应。大家都知道 NO 热了十年，继之 SO、CO 研究也热了好多年。不管研究多少年，NO、SO 和 CO 里面那个 O 全部来自氧气（O_2）。所以，局部组织氧气代谢平衡状态的改变，氧气代谢平衡的需供之间不平衡，或者平衡的失调就改变了各种复杂的生化、生理和物理学相关反应，改变了 NO、SO 和 CO 等的局部、血液及全身的浓度与分布，决定了血流灌注再分布是核心因素。

这就是为什么当医生必须要讲整合医学，讲呼吸调控时，从外周化学感受器、上传神经、中枢整合，还有整合中枢表面的中枢化学感受器、下传神经（膈神经和肋间神经）、神经肌肉接头、膈肌和肋间肌之间组成调控环路。近 400 年呼吸生理专家们一辈子都研究不出来人体呼吸调控的真正机制，因为他们讲的呼吸调控环路都不是一个完整的环（只是一个没有闭合的环）。我们要讨论呼吸调控形成一个主环路，至少得把肺毛细血管后的肺静脉、左心房、左心室和主动脉弓到颈动脉这一块解剖结构的循环部分放进去，才能形成一个完整的调控环路。

要维持生命表征——呼吸的调控，血液循环这个部分直接参与在其中，不是可要可不要的。我做心肺脑复苏研究项目，为完成杂种犬不直接干扰呼吸系统的呼吸停止模型，最直接就是把左心室后主动脉起始处夹闭，马上就不可能有下一次呼吸；为完成不直接干扰循环系统的心跳停止模型，最简单就是把接呼吸机的气管导管夹闭，2~5min 就心跳停止。循环呼吸是一体的，就这么简单。左心室射入主动脉弓的血是不是带有高氧呢？是不是高二氧化碳？高氧和高营养的动脉血到了细胞是不是要进入线粒体产生代谢呢？从而实现氧化能量物质，产生热量和代谢产物。人们都是在基础代谢状态、增加代谢的劳动和运动与降低代谢的睡眠连续动态地变化和转化，就在这三个过程里互相转化。所以用阴阳的概念一会儿从运动转到静息，一会儿从静息转到睡眠，一会儿从睡眠转到觉醒，这个阴阳，可用细胞代谢变化来描述。所有个体化精准运动为核心的整体方案特别强调动与静相互配合的有机结合，才是能够充分发挥人体自身的自组织、自调整和自愈合等能力的结果。

经过细胞毛细血管静脉回来的血氧含量必然是低的，要到肺脏装载氧气，同时能量物质也是低的。过一段时间，感受到能量物质减少太多，就是饿了，所以要吃饭。一天几餐都是自己养成的习惯，习惯是怎么样你怎么样，顺其自然就好了。如果慢病血压、血糖、血脂等以高为特征的异常，主要是"缺"为核心的全身整体上至少部分组织需供不平衡，无论氧气，还是身体所有需要的物质都是经过循环血液来实现运输的。治疗原则应该"补缺"，因此遵循道法自然，对各种天然蔬菜、水果及各种天然主副食品需要足量甚至于过量供应。对于过量的能量物质可以通过个体化精准运动来消耗能量，同时消耗的能量使身体细胞的功能代谢、物质获取、产物转运和消除等各方面功能均有所提高和改善，也有利于慢性非传染性疾病的痊愈和无病正常人健康的有效维持。

人体功能活动的时间和空间相关观念。按时作息也属于道法自然。从时间角度为什么说动态平衡，又永远不能真正平衡呢？有人说达到平衡，我说对不起，你肺要么在吸气，要么在呼气，当然你也可以短时间屏气或者过度通气（这是一种大脑皮层的主动意识控制），屏气时血氧一直往下走。心跳呢？同样，心脏要么在舒张，要么在收缩，也是这样的。不同部位空间的相关概念。不同部位体现在哪里？比如说不同部位的压力，在左心室，一会儿收缩可有循环系统的最高血压，一会儿舒张也可有循环系统的最低血压，舒张期甚至一过性负压，在收缩期超过了主动脉的压力；在血管系统主动脉、大动脉、各级分支动脉、毛细血管前动脉、毛细血管及后面各级静脉的压力逐渐变低，但是也都随着心动周期的时间呈现血压的上升与下降。生命的调控需要从时间和空间相结合进行理解，正确的生理学理念，这就是我们称之为"整体整合生理学"新理论体系。理解了整体整合生理学，我们就能用来解释疾病的病理生理，为整体整合医学服务。什么是整体整合病理生理和整体整合医学的关系呢？就是用其解释疾病发生、发展、转归、防治和康复机制和规律，特别是以慢病为核心的长期多方面生活不良习惯为主导所致的疾病，理解了整体整合的病理生理学概念，就可能用整体整合医学的理论根据时间和空间找出正确方式来预防和纠正。

我过去诊治患者做的工作，全是护士帮做的，护士是完全照我的概念执行。我发觉执行不正确的全是某些专家，长期按照单病指南行医治病的临床各科专家们。在执行我对一个人患有多种疾病的患者进行个体化精准运动为核心的整体方案管理过程中，必然或常常要对我正确的整体管理理念进行"修正"，这恰恰就是我通常描述的所谓"犯了修正主义的错误"。

关于医护整合和整合医护联盟：临床医学只有在这样一种整体整合生理学观念下才能落实临床医学的整合，医学整合是医生和护士共同努力的；所以我非常支持樊代明院士担任名誉主席的医护整合联盟相关工作。我觉得西方医学过去最大的问题是受到"系统论、器官论、疾病论"教育的医学生和各个专业临床医生，特别是专家们，只看按照各个单病指南来诊断治疗疾病，但生理学础是"错误"的"系统生理学"而非整体整合生理学。而护士工作主要是服务，服务的是人，在一定程度上比医生们更加关注人文和整体理念。在临床医学实践中，医生、护士二者不能互相分割，只有大力推动整体整合医学理论指导下的医护整合，才能在整体整合生理学理论体系指导下实施整体整合医学，最优化、有效地管控慢病患者的各种异常指标，才能减药、停药没有反弹，真正实现健康回归。

第二十七章 出生后人体呼吸、循环、代谢等整体功能一体化调控的机理

◎孙兴国

整体整合生理学（Holistic Integrative Physiology，HIP）新理论体系的基本概念是在中国国学和中医学的整体论指导下，将医学各领域最先进的理论知识和临床各专科最有效的实践经验及科学技术分别加以有机整理与整合，并根据社会、环境、心理的现实进行调整，使之成为更加符合人体健康和疾病防治所需的新的医学体系，并更加适宜于为人们的健康管理、疾病预防、诊断治疗和功能康复提供更好的服务。整体整合生理学是在将人体看作一个有机整体的基础上，将所有功能活动和功能系统联系一体化，对时间、空间观念上的连续动态。复杂过程的调控机制进行有机综合分析的学科，而不仅仅是以其他系统相对稳定或不变为前提描述的系统生理学各个系统的机械整合。

一、整体整合生理学新理论体系的提出：对生命及医学的思考

1. 什么是生命？

我对生命的概念进行了一个初步的功能性描述，整体上的人和动物存活的状态，呼吸是表征，血液循环是基础，组织代谢是前提，氧化能量物质为各个功能结构提供能量是代谢核心，在神经和体液调控下，在消化、吸收、泌尿、排泄、皮肤等各系统的配合下所完成的一个动态趋向于平衡，而永远没有达到真正的平衡这样一种功能状态。

2. 为什么要在整体概念上探索生命？

医学服务对象是不可分割的有机整体。人体是一个非常优化的功能状态调控

体系，其中各个系统是相互联系、相互影响、互为因果，是一个时间和空间作用下连续动态平衡和非恒态的过程。

近年来，学科的交叉、医学的整合趋势和转化趋势已非常明显，仅关注局部研究难以取得突破，"围墙文化"和故步自封的旧观念终将被人唾弃，现已提出多种多学科整合和转化模式。医学整合就是基于医学发展整体化的客观趋势，基于克服专科体制弊端的需要，更重要的是基于慢性病的防控而提出的。而且，临床医疗实践表明，将学科性质相似的专科整合在一起，或针对同一器官的不同治疗手段的整合，一方面有利于开阔临床医疗、科学研究和学术思想的视野，同时也使医生更透彻地理解疾病和生命，为患者找到最佳的防治方案。

经过30年的努力，我们已经创立并基本完成人体整体生理学/生命整体调控的整体理论体系的构架构建，但迄今为止，生命整体整合调控新理论体系还是纯理论性的。展望未来，"整体整合生物学—生理学—病理生理学—整体整合医学"完整理论体系尚需要进一步细化、调整、纠错和完善，使人类对生命以及各种生理功能整体性、整合发生、发展、调节控制的认知得到突破性进展。这将为人体的生命健康与亚健康，各种疾病的预防、诊治、评估、预后预测和功能康复等提供正确的理论依据，继之创立"整体整合医学""数字医学"和"个体化医学"的新理论体系，更新提高"运动生理学/医学""睡眠生理学/医学""高原生理学/医学"和"康复医学"理论知识，并可能有望实现真正意义上的"中西医整合"，即在传统中医整体论指导下的现代医学实践，使国人的健康保护，健康管理和疾病的防、治、康、养得到更为全面优化的有力支持，在不忽视疾病诊疗的前提下，真正实现国人健康生命的最大化延长，使生命真谛的探索有所突破，使我国科学研究和健康服务的水平真正领先于世界。

二、整体整合生理学新理论体系：人体生理学功能的一体化自主调控

人是一个完全独立的有机功能整体。人体的功能实现是一体化自主调控的复杂过程，是各系统间复杂交互联系、相互作用、无穷无尽地交织起来的，是不可分割的一幅连续动态的立体画面，需要用整体的、联系的、全面的观点来理解。

相当于传统的系统生理学医学而言，新理论体系回到了原本真实存在的生命调控的整体性和复杂性，加入了空间和时间两个要素，探讨复杂非线性多维度多相信息论和控制论，同时分析连续动态自平衡和自稳定的调控过程。

新理论体系区别于传统生理学之处包括：①解释了机体呼吸和循环都以B-by-B（即肺，breath-by-breath，一呼一吸；心脏，beat-by-beat，一舒张一收缩）模式的一体化自主调控。②调控的信号是多种多样多层次的，但能够在全身均发挥主导作用的。最初始的始动信号是O_2和能量物质。③各种信号在人体内永远没有真正稳态，仅是动态趋向于平衡。④时间和空间的结合。由于机体的组织器官在三维空间的分布不同，各种信号从产生到通过神经体液的传送，及到达各个效应器

之后产生反应的时间都不相同；同一信号在不同部位和不同时间均产生不同的效应，而同一部位在同一时间同时接受不同的信号而产生的效应也不相同。⑤机体功能调控的一体化，在调控中各个功能系统虽分主次，但是绝对地排除了某个甚至某些功能系统的相对稳定与恒定不变，所有系统都是相互影响的和必需的。⑥信号与效应之间关系是非线性的时间和空间多重并存复杂相关关系。⑦调控信号运行环路中的时间延迟相当重要，是生命调控必备条件。⑧整体整合之下的分系统功能虽然否定了各个功能系统独立存在和相对独立调控的可能性，但是限于我们所受的教育和接受的认识，解释生命调控时继续延用呼吸、血液循环、代谢、神经、消化吸收等功能系统的名词。

三、整体整合生理学新理论体系的基本架构与整体调控机制

人体所有系统功能不可分割的整体调控整合了时间和空间所有因素及多维多相复杂信息论和控制论理念，描述如下：呼吸是表征，血液循环是呼吸的基础，代谢是呼吸和循环的前提；以呼吸、循环、血液、消化、吸收代谢为Y字形主轴，在神经体液统一整体调控下，在其他功能系统的配合和辅助之下，所有功能系统共同参与的、以维持人体功能连续动态趋向于平衡而永远达不到真正平衡的状态。它首次一次性解释了生理学领域一直无法解释机制的诸多核心科学问题：①胎儿为什么不呼吸？②新生儿为何呼吸？③出生后呼吸如何相互切换机制？④呼吸调控环路的血液循环解剖结构？⑤左心室功能如何调控呼吸？⑥呼吸频率、强弱和稳态维持机制？⑦心衰发生陈施呼吸异常机制？⑧出生后心脏血管结构如何改变？⑨呼吸对血液循环的影响？⑩循环指标变异性原始原因？⑪运动血流再分布机制？

整体整合生理学新理论体系指导相关科教研发工作：2015—2018国家自然科学课题探索左心衰陈-施呼吸机制，设计申请发明专利：2017年设计功能上高度真实仿生的心脏功能模拟设备 - 机械（气压、液压及压力监测）系列装置4发明5专利。可模拟心脏功能指标（每搏量、射血分数、收缩末容积、舒张末容积和心率）定量变化，对呼吸调控指标 - 血气信号的影响及呼吸调控中起着不可忽略心脏核心作用。学术推广与新理论教学：2012年底在京举办世界上首次整体整合生理学医学高峰论坛，宣告新理论创立。每年中国心脏大会设高峰论坛报其进展，受到来自全球生理学、心血管、呼吸、代谢、肿瘤、老年、康复和病理生理学等专业七十余顶级专家们的认同。除中国医学科学院和协和医学院本校以外，还在重庆医科大学、南方中医药大学、广东药科大学等校开设新理论的教学课程，培养在校医学生。

1. 整体整合生理学理论体系：呼吸自主调控的新解释

整体呼吸调控基本架构：呼吸调控环路原不完整环路缺循环的肺毛细血管、肺静脉、左心房、左心室及动脉部分；呼吸调控核心信号、动脉血气波浪式信号及其平均值；呼吸频率、强弱与吸呼时相切换动脉血气波浪式信号肺 - 动脉信号

时间延迟（3次心跳）、每搏量和射血分数、快反应外周化学感受器、神经和肌肉；呼吸稳态维持动脉血气波浪式信号的肺-动脉-脑脊液-延髓信号时间延迟（约30次心跳）、慢反应中枢化学感受器、神经和肌肉。

人体呼吸调控信号的特征——动脉血中波浪式起伏变化的PaO_2。$PaCO_2$和$[H^+]a$。20世纪70年代英国牛津大学Band教授采用二氧化碳电极。pH电极连续动态测定$PaCO_2$和$[H^+]a$的研究证明了机械通气的实验动物$PaCO_2$和$[H^+]a$是动态波浪式变化的，并绘制出变化的波浪式曲线，同时还发现单位时间$PaCO_2$和$[H^+]a$的变化速率与潮气量呈正相关。但是，他们没有从生命整体调控角度正确分析该特征信号的重要意义。我们也曾使用氧电极描记机械通气动物动脉PaO_2得到与$PaCO_2$和$[H^+]a$的变化相似的结果，只是变化方向相反。

我们用动脉逐搏采血的方法进行血气分析证实了心功能正常和心力衰竭患者均存在波浪式信号；而且，心力衰竭患者的波浪式信号幅度显著低于心功能正常患者呼吸调控的核心——吸呼时相的切换机制：吸气时，呼吸肌群肌肉收缩使得膈肌下移和胸廓扩张，胸腔内压和肺内压低于大气，空气从呼吸道被吸入肺泡。我们采用连续逐搏动脉采血进行血气分析发现心率和呼吸频率的比值约为6:1，通过用CT同时测定肺血管容量和左心室每搏量，发现肺静脉血管容量和左心房容量之和大约是每搏心输出量2倍，推算一次呼气/吸气产生的动态波浪式信号经过肺静脉、左心房、左心室到达外周动脉，约需经过3次心跳。即在肺部完成气体交换的血液经1次心跳到达肺静脉末端，经第2次心跳到达左心房，在第3次心跳舒张期进入左心室，在其收缩期到达外周动脉。吸气产生的肺泡PaO_2渐进性上升和$PaCO_2$渐进性下降，使得离开肺毛细血管与肺泡气体分压平衡的PaO_2、$PaCO_2$和$[H^+]a$等血气信号呈现同样变化趋势，经过循环到达主动脉弓和颈动脉体分别刺激主动脉体和颈动脉体的外周化学感受器，外周化学感受器感受到的信号经上传神经、神经中枢整合，由传出神经（膈神经和肋间神经等）发出指令，终止呼吸肌群的收缩而使其转入舒张，即吸气产生的信号终止吸气。反之，呼吸肌群舒张胸廓和膈肌弹性回缩产生肺内压上升，当肺内压超过大气压肺泡内气体被呼出，从而产生与上述相反肺泡-血液氧气和二氧化碳分压变化，经血液运输到动脉外周化学感受器，再通过神经系统终止呼吸肌的舒张，产生下一次吸气，即呼气产生的信号终止呼气。由此肺通气肺换气在动脉化血液中形成了交替升降的波浪式信号逐次到达外周化学感受器触发呼吸时相切换。

用整体整合医学新理论体系看为什么胎儿没有呼吸。胎儿在母亲体内时PaO_2极低（30mmHg）而且$PaCO_2$很高（45~50mmHg），但却没有呼吸。母亲动脉血液中的波浪式信号足以触发母体的呼吸，但母亲的动脉血液经过胎盘毛细血管循环进入胎儿脐静脉时，血液中波浪式信号的波动幅度已严重衰减；而后再经脐静脉汇入下腔静脉，经右心房、卵圆孔进入左心房时，由于其他血液的稀释而变得更为衰弱；再经过非百分之百射血的左心室进入胎儿体循环动脉系统时，从母体动脉血而来的波浪式信号的波动幅度极其微弱，不足以通过刺激动脉系统中外周快反应化学感受器以触发呼吸。而由胎盘与母亲完成交换，使得氧气、能量物质和二氧化碳等代谢产物基本维持稳定，不可能有较大幅度变化的波浪式信号到达中枢化学感受器平均值阈值以诱发呼吸，所以生活在羊水中的胎儿没有实际呼吸，也不能呼吸。

人生第 1 次呼吸的生理学与产生机制。胎儿出生离开母亲后，由于组织细胞代谢和血液循环仍在继续进行，心脏仍在正常跳动，使得 PaO_2 不断降低，而 $PaCO_2$ 和 $[H^+]a$ 不断升高，达到某个/些触发呼吸的刺激阈值后，就诱发第 1 次吸气；否则，永远不出现呼吸就死亡。与出生后第 1 次呼吸的产生机制一样，出生前胎儿经过胎盘脐带与母体相连，所以无论是母体、胎儿还是胎盘与脐带三方面问题，只要严重到一定程度均可以产生胎儿宫内窘迫。由于第 1 次吸气前肺内没有功能残气，随着第 1 次吸气的进行，肺泡中的 PO_2 可以骤升高至约 150mmHg、PCO_2 则近乎 0mmHg。肺循环血管是对氧分压高度敏感的系统，第 1 次吸气具有极高氧和极低二氧化碳造成肺循环血管全部开放，右心室射出的血液全部顺利地被输送到肺动脉，使得几乎全部心搏量经过肺循环回到左心房、左心室再到体动脉系统。离开肺脏的血液急剧飙升的 PaO_2 与急剧下降的 $PaCO_2$ 和 $[H^+]$ 等血气信号经化学感受器作用于呼吸中枢，经传出神经作用于肌肉实现吸气被终止，进入呼气；第 1 次呼气开始后由于肺泡中氧气不断弥散进入肺毛细血管血液中，血液中二氧化碳也不断弥散进入肺泡中，使得血液中逐渐降低的 PaO_2 与逐渐上升的 $PaCO_2$ 和 $[H^+]$ 等血气信号经血液循环传送到动脉外周化学感受器，作用于神经肌肉系统终止呼气，第 1 次呼吸就这么完成了。

2. 整体整合生理学理论体系：循环自主调控的新解释

整体循环调控基本架构：循环和呼吸共同维持全身细胞代谢的稳态心肺代谢一体化。心脏血管结构剧变出生后出现呼吸导致卵圆孔、动脉导管和脐带血管马上闭合。心血管功能变异性出生后每搏量、收缩压、心率和自主神经张力的变异性的初始信号源自呼吸。左心衰呼吸异常机制每搏量、射血分数和血流速度显著降低影响左心混合室效应，肺-动脉信号快反应与中枢化学感受器慢反应之间的时相错位效应。运动中血流再分布代谢产物主导超过交感和儿茶酚胺效应。原发性高血压发病与运动治疗高血压机制解释因缺（需供不平衡）而高血压，运动可改变需供而有效治疗。

血液循环的目的主要是运输细胞代谢所需的氧气和消化吸收的营养物质，以及排出二氧化碳和代谢产物。仅此而论，血液循环就同时在人体新陈代谢中相关两个核心功能主轴，呼吸循环代谢的气体轴与消化、吸收、循环、代谢的能量与结构物质轴，分别担任核心连接作用，所以循环调控的实现必须要超越系统论而从整体上讨论。此外，血液循环还运送由内分泌细胞分泌的各种激素及生物活性物质到相应的靶细胞，实现机体功能的体液调控；血液循环还维持机体内环境理化特性相对恒定及血液的防卫免疫功能的实现等。从循环目的出发可以更好地理解心血管功能的调控，从而实现整体上心血管病的防、治、康、养一体化健康管理。

出生后卵圆孔和动脉导管关闭的机制分析对呼吸的影响。早在1958年，Paul Wood就提出"为什么出生后卵圆孔要关闭？"的疑问，然而一直并没有得到解答。从整体整合生理学新理论的观点出发，认为卵圆孔的关闭是由第1次呼吸的产生引起的。第1次吸气导致右心房压力骤降为负压，从而使得房间隔卵圆孔左侧方的膜状结构因为压差而封闭卵圆孔。动脉导管由于PAO_2的骤升而急剧、强烈、长时间持续收缩，久而久之使动脉导管逐渐完全闭合。由此，开放的卵圆孔和动脉导管关闭，动。静脉系统完全隔离开来，右心室向肺动脉的血流量与左心室向主动脉的血流量几乎完全一致且趋于动态的相等。

心力衰竭患者出现陈-施呼吸的机制。动脉血液中O_2和CO_2是随着呼吸周期而呈现逐渐升高后又逐渐降低的波浪形信号，是呼吸切换和调控主信号。心衰患者的心搏量降低和舒张末容积增加、射血分数均降低，衰竭的心脏更大幅度地衰减了这个信号。结果，一个正常呼吸信号经过衰竭心脏到了动脉变成低信号，使下一次的呼吸减弱，形成渐进性过低通气。随着时间推移，低通气渐低30s后，动脉血液O_2降低和CO_2渐高，通过慢反应中枢化学感受器使得呼吸中枢调节的敏感性增高，继之形成一个渐进性过度通气。这个同一个血液信号到达外周快反应化学感受器和中枢慢反应化学感受器时相不同，由此造成肺通气和动脉血与中枢慢反应化学感受器感受到高、低通气之间的时间位相差异，称之为"时相错位"。用左室功能对呼吸调控信号的"混合室效应"衰减和肺通气动脉血外周快反应与中枢慢反应的"时相错位"结合起来可以解释心衰患者表现出潮式呼吸的机制。其中左心室功能降低是唯一的原始病理生理学发生机制，所以我们称之为"心脏源性呼吸异常"。

3. 整体整合生理学理论体系：神经体液的作用与调控模式简单类比为"音响调控"模式

在这里笔者用一个麦克风或者音响系统来描述神经体液对呼吸和循环的调控：假设肺通气、换气或者心脏收缩是一个相当于声音的信号。空气相当于血液的概念，多长时间从我发出声音的部位到达麦克风，就相当于血液循环由肺到主动脉体和颈动脉体时间。麦克风相当于化学感受感、压力感受器。麦克风后面的电线就相当于传入神经纤维。它们传到了一个部位叫声量控制器，在那个部位有一个调节旋钮，相当于延髓背侧呼吸循环中枢整合部位和受中央化学感受器控制，这个延迟反应感受信号从脑血管弥散到延髓背侧部分的时间延迟。在这个环境中，好像音响控制员坐在这里，但音响控制室在别的地方，要跑过去调，所以就有一个延迟，听到声音信号不好才去调。

4. 整体整合生理学理论体系：大脑皮层对生理功能的超控作用及精神心理生理学医学

精神心理因素对人体整体的功能状态有着十分明显的影响，疾病的发生与精神心理因素有密切关系。有研究发现，精神心理因素与癌症的发病率有关，精神抑郁的人癌症发病率会比精神乐观的人高。精神压力和工作压力等已被证明与心脏疾病和代谢疾病的风险增加相关。此外，工作压力大的人发生 CHD 事件、心脏疾病和中风的风险会相应升高。以上均说明精神心理因素是疾病发生的一个十分重要的原因，精神心理因素对于整体功能的调控和健康维持是不容忽视的。

人体作为一个有机整体，其精神心理是在这个整体的基础上发挥作用的，并且也在时刻影响着机体的功能活动。精神心理因素作为慢性疾病的危险因素早已经成为激烈辩论的主题。慢病严重危害人民健康，同时带来极大的经济社会负担，做好慢病的防、治、康、养必须兼顾患者"身心"，必须以整体论为指导。

从整体而言，组织细胞的静息、运动和睡眠功能状态与调控贯穿了人生整个过程，细胞是所有功能发生部位，但是细胞与外部自然界外环境几乎无直接联系，所以功能的维持与调控需要其他系统气体和物质两个主轴的存在和正常状态。气体轴需要呼吸、循环与神经体液相互配合，将氧气运输至全身各处的细胞中，并将细胞呼吸产生的二氧化碳运出体外。物质轴需要消化道、循环、神经、肝与肾排泄相互配合，将物质吸收运输至全身各处，再将代谢产生的产物经过肝脏代谢或肾脏排出体外。

所有系统功能全部参与的整体一体化调控运动、休息、睡眠、饮食、精神心理、免疫等所有的方式。

5. 运动和睡眠生理学是人体整体整合生理学的典范

整体整合生理学注重人体生命的 3 种基本状态：静息状态、运动状态及睡眠状态。运动生理学属于整体整合生理学。运动时，心输出量增加，但增加的心输出量并不是平均地分配给身体的各个器官。通过体内的调节机制，各器官的血流量重新分配，同时机体内（如肝脏）贮存血液也被调动。

运动刚开始时，支配骨骼肌血管的交感舒血管神经兴奋引起血管舒张，使骨骼肌血流量增加。剧烈运动时，机体的交感神经兴奋，儿茶酚胺类激素（肾上腺素及去甲肾上腺素）分泌增多，导致全身血管收缩，血流量急剧减少；而骨骼肌剧烈运动时局部代谢产物的堆积，导致骨骼肌血流量急剧增加，以满足骨骼肌氧耗量增加的需求。

不仅如此，在运动过程中，肌的能量物质供应不足时，将会释放胰岛素样生长因子（促生长因子），增加肌肉能量的供应，同时也增加了脑部葡萄糖的供应，以此来应对减少的血流量带来的能量供应不足问题。

睡眠生理学也属于整体整合生理学。人体处于睡眠状态时，机体的代谢状态亦发生极大的变化，除呼吸系统及循环系继续维持生命的活动外，其他各系统均处于低代谢状态，各系可得到充分的休息。而处于异常的睡眠状态下，可引发多种与心血管系统相关的疾病。

6. 其他系统功能活动的整体整合调控

人体功能一体化自主调控涉及所有的系统、器官、组织、细胞及各级功能结构的方方面面，而且其功能调控都与上述呼吸循环神经体液存在着直接、间接复杂的，反复交错的，互为因果的相互影响。总之，整体生命过程就是以呼吸、循环、代谢等多系统功能通过神经体液调节，在消化、吸收、排泄、泌尿等系统协同配合下实现一体化自主调控，从而达到以氧化代谢供能为核心的需供趋向于动态平衡，却永远没有达到真正平衡状态的动态过程。

7. 整体整合生理学理论体系的应用价值

目前，越来越多的疾病发病机制，已经不能用单系统的生理机制来解释，整体整合生理学医学已成为医学未来发展的必然趋势。独立自主地将"整体整合生物学—生理学—病理生理学—整体整合医学"完整理论体系创立起来，以期探索生命的真谛。整体整合医学慢病实践是在对正常人体生理学所有功能系统的整体一体化调控机制进行时空探索基础之上，对各种疾病，特别是慢病，发生的多系统整体整合病理生理学机制进行探讨，分析探讨慢病引起血糖、血脂、血压、尿酸及体重等指标异常的整体机制，继之探索慢病各种指标异常的发生、发展、纠正、转归和预后规律，进而对慢病预防、评估、诊断、治疗和康复提出创新可行的整体防、治、康、养一体化解决全程方案。通过个体化精准运动为核心整体自然方案全时程全生命周期对血糖、血脂、血压、尿酸、体重等指标异常进行有效的管控，真正实现慢病的有效诊疗是真正意义上的中西结合、标本兼治、用国学整体论指导下建立的正确的现代有效医疗新体系。构建在整体论指导下的现代整合医学模式，使国人的健康维护和疾病防治得到有力支持，使我国生命科学研究和健康服务水平领先于世界。

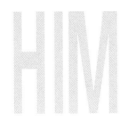

第二十八章　心室相互依赖与右心心肌力学功能模式

◎程显声

30多年前，我查房时屡屡发现广泛前壁心肌梗死患者出现右心衰竭表现，是Bernheim综合征吗？我开始思考心室间隔这块肌肉。遂让我的博士研究生做了心室间隔梗死的动物（犬）实验，观察室间隔梗死对左、右心室功能的影响，同时在临床上研究了肺动脉高压患者的左心功能改变和高血压患者的右心功能变化，以证明心室间的相互作用。近20年来，随着影像学和外科技术的进步以及肺动脉高压防治研究的进展，医学界已把右心-肺循环-左心视为一体，并越来越多地关注到左心-右心及其相互作用。随着阅读文献的增多以及经验的积累，我的右心体系概念逐渐形成。该体系主要包括心脏纤维骨架、各瓣膜装置、左右心相互依赖、心室间隔作用、心室收缩模式、静脉回流及心包束缚等。这一概念的提出不仅加深了对整体心血管系统病理生理的理解，还对一系列左右心疾病防治策略的制订提供了指导，特别是右心功能已被视为左心疾病、肺动脉高压及心脏移植等患者的独立预后因子。右心体系涉及的内容广泛，本文仅就心室相互依赖和右心心肌力学功能模式做重点讨论。

一、右心的结构与功能

（一）右心结构

传统上认为心脏动力学与左、右心室及室间隔形态学有关，描述为螺旋和环形缠绕的结构体。2001年Torrent-Guasp等利用螺旋心脏模型进行研究，界定了心室螺旋肌束（HVMB）的解剖及结构，并提出心脏6项动力活动，即缩窄、变短、延长、增宽、旋转和展开。这些结构与功能必将反映在左、右心室相互依赖和心动周期每一事件的完美结合上。正常心脏的右心室位于心腔的最前方,紧靠胸骨后,居三尖瓣环与肺动脉瓣之间,右心室壁比左心室壁薄约2~3mm(>5mm为异常),心底部比心尖部厚。右心室可分为3个部分:①流入道,由三尖瓣、腱索和乳头肌组成;②小梁化心尖心肌;③流出道或漏斗部,相当于平滑心肌的流出道区域。右心室游离壁分为前壁、侧壁、下壁以及基底部、中部和心尖部。左心室无肌束,右心室存在3个独特类型的粗糙小梁肌肌束,即壁束、隔缘束及调节束。后者从前乳头肌根部延伸到室间隔,与隔缘束形成突出的肌肉皱襞,可防止心室过度膨胀,故称调节束,当右心室异常或肥厚时调节束增大,可把心腔分成两部分(双腔右心室);壁束与隔缘束形成突出的肌隔,即室上嵴,把窦与圆锥部分开,室上嵴是右心独特的肌桥,将右心室流入道与流出道隔开。其中含有室间隔肌纤维,走行于肺动脉瓣与三尖瓣之间,协助右心室游离壁向内收缩,起重要的右心室排空和闭合三尖瓣作用。右心室有多个发自间隔和游离壁的乳头肌,还有丰富的小梁肌,呈不规则肉柱以保护心室的内表面,右心室小梁肌的收缩速率与幅度均大于左心室小梁肌。右心室的另一个重要特征是心室漏斗部皱褶将三尖瓣与肺动脉瓣分开,而左心室主动脉瓣与二尖瓣间则呈纤维性连续。右心室的形状复杂,与类椭圆形的左心室形状不同,侧面观呈三角形,横面观呈新月形。右心室形状也受室间隔位置的影响,在正常心脏负荷和电传导下,收缩期和舒张期室间隔均凸向右心室。

涉及心室肌的构成不能忽视的是室间隔,室间隔是两个心室间的中线结构,是心室相互依赖和收缩模式的重要基础,也是两个心室的功能发动机。研究发现,心室螺旋肌束展开后看到的室间隔结构反映的是左心室游离壁重叠肌束外形。位于两心室间的室间隔由心尖环的斜形肌纤维升束和降束及缠绕水平基底环向外伸出的右心肌纤维组成,其重量约占心室肌组织的40%。其中部螺旋纤维收缩增厚产生的心室收缩力贡献60%的射血分数,占整体右心功能的80%,这就解释了为什么右心室游离壁切除补片后右心功能仍能保持正常。这些肌环在心尖处重叠形成旋涡或翻转构成各向异性形状,最后左心室的形状是由升段与降段斜形纤维重叠形成的室间隔和游离壁构成的内椭圆形。与左心室相比,构成右心室的室间隔与左心室相同,但右心室游离壁则由基底环向外延伸的横行肌缠绕形成,也有一小部分来自心尖环升段畸变斜行肌纤维加入,其产生的收缩力约占右心室射血分数的30%。

右心功能和收缩模式取决于右心结构的肌纤维走向,室间隔斜行纤维使其扭转,缠绕基底环的纤维产生横向收缩,发挥"风箱效果"的挤压作用。虽然室间隔解剖学主要含两层肌组织,但其功能是一个整体,没有功能的左侧与右侧之分。但近年来更多研究显示,室间隔行为与心肌纤维的螺旋形态和功能两层结构相一致。心肌束完美折叠的螺旋性质为理解室间隔的结构与功能提供了大量证据,与以往认为心室间隔仅起收缩与舒张作用的概念不同,室间隔主要是旋转射血和交替扭转快速充盈的运动整体，因此右心室射血动力主要来自室间隔，而不是游离壁。

左、右心室不是由单层心肌组成，而是由复杂螺旋排列多层心肌构成的三维纤维网络。右心室心肌的构成与左心室不同，左心室心肌由3层肌纤维组成——斜行的表层、纵行的内层和其间的环行中层，这种排列使左心室产生更为复杂的运动，包括旋转、扭曲、移动及增厚变形，以产生强大的心腔压力，克服体动脉高阻力与高压力，以达到有力的射血。而右心室游离壁由主要来自室间隔基底环外伸的浅层肌和深层纵行肌构成。浅层肌纤维略呈环形排列，与房室沟平行，然后斜向心尖，再与左心室浅层肌纤维融合。右心室与左心室肌纤维的连续性，把两个心室的功能结合在一起，也是左心室收缩牵拉右心室游离壁的解剖学基础。右心室深层肌纤维从基底部向心尖整齐纵向走行，纵行肌自主参与右心本身的收缩模式。

总之，右心室主要收缩模式包括：①左心收缩使右心室游离壁向内运动，产生"风箱效果"（右心室被动收缩）；②室间隔收缩牵拉右心室游离壁向内收缩（右心室被动收缩），以上二者产生挤压作用；③纵行肌纤维收缩，长轴变短大于横向缩短，使三尖瓣环靠近心尖（右心室自主收缩）；④室间隔主动旋转收缩，部分参与长轴缩短。

（二）右心功能

正常右心功能取决于体静脉回流（前负荷）、肺动脉压力（后负荷）、心包束缚及右心室游离壁和室间隔固有收缩的动力结合。

1. 右心室前负荷

前负荷为收缩前存在的负荷，右心室前负荷由容量状态、三尖瓣压差和静脉回流量（相当于心排出量）组成。许多因素可影响右心室充盈，包括血管容量、心室松弛、心室顺应性、心率、心房的被动与主动性质、左心室充盈及心包束缚等。充盈间期同样是心室前负荷和心室功能的重要决定因素，右心室遵循力-间期关系，在较长的充盈期后搏出量增加会超过基线值。根据肌节长度-压力曲线关系，右心室的顺应性大于左心室，同样心包对壁较薄、更具顺应性和低压的右心室有更大的束缚作用。

当右心室前负荷增加时，室壁张力依靠心腔扩张维持，早期尚可保持收缩末期容量，通过Frank-Starling定律增加收缩功能，有效地代偿血流动力学变化，并增加右心室纵向收缩。右心室前负荷明显增加时发挥右心整体功能使其耐受和维持，说明右心室容量超负荷是一良性过程，少有不利的血流动力学后果，然而从三尖瓣和肺动脉瓣反流患者中获得的资料则强调了右心容量超负荷的负面作用。

临床上右心容量超负荷的主要病因是三尖瓣反流、肺动脉瓣反流和左向右分流，这些疾病除存在容量超负荷外，也须考虑其他复杂的结构和功能异常。约80%的三尖瓣反流是功能性的，其原发病性质也会明显影响他们的病理生理学和临床表现。大多数实验性三尖瓣反流模型和临床资料都忽视了右心室力学和/或力学工程学。研究显示急性、重症三尖瓣反流可引起舒张末期容量增加，并抑制右心功能，直至亚急性阶段。更好地了解三尖瓣反流所致的右心功能改变具有重要临床意义，三尖瓣反流已被认为是许多心血管疾病的独立预后因素。

2. 右心室后负荷

后负荷为射血过程需克服的负荷。右心室后负荷由肺动脉瓣水平阻力、主肺动脉及其近端分支反射回的波动性血流、近端肺动脉阻抗及肺小动脉阻力（肺血管阻力）组成。后负荷是正常右心功能的主要决定因素，且肺动脉压力与右心室射血分数呈反比。与左心比较，右心收缩末期压力-容积斜率较为低平，致使收缩末期压力变化较小，产生的收缩末期容积则改变较大，因此右心室收缩功能对后负荷变化高度敏感，轻微的增加即会引起心搏量明显下降。如同Laplace定理所述，室壁应力（后负荷）直接与腔内压和心室内径成比例，与室壁厚度的关系则相反，然而作为非球形右心室的区域室壁应力则变化较大。右心室后负荷最准确的定义应为血流阻抗和搏动性阻抗的总和。常用的右心室后负荷指标有肺动脉收缩压（PASP）和肺血管阻力（PVR），但他们都未包括搏动性负荷。

左心房压升高导致的肺动脉顺应性降低较单纯肺血管阻力升高更为明显，同样肺毛细血管嵌压降低导致的肺动脉顺应性升高较单纯肺血管阻力降低更为明显。因此左心充盈压升高直接增加右心后负荷，继而降低肺动脉顺应性，并通过急性肺血管收缩和慢性肺血管重塑增加肺动脉阻力。

压力超负荷对右心的挑战是保持与后负荷增加的耦合，主要通过适应性心肌肥厚和应力下降及肌肉性能改变，如心肌纤维走向和右心形态变化，以及右心室壁内可能出现相对占优势的环形纤维。临床横向收缩常明显减弱，提示横向运动比纵向缩短更能预测右心泵功能和肺动脉压力，然而近期研究发现"风箱效果"对肺动脉高压患者也有预后价值。

3. 右心室收缩力

理论上讲右心室收缩力独立于负荷状态，是反映前负荷、后负荷、钙负荷、心率、肾上腺能状态、药物环境以及心室相互依赖的动力变化。右心室的主要功能是接受回心静脉血，并将其泵入肺动脉。正常情况下右心室与左心室呈串联关系，右心室需泵出与左心室相同的有效搏出量。右心室呈顺序性和阶段性蠕虫样收缩，开始晚于左心室7ms，从右心室入口，进展到小梁肌，止于漏斗部（时距25~50ms），漏斗部的收缩时间比流入道长。如前所述，右心室收缩通过4种不同的机制完成，右心室纵向缩短大于横向缩短（不是心腔缩小），故超声心动图三尖瓣环收缩期位移（TAPSE）基本可代替右心室射血分数，心脏磁共振成像测得的房室平面位移（AVPD）约占右心搏出量的80%。与左心室不同，扭曲和旋转不大参与右心室收缩，然而由于右心室表面-容积比较大，相同的搏出量所需的向内运动幅度较小。

4. 右心血流动力学

与左心室相比,右心室容积/表面积比较低、顺应性较高,能够接受大量血液而压力变化不大。因此,右心室遭遇急性压力超负荷(如大面积肺栓塞)时会出现右心失代偿和心血管虚脱,而遭遇慢性压力超负荷则会发生右心肥厚、扩张和心肌细胞减少以及血管密度降低、结缔组织增多。

正常情况下,右心室与低阻抗、高扩张性的肺血管系统相耦合。与体循环系统比较,肺血管的阻抗较低,肺动脉扩张性较大,周围搏动波反射系数较低。右心室压力明显低于左心室,左心室压力曲线呈圆形轮廓,右心室压力曲线则早期达峰后迅速下降,由于右心室收缩压迅速超过较低的肺动脉舒张压,使得右心室等容收缩时间缩短。仔细分析血流动力学曲线和流体动力学发现,右心室收缩末期血流可持续到心室-肺动脉负压间期,该期被称为"伸出间期",其形成可能与流出道血液冲力有关,也是肺动脉瓣关闭音(P_2)晚于主动脉瓣关闭音(A_2)的主要机制。

5. 心脏动力学

右心室收缩功能反映右心的收缩力、后负荷及前负荷,心室性能也受心律、心室收缩的同步性、右心室力-间期关系及心室相互依赖的影响,明显的瓣膜反流或分流也可降低有效心排出量。压力-容积曲线反映不同负荷状态下的瞬时压力-容积关系,借助该曲线可较好地了解右心室收缩力、前负荷和后负荷间的复杂关系。左心室收缩末期的压力-容积关系大致呈线性,其斜率是心室的弹性量,独立于负荷,因此心室弹性量是最可靠的收缩力指标。尽管右心室的几何学和血流动力学明显不同于左心室,但同样遵从时变弹性模式。由于右心室压力-容积曲线的不同形状,其最大弹性量比左心室收缩末期压力-容积弹性量能更好地反映右心室的收缩力。正常右心室的最大弹性量是 $(1.30 ± 0.84)$ mmHg/ml(1 mmHg = 0.133 kPa)。

右心-肺循环作为一个整体,包括心脏-动脉耦合(右心室收缩力与后负荷间的匹配)、通气与灌注间匹配以及房室间匹配。最近特别关注右心-肺动脉(RV-PA)耦合概念,将其视为一个右心功能和能量相关指标,反映搏出功率与心肌耗氧间的最大效应。RV-PA 耦合可用压力-容积环作为右心室收缩末期弹性量(E_{es})与肺动脉弹性量(E_a)之间比值来评估,E_{es} 与 E_a 的血管负荷相匹配可达到最佳心室效率。RV-PA 耦合是反映在负荷状态下的收缩力,右心功能与后负荷最佳的力学耦合相当于 E_{es}/E_a 比值为 1.0。心室-动脉失耦合的定义是 $E_{es}:E_a$ 比值 <1,当肺动脉压快速增加右心室心搏量明显下降时,E_a 与 E_{es} 不成比例的增加(比值下降),其结果是右心功能降低,更多的能量消耗在满足心排出量上。反之,主动脉压增加仅引起左心室搏出量轻度下降,尚能维持接近正常的心室-动脉耦合比。在肺动脉高压的早期,虽然仍保持右心功能正常,甚至收缩力可能增加,但 RV-PA 耦合可能下降。当后负荷增加过多,右心搏出量和右心室射血分数下降

则发生失耦合、右心扩张和衰竭。虽然右心室最大弹性量是右心室收缩力最可靠的指标，但一些研究也指出其时间-弹性量模式有一定局限性，如非线性、斜率值变异及后负荷依赖等。另外，由于压力-容积曲线的测量是有创的且耗费时间，需在短时间内重复堵塞下腔静脉，对肺动脉高压患者而言可能有危险，开展起来有一定困难。

6. 右心心肌力学功能模式

在力学上右心运动呈独特的蠕虫样收缩，在等容收缩期流入道心外膜下层最先产生压力，右心环行变形，心内膜下层纤维主要在射血期参与纵向缩短。室间隔也通过纵向收缩成为整体右心功能的重要部分，间隔肌也可向内运动进入右心腔，有助于右心扭转加强泵功能。健康人右心室舒张末期容量约为92ml，射血分数约为63%。如上所述，右心室有4组肌纤维参与运动，可产生多项心肌力学功能模式。右心室壁运动的纵向、横（径）向及前后向成分对整体射血分数的相对贡献率分别为24%、25%和23%。在生理条件下，纵向缩短占右心室泵功能的大部分，但也有研究显示横轴运动与长轴运动相似，在一些疾病和临床情况下不同机制间的正常比率可能改变，提示心腔适应或不适应。

7. 心室相互依赖

1910年Berheim提出，由于左心室增大挤压了右心室空间导致右心室腔减少，阻碍血液从右心房进入右心室，出现类似右心衰竭的体循环充血，如颈静脉充盈、肝脏增大及水肿，而缺少任何引起左心增大和肺充血的证据，称Bernheim综合征（近来有不同的看法）。程芮等在犬室间隔梗死实验中发现，结扎冠状动脉间隔支造成室间隔梗死后，右心室收缩和舒张功能均受影响，而左心室也有舒张功能受损，说明心室间隔对维持两个心室功能的重要性。1987年Nunez等发现，高血压左心室肥厚的患者右心室前壁增厚，与右心室收缩压无关，右心室重塑的进展与左心室同步进行可能是心室相互作用的结果。1990年Chakko等首先用超声心动图证实高血压患者伴有右心室舒张功能不全和肥厚者预后不良。Pedrinelli等发现早期血压轻度升高或正常高值的人群已存在右心室收缩与舒张功能障碍。武彩娥等也发现高血压患者存在右心室舒张功能受损，最早出现在右心室游离壁，而不是左心室，说明两心室间存在相互作用。程芮等观察了高血压患者的右心功能改变和特发性及血栓栓塞性肺动脉高压患者的左心功能改变，发现高血压影响右心室收缩与舒张功能，而肺动脉高压只影响左心室舒张功能。Maresca等采用超声心动图观察了未经治疗的轻症高血压患者（24h平均血压>130/80mmHg）的左心、室间隔和右心结构与功能变化，发现室间隔厚度与右心室肥厚和舒张功能（RVE′）明显相关，支持心室相互依赖的设想。Elsisi等认为除心室相互依赖的机制外，还应考虑与自主神经及肾素-血管紧张素-醛固酮系统异常引起的肺血管阻力、右心室肥厚和功能不全有关。

从左、右心和室间隔形态学及心肌纤维走向可以清楚地看出心室相互依赖和收缩模式的解剖学基础。心室相互依赖是指一个心室的大小、形状及顺应性通过直接机械作用影响另一个心室的大小、形状及压力-容积。其独立于神经、体液及血流动力学,从一个心腔传递至另一个心腔,在右心病理生理和右心功能不全的过程中起重要作用。右心室和左心室在结构与功能上相互依赖的根本目的是在生理情况下满足迅速变化的肺与外周血管灌注,为达到这一目的,需两心室螺旋肌束的协调收缩。三节段室壁模型心室相互作用的血流动力学及力学研究显示,左心室与右心室血流动力学有强力的耦合,两心室的血流动力学与三段心室壁肌纤维力学相关,符合节能原则,三段肌壁力学耦合能满足其结合部位的拉力平衡

急性右心室后负荷加重患者舒张期心室相互作用是在有限的心包腔内对舒张膨胀/充盈的竞争,收缩期相互作用也存在收缩模式明显变化。收缩期心室相互依赖主要通过室间隔介导,在急性右心压力或容量超负荷时,右心室扩张使室间隔凸向左心室,从而改变左心室的几何学结构,并增加心包束缚。其后果是左心舒张压力-容积曲线上移(膨胀性降低),左心室前负荷下降,舒张末期压增加或呈低心排出量状态。反之,左心室容量或压力超负荷也使右心室舒张压力-容积曲线上移,导致右心室充盈再分配延长至舒张晚期。

二、右心衰竭的病理生理学

右心功能不全与右心衰竭是两个不同的临床诊断术语,前者定义为异常的右心结构或功能伴不良的临床结局,与基础疾病机制无关,可借助超声心动图、磁共振成像(MRI)及核医学等检查明确诊断;后者定义为由右心功能不全引起心力衰竭(心衰)症状和体征的临床综合征,右心衰竭是在有足够前负荷情况下,不足以维持最佳的循环状态。右心功能不全和右心衰竭的原因有左心衰竭、肺动脉高压、右心心肌病变、右心梗死、限制性心脏病、右心瓣膜疾病、先天性心脏病(包括外科术后残留病变)及心包病等。心室相互依赖和心肌力学功能模式与病因、病程、疾病严重程度及血流动力学有关,例如冠状动脉前降支堵塞的心肌梗死患者,若主要病变位于左心室前壁或前侧壁则会影响部分右心室游离壁收缩;若同时累及室间隔则会影响整个右心室游离壁功能,可能发生右心功能不全或衰竭。室间隔收缩功能丧失,可使右心室峰值压降低约50%,表明室间隔适时旋转收缩对右心功能的重要性及升压药对右心衰竭的治疗作用。值得一提的是,右心室腔与左心室腔仅是形状不同,二者共享一组心室螺旋肌束,因此测得的右心室TAPSE参数后肌束旋转反映的是左心二尖瓣环收缩期位移(MAPSE),血管阻力成为旋转的反作用力,并影响间隔损伤者右心衰竭治疗的决策,如伴肺动脉压升高可能首选血管扩张药(如氨力农、米力农),比血管收缩剂(如去甲肾上腺素、多巴胺)更可取,因为后者在室间隔收缩不佳时会加重右心室后负荷。

(一)急性右心衰竭

由于右心后负荷急剧增加,如急性肺栓塞、低氧、酸中毒或右心收缩力下降,

以及右心缺血、心肌炎、心脏术后休克等，均可导致急性右心衰竭，都是对右心独特的血流动力学的挑战。由于右心对高顺应性和低阻力肺循环的耦合，对容量比对压力变化更易适应。健康人肺血管阻力仅为体动脉血管阻力的1/10，而左心室耦合低顺应性和高阻力的体动脉循环能较好地适应压力变化，大面积肺栓塞引起的右心室急性后负荷增加，可使右心室心搏量突然减少，而右心室收缩压仅轻微升高。右心室收缩力急性减弱可由心肌炎或缺血直接损伤心肌引起，右心室心搏量下降引起的右心室扩张和三尖瓣反流通过心室相互依赖影响左心室充盈，反过来又加重右心室扩张。

（二）慢性右心衰竭

虽然三尖瓣反流可引起右心损害和慢性容量超负荷导致的慢性右心衰竭，但慢性右心衰竭最常见于左心衰竭逐渐增加的右心后负荷以及右心长期压力或容量超负荷。初始代偿性肌细胞肥厚和纤维化，如果负荷持续存在，右心从代偿演变为失代偿，肌细胞减少、纤维化增加。在初始代偿过程，肥厚的右心发生等容收缩期和等容舒张期压力增加和舒张末期容量增多。在失代偿期，随肺血管阻力和右心房压持续升高，最后心排出量和肺动脉压下降，是一个不好的临床征兆。如扩张型心肌病出现右心功能不全，是由心肌病固有病变引起的还是左心衰竭并发的右心改变尚有待研究，但无论如何右心功能不全脱离不了与左心的关系。

心包完整时，右心扩张最终会挤压左心腔，阻碍左心室充盈和双心室舒张压的平衡。虽然慢性右心衰竭患者需较高的右心室舒张末期压（前负荷）维持射血，但左心充盈减少更可能是由右心室扩张和两心室相互依赖造成的，而不是右心前向排出量减少。右心室扩张伴心包束缚引起跨壁压增加，损害左心室充盈（前负荷），右心室收缩和双心室舒张功能不全，会进一步减少心排出量和冠状动脉血流，加重心肌缺血和外周及内脏充血。

三、临床事件

（一）肺动脉高压（亦称肺高血压）

当今肺动脉高压共分五大类型，每一类型又有不同亚型、由不同原因引起，具有不同的病理生理学特点、对两心室影响不同。因此，每例肺动脉高压患者的右心功能力学模式及心室相互作用不尽相同。对右心收缩力学模式的评估不仅有利于诊断，更有利于制订治疗策略。如特发性肺动脉高压、遗传性肺动脉高压及慢性血栓栓塞性肺动脉高压，他们基本的血流动力学特征是肺血管阻力和肺动脉压升高、包括左心房在内的右心后负荷增加、右心-肺动脉失耦合。肺动脉高压患者右心主要的负荷是压力超负荷，基本无左心和其他因素参与。右心收缩模式只是增加心内层纵向肌收缩和代偿性肥厚，甚至出现异常中层环行纤维。而右心肌束、小梁肌等也会肥大，至于受左心室游离壁及室间隔驱动的右心室游离壁的应力无明显改变，对后负荷的整体右心功能反应无力，容易早期发生心衰。在二维超声心动图看到的TAPSE参数仅代表心内层纵向肌纤维收缩模式，而横向与前后向力学模式是看不到的，因此TAPSE不能完全反映整体右心功能。由于扩大的右心在心包束缚下明显挤压室间隔移向左心室，使其心腔变小、舒张充盈受限，晚期一方面左心房压升高、肺循环充血，另一方面心排出量下降、冠状动脉血流减少、双心缺血、整体心功能恶化。

（二）先天性心脏病相关肺动脉高压

此类肺动脉高压均继发于先天性心脏畸形，但畸形种类繁多，病理生理学和血流动力学改变各不相同，尽管肺血管病理形态学变化相似，但引起的右心力学模式和心室相互依赖差别很大。简而言之，先天性心脏病相关肺动脉高压基本分两大类，即三尖瓣前分流与三尖瓣后分流，前者如肺静脉异位引流、房间隔缺损等，后者如动脉导管未闭、室间隔缺损等。三尖瓣前分流对右心的影响主要为容量超负荷，引起右心室扩张和肥厚，在代偿状态下可保持或增加右心收缩力。主要的功能力学模式是心内膜下纵向肌纤维缩短增强，并代偿肥厚，以及三个肌束粗大，小梁肌肥厚变粗，而横向和前后向心肌收缩模式变化不大，甚或衰减，此时TAPSE参数基本能直接反映右心室功能或整体右心功能。而从右心室射血分数来看，整体右心功能也通常正常，甚至射血分数超过正常。通过斑点跟踪分析和组织多普勒影像技术发现，房间隔缺损患者右心整体纵向张力和收缩速率均比正常对照组高，提示纵向缩短增加，特别是心尖段收缩功能增强。当分流量过大或缺损不能闭合时，严重的容量超负荷会引起压力超负荷，肺动脉压升高，肺血管床重塑变硬固定，肺血管阻力可接近体循环阻力（如艾森曼格综合征）。

三尖瓣后分流的先天性心脏病的主要血流动力学改变，首先是左心容量超负荷，左心室扩张、肥厚，此时若未并发肺动脉高压，则无明显右心后负荷增加，右心力学变化主要是受左心收缩增强所牵拉的右心表层肌横向纤维缩短（游离壁），长轴尚无明显变化，但整体右心功能已增强。TAPSE参数应正常，因此会低估右心功能。而通过三维超声心动图可观察到横向和前后向收缩模式增强，表明右心应力已增加，整体右心收缩模式已变强，可能完全保持射出容量和射血分数。到病情后期，肺血管阻力增加，肺动脉压持续升高，右心后负荷明显过重，右心纵行肌纤维应力增加，收缩变强，厚度增大，出现纵行收缩模式，重症患者可发生艾森曼格综合征。相应地，心电图从单纯左心室肥厚发展到双心室或主要为右心室肥厚表现（明显电轴右偏、右胸导联出现qR型等）。因此，可根据心电图演变过程评估病情发展的阶段和可能的治疗选择。与特发性肺动脉高压比较，先天性心脏病相关肺动脉高压向心性右心室肥厚更为明显。除形态学不同外右心室力学模式也迥然不同，与单纯肺动脉高压患者右心横向缩短明显降低不同，艾森曼格综合征患者右心横向功能相对完好，合并肺动脉高压肺血管重塑，阻力和压力明显升高，右心后负荷增加，横向应力劳损也是此类患者死亡的独立预测因子。

复杂心脏畸形，如法洛四联症，主要影响右心心肌结构，与健康人不同，此类患者存在明显环形走向的中层肌纤维，类似左心室结构。可以想象，右心横向（径向）功能占优势。目前处理法洛四联症的原则是，出生后第 1 年行全外科修复，术后常见肺动脉反流，这种右心室容量超负荷可耐受很长时间，然而临床研究数据支持仍需修复瓣膜反流以保持右心功能。成人法洛四联症患者的整体右心功能受损，多见纵行功能衰退，尤以心尖部为甚，继而游离壁代偿性增加横轴缩短。研究显示，肺动脉瓣功能修复会给右心长轴功能带来有利的影响。

（三）左心衰竭

左心衰竭主要分为射血分数保留的心衰（HFpEF）、射血分数降低的心衰（HFrEF）和射血分数中间值的心衰（HFmrEF）三大类。HFpEF 是常见的心衰类型，占全部心衰的半数以上，病死率与 HFrEF 相似，其总死亡的 50% 以上归因于右心衰竭。左心在脂肪、糖代谢紊乱和压力应激下，心肌趋于僵硬，舒张顺应性下降。由于舒张是主动耗能过程，会间接影响右心表层横向纤维的舒缩性。也有学者认为，导致肌束扭转与回缩间界面心室螺旋肌束动力学破坏是造成舒张功能障碍的主要原因。HFpEF 在临床上易被忽视致漏诊和误诊，常用的诊断标准如下，①临床上有心衰的症状或体征；②左心室射血分数正常（≥50%）；③：a. 利钠肽含量升高，b. 符合以下至少 1 条附加标准，即相关结构性心脏病（左心室肥厚和/或左心房扩大），舒张功能不全。HFpEF 并发肺动脉高压易被误诊为"特发性肺动脉高压"，致使后者发病年龄趋于升高。左心舒张功能不全和左心房顺应性下降以及搏动性超负荷都会加重肺静脉系统负担，其伴随疾病甚至可加重肺血管收缩，约 80% 发生与左心疾病不成比例的混合性或毛细血管前性肺动脉高压，增加右心后负荷和心肌横向收缩。Ghio 等发现，TAPSE/PASP 比值是各类左心衰竭最有价值的预后指标。近年来欧洲心脏病学会强调右心横向运动的重要性，其可作为筛查 HFpEF 患者并发肺动脉高压的参数，并有利于与特发性肺动脉高压（纵向收缩模式）的鉴别。右心功能对 HFpEF 患者的预后十分重要，然而在该人群中右心改变与原发性右心疾病和继发性肺动脉高压的鉴别比较困难，需参考右心后负荷加以鉴别。梅奥诊所的研究显示，96 例 HFpEF 患者中 33% 有右心功能不全，归因于右心室收缩力损伤和与肺动脉高压不匹配的后负荷增加。

HFrEF 患者由于肺动脉压力逐渐增加，后负荷和三尖瓣反流容量超负荷可导致右心衰竭。因为心包腔空间有限，一侧心脏增大会影响对侧，因此在超负荷状态下，心室间相互作用失衡，致使正常心动周期事件的机械不同步。在几何学上，这种改变常意味着早期室间隔膨出会更明显，右心容量空间被挤压，如同其他右心几何学严重扭曲所见到的一样，可能更要依靠游离壁的纵向缩短模式。当右心开始扩张和丧失纵向功能时则出现心衰。大量研究通过评估右心室长轴应力发现，基线右心室纵向功能可预测患者转归。值得一提的是，关于左心疾病引起的右心功能不全或右心衰竭的主要机制目前普遍认为是左心充盈压增加被动后向传导形成肺循环高压，再作用到右心所引起，但这可能是不全面的。

传导异常和右心室起搏过程所引起的右心力学模式改变已引起医学界的广泛关注。心室不同步电激动引起心脏做功负荷区域性差异，可致不对称性心肌肥厚和左心室扩张，特别是晚期激动区域心室壁质量增加，并进一步恶化左心泵功能。完全性左束支传导阻滞的患者静息时左心室大小和射血分数可能正常，但在运动过程中肺动脉压经常升高，并出现心肌缺血，所谓"隐性心肌病"。右心室或右心房-右心室-左心室等起搏的收缩模式类似于左束支传导阻滞，不但破坏了心室相互依赖和瓣膜功能，而且还阻碍左心室对右心功能的驱使作用，久之会加重心功能恶化。右心室起搏发展到同步化治疗后，心室间再同步化和右心功能的改善是心脏再同步化获益的重要因素。

（四）心脏外科手术和心脏移植

左心瓣膜病可通过各种压力和/或容量超负荷影响右心，心外科手术后经常发生明显的三尖瓣反流和右心功能不全，如冠状动脉旁路移植术、外科瓣膜置换术或修复术及心脏移植术等，虽改变的机制不尽相同，整体右心功能仍可保持正常，但其最突出的变化是纵向缩短减弱，长轴功能下降是持续的，与外科手术本身无关。大多数研究强调心包切开术在右心长轴运动减弱中的作用，系因心包囊切开破坏了心包束缚和心室相互依赖。显而易见，无论哪种外科手术，术后多能保持正常的右心收缩功能（射血分数和心搏量），因为横向右心室收缩可代偿纵向缩短的衰减。除心包切开有明显作用外，切开范围也因损伤长轴影响术后右心功能。微创外科瓣膜置换术右心功能下降明显轻于胸骨全切术，提示微创手术可减少长轴对右心功能的不利作用，同时保留心包可能是有益的。一旦心包囊破坏，即使修复，右心收缩模式也会发生明显变化。此外，更重要的是心室相互依赖和平衡功能丧失。

由于右心衰竭仍是心脏移植术后早期并发症和死亡的主要决定因素之一，右心收缩模式的改变，与长轴缩短比较横向收缩更占优势，因此要特别注意原位心脏移植术后供体右心功能的评估。与其他心脏外科手术比较，移植术后供体右心长轴功能下降幅度更大，恢复更慢。

总之，右心体系涉及内容广泛，心室相互依赖和心室力学功能模式仅仅是其中的重要部分，其意义和重要性已逐渐被认识到，特别是右心代偿和失代偿过程的病理生理变化、临床表现，患者的检查评估及治疗均受其影响，其在左心疾病和肺动脉高压患者预后中起重要作用。心室相互作用的基础是右心结构与功能，随着科技的发展，三维超声心动图和 MRI 的应用对推动精准检查、治疗及疗效评估都十分重要。

第二十九章　心肺运动试验的临床应用

◎孙兴国

一、心肺运动试验实验室条件要求和设备

（一）运动心肺功能检查实验室要求

1. 对环境的要求

运动实验室应有较大的房间面积，不仅要容纳运动试验相关的各类检查设备、急救设备设施及药品，还要为患者和工作人员留有足够大的活动和治疗空间，应保证通畅的急救通道以及应急出口。实验室应该具有良好的采光和通风，环境整洁，有温度和湿度控制系统。实验室温度一般控制在 20～22℃，相对湿度 50% 左右。实验室合适的温度、湿度、气压对自动心肺运动测试仪等医疗设备的正常运转、患者舒适和实验结果的评定具有重要的作用。实验室的环境应相对安静，以减少对患者的干扰。

房间布置要温馨舒适，可在患者运动时所面对的墙面上悬挂风景画等图片，使患者在较轻松的状态下完成检查。检查台应备有毛巾、计时器等物品，并对患者的隐私进行有效的保护（譬如配置拉帘）。

应在运动试验室内（或等待处）悬挂运动试验方法学介绍、试验的目的，适应证和禁忌证、注意事项等，使患者理解并积极配合完成实验。在室内的墙面上悬挂大小适中、字迹清晰的"自我感觉用力评分法"，即"Borg 记分表"，以便准确的评估患者的主观用力程度。

2. 人员配置

运动试验应包含以下成员：临床执业医师、医师助理或技术员、护士，可酌情配备运动训练师。所有人员均需经过专业训练和心肺复苏培训，能应对检查过程中突发的紧急情况，并能按照应急流程操作，对患者进行基础及高级的生命支持施救。

(二) 运动心肺功能检查设备选择

1. **运动测力设备**

从临床应用角度看电磁负荷功率自行车用于运动心肺功能检查明显优于运动平板，应当考虑为首选。功率自行车直接有精确的功率输出，安全性高；如出现受试者不能耐受的情况，可以自行终止运动，也可避免倒地引起严重外伤；少年、老人、身体虚弱及心衰Ⅳ级患者也适合开展。功率自行车踏车运动试验心电图、血压和血氧测量较少干扰，特别是对于是以氧气需求－供应动态失衡为特征的缺血心血管疾病早期诊断和诊断精确度更为有利；身体动度小还比较利于测定气体交换和呼吸功能。缺点是下肢力量不够或者活动受限者较难完成测试。活动平板运动负荷试验测得的最大心肌摄氧量高于踏车试验（约10%）。缺点是运动平板没有实际功率，只能从理论上根据体重、速度和斜率推算出功率估计值，受试者主观的干扰作用多（如抓不抓扶手），且运动中心电图、血压和血氧测量干扰较大，影响判断，特别是容易误导心肌缺血判断。

(1) 活动平板（跑台）　活动平板应该由电驱动并能根据患者体重调整运动方案，最大承重可达157.5kg。同时应该有一个较宽的速度调节范围，从1mph到8mph（mph为每小时1英里）。高度可调节从0°~20°的坡度。平板至少127cm长，40.64cm宽，为安全起见，前部应该有扶手，两侧有保护装置。紧急停止按钮应该醒目并能够在患者要求停止时迅速起到作用。活动平板的代谢当量可以通过速率和坡度按照公式计算求得。

(2) 自行车踏车试验　自行车踏车试验作为平板运动试验的补充一般对如下患者可选用：有关节炎的患者，有外周血栓性疾病的患者，或神经系统疾病使下肢运动受限等情况。在欧洲常用作标准试验。踏车试验设备比较便宜，也能够通过记录运动的分级来量化评定运动试验的结果。

(3) 上臂测力计　上臂运动试验测定对如下患者可选用：被诊断为下肢血栓性静脉炎的患者，或有下肢活动障碍的患者，或者有神经异常导致下肢运动障碍的患者等。对于经常以上半身运动为主的患者进行上臂运动试验测定也是比较好的方式。上臂运动试验测定可以通过主动和被动的机械测功方式进行分级评定，但对冠心病的诊断价值尚有争议。

2. **气体分析及肺功能仪**

现代计算机代谢测定系统使准确评估肺通气肺换气成为可能，使用此设备能够准确评估心肺功能，因此设备最佳选择是同时具备全套标准静态肺功能测定选项。尽管最大运动量或亚极量时的耗氧量能够测定，而其他的一些变量如肺活量和CO_2产生比，正常潮气量末时CO_2压力以及摄氧率等在诊断和分析时也是非常有价值的。肺通气和肺换气经常被用于临床心肺功能研究，尤其在进行运动试验时进行肺功能评定，其价值更大。

受试者通常使用咬口器和鼻夹来保证所有吸入和呼出气体都经流量计进入气体分析器。临床上也有使用面罩代替咬口器的，但是作者不建议这样做，主要有两个原因：①咬口器的死腔容积远小于面罩。一般而言，咬口器的死腔约为50ml，而面罩约为200ml，考虑到鼻腔本身也有约50ml，当我们用鼻夹封闭鼻腔之后咬口器的死腔就几乎可以忽略不计，这样就更能真实地反映实际的肺通气状态。②咬口器的气流方式更加合理。由于人体面部轮廓的原因，面罩中口鼻的呼出气流形成湍流，不利于流量计对气流的计算，而咬口器的气道短直，直接与流量计相对，呼出气形成层流更有利于气流的测定。

3. **心电图记录仪**

对运动试验进行中和恢复阶段的心脏节律、心率的监测，以及对缺血心电图改变的正确识别，选用符合要求标准的心电图仪器是必须的。选购大型的心电监测计算机应该能够准确反映 ST 段的改变，并且能够及时比较前后的心电数据。3 导或 12 导的运动心电监测分析系统是十分必要的，而 12 导心电能够提供更多的信息（推荐）。12 导心电记录仪能更好地区分部分特殊的心律失常：如区分室性心律失常还是室上性心律失常。有时 ST 段的改变仅孤立地出现于一个导联，如下壁导联，这时 12 导心电监测仪要优于 3 导的心电监护仪。尤其需要注意的是，在进行运动试验前行静息 12 导心电图是必须的。运动伪差的甄别对计算机的要求更高，患者皮肤的准备、电极的良好接触、电极导线的恰当固定是获得良好稳定图像的关键。

4. **血压监测仪**

在运动检查过程中检查人员手测血压是一种简单易行的监测血压的方法。目前有许多自动血压检测仪，但这些仪器价格昂贵，且在高运动强度的运动中测量数值有可能不准确，尤其是对舒张压的测量。因此如果准备在试验中常规应用自动血压监测仪，应在使用前进行校对，并对检查中出现的异常血压变化，检查人员应进行手动测量血压复查。血压计及其袖带应保持整洁，每次应用后均应使用消毒剂擦洗，并备有不同型号的袖带以便于检查。

5. **脉搏氧饱和度仪**

无创伤推算动脉血氧饱和度仪器。

6. **动静脉血管通路的开放、压力测定装置、血液气体分析及血液化学生化物质分析测定仪器**

可以根据需要而配置。

（三）运动心肺功能检查设备系统定标

1. **功率自行车负荷输出功率定标**

从目前各个心肺运动试验设备系统生产厂家定标要求的来看，都明确要求对功率自行车的输出功率分别定标。由于功率自行车输出功率具有相当高的稳定性，一般在设备安装调试完成后没有明确重复定标的时间要求，但是只要功率自行车进行搬动等则需要重复定标。临床上反复大量的运动测试则需要进行年度定标。注意：机械输出功率的标定还需要正常人氧耗量程度来进行功能匹配确定（详见下文正常人定标）。

2. 气流、氧气和二氧化碳气体浓度的单项分别反复定标

目前各个心肺运动试验设备系统生产厂家的气流、氧气和二氧化碳测定采样频率多在 50~200Hz 范围，气流、O_2 和 CO_2 分析装置的稳定性都不是很高且精准测定寿命有限，都明确要求至少每天对气流、氧气和二氧化碳气体浓度的单项分别定标。气流定标一般使用 3L 容量的注射筒按照缓慢、较慢、中、较快和快共五（或者三）个不同的速度分别抽/推而得到相同的约等于 3L 的读数来定标。氧气和二氧化碳气体浓度的单项定标分别采用两点式标定：①参考气（含 0.00% CO_2 和 21.00% O_2 的氮气平衡混合气）和②定标气（含 5.00% CO_2 和 10.00~15.00% O_2 的氮气平衡混合气）。国内各实验室多数没有购买参考气标准品而以房间内空气做参考，一般海平面一个大气压下良好通风房间 CO_2 为 0~0.04%，O_2 为 20.93%，因此对实验室房间大小和通风情况要求都相对要高一些，房间较小人员/患者拥挤则务必购买参考气。气流、氧气和二氧化碳分别定标的频率生产厂家多建议 1~2 次/天。我们实验室一直采用 1 次/试验来保证测定精确度。

3. 心肺运动试验系统气体交换综合定标 - 代谢模拟器定标

自从 Beaver 1973 年首次介绍计算机基础之上的每次呼吸（B-by-B）肺通气肺换气计算系统问世以来，对于气流、氧气和二氧化碳测定的要求则不仅局限于精确度的准确，同时还对氧气和二氧化碳对应于气流的时间延迟提出了更高的要求。若上述单项分别定标就不能保证气体交换测定的精确度，因此 Huszczuk，Whipp 和 Wasserman 自 20 世纪 80 年代末期开始设计一种代谢模拟器来对心肺运动系统的分钟通气量、氧耗量和二氧化碳排出量进行全面整合测定精确度的评估。自此 20 余年来我们 Harbor-UCLA 心肺运动实验室一直坚持每天必须通过代谢模拟器定标之后才进行心肺运动试验，期间共计发现 40 余次单项分别定标通过之后的系统错误，经过维修处理修复了系统，从而避免了垃圾/错误数据的收集。每天必须通过代谢模拟器定标。基本工作原理就是用 20.93% 或者 21.00% CO_2 氮气平衡的标准气体按照高、中、低的流速向可以调控通气频率和潮气量的机械通气泵中供气，心肺运动气体交换测定系统连接到机械通气泵的进出口测到的分钟通气量应该 = 频率×潮气量，氧耗量和二氧化碳排出量都 = 供气量×21.00%，二氧化碳排出量和氧耗量的比值 = 1.00。

4. 心肺运动试验系统综合定标-正常人测定定标

从实验室工作的正常人较为固定地选择为心肺运动试验者。一般分别选择两

种不同的运动方案进行测试：①普通的功率递增最大极限运动；②无氧阈之下的一或者两阶梯恒定功率运动（0W/min，6min + 50W/min，6min，或者0W/min，6min + 30W/min，6min + 60W/min，6min）。恒定功率运动阶梯后 3min 平均氧耗量的差值除以功率的差值应该约等于 10ml/(min·W)，和极限最大氧耗量与既往试验的结果非常相近，表明心肺运动气体交换系统工作正常。一般重复正常人标定的间隔应该在 1~2 周，不能超过 1 个月。

（四）建立心肺运动试验严格的质量控制体系，为临床服务和医学科研提供客观定量的科学依据

首先对国家心血管病中心各个心肺运动试验进行严格的四级定标规定，并对定标结果通过网络对社会公众公开发布，并逐步实现对全国所以心肺运动试验系统提供全面和严格的质量控制服务和并将质量控制信息公开地发布以供国家医疗管理系统、医生和别人参考。标准统一的规范化心肺运动试验操作及实验数据的分析与判读，使我国心肺运动试验的能够领先于世界，为临床医疗和医学科研提供值得信赖的客观定量功能性测定依据。

二、心肺运动试验检测指标及其意义

临床常用检测指标及其生理学意义，见表1。

表1　临床常用检测指标及其生理学意义一览表

测定指标	生理学功能和意义
WR	运动负荷功率，单位是 watt
HR	心率，即每分钟心跳次数，单位是 bpm
SBP，DBP，MAP	收缩压，舒张压，平均动脉压，单位是 mmHg
HRR	心率储备（Heart rate reserve），HRR = 最大 HR 预计值 − HR_{Max}
SV，CO	每搏心输出量和每分钟心排出量，CO = SV × HR
QRS，ST	心电图 QRS 波群，ST 段变化，ST 段升高或者压低主要提示心肌氧气需供不平衡（即心肌缺血/缺氧）
V̇E	每分通气量，$\dot{V}E = V_T \times B_f$，单位是 L/min
VT，Bf	潮气量，指运动过程中每次呼出/吸入的气量，单位是 L；呼吸频率（Breath frequency），限制性通气功能障碍的患者的肺容积受限，因此 V̇E 的上升主要由 B_f 完成，可以高达 40 次/分以上
T_{ex}/T_{tot}	呼气时间/呼吸总时间的比值，阻塞性通气功能障碍的患者的该比值明显增加
BR	呼吸储备（breathing reserve），BR = MVV − $\dot{V}E_{Max}$

续表

测定指标	生理学功能和意义
MVV，IC 和 VC	最大自主通气量（maximal voluntary ventilation），单位是 L/min，是评价静息条件下最大肺通气能力的主要指标，建议使用实测值，仅在患者无法配合的情况下，可以使用 MVV = $FEV_1 \times 40$ 进行估测；深吸气量（inspiratory capacity），单位是 L，平静呼气后所能达到的最大吸气量，限制性通气功能障碍患者在运动峰值时，V_T 可无限接近 IC；肺活量（Volume capacity），单位是 L，最大呼气后用力吸气所能达到的最大气量
$\dot{V}O_2$	每分钟摄氧量，$\dot{V}O_2 = CO \times C_{(A-V)}O_2$（动-静脉氧含量差），可以无创反应 CO 变化，单位是 L/min 或者 ml/min
$\dot{V}CO_2$	每分钟二氧化碳排出量，单位是 L/min 或者 ml/min
RER	呼吸交换率（指口腔部位测到的 $\dot{V}CO_2/\dot{V}O_2$ 比值）
Peak $\dot{V}O_2$	峰值摄氧量，受试者最大运动时的 $\dot{V}O_2$ 值，最大摄氧量（$\dot{V}O_{2Max}$）的代替，单位是 L/min，ml/(min·kg)，% pred
AT	无氧阈（Anaerobic Threshold），出现乳酸酸中毒前所能达到的最大 $\dot{V}O_2$，标准测定方法为 V-slop 法，是重要的反应运动耐力的亚极量指标，单位是 L/min，ml/(min·kg)，% pred
$\Delta \dot{V}O_2/\Delta WR$	摄氧量/功率斜率，反映人体摄氧能力和做功的匹配关系，正常人平均为 10 是 ml/(min·W)
$\dot{V}O_2/HR$	氧脉搏，$\dot{V}O_2/HR = SV \times C_{(A-V)}O_2$（动-混合静脉血氧含量差），可以无创反应 SV 变化，单位是 ml/beat
OUE	摄氧效率（Oxygenuptake efficiency，即 $\dot{V}O_2/\dot{V}E$），在 AT 之前达到最大值并出现明显平台，对循环系统相对于呼吸系统的摄氧/运氧功能障碍的诊断和评估有重要作用，单位是 ml/L
OUEP	摄氧效率峰值平台（Oxygenuptake efficiencyplateau），是评估循环功能的重要指标，常用单位是 ml/L 或者 % pred
$\dot{V}E/\dot{V}CO_2$	通气二氧化碳排出效率（又称二氧化碳通气当量），在 AT 之后达到最低点并保持不变直至通气代偿点，是评估肺换气功能的重要指标
Lowest $\dot{V}E/\dot{V}CO_2$	通气效率最小值，是评估换气功能的重要指标，常用单位是比值或者 % pred
$\dot{V}E/\dot{V}O_2$	通气氧气摄取效率（又称氧气通气当量），在 AT 达到最低值并出现明显平台，对呼吸系统相对于循环系统的摄氧/运氧功能障碍的诊断和评估有重要作用
SpO_2	脉搏氧饱和度，正常情况下近似反映动脉血氧饱和度，单位是 %

续表

测定指标	生理学功能和意义
$P_{ET}O_2$	潮气末氧分压,单位是 mmHg
$P_{ET}CO_2$	潮气末二氧化碳分压,单位是 mmHg
MRT	平均反应时间(Mean response time),指恒定功率运动实验中,自运动开始 VO_2 呈单指数增长关系,对整个反应曲线进行单指数拟合,指数的时间常数 (63%时的 VO_2)即定义为平均反应时间,单位是 s

(一)峰值摄氧量(peak VO_2)

正常人的 peak VO_2 随年龄、性别、躯体大小、体重、日常活动水平和运动类型的不同而不同。peak VO_2 随年龄的增长而下降,在 Astrand 等的一项纵向研究中,66 例 20~33 岁健康的男性、女性进行心肺运动试验,均测得 peak VO_2,21 年后再次测试发现,35 例女性的 peak VO_2 的平均下降速度为 22%,而 31 例男性的速度为 20%。Bruce 等采用逐步回归分析来确定性别、年龄、运动水平、体重、身高是否会影响成人平板运动的 peak VO_2 预计值。结果发现,性别和年龄是两个最重要的影响因素。当体重和运动水平被校正后,女性的 peak VO_2 约为男性的 77%。Astrand 等报道称,18 例女学生和 17 例同等身材男生相较,前者的 peak VO_2 较后者低 17%。日常活动水平与 peak VO_2 密切相关,酷爱运动的人的 peak VO_2 下降速度明显降低。即使是短时间的运动锻炼都能使 peak VO_2 增加 15%~25%,运动类型是 peak VO_2 的一项重要决定因素。臂式测功计由于参与的肌群较少且达到的最大功率较低,所以其 peak VO_2 约为腿部踏车运动的 70%,而腿部踏车运动的 peak VO_2 约为平板运动可达到的最大值的 89%~95%。

(二)无氧阈(AT)

这是心肺运动试验中最重要的亚极量运动指标之一。随着负荷功率的不断增加,由于氧供不足导致有氧代谢再生 ATP 的方式不能满足机体对能量的需求,无氧代谢将代偿有氧代谢的不足,从而使乳酸及乳酸/丙酮酸比值(L/P)升高,此时的 VO_2 被定义为无氧阈。测定方法包括:①在 VCO_2 - VO_2 关系曲线中,VCO_2 突然增加时的 VO_2,这是最常用的标准方法,被称为 V-slope 法。②在 VE/VO_2 增加而 VE/VCO_2 不变时刻的 VO_2;③在 $PETO_2$ 增加而 $PETCO_2$ 不变时刻的 VO_2。另外,AT 占 peak VO_2 的比例约为 53%~65%,女性的 AT/peak VO_2 较男性高,都随着年龄的升高而升高。

（三）氧脉搏（$\dot{V}O_2/HR$）

氧脉搏等于动静脉血氧含量差$[C_{(A-V)}O_2]$和每搏输出量（SV）的乘积。动静脉血氧含量差依赖于可利用的血红蛋白量、肺部血流氧合和外周组织的氧摄取能力。在任一设定功率下的峰值氧脉搏预计值，都取决于个体的躯体大小、性别、年龄、健康程度和血红蛋白浓度。踏车运动中的峰值氧脉搏预计值的正常波动范围很大：7岁小孩均值约为5ml/（beat·min），150cm的70岁女性为8ml/（beat·min），190cm的30岁男性为17ml/（beat·min）。服用β受体阻滞剂的患者，由于心率增加受限，他们的Peak $\dot{V}O_2$/kg的实测值可能明显高于预计值。

（四）摄氧量与功率的关系（$\Delta \dot{V}O_2/\Delta WR$）

负荷递增试验开始之后，功率递增的最初阶段$\dot{V}O_2$并不能线性增加，这一延迟在计算$\Delta \dot{V}O_2/\Delta WR$必须排除在外，其正常一般为0.75min。计算公式为$\Delta \dot{V}O_2/\Delta WR$ =（峰值$\dot{V}O_2$ - 热身期$\dot{V}O_2$）/[（T-0.75）×S]，其中T代表递增运动时间，S代表功率递增（W/min）的斜率。$\Delta \dot{V}O_2/\Delta WR$随功率增加的斜率、受试者心血管的功能状态和试验的持续时间不同而存在较小的差异。一项研究中，10例正常青年男性均接受心肺运动测试，分别行15min左右运动方案和5min左右方案（递增功率分别为60W/min和15W/min），前者得出的$\Delta \dot{V}O_2/\Delta WR$较后者更高[（11.2±0.15）ml/（min·W）vs（8.8±0.15）ml/（min·W）]。由于在较长时间的运动测试（功率递增更慢）中，运动能量所耗氧大部分来自大气，小部分来自体内的氧储备，因此$\Delta \dot{V}O_2/\Delta WR$的值稍高。后继研究发现，中等强度运动负荷时，不同性别健康青年的$\Delta \dot{V}O_2/\Delta WR$平均为10.3ml/（min·W），波动范围很小，因此该值可以作为判断心肺功能紊乱的敏感指标。造成$\Delta \dot{V}O_2/\Delta WR$下降的原因有很多，如肌肉摄氧能力降低，肌肉血流量受限和心排量降低等。

（五）通气有效性（$\dot{V}E/\dot{V}CO_2$）

传统呼吸生理学认为，通气功能与CO_2排出的关系较之与O_2摄取的关系更加密切，所以用单位CO_2排出所需要的通气量作为评价呼吸功能的指标，但是，通过前面整体生理学的介绍我们应该已经明白，无论是在呼吸还是循环中，O_2都扮演着最为重要的作用，CO_2和H^+尽管也很重要，但它们绝不是最重要的。我们之所以推荐$\dot{V}E/\dot{V}CO_2$作为通气有效性的指标是因为$\dot{V}E/\dot{V}CO_2$在无氧阈之后有一个很长的平台期，这个平台值既是最低值（Lowest $\dot{V}E/\dot{V}CO_2$），稳定性和重复性很好，而且与AT时刻的$\dot{V}E/\dot{V}CO_2$有很高的一致性（Lowest $\dot{V}E/\dot{V}CO_2$ vs $\dot{V}E/\dot{V}CO_2$

@ AT，r=0.99，SD=0.45，P<0.0001）。另外，低于呼吸代偿点（VCP）之前的 VE（BTPS）与 VCO_2（ATPS）之间的斜率（VE – VCO_2 斜率）也是反映通气效率的一个传统指标，但是与 Lowest VE/ $\dot{V}CO_2$ 相比，其变异性较大，而稳定性较差。因此，我们推荐 Lowest VE/ $\dot{V}CO_2$ 作为评价通气效率的主要指标。

（六）摄氧有效性（$\dot{V}O_2$/ $\dot{V}E$）

机体摄取氧气完成生命活动和新陈代谢是呼吸循环的核心功能。我们通过 $\dot{V}O_2$ 与单位 $\dot{V}E$ 的比值来评价摄氧效率。传统方法中，通过对 VE 进行对数转化，可以使 $\dot{V}O_2$ 与 $\dot{V}E$ 间关系变为线性，其线性的斜率称之为摄氧效率斜率（OUES），对循环功能障碍有诊断和评估价值。$\dot{V}O_2$ 与 $\dot{V}E$ 之间的关系是非线性的，$\dot{V}O_2$/ $\dot{V}E$ 在无氧阈附近可以达到最大值，且形成稳定的峰值平台，称之为摄氧效率平台（Oxygen uptake efficiency plateau，OUEP），它与 AT 时刻的 $\dot{V}O_2$/ $\dot{V}E$（OUE@ AT）有高度相关性。我们发现，OUEP 的可重复性最好、变异性最小、方便计算，因此，我们推荐 OUEP 作为摄氧效率的主要指标，对诊断和评估循环功能状态具有十分重要的临床意义。

（七）呼吸交换率（respiratory exchange ratio，RER）

$\dot{V}CO_2$ 与 $\dot{V}O_2$ 的比值称之为 RER，在正常安静的状态下，它与呼吸商（respiratory quotient，RQ）近似相等，是由能量代谢物质的种类决定的。RQ 是用在描述组织细胞水平上的气体代谢，RQ=1 说明主要的代谢底物是糖类，如果是与脂肪（RQ=0.7）和蛋白质（RQ=0.8）的混合物，则 RQ<1。但是临床上测定 RQ 很困难，可以用心肺运动试验测得的 RER 近似反映 RQ。但是，除了代谢底物外，乳酸酸中毒或过度通气也可以造成 RQ>1，这是由于 CO_2 和 O_2 在血液中的溶解度曲线不同造成的。有心脏科医生建议 RER>1.2 作为终止运动的指证或达到最大运动耐力的标志，这其实是错误的。如果是呼吸功能受限的患者，在 RER 较低甚至低于 1 时就可能达到了自身的最大运动极限，相反，如果是训练有素的运动员，其 RER 可能达到 1.4 甚至更高，以 1.2 为终止运动指证的话显然是不对的。

（八）潮气末二氧化碳/氧分压（$P_{ET}CO_2$/$P_{ET}O_2$）

静息时 $P_{ET}CO_2$ 和 P_aCO_2 差距并不大，但是随着运动强度和通气量增大，$P_{ET}CO_2$ 和 P_aCO_2 的差值越来越大。一项针对 10 例正常青年男性的研究发现，$P_{(a-ET)}CO_2$ 值在静息时约为 +2.5mmHg，在峰值运动时降至 –4mmHg。事实上，在超过 115W 负荷功率时，$P_{ET}CO_2$ 总是大于 P_aCO_2 的，其差值大于 2mmHg。虽然正常人的 P_aCO_2 不能通过 $P_{ET}CO_2$ 准确预测，但是测定 $P_{ET}CO_2$ 对判断 P_aCO_2 趋势还是有一定帮助的。需要引起注意的是，对于阻塞性通气功能障碍的患者，由于 CO_2 排除受限，导致

$P_{(a-ET)}CO_2$ 值在峰值运动时有可能是正的,气道阻塞越严重,$P_{ET}CO_2$ 的增大趋势越不明显。$P_{ET}O_2$ 的变化趋势与 $P_{ET}CO_2$ 大致相反。

(九)平均反应时间(MRT)

VO_2 在运动中的动力学反应有 3 个时相。Ⅰ相的特征为运动开始时 VO_2 即刻增加,持续 15s 左右,这是由于运动开始时每搏量和心率的增加导致的肺血流突然增大。Ⅱ相的 VO_2 从运动开始大约 15s 后持续到 3min 左右,它反映了细胞呼吸增长的时期。如果运动强度低于 AT,则健康青年受试者大约在 3min 时出现稳态。Ⅲ相反应的是 VO_2 稳态的开始,若运动强度在 AT 以上,VO_2 的增高速率与乳酸的增高速率强度相关。结合Ⅰ相和Ⅱ相的 VO_2 动力学特征,假定从运动开始 VO_2 呈单指数增长关系,对整个反应曲线进行单指数拟合,指数的时间常数(63% 时的 VO_2)即定义为平均反应时间(Mean response time,MRT)。从整体整合生理学-心肺一体化自主调控来解释,我认为正确的解释应该是Ⅰ相反应就是仅仅有快反应的外周化学感受器开始起效,人体心肺等系统对运动反应;Ⅱ相反应就是在仅有快反应的外周化学感受器基础之上,慢反应的中枢化学感受器也开始起效参与,由快、慢两种感受器共同参与整合调控下人体心肺等系统对运动反应;Ⅲ相反应则是运动强度超过 AT 以上代谢酸性产物逐渐增加而出现的复合反应。

(十)通气功能及其运动中的反应

运动过程中呼吸反应的模式不是一成不变的。运动过程中 VE 的增加由潮气量 VT 和呼吸频率 Bf 两部分组成。一般而言,正常人在低运动强度时是以 VT 升高为主,无氧阈附近当 VT 接近最大时,VE 进一步增加主要依靠 Bf 升高,因此,Bf 与 VT 呈曲线关系。我们发现有部分正常人在低运动强度时就以 Bf 升高为主,继而随运动强度增加 VT 逐渐升高,这种呼吸模式较为少见。运动过程中正常人的最大 VT 一般不会超过 70% IC,Bf 低于 50 次/分,但是限制性通气功能障碍患者的 VT 可能接近 100% IC,Bf 超过 50 次/分,提示 IC 可能限制了 VT 的增加。另外,阻塞性通气功能障碍患者的吸气时间/呼气时间明显降低,单次呼吸时间不能随运动强度增加而缩短,因而 Bf 增加受限,最大通气量 Max VE 降低。两种通气功能障碍类型患者的呼吸储备都明显下降。我们将呼吸储备定义为在运动过程中达到的最大通气量 MaxVE 与最大自主通气量之间的差值(MVV - Max VE)或在 MVV 中所占比例(MVV - Max VE)/MVV,代表的是理论上肺通气功能的最大代偿能力,正常人的(MVV - Max VE)/MVV 为 20% ~ 50%,(MVV - Max VE)平均值为 38.1 ± 22L/min,当低于 11L/min 时提示存在通气功能受限。在严重阻塞性通气功能障碍患者中，（MVV – Max VE）甚至可能小于零。我们建议 MVV 应该使用实测值，而不是由 FEV_1 估测。

（十一）心电图、血压、心率及其运动中的反应

运动过程中观察气体交换有助于更好地解释心电图。运动时心肌氧需求较静息时更大，更容易发现潜在的心肌缺血，由于心肌氧需供失衡，引起乳酸堆积，心肌细胞离子通道通透性改变。氧供不足部位的膜电位复极速率下降，ST-T 波发生改变。此时若△VO_2/△WR 下降、△VO_2/HR 曲线斜率变缓和 HR 反常增高等，有助于确诊不典型的异常心电图表现。另外，运动刺激心率不断加快，舒张期缩短，冠脉灌注不足较静息时更明显，因此心肺运动试验具有早期诊断意义。而且运动中异位搏动（如室性期前收缩）异常频繁地出现也提示心肌氧需供失衡。但是，我们也发现有些人静息时偶发的异位搏动不具有病理意义，它会随着运动负荷增加而减少或消失，同时 VO_2、VCO_2 等曲线无异常表现。此外，心肌氧需供失衡可以在心肺运动试验中直观的测定，VO_2 曲线的异常变化较心电图更加敏感，两者结合可明显提高诊断心肌缺血/心肌氧需供不平衡的准确性和敏感性。需要指出的是，我们并不建议把达到预计最大心率作为终止运动的指征，因为预计最大心率的变异性很大，而且容易受到心理、药物等多方面因素的影响，所以在患者能够耐受的前提下，即使超过最大预计心率，我们也应该鼓励患者尽力达到其运动峰值。同样，我们也不建议将动脉收缩压＞200mmHg 和舒张压＞120mmHg 作为终止运动的指征。在立位踏车时，交感神经兴奋，心输出量增加，非运动肌肉血管收缩导致血流阻力升高，血压升高，血流重新分布，大量血液积聚在下肢，此时，包括心、脑在内的主要脏器均处于相对"供血不足"状态，因此担心运动引起的暂时性血压升高对靶器官的损害是不科学的。相反，如果随运动负荷升高而血压不升反降则应该引起高度重视，密切观察，避免不良反应的发生。

（十二）脉搏氧饱和度

脉搏氧饱和度正常情况下代表动脉血氧饱和度，是一种广泛应用的无创伤动脉血氧饱和度。但是由于受到脉搏波强弱、外周循环状态等影响，运动中外周血管正常产生收缩，从而影响脉搏氧饱和度代表动脉血氧饱和度的精确度和可信度。读数仅供参考，根据临床需要可以考虑直接抽取动脉血测定动脉血气。

三、心肺运动试验的临床应用范围、适应证和禁忌证

（一）禁忌证

首先需要明确一点是，适度的非极限运动心肺运动试验没有绝对的禁忌证。症状限制性极限心肺运动试验，出于安全的目的，①绝对禁忌证：急性心肌梗死（2 天内）；高危不稳定型心绞痛；未控制的伴有临床症状或血流动力学障碍的心律

失常；有症状的严重主动脉狭窄；临床未控制的心力衰竭；急性肺栓塞或肺梗死急性心肌炎或心包炎；急性主动脉夹层分离。②相对禁忌证：冠状动脉左主干狭窄；中度狭窄的瓣膜性心脏病；血清电解质紊乱；严重高血压（静息状态收缩压 >200mmHg 和/或舒张压 >110mmHg）；快速性心律失常或缓慢性心律失常；肥厚型心肌病或其他流出道梗阻性心脏病；精神或体力障碍而不能进行运动试验；高度房室传导阻滞。

（二）提前终止运动的指证

出于安全的目的，在患者还没有达到症状限制出现下列危险征象中的一或者多个时可以考虑提前终止运动：①头晕、眼花或者眩晕等中枢神经系统症状；②运动中血压不升反而下降超过基础收缩血压 >10mmHg；③心电图出现病理性 Q 波或者严重心律失常如多源频发的室性心律失常；④严重过高血压反应（血压升高虽系正常代偿反应，但收缩压 >300mmHg 可以考虑停止）。

（三）适应证

心肺运动试验作为人体整体生理学客观定量功能测定的唯一方法适用于所有正常人和各种疾病患者。心肺运动试验的临床适用范围非常广泛，针对呼吸疾病、心血管疾病、代谢及神经系统等疾病心肺运动试验可提供如下信息：

1. 麻醉手术危险性评估和患者围手术期管理

在 CPET 的应用中，围手术期的风险评估已成为人们广泛关注的一个课题。运动心肺功能检查，尤其是 Peak VO_2/kg 和 AT 的测定，对于手术患者风险分层具有十分重要的作用，尤其是针对那些静息状态下被评估为心肺功能正常的患者。对于那些怀疑有心肺疾病（尤其是心脏病）的患者，在术前都应该接受运动心肺功能检查，选择良好运动心肺功能的患者可以明显降低手术风险和术后并发症发病率。Older 等经过对大型腹部手术的老年患者的心肺运动试验进行回顾性分析，证明 AT 对确定术后并发症发病率至关重要。该试验包括 187 例年龄大于 60 岁的老年患者，AT 平均值为（12.4 ± 2.7）ml/(min·kg)。结果发现，AT 低于 11ml/(min·kg) 的患者（占总体 30%）的术后心血管并发症的死亡率为 18%。相对应的是，AT 高于 11ml/(min·kg) 的患者的术后心血管并发症的死亡率仅为 0.8%，尤其是对于心电图有明显心肌缺血征象的患者，如果合并 AT 高于 11ml/(min·kg)，其死亡率高达 42%。

2. "早"早期诊断：心肌缺血和肺动脉高压

临床上心肌缺血和肺动脉高压患者的首发症状多为疲劳、活动后气促等非特异性表现。患者来就诊时往往已经比较严重了，如何早期诊断这类患者、及时阻断渐进性病程是临床的一大难题。静态心电图是早期筛查心肌缺血和肺动脉高压的重要手段。但是，患者早期在静息状态下多无明显不适症状，因此，心电图也常为阴性反应。如果不予及时干预，患者的活动耐力下降和劳力性气促是呈进行性加重的。运动心肺功能检查可以"早"早期发现这类患者的运动能力减退和气体交换异常，因为运动状态下心肌负荷增加，缺血导致的心肌不同步收缩引起心搏量增加障碍，随着功率增加而摄氧量不能相应的增加，典型的 CPET 表现包括 Peak $\dot{V}O_2$/kg 下降、$\Delta \dot{V}O_2/\Delta WR$ 和氧脉搏出现平台，这些表现可以早于心电图出现异常（ST 段压低）。Sun 等发现，心肺运动试验可以发现仅在运动中出现肺动脉高压的患者的气体交换异常，这部分患者中有人在若干年后发展为静息肺动脉高压，由于心肺运动试验异常表现早于静态心电图、心脏超声等常规早期筛查手段，因此可能为这类患者的"早"早期诊断提供临床依据。

3. 诊断与鉴别诊断：区分左心衰和右心衰

临床上多种疾病并存的患者并不罕见，如心脏疾病（冠心病、高血压等）和肺部疾病（如肺动脉高压、COPD 等）同时存在，这类患者到晚期阶段的共同表现都是心力衰竭。鉴别诊断左心衰和右心衰是临床实践中常见的疑点和难点，但两者在运动试验中的表现有着明显差异。震荡呼吸是左心衰患者在运动过程中最常见的异常气体交换模式。震荡呼吸即陈-施呼吸，在九图上表现为 $\dot{V}O_2$、$\dot{V}CO_2$、$\dot{V}E$ 的波动性变化。震荡呼吸联合其他心肺运动指标可以为心衰患者的预后提供可靠的参考依据。右向左分流现象是右心衰患者常见的心肺运动异常。右向左分流在九图上的表现为呼吸交换率（RER）、$\dot{V}E/\dot{V}CO_2$、$\dot{V}E/\dot{V}O_2$ 和 $P_{ET}O_2$ 的突然升高，$P_{ET}CO_2$ 突然降低。Sun 等证实，这种方法确定右向左分流的敏感性、特异性均在 95% 以上。后继研究证实，右向左分流现象联合 Lowest $\dot{V}E/\dot{V}CO_2$ 升高强烈提示肺动脉高压患者预后不良。

4. 疾病功能受限严重程度客观定量分级

目前对心肺疾病的功能受限严重程度评估的检查方法包括 NYHA（纽约心脏协会）分级、6 分钟步行试验、运动平板试验和肺功能等。NYHA 分级带有很强的主观色彩，医生的个人经验和患者的自我体验存在较大差异大致评估结果的变异性较大；6 分钟步行试验结果受到医生的鼓励和对终止运动指证的判断的直接影响；运动平板试验不能直接测定摄氧量；肺功能减退和患者的运动耐力降低并不平行，直接用肺功能结果预测运动耐力存在很大风险。心肺运动试验不仅可以直接测定 Peak $\dot{V}O_2$/kg 和功率，而且还能全面监测运动过程中的气体交换和血氧饱和度。心肺运动试验对疾病严重程度进行客观定量分级的常用指标是 Peak $\dot{V}O_2$/kg 和 AT，根据是其占预计值的百分比。除此以外，最新研究证实，震荡呼吸、通气效率（Lowest $\dot{V}E/\dot{V}CO_2$）和摄氧效率（Max $\dot{V}O_2/\dot{V}E$）也是很可靠的预测心衰患者生存期的独立预测因子，如果联合其他指标，则 OR 值明显增高。对于肺动脉高压患者而言，右向左分流现象也是独立的风险预测因子。

5. 心衰严重程度、心衰死亡/存活预后的预测和心脏移植选择

NYHA 分级系统是目前临床上常用的心衰严重程度的评估方法，它根据患者的自我感觉的活动水平分为4级（Ⅰ～Ⅳ级）。Matsumura 等发现 NYHA 分级与 AT 和 Peak VO_2/kg 的相关性很好，提示患者的自觉症状与机体摄氧能力是密切相关的。然而，值得注意的是，在同一 NYHA 级别的 Peak VO_2/kg 和 AT 值的波动范围非常大。这种现象可能是由于患者对症状的感受不同和医师对患者所述症状严重程度解释的不同而引起的。正是由于 NYHA 分级的主观性和变异性，以 Peak VO_2/kg 和 AT 为基础的评估系统被认为更加客观合理。根据 Peak VO_2/kg 的下降程度而建立的 A～D 分级系统已被国际社会认可。后继研究发现，该分级方法如果加入性别、年龄及体表面积校正后可能更加理想。其中，与 MYHA 分级或射血分数相比，Peak VO_2 占预计值的百分比是预计生存期的良好独立预测指标。此外，心肺运动试验也为优先选择心脏移植患者方面提供了重要指标。Mancini 等的一项前瞻性研究中，将拟作心脏移植的患者分为三组：Peak VO_2 > 14ml/(min·kg)，Peak VO_2 < 14ml/(min·kg) 接受心脏移植，Peak VO_2 < 14ml/(min·kg) 但由于心脏以外的原因而未接受手术。如果 Peak VO_2 > 14ml/(min·kg)，医学干预（药物）下的 1 年生存率为 94%；如果 Peak VO_2 < 14ml/(min·kg)，其 1 年存活率为 70%。Osada 等研究发现，当 Peak VO_2 < 14ml/(min·kg) 并收缩压不能达到 120mmHg，其 3 年生存率从 83% 降至 55%。Myers 等报道了对 644 例慢性心衰的患者超过 10 年的研究结果。结果发现，Peak VO_2 优于右心导管术提供的数据、运动时间和其他常规临床指标，因此，当需要评估心衰程度和决定优先选择心脏移植患者的时候，都应该直接测定 VO_2。1993 年 Bethesda 心脏移植研讨会列出了心脏移植的适应证，"达到无氧代谢时，Peak VO_2 < 10ml/(min·kg)" 是选择适合心脏移植的首要标准。但是，当患者用力不够或检测人员过早终止试验时，Peak VO_2 可能会被低估，故对亚极量运动功能指标的研究也受到了重视。研究证实，AT、VE/VCO_2 斜率、Lowest VE/VCO_2 和 Max VO_2/VE 都可以用于心衰患者的风险分层和评估预后。Gitt 等对 223 例患者的一项队列研究表明，Peak VO_2 < 14ml/(min·kg)，AT < 11ml/(min·kg)，VE/VCO_2 斜率大于 35 时，患者存在高风险。Sun 等最新研究证实，Lowest VE/VCO_2 和 Max VO_2/VE 是不依赖于患者努力程度的亚极量指标，对心衰患者的早期死亡率有着很好的预测作用，具有良好的应用前景。

6. 对于某些高危疾病患者严密监测运动中可以将高危现象发现，继而提出预防措施，以减少患者工作和居家猝死可能

心肺运动试验作为一项敏感的、全面的、经济的无创性检查是现阶段临床医生可利用的最好的高危疾病监测手段。不同功能障碍类型的高危疾病患者的异常气体交换都具有明显特征。在运动中出现的异常功能反应一般都早于静息状态，任何造成功能障碍的疾病都会造成 Peak $\dot{V}O_2$、AT 和 $\Delta \dot{V}O_2/\Delta WR$ 等指标的异常，而且这些指标对于病程进展都非常敏感。对肺栓塞、冠心病、高血压等高危人群进行定期心肺运动测定是十分必要的。

7. 指导运动康复治疗的处方

耐力运动锻炼无论是对正常人还是患者都是有益的。运动训练方案，即运动处方是康复锻炼最重要的组成部分。心肺运动试验是评价运动训练与康复效果关系的唯一的检查手段，可以揭示患者或正常人由运动刺激所引起的生理变化，避免不合理的运动方案造成的不良反应。AT 以上的运动训练可以增加肌肉和线粒体数量，增加对儿茶酚胺类物质的敏感性，降低心脏负荷，降低乳酸生成，改善通气需求，但 AT 以下的运动不能达到理想的康复目标。运动训练对 COPD 患者的治疗作用已被广泛接受。心肺运动试验显示，经训练后，COPD 患者运动耐量增加，设定运动强度下的通气需求降低，生活质量提高。另外，对于心脏病患者而言，AT 点的运动负荷也是安全有效的，既不会产生明显的乳酸酸中毒，心脏负荷不至于过重，而且在该强度下患者可以坚持锻炼更长时间。

8. 客观定量评估各种治疗效果

心肺运动已被广泛用于手术、介入、药物等疗效的客观定量评估。以评估西地那非对肺动脉高压疗效为例。将 28 例肺动脉高压患者分为西地那非治疗组和对照组。所有患者均接受华法林和利尿剂治疗，治疗组中的 13 例患者在接受西地那非治疗前后均进行心肺运动试验。结果发现，治疗前 Peak $\dot{V}O_2$、peak $\dot{V}O_2$/HR、$\dot{V}E/\dot{V}CO_2$ 斜率和 $P_{ET}CO_2$ 分别为 0.84 ± 0.1L/min，6.1 ± 0.7ml/beat，49 ± 2mmHg 和 26 ± 1.5mmHg，治疗后较对照组明显改善，分别为 0.91 ± 0.1L/min，6.8 ± 0.8ml/beat，43 ± 2 和 30 ± 1.9（$P = 0.012$，0.008，0.008 和 0.000 2）。另外，经药物和运动训练有效治疗后，COPD 患者的运动耐力、通气效率等指标均能得到有效改善，甚至可能早于肺功能的改变。

9. 劳动能力丧失的客观定量评估/鉴定

临床上的多数功能检查都是针对患者的静息状态，特别是当患者的症状或主观运动能力与静息功能检测结果有差异时，就只有依赖心肺运动试验对其运动能力进行评估。虽然有研究提示静息时指标（如 FEV_1、DL_{CO}）与运动指标（Peak

VO_2 和 Peak WR）有很好的相关性，但是，静息肺功能对运动能力的预测结果经常是错的。静息肺功能检查、X 线胸片和其他检测手段预测 Peak VO_2 降低的敏感性只有 31%。除了能够直接测定 Peak VO_2 对劳动能力丧失进行客观定量评估外，心肺运动试验还能鉴别劳动力降低的原因。Agostoni 等研究发现，120 名石棉工人中，有 37% 的运动受限的工人的原因不是通气功能受限而是循环功能受限。目前，心肺运动试验是公认的评估运动耐力的金标准，是劳动能力丧失的客观定量评估的最有价值的功能检查。

10. 确认功能正常与异常，健康及亚健康管理

目前，医学对健康的认识已经不仅仅局限于血生化指标、影像学检查等无异常，对亚健康的评估和及时干预逐渐受到重视。人体亚健康应排除器质性病变，疲乏无力、食欲不振等临床表现多与心肺功能状态下降有关，常规实验室检查难以发现其异常，而心肺运动试验是客观评估机体功能状态的重要工具。心肺运动试验不仅可以评估亚健康人群的心肺功能，还能发现潜在的病理生理改变，是亚健康和健康预防评估的重要工具。目前，我们正在筹建远程人体功能学健康信息管理中心，心肺运动试验是重要的组成部分，将为国家制定全民健康管理政策提供客观依据。

四、常见问题及解决和优化方案

为了全面正确的推广心肺运动试验，我们还必须选择临床适用、简便易行的优化实施方案，制定严格的质量控制体系和心肺运动数据分析基本要求和原则。优化实施方案如下：

（一）运动心肺功能检查优化方案

目前临床上应用最多的检查方案是在负荷功率自行车上进行症状限制性的功率递增运动试验。该运动方案包括静息状态（≥3min），无功率负荷热身运动（≥3min），根据性别年龄和功能状态等选择 10~50W/min 的功率递增速率，令受试者进行负荷运动直至出现运动受限，并继续记录≥5min 的恢复情况（图1）。我们选择合适负荷功率递增幅度的目的是将总运动时间控制在 10min 以内。如果功率增幅过低，则可能会导致受试者不明原因终止运动，而且由于疲劳过度以至不能重复试验。如果功率增幅过大，则运动时间过短，必要时可以稍做休息后重复试验。由于患者在运动过程中说话会对数据造成很大干扰，因此试验前与受试者的沟通十分必要。如技术人员可以与其约定拇指向下表示无法继续坚持，并示意不适（疼痛）部位。通常，在安全的前提下，技术人员和医生应鼓励受试者尽可能坚持运动直至极限，强调达到最大运动水平的重要性。运动结束移开咬口器之后，医生应立即以非诱导的方式询问患者终止运动的原因，用于评价患者运动受限症状的意义。值得注意的是，恢复期早期应嘱患者继续做无负荷缓慢踏车至少 20s，以

免剧烈运动突然终止时出现血压骤降和头部不适。该检查方案已经能够满足大多数临床检查的需要,它是我们所推荐的适合绝大多数医院和科研机构开展运动心肺检查要求的检查方案。另外还有几种方案可用于特殊目的的检查,以下简单说明以供选择。

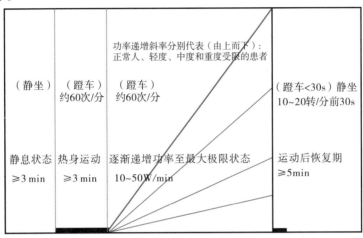

图1　心肺运动优化方案示意图

恒定功率运动试验方案主要用于确定最大摄氧量(VO_{2Max})、MRT 和 AT,其诱发支气管痉挛的成功率更高,也可用于评估颈动脉体在运动性过度通气的作用。它的主要缺点是所需时间较长,需要花费医生、技师和患者很多的精力,使人筋疲力尽。平板试验已广泛应用于临床监测心肌缺血,与运动中气体交换相结合能更好地检查心肺功能。

(二) 运动平板方案

我们虽然并不主张选择运动平板方式,但是如果运动试验室只有运动平板,那么仅推荐新 Harbor-UCLA 方案,其他运动方案都有相当明显的缺陷,仅供参考和备选。

1. 新 Harbor-UCLA 方案,3 分钟静息,3 分钟热身(0%,最低速度),根据 VO_2 线性递增斜率计算推出功率斜率和速度的非线性每分钟递增速率,从而在临床试验中得到较好的 VO_2 反应曲线,我们认为这是目前最佳的平板运动方案。

2. Bruce 方案,前 9 分钟以 1.7mph 速度步行,初始梯度为 0,每 3 分钟增加 5% 直至 10%,之后每 3 分钟梯度递增 2%,速度递增 0.8mph,直至达到梯度 18% 和速度 5mph,然后速度每分钟递增 0.5mph 直至运动结束。虽然该方案是目前心血管病学使用最多的,但是,我们认为每 3 分钟递增功率的方案是最不值得提倡的。

3. Ellestad 方案,包括 7 个阶段,速度递增,依次为 1、2、3、4、5、6、7 和 8mph,前 4 个阶段的梯度为 10%,持续时间分别为 3、2、2 和 3 分钟,最后 3 个阶段的梯度为 15%,持续时间均为 2 分钟。

4. Naughton 方案，包括 10 个运动时段，相邻运动时段间均有 3 分钟用于休息，前 3 个时段梯度为 0，速度依次为 1mph、1.5mph 和 2mph，然后第 4、5 时段速度保持 2mph 不变，梯度依次为 3.5% 和 7%，最后 5 个时段速度均为 3mph，梯度递增依次为 5%、7.5%、10%、12.5% 和 15%。

5. Astrand 方案，速度保持在 5mph，3 分钟 0 级运动后，梯度每 2 分钟增加 2.5%。

6. Ballke 方案，第 1 分钟梯度为 0 级，第 2 分钟为 2%，然后每分钟增加 1%，速度始终保持在 3.3mph。

7. 旧 Harbor-UCLA 方案，先以舒适速度步行 3 分钟后，选择适当恒定速率（每分钟增加 1%、2% 或 3%）递增梯度，以保证受试者在大约 10 分钟内达到其 Peak VO_2。

（三）心肺运动检查及气体交换为主的数据（心电图、血压、血气、肺功能等另述）分析的基本要求和原则

心肺运动试验在仰卧位记录静态心电图后，全面测定肺容量、肺通气和肺换气等静态肺功能；继之在连续动态监测记录进出气流、O_2、CO_2、全导联心电图、袖带无创血压、脉搏氧饱和度，甚至根据需要动脉和/或静脉置管直接测定血压及抽取血液样本（以分析血液中的气体和各种化学成分）从静息－热身－极限运动－恢复各功能状态的连续动态数据和其二次、三次计算数据，共同组成了能够反映患者整体生理学功能状态和基本信息的收集整理，如何正确分析处理目前临床上最为繁杂、能同时反应整体和心肺等多系统功能是我们临床应用的重要一环。

1. 每次呼吸（breath-by-breath）为基础的原始数据首先需要每秒（s-by-s）数据切割

目前各专业心肺运动系统生产厂家存储的基本原始数据都是每次呼吸（breath-by-breath）为基础的，而以 50～200Hz 频率的初始监测数据都没有存储记录下来。由于每次呼吸的时间跨度和呼吸幅度都不一致，且多数生产厂家（仅少数软件除外）基本上没有在分析计算软件中计算时间平均值时首先进行每秒数据切割。因此，应当牢记首先将每次呼吸原始数据进行每秒数据切割，然后再进行任何需要的单位时间平均值计算。

2. 不同目的、不同状态的数据需要进行不同时间周期的平均计算

从优化临床应用的角度出发，各主要指标的静息状态值平均其最后 120s；热身状态值平均其最后 30s；最大极限运动状态值平均其最后 30s。各指标在无氧阈（AT）状态时的值则基本上以 10s 值为准；$PETCO_2$@ AT 和 VE/VCO_2@ AT 则平均 AT 及之后的 60s 值，即 AT 点及之后 50s 值的平均；但 $PETO_2$@ AT 和 VE/VO_2@ AT 则平均 AT 及之前的 60s 值，即 AT 点及之前 50s 值的平均。VE/VCO_2 最低值则

选 90s 移动平均值的最小数值；氧气吸收通气有效性峰值（OUEP），即 VO_2/VE 最大值，则选 90s 移动平均值的最大数值。VE 对 VCO_2 的斜率则选择从运动开始至通气代偿点（VCP）数据通过（$Y = a + bX$）线性回归分析得出（b），但应当特别注意截距（a）的大小及其对 b 可能的影响。

（四）正常人预计值计算公式的选择和%预计值

心肺代谢各主要功能与个体的年龄、性别、身高、体重和运动方式等有着密切的相关关系，因此为我们进行正常值计算提供了根据。我们体会以 Harbor-UCLA 以办公室工作人员和海港码头工人（非重体力劳动者）为人群得出的计算预计公式比较适合于临床疾病诊断和功能整体评估（KW 等 2011）。近年热点指标 OUEP（EJAP2012 和 Chest2012），VE/VCO_2 最低值、$VE/VCO_2 PuaCO_2$ @ AT 值及 VE 对 $VCO_2 PuaCO_2$ 的斜率（AJRCCM2002）的预计公式主要是患者发表的参考资料。由于整个心肺运动开展很少，国人正常值还没有比较合适的参考文献，希望大家共同努力尽早建立起国人预计值。

（五）心肺运动数据的基本图示

用心肺运动试验的 10s 平均数据选择最重要的指标按新九图展示，以便于对各指标运动中的反应方式进行直观的判读。此外，将 $VO_2 PuaCO_2$ 对 $VCO_2 PuaCO_2$ 相等标尺放大到整页图，以便于用 45 度线和三角板进行 AT 值得直观测定。

（六）心肺运动数据的基本表格展示

依据心肺运动试验收集信息的 10s 平均值选择主要的指标列表以供数据的查阅（见数据表第一页）。另外还可以将各主要指标在不同状态（如上述静息、热身、AT、极限等）的平均值归纳为测定指标功能状态简表。

（七）心肺运动数据分析的最基本临床应用报告要点

首先要对静态肺功能、静态+运动心电图和血压进行判读，然后对心肺运动是否达到最大静息状态和患者努力程度进行描述，患者不能继续运动的主、次要原因是什么和如果医生因安全因素停运动要注明，如果能够判明患者运动受限主要是何（心肺代谢等）系统可以提出建议，最后给予最大氧耗量和 AT 的测定值和%预计值来作为客观定量的功能评估。当然根据整体生理学/整体病理生理学/整体医学新理论体系对心肺运动试验数据而进行的耗时、详尽和复杂的多系统功能整体评估判读则另文讨论之。

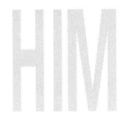

第三十章 服务于人的生命科学必须坚持整体整合观

◎孙兴国

临床医学唯一的服务对象——人体，是一个不可分割的有机整体。近现代科学在以还原论为主潮流的大背景下，现代西医学和生理学以系统、器官和细胞甚至基因等为主线，建立了各自的理论体系及相应的精细分支学科。由此带来了医疗进步和医学知识剧增，但同时也伴随着分科过细、过窄，使医生特别是年轻医生，可能只了解人体的某个/些局部，导致片面、机械的"头痛医头，脚痛医脚"，必然限制了"以人为本"的医疗服务质量的提高，而在一定程度上偏离了从整体上"治病救人，救死扶伤"和"减少疾病发生，提高健康水平"的防治疾病的根本职责。

探索生命本质及其相关问题一直是人类追求的目标。虽然系统生理学，细胞、分子和基因生物学研究取得了巨大的进展，但生命本质及其调控机制仍然像"黑盒子"一样不明。近三个多世纪以来，各种医学科学分支的相关知识在广度和深度上逐渐展开，医生却陷入一种尴尬的困境：一方面，明知要把所有已有的知识综合成为一个整体，而医生才刚刚开始获得可靠的信息资料；另一方面，一个人想要充分掌握比一个狭小的专业领域（专家）再多一点的知识几乎是不可能的。必须有人要敢于去综合这些理论和事实，即使有些理论和事实是第二手的和不完善的资料，还要敢于承担使自己成为蠢人的危险，否则医生永远不能探索到生命本质。

美国加州大学圣地亚哥分校（UCSD）著名现代生理学家JB West教授在《呼吸生理学：人们和理念》一书"肺血流和气体交换"一章的附言中指出"……肺血流和气体交换等许多重要的问题被忽略了。目前历史的钟摆正远离整合生理学的现状使整个年轻一代的生理学家基本上对此毫无所知，不幸的是在这些领域，无论是在基础还是在应用方面，都存在着许多悬而未决的问题。仅举一个应用方面的事例，我们仍然未注意到在 ICU 治疗的严重肺疾病患者是如何调节肺血流的分布和气体交换的，并且会失望地看到，大学医院里年轻的 ICU 医生对这类患者的处置是那样的无知和不当。毫无疑问，在历史前进的长河中，钟摆终将从目前的这种错误状态摆回去找到更佳的平衡。"

近年来，学科交叉、医学的整合趋势已非常明显，仅关注局部研究难以取得突破，"围墙文化"和故步自封的旧观念终将被人唾弃，现已提出多种多学科整合模式。医学整合就是基于医学发展整体化的客观趋势，基于克服专科体制弊端的需要，更重要的是基于慢性病的防控而提出的。而且，临床医疗实践表明，将学科性质相似的专科整合在一起，或针对同一器官的不同治疗手段的整合，一方面有利于开阔临床医疗、科学研究和学术思想的视野，同时也使医生更透彻地理解疾病和生命，为患者找到最佳的防治方案。

一、人体各系统的调控并非各自为政

概括而言，整体整合生理学的基本概念即在整体论指导下，将医学各领域最先进的理论知识和临床各专科最有效的实践经验及科学技术分别加以有机整理与整合，并根据社会、环境、心理的现实进行调整，使之成为更加符合人体健康和疾病防治所需的新的医学体系；并更加适宜于为人们的健康管理、疾病预防、诊断治疗和功能康复提供更好的服务。整体整合生理学是在将人体看作一个有机整体的基础上，将所有功能活动和功能系统联系一体化，对时间、空间观念上的连续、动态、复杂过程的调控机制进行有机综合分析的学科，而不仅仅是以其他系统相对稳定或不变为前提描述的系统生理学各个系统的机械整合。

追溯整体整合生理学的历史渊源，我国传统中医和古代哲学的整体观即与整体整合生理学医学观念有诸多相通之处。中医一直是从哲学的角度将人体（生命体）作为一个有机整体，借助于经验和正确思辨进行讨论。这种正确的思辨分析方式，由于未与特定实体和实验方法相对应和佐证而表现为"务虚"的特性，因此在以"唯物"为基础的现代科学和医学体系中，难以被接受和认可，很难实现真正的中西医整合。同时，西方也有一元和二元的"活力论"，即生命体兼具物质和活力的双重属性。他们认为，生命体由纯粹的物质和活力或灵魂两个分离的部分组成。在人体的器官中，以心肺为主联合完成"生命灵气（元气）"的维持，并在此基础上形成古代西方医学和哲学体系，这个过程持续了约 1700 年。

医学史上"系统生理学"的系统观可追溯到 1628 年出版的《心血运动论》。英国国王御医、医学家、解剖学家、生理学家和胚胎学家哈维（William Harvey），首创了实验观察、定量计算等方法和简单机械类比的思路，抛开整体生命体和血液循环的功能，系统地描述了心脏、脉搏、血液、血管和瓣膜的生理活动规律，并提出了血液循环理论。幸运的是，仅仅在 30 多年后的 1661 年，另一位学者马尔比基（Marcello Malpighi）用显微镜证实了动、静脉之间的组织中存在着毛细血管连接,并由此确立了血液循环的系统概念。血液循环的系统概念一经确立,广大生命科学家和医生便效仿哈维的方法和思路,建立起身体其他系统的系统生理学,并依此建立了现代西医学。毋庸置疑,哈维的科学贡献是巨大的,但从整合的理念上看,他依据粗浅、片面的经验——"脉搏快而有力跳动时呼吸(应该是指呼吸频率)却可以保存平稳,发烧时脉快而呼吸反慢,足见呼吸和脉搏(指循环)不是一回事。心脏和肺脏的解剖结构迥然相异。心脏和动、静脉流动的都是同一种物质——血液,而非空气(指元气)"武断地否定了盖仑理论的多个精髓部分:循环和呼吸之目的都是为了吸入元气;右、左心之间有孔隙(胚胎时期)传递元气;动脉开放后收缩促进止血等。导致后来逐渐发展起来的系统生理学和西医几乎抛弃了生命整体观。如此,中、西医的分歧必然无法调和,现代西医学及其基础科学无论在亚整体及以下层面有多么大的进展,都不可能使整体层面的生命探索取得突破。但是,从现已掌握的知识看来,当时西方学者的科学知识和认知仍是非常有限的。

现代医学发展到今天,人们逐渐认识到,人体各个系统的调控不是独立进行的,需要各系统相互联系才能共同完成调节生理状态平衡的任务。所以,将人体看成一个生命整体进行分析,必将成为未来医学发展和提高人类健康水平所必需的一种趋势;而生命整体调控新理论体系就是这种趋势发展的产物。

二、不能将人体"碎片化",现代医学亟须整合

自20世纪80年代以来,美国学者率先提出"转化医学"和"整合医学"的新概念,希望在现代医学体系中重新整合传统医学的精髓,以此突破医学发展的"瓶颈"。进入21世纪,WHO明确提出现代医学模式的转变要从以疾病为中心过渡到以健康为中心,更加强调疾病的预防、预测和个体化治疗。另一方面,过去十几年临床生物技术的发展使心血管学科和其他学科分得越来越细,专家视野变得越来越窄,这样就形成了一个极大的反差。如何以人的整体化角度进行疾病预防与个体化治疗,是临床医学当前急需解决的问题。所以,在中国这样一个大国进行卫生体制改革,应对慢病暴发性递增这样一个大背景下,很多专家聚首在这里,就如何从现代临床医学和整合医学的角度看待医学发展问题进行探讨,以便为推动中国整合医学的发展,为中国未来慢病防控的发展做出应有的贡献。

专科化体制的弊端只能靠整合来弥补,医疗机构应探索临床学科间的整合,以寻求最佳诊疗效果。比如,围绕单病种组建疾病诊疗中心,对功能相近的科室进行合并,建立多学科松散型的结合体——某某中心,或者恢复大内科、大外科等。目前,国内一些医疗机构正在探索不同的学科整合模式,如阜外医院建立的心内心外联合手术的杂交手术室,解放军总医院在门诊建立多学科会诊中心,复旦大学中山医院建立全科医学模式下的内科诊疗体制等。我国的某些医院尚存在令人忧虑的专科化热潮,某些医院专科化的直接目标是谋求医院的名声和医生的

权威，这种定位非常危险。

从客观的生理现象到逐步发展的医学学科，"分化"与"整合"从来都是对立统一的，贯穿于科学发展的全过程，体现在每一个科学发展阶段之中。由于长期受"技术至上"思想的影响，使一些医生对技术本身产生迷恋，而他的服务对象——患者反而变得无足轻重。手术中，医生关注的是手术难度的大小、被切除的组织面积和重量，而对患者本身关心不足。在医生专业化的小天地中，患者早已蜕变为器官、组织，尽管有血有肉却无情无感。在拿起手术刀的那一刻，闪着令人心寒的、冰冷的光芒。

目前，不少医生特别是年轻医生，缺乏整体观念，只注重器官和病变，这对医学发展很不利。临床医疗差错和事故的发生，其客观原因主要是过于专的专科医生——"专家"缺少人体的其他相关专业的知识或存在误解；主观上主要是不上心、不用心，缺少全心全意为人民服务的态度。目前，在以专业执照医师从事临床服务为主体的大格局下，提倡整体整合医学的观念和知识的传播教育，强调有机整体人的生理学功能是整体整合一体化调控的，对以人为本的医学是十分必要、也是迫在眉睫的。而所谓"整体整合"，顾名思义就是将一些零散的东西通过某种方式彼此衔接，将其视为一个整体进行分析讨论。当代医学界的许多有识之士也一直呼吁医学各科亟须整合！人体健康管理、疾病预防、临床诊疗和功能康复等医学分支也亟须整合！年轻一代医师的培养教育更是亟须正确的整合理论和理念！

临床医学的整体整合绝不是简单的临床科室的合并与整合，任何专业、专科的医生都必须明白，医生临床服务的对象是整体的人，绝不仅仅是系统、器官与疾病。医生必须认识到并坚持优化临床服务，以最有利于患者整体身心健康为核心、为纲、为本，是战略问题；而疾病诊疗解决系统、器官、细胞、分子乃至基因问题为目标，是战术问题。

三、建立新理论体系，在正确理念下培养新时代的医师队伍

生命是自然界最复杂的现象，即使在科学技术飞速发展的今天，人类对生命现象的认识依然很少很少，只有很少一部分是人类认知的。因此，学术界有人形容生命现象就像是一个"黑盒子"，盒子里究竟装着多少奥秘，至今谁也无法解释清楚；或许在久远的将来，人类仍然不能全部打开这个"黑盒子"。但是，关于生命现象的整体观念，东、西方文化的认识，基本上是趋于统一的，即人和任何生命体都不是简单的机器。人体是一个完整的有机整体，时时刻刻与环境进行着交换与联系，又随时连续、动态地进行功能调控。而人或其他动物的生命，只能从整体水平分析时间和空间观念：由"点"到"面"，再由"多点、多面"到"立体实体"连续、动态变化与调控。简言之，生命是非恒、非稳态平衡系统的一种连续动态观念。

自 2011 年以来，我们已经以中国国家心血管病中心名义，分别在国际会议上推介新认知"生命定义"的呼吸如何调控，循环如何调控等不同组成部分，并首先以中文较全面地对外发表"以呼吸为表征，血液循环为基础，组织代谢为前提，氧化能量物质供应能量为核心，在神经体液联合调控下，在所有其他功能系统的协助之下，实现的一种动态地趋向于平衡，而永远达不到真正的平衡的一种功能状态"。在此理念的基础上，提出了"生命整体整合调控新理论体系"的基本理论框架，并对此理论体系从整体整合生理学、整体整合生物学、整体整合病理生理学到整体整合医学诸层面进行了描述，以便用于指导临床医学实践。我们描述的这种整体整合生理学理论体系，从本质上不同于 20 世纪 80 年代在欧美形成的"整合医学（integrated medicine）"。传统"整合医学"是在系统生理学基础上，强调系统生理学的各个系统需要整合，临床上主要指整合非主流医学分支来补充西方医学的不足，往往又被称为 complementary medicine。

与此不同，我们创立的整体整合生理学理论体系首先是与系统生理学中单独讨论各个生理学系统调控机制的静态和线性相关分析不同，同时考虑了时间、空间、非线性和动态平衡等方面的因素对呼吸调控机制、血液循环调控机制的影响，血液循环在呼吸调控中的决定性作用、神经在呼吸和循环调控中的调控模式及呼吸、循环、代谢等联合一体化自主调控机制进行革命性的重新解释。比如说，人在出生前后呼吸、循环功能和结构的改变。众所周知，人或其他哺乳动物在出生前是不呼吸的。出生后呼吸的出现，会导致心血管结构和功能上的巨大改变：肺血流量递增 10 多倍，经房间隔卵圆孔和动脉导管的右向左分流立即关闭和停止。这些变化可以通过自主调节循环血流动力学，进行合理、完善的解释。而且，在此生理现象中，其他系统的参与也是不可或缺的。从这一点上讲，我们在强调核心主轴时，只提心肺血液代谢等为主体方面的生理系统，但不能忽略其他的生理系统。就是说，人或其他哺乳动物在体内环境从动态趋向于稳态的维持过程中，其他系统的参与也是不可或缺的，人体所有系统的一体化自主调控现象是客观存在的，换言之，人体是一个不可分割的有机整体，临床医学本来就是整体医学。

更新整体整合生理学——生命整体整合调控理论体系的最大障碍，就是已经牢牢地印在我们记忆中的，被当作"真理"而教授下来的已经有长达近 400 年历史的"系统生理学"。所以，我们必须强调系统生理学的系统只是整体的一个侧面，而非完整的有机整体。在系统生理学的基础上，将整体整合生理学——生命功能整体整合调控的概念推广到所有临床医生的继续教育以及医学生的在校教育中，就可以使医学生在走上临床之前就能够认识到人体是一个不可分割的整体，使得医生，不论是全科医生还是某专业的专家或者专科医生，能更好地服务于以整体人为本的疾病防治和健康事业。对于新的整体整合理论体系，还需要做更多的试验，获取更多的实验和临床数据与验证，亟须得到国家行政机构、医疗科研教学机构及单位的大力支持，更需要所有医教研同仁的共同努力。

整体整合医学并不排斥医学专科化，与之相反，专科医学的进步恰恰是创立和发展整体整合医学的先决条件。整体整合医学反对的是医学专科过度细化，尤其是在医学人才培养上忽视通科教育和人文素质的培养，从而导致医生对患者整体状态的把握和综合处理能力低下。比如，从整体整合医学角度看，心血管专科医师首先是一名善良和富有爱心的人，同时具有丰富的人文知识，能与患者进行有效的沟通，能倾听患者的心声，而绝不是冷冰冰地将患者物化，将患者仅仅视为器官、组织或者疾病。其次，他还必须是一名医生，能正确理解人体是一个有机整体，疾病的发生是环境、遗传和自身生活方式长期共同作用的结果，人体各个系统、各个脏器的功能环环相扣不可分割，对疾病能进行整体的理解和处理，从而做出真正有利于患者有机整体的防治康复决定。最后，他才是一名心血管专科医师，甚至可以有自己的亚专业方向（如心脏移植、先心病外科、肺血管病、超声、功能检测等）的专家，但他清楚地知道自己专业的优势和缺陷，绝不迷恋于自己的技术和名利。患者在他心目中永远是第一位的，他随时可以打破学科的界限，与其他医师联手为患者提供最适宜的防治方案。

经过20年的努力，我们已经基本完成人体整体生理学/生命整体调控的整体理论体系的构架构建，但迄今为止，生命整体整合调控新理论体系还是纯理论性的。展望未来，整体整合生物学—生理学—病理生理学与整合医学间完整理论体系尚需要进一步细化、调整、纠错和完善，使人类对生命和各种生理功能整体性整合的发生、发展、调节控制的认知得到突破性进展，这将为人体的生长发育与衰老，健康与亚健康，各种疾病的预防、诊治、评估、预后预测和功能康复等提供正确的理论依据，继之创立"整体整合医学"新理论体系，更新提高"运动生理学/医学""睡眠生理学/医学""高原生理学/医学"和"康复医学"理论知识。并可能有望实现真正意义上的"中西医整合"，即在传统中医整体论指导下的现代医学实践，使国人的健康保护、健康管理和疾病的防、治、康、养得到更为全面优化的有力支持，在不忽视疾病诊疗的前提下，真正实现国人健康生命的最大化延长，使生命真谛的探索有所突破，使我国科学研究和健康服务的水平真正领先于世界。

四、生活方式、体力活动和运动康复不仅是健康管理手段，更是医学临床的重要组成部分

进入21世纪后，慢性非传染性疾病取代传染病成为人类的主要杀手，2008年慢性病所致死亡率已占全部死亡率的63%，占全部费用负担的50%以上。我国2010年心血管疾病患者高达2.3亿，两年后的2012年达2.9亿，每年有350万人死于心血管疾病，而且患者数量呈现快速增长态势。从国家层面上看，人文精神心理、文化文艺、体育运动、人体健康管理、疾病预防、疾病诊疗、功能康复和养病、养生、养老更是相互分离，虽然各种科学知识和技术的发展突飞猛进、疾病诊疗水平不断提高，但是慢性病的发生率、死亡率和医疗费用却递增更快。慢性病的发生与许多危险因素密切相关，控制这些危险因素才可以极大降低慢性病

的发病率,仅仅依靠强化"高难度"技术来提高临床诊治效果和降低死亡率显然不是上策。重治疗、轻预防造成了当前医疗诊疗技术快速发展、医疗经费大幅度上涨,但慢性病的发病率和患者数量却急剧递增;疾病的防治必须整合,否则多么富裕的国家和社会都不堪重负,且人民没有真正的健康。

五、优化顶层设计,从整体上整合疾病的防、治、康、养,使服务于中国人的医疗卫生事业真正超越并领先于世界

数年前,胡盛寿等率先在国际上提出了"一站式冠心病复合技术治疗"的整合理念(one-stop hybrid therapy),用作心血管疾病整合治疗的模式,取得了优异的效果。近5年随访结果表明,这种整合治疗模式的治疗效果明显好于"头痛医头、脚痛医脚"的单学科治疗模式,说明内外科紧密结合的整合医学理念在临床实践上的重要性。内外科携手合作对患者来说非常有利,可以为患者找到一个最佳治疗方案。阜外医院将学科性质相似的专科融合在一起,或将针对同一器官疾患的不同治疗手段进行整合,有利于开阔临床医疗、科学研究和学术思想方面的视野,也使医生更透彻地理解疾病。比如,阜外医院打破学科界限成立"胸痛中心",改变传统急诊"逐一分科就诊"模式,使胸痛患者在接诊的第一时间就按医疗常规和指南进入诊疗程序,从而挽救了更多患者的生命。医学整合不仅是科室以及治疗手段的融合,还体现在基础医学与临床医学之间的转化及疾病预防、治疗前移和分析评估。

从学科发展层面看,无论是医学的哪个学科,深入研究到微观层次均涉及分子水平的问题,这是普遍的、共性的问题,需要多学科共同进行探讨。因此,联合、融合和整合是一种必然趋势,也是科学研究共同体的一种基本规则和发展范式。

从外部动力来看,社会现实的需求对于医学的联合、融合和整合也十分重要。这突出表现在对功能整合的需求,如国家健康发展战略要重点实现卫生服务体系的整合;再如为了培养合格的医学人才,适应学科发展和医学模式转变的需要,医药院校的课程必须整合等。这些整合都是社会需要在医疗服务结构变革和医学教育改革中的反映,是医学整合的重要外部动因。

从整体性、系统性和协调性的角度出发,优化顶层设计,实现国人疾病的预防、诊治、康复、养生、养老、养病一体化的健康管理。这需要环境、饮食、民政、社保、文化、教育、体育、卫生等各方面共同努力协作,建设无污染的清洁环境、清新空气、无污染的水源、土壤环境。推广普及健康知识教育,提倡健康的文化娱乐方式,放松心情、合理安排作息、避免过度疲劳,保持足够的睡眠。倡导健康生活方式,禁烟限酒,提倡均衡饮食,多种食物合理搭配,少食多餐,控制热量摄入,避免暴饮暴食,减少含糖碳酸饮料及各种添加剂的饮品和食品。坚持每天适量运动、体力活动和劳动,减少和扭转亚健康状态。预防和减少高血糖、高血脂及高血压的发生,防患于未然。注意养生和养老。当身体逐渐倾向于疾病状态时，应尽可能早诊断、早治疗，合理选择药物、器械、手术和运动康复治疗，扭转疾病进程甚至痊愈，或减缓疾病进展速度，减轻疾病程度，减少再发作、再入院和并发症发生；在不能有效改善功能和缓解病情的终末期状态时，应减轻患者精神和肉体痛苦，在临床医疗基础上实施养病，从而实现真正意义上的防、治、康、养一体化健康管理。

第三十一章 整体整合生理学医学
——正确理解时空人体整体整合生理学功能解释慢病机制及其整体健康管理方案

◎孙兴国

什么是未来的医学？对于这个问题，各种专家根据自己的观点会给出各自的答复。20世纪中后期开始，医学先驱们从重视强调人文医学和精神心理学的身心医学，同时关注心血管病和精神心理学的双心医学、循证医学、个体化医疗等，同时也未忽略且重视各种传统医学方法的补充医学模式，特别是到20世纪末有人曾经认为脑科学计划、人类基因组计划、NO及精准医学等热点探索的完成就能解开生命和疾病的奥秘，人类就能战胜所有疾病，但结果并非如此。因为基因只决定疾病的先天遗传易感性，但多数疾病是环境因素、生活方式与机体因素交互作用的结果。

医学发展是世界自然事物的一部分，其轨迹离不开一定规律。樊代明院士认为事物发展多数都表现为"分久必合，合久必分"之现象，通常都按照"螺旋上升，波浪前行"之方式，从来都遵从"否定之否定，对立又统一"之规律，充满了既一分为二，又合二为一之哲学思想。由此樊院士比较清晰地提出未来的医学就是整体整合医学（Holistic Integrative Medicine，HIM），简称整合医学。

当前在简化论、还原论为主流的时代大潮下，现代医学以解剖学、系统论、器官论和疾病论，逐渐成为这种以分为主的发展方式，确实给现代医学带来了进步。人们对人体的认识似乎更细致，积累的知识更丰富，诊疗的手段和方法更加有的放矢，也不可否认的是疾病的诊疗水平和人类的平均寿命确有显著提高。社会分工越来越细，极大地促进了个人所从事专业的熟练程度，提高了工作效率，加速了社会繁荣,也改善了人类的生活质量,已成为时代发展的潮流。但是,我们也不得不承认它给医学带来了不利、损害,甚至恶果。2012年樊代明院士对现代医学的不足和缺失进行全面总结,其在中国的临床医疗服务中主要表现在以下九个方面:①患者成了器官,②疾病成了症状,③临床成了检验,④医师成了药师,⑤心理与躯体分离,⑥医疗护理配合不佳,⑦西医中医相互抵触,⑧重治疗轻预防,⑨城乡医疗水平差距拉大。所以,医学分科越来越细,对于医疗技术的发展和医生水平的提高确实也带来了前所未有的进步。但随着生活方式的改变和疾病谱的变化,"分"已经到了尽头,靠无限的"分"已经解决不了医疗存在的现实问题。不解决好这个难题,现代医学的发展不仅会严重受阻,而且有可能走向歧途。怎么办?我们必须要探索现代医学的未来是什么。

一、系统医学的出现

在世纪相交之际,医学领域出现了一个新的发展方向——系统医学,其特征是以系统的观点和方法来认识和处理人的健康与疾病。这不是医学的一个新兴的分支学科,而是以方法论为特征的一个新的发展阶段,即医学的方法模式由还原论为主导,转变和发展为以系统论为主导,也可以说这是一种新的医学模式。

习惯于纵切苹果的人,看不到苹果横切面上的五角形结构,把"苹果纵切"到细胞、分子乃至纳米水平,更看不到那种五角形结构。"纵切"与"横切",这是两种不同的方法,形成两种不同的视野,要想看到苹果横切面上的五角形结构,就需要从"纵切"变为"横切"。医学的方法模式从还原论向系统论的转变,简单来说就是这个道理。方法模式决定着医学的视野,还原论在医学中已经主导了400多年,形成了特定的视野。但是,有许多非常重要的东西却遗漏在其视野之外,这些东西在现代疾病谱中日益突出和迫切,需要一种能够将其收入视野之内的新方法模式,这就是系统论。系统医学是以系统论为方法模式的医学,其兴起和发展将带来医学的战略性突破和变革。

系统医学的出现不是偶然的,也不是孤立的,有两个重要背景。一方面,20世纪以来的现代科学技术革命,不但是认识和改造客观世界的革命,而且是科学方法论的革命,冲破了传统的还原论方法模式的局限,建立起崭新的系统论方法模式,并形成专门的系统理论和系统科学,科学的方法模式从"还原时代"上升到"系统时代",系统医学的出现不过是这种转变和革命的一种产物或表现。另一方面,它是医学现代发展的必然产物。二次大战以来,人类的疾病谱发生了重大改变,日益增多的复杂性问题超出了还原论的视野和能力,医学需要应对这类复杂性问题的新观点、新方法,于是系统论应运而生。

二、古代的整体论,特别是中国国学和中医学

整体论是在古代条件下形成的方法模式,那时的生产水平和科学技术水平低

下，没有条件和手段把研究对象打开，以对其各个部分和细节进行研究，只能从整体着眼着手，从整体水平进行观察和调节。那时的哲学、自然科学和医学，都是遵循这样的方法模式。

古代的中国医学和西方医学的方法模式都是整体论的，那时的医学虽然对人有了一定的解剖认识，但是还没有条件和手段来研究和弄清人体的内部结构与功能，无法了解健康与疾病的内在细节，认识的焦点只能放在人的整体水平，考察和调节在人的整体水平呈现的健康与疾病现象，总结和掌握整体性的规律。这种方法模式突出地认识和强调了人的整体性，而整体性正是人的一种根本特性，因此整体论在这一点上是合理和正确的。

整体论的特点

首先，整体论方法模式是整体观与整体方法的统一体，其特点主要有：

第一，整体观点。把人理解为一个整体，把疾病理解为整体的人发生的过程，认为疾病的本质是"人病"，因而治疗的本质是"治人"。中医传统的整体观，希波克拉底学派强调的"整体的人"，都是整体观的典型代表。

第二，整体方法。直接从人的整体水平着眼、着手，研究人的健康与疾病的整体性内容和表现，掌握影响健康的整体性机制和规律，以人的整体状态为基准或目标来调理和掌握人的病变，治疗方式是一种整体治疗。中医的"四诊""辨证论治"等是较典型的整体方法，其注意的中心在人的整体或亚整体水平，"望、闻、问、切"所诊察的内容，"八纲辨证"和"六经辨证"等所辨的证候，主要是人的整体性病变或病变的整体性反应。由于没有条件和手段对人体进行分解研究，人体还是一个无法打开的"黑箱"，病变的微观细节和内部机制无法了解，因而，不得不采用"以象测藏"等方法，从外在表现来推断内在变化。

三、中国国学和中医学整体论的哲学基础

哲学，是人们通过对各种自然科学和社会科学进行归纳概括发展而成的，关于物质世界最一般运动规律的理性认识；是理论化、系统化的世界观和方法论；是关于自然界、社会和人类思维及其发展的最一般规律的学问。医学作为生命科学的重要分支学科，要探索和认识人体的生命活动及其疾病的规律，也离不开哲学，离不开对物质世界的总认识。诞生于中国古代的医学，当时实验科学不发达，不得不更多地借助于当时的哲学知识，阐释人的生理功能、病理变化，归纳出有关健康与疾病的某些规律和机理，并用以指导临床诊断和治疗。因此在中医学的形成和发展过程中，古代哲学对中医学有很大的影响，其中影响最为突出的是精气学说、阴阳学说和五行学说。精气学说是中医理论中占主导地位的自然观，奠定了中医理论体系的本体论基石；阴阳五行学说作为中医纲领性的方法论，为中医认识人体，构建理论框架，提供了方法论原则。这些哲学思想被运用到中医学的各个领域，已经成为中医理论体系的核心部分。所以要学习中医的基本理论，

就必须对中国古代的主要哲学思想有一个基本的认识，并了解这些哲学思想在中医学中的具体运用。

四、整合医学（HIM）的产生

医学整合，对医学的科学发展和保健服务的公平都具有重要意义。医学整合有其客观基础，与当代医学发展进程中出现的医学整体化趋势分不开。当代医学整体化的表现是多途的和全方位的：首先是对生命和疾病的认识向整体性、综合性方向突进。先前的医学习惯于按人体解剖学系统、脏器部位或病原的特点来认识疾病。

2012年樊代明院士为《医学争鸣》杂志撰稿专门论述整合医学（HIM）认为："……世界的统一性和多样性，决定了人们对世界的认识既有分化，也有整合。我们认为，分化与整合是对立统一的，是科学发展的两种相反相成的趋势。它们贯穿于科学发展的全过程，体现在每一科学发展阶段之中。科学的分化指在原有的基本学科中细分出一门或几门相对独立的学科；科学的整合指相邻乃至相距甚远的学科之间相互交叉、相互渗透、相互融合，从而打破原有学科之间的界限，形成许多边缘性、综合性学科，使原来几乎彼此毫不相干的各门科学联结成为科学知识的有机整体。整合医学就是将医学各领域最先进的知识理论和临床各专科最有效的实践经验分别加以有机整合，并根据社会、环境、心理的现实进行修整、调整，使之成为更加符合、更加适合人体健康和疾病治疗的新的医学体系。整，即整理的整，是方法，是手段，是过程；合，即适合的合，是要求，是标准，是结果。"这样做是顺应历史潮流，顺乎科学规律，顺合社会民意，有其历史和哲学的根据。

随后樊代明院士在整合医学初探的后半部分从加强整合医学的理论研究和加快整合医学实践的推进两个方面进行了重点描述，最后樊代明院士总结到，医学从合到分已有上千年的历史。分不是不好，只是只能到一定程度。分得太细、分得太散，最终不仅说明不了生命的真谛或人体的本质，而且容易出现盲人摸象的现象，容易出现只见树木甚至树叶、不见森林的现象。医学需要整合，整合的结果就是整合医学，就是还器官为患者，还症状为疾病，从检验到临床，从药师到医师，身心并重、医护并重、中西医并重、防治并重。从事整合医学的学科不是要把一个综合医院的医疗全部都能完成；同理，从事整合医学的医生不是要把所有医生的工作全部都能胜任。但这样的学科这样的医生必须懂得，他们必须利用整合医学的概念和实践来治疗他正在治疗的患者。他们所诊断和治疗的患者不仅要比别的医生诊疗的患者，而且还比自己过去诊疗的患者生存率要更高，生存时间要更长，生活质量要更好。这就是对整合医学的要求，这就是对从事整合医学医务人员的要求。

基础医学可以解决发病机制的问题，临床医学可以解决治疗疾病的问题，但如何有效避免"后天不良刺激",真正做到"防患于未然",还得靠预防医学。提起预防医学,人们首先想到的是一遇突发事件,工作人员身穿防护服,肩背消毒器,到处喷水撒药。其实,预防医学不只是干这些,这完全是误解。预防医学不仅是事中、事后防治,更重要的是事前防范,不仅是"治末病",而且是"治未病"。

五、《整体整合生理学(Holistic Integrative Physiology)》新理论体系创立到慢病机制新解

1. 整体整合生理学新理论就是整合医学的理论基础:从理念产生到理论体系创立再到慢病机制新解进一步指导慢病有效诊疗与健康有效管理的应用价值

(1) 整体整合生理学 - 人体功能整体一体化调控的新理论创立与概述

早在20世纪80年代初中期,在推动呼吸心跳停止患者的心肺脑复苏和早期危重症监护治疗过程中,反思质疑生理学解剖学系统论体系问题,我开始提倡心肺代谢等功能一体化调节控制的初步理念。虽然未得深入,经过王志均和钱学森等生理学科学大家们的正确指导引领,离开中国赴美师从美国加州大学洛杉矶分校(UCLA) Harbor-UCLA 医学中心的心肺运动之父 Karlman Wasserman 教授博士后访问学者和教授研究员潜心探索二十余年,回国完成基本架构中文专刊24篇文章共121页发表,再初探临床应用。经过30年的努力,我们已经创立并基本完成人体整体生理学/生命整体调控的整体理论体系的构架构建(本书中多个章节另文专述)。

人类的生命现象是自然界最复杂、只是很少很少部分被认知的,因此有人形容生命现象就像是"黑盒子"。为此我们引入了"连续动态观念":生命是非恒态、非稳态平衡系统;"时间观念":人体是一个完整的个体,同时又随时连续动态地与环境进行着交换;"空间观念":点、面、多面、实体;以及"永不平衡":而永恒地趋向于平衡的观念,对人体整体生理学功能进行时间、空间连续动态调控的描述:整体整合生理学是综合了时间和空间因素,对正常人体生理学的呼吸、循环、代谢等所有系统功能进行分析探讨其整体一体化调控的机制,进而整体整合医学就是探索生命、疾病和健康的基础学科。

整体整合生理学认为正常人呼吸是生命活动的表征,血液循环是呼吸存在的基础,代谢是呼吸和循环的前提;人体以呼吸、循环、血液、消化、吸收、代谢为主轴,在神经体液统一整体调控下,在其他功能系统的配合和辅助之下,所有功能系统共同参与的,以维持人体功能连续动态趋向于平衡而永远达不到真正平衡的生命活动状态。

(2) 整体整合生理学新理论:正确理解慢病进一步有效防治

目前,越来越多的疾病发病机制,已经不能用单系统的生理机制来解释,整体整合生理学已成为医学未来发展的必然趋势。独立自主地将"整体整合生物

学—生理学—病理生理学直到整体整合医学"完整理论体系创立起来，以期探索生命的真谛。整体整合医学慢病实践是在对正常人体生理学所有功能系统的整体一体化调控机制进行时空探索基础之上，对各种疾病，特别是慢病，发生的多系统整体整合病理生理学机制进行探讨，分析探讨慢病引起血糖、血脂、血压、尿酸及体重等指标异常的整体机制，继之探索慢病各种指标异常的发生、发展、纠正、转归和预后规律，进而对慢病预防、评估、诊断、治疗和康复提出创新可行的整体防、治、康、养一体化解决全程方案。通过个体化精准运动为核心整体自然方案全时程、全生命周期对血糖、血脂、血压、尿酸体重等指标异常进行有效的管控，真正实现慢病的有效诊疗是真正意义上的"中西整合""标本兼治"、用国学整体论指导下建立的正确的现代有效医疗新体系。构建在整体论指导下的现代医学模式，使国人的健康维护和疾病防治得到有力支持，使我国生命科学研究和健康服务水平领先于世界。

（3）整体整合生理学新理论分析慢性疾病发生机制新解及个体化精准运动整体方案能够有效管控慢病异常指标的机制解释

我国慢病暴发和慢病不能治愈，而西医治疗指南的以对症治疗为核心的本质是治标不治本，需要终生服药及停药就反弹，令其缺陷尽显。我以整体整合生理学解释慢病多高症及慢性肿瘤发生的核心机制是人体整体对某个或某些局部、相对或者绝对的该物质"需供不平衡"的代偿所致；治疗对指标异常不宜单独过度抑制，而应顺势时空诱导人体功能的自然转归；亲自初试疗效惊人。

2. 整体整合生理学理论指导个体化客观定量评估制定个体化精准运动整体方案行慢病有效诊疗和健康有效管理未来的展望

（1）对心脏、肺脏、脑、代谢等单器官、单疾病康复和慢病有效诊疗未来的展望

心脏康复，肺脏康复，脑康复，肝、肾、胃肠等器官疾病的康复，不仅是康复心脏等这一个器官或者疾病，而是患病的整体人。我们要想正确地认识、理解和执行心脑血管疾病的整体康复管理，就必须首先学习并理解整体整合生理学理论基础，来认识这个问题，心脏等单器官在人体整体中扮演的角色是什么？呼吸、循环、细胞代谢主轴和消化、吸收、排泄、循环、细胞代谢主轴系统以及各系统之间是以"Y"字形主轴如何整体运转，两个主轴相互影响，氧和能量物质需要匹配，才能保持机体的健康；如果氧和能量物质失匹配，会使机体出现功能障碍。人是一个完全独立于自然界的有机功能整体。人体的功能实现是一体化自主调控的复杂过程，是各系统间复杂交互联系、相互作用、无穷无尽地交织起来的，不可分割的一幅连续动态的立体画面，需要用整体的、联系的、全面的观点来理解。

心脏康复和慢病管理实际上是一样的，就是人的整体管理，要从"运动、饮食起居、药物、心理"等全方位、全过程的管理。其中精准化运动强度的有氧运动是管理的核心，临床医学及其基础科学都必须"以人为本"。特别是近年来，临

床广泛开展心肺运动、康复及睡眠监测等。在心血管病的诊治及预后预测方面，很多呼吸气体交换测定指标显著地优于传统循环功能指标。将心、肺、代谢等功能一体化自主调控理论，与以患者为核心的临床医疗实践紧密结合，实现真正的医学"转化"和"整合"，将是未来医学的发展方向。

（2）心肺运动试验客观定量评估患者的个体化整体功能状态（详见本书有关章节）。

（3）个体化精准运动为核心：在整体整合生理学新理论指导下，临床医疗工作者能从更高的角度上认识精准强度的运动所带来的益处。运动锻炼无论是对正常人，还是心血管病和呼吸病患者都是有益的。安全有效、个体化、适度高强度的运动训练，即精准定量运动处方是康复锻炼最重要的组成部分。心肺运动试验是评价运动训练与康复效果的唯一手段。其是将心肺、代谢一体进行整体功能的评估，可以揭示患者或正常人由运动刺激所引起的生理变化，评估患者的运动能力，确定最有利于康复的精准运动强度，保证安全前提下，再配合科技进步实现的无创伤或者微创伤的连续动态功能指标监测手段，制定个体化精准运动强度，实现异常指标有效管控所需要的频次，避免不安全、疗效差和不合理的运动方案造成的机体损伤、不良反应或效果不佳，充分调动及发挥人体功能上的自我调整和自我愈合能力，从而实现慢病异常指标的安全有效管控。这是慢病有效诊疗的核心和重点。

（4）动静结合、主动运动和被动运动结合、个体化精准运动和辅助性运动结合、身心结合和人文及哲学结合的整体整合方案：运动对于心肺疾病康复及慢病中单项指标增高和多项指标增高患者的有效诊疗是必不可少的，但是要保证安全、有效的运动方式，需要 CPET 的评估来制定运动方案，需要整体论指导下心、肺、代谢联合一体化调控的理论基础上进一步发展，倡导个体化的精准运动、辅以其他方法的整体方案有效治疗，即用心肺运动试验客观定量评估人体整体功能状态，指导制定个体化精准运动强度；用连续逐波血压、连续血糖等功能动态监测，指导制定运动频次为核心，配合传统抗阻训练、气功、八段锦、弹力带等辅助运动，优化药物，禁烟限酒，管理睡眠，健康饮食及精神心理等在内的一体化管理，就能达到对全身功能状态的提高，实现良好的心肺康复，对高血压、糖尿病、高血脂、高尿酸等多高病症进行有效的管理，异常指标的有效转归。

（5）实施安全有效慢病有效诊疗与健康有效管理的客观定量科学依据——无创微创的人体功能学指标连续动态变化监测和监护（详见本书有关章节）。

（6）目前欧美实施心、肺、脑血管、代谢、肿瘤等慢病诊疗指南存在的问题

最富裕的美国，GDP 世界第一，上任总统集全力推动和普及全民医保，国家层面的医疗卫生支出高达 18% GDP，此外还有各慈善福利机构的巨额个人捐助，每个慢病的管理费用达到近万美金/年。虽然取得了巨大成就，慢病的发病率在下降，近 20~30 年已从最高发病率下降了 1/4~1/3 左右，但是虽有很多治疗药物、

设备技术等方面的巨大进步，慢病的治愈率和有效的管控率仍然很低。而中国虽然是GDP总量世界第二，但我们仍然是全世界最大的发展中国家，人均GDP位于世界排名100位以后，而且用于支付医疗卫生的比例大约4%~6%左右。以美国为代表的西方医学在经济相对充足，国家元首支持的情况下都没有能够成功的解决问题，其根本原因就是解决问题的理念和方法有问题。如果我们在现有的情况下，沿袭他们艰辛探索没有成功的老路，在仍然还不太富裕且分配比例非常低的中国执行，势必是死路一条，我国现在的慢病和心血管疾病发病率还在上升，没有出现平台，在人人享有健康的道路上任重道远。

我们的医疗卫生专业教育、培训和管理体系是在现代科学技术的还原论、简化论大趋势下，以系统论、器官论、疾病论为主的西方医学体系为主体下建立的，传统的系统生理学和病理生理学已经把整体的人，人为地分隔成孤立的系统、器官和疾病，越大的医院分得越细，各种研究已经深入细化到细胞基因分子的水平，从理论上已经明显偏离了人体功能整体观。患者到医院就医，是被症状导向一个具体的诊室，接触到的是只对某个系统器官和疾病了解的专家，专家们会根据数分钟的视触叩听，信息收集后开出各种化验、检查和各种特殊检测，随后根据检测结果，对于多数病因不明的"原发性"慢病，各种疾病指南可能就导致了只治其标，不能治其本的片面诊治。虽然上述"只见树木不见森林"片面诊疗，可以通过召集多学科专家的会诊制度进行多学科考量来避免，对于各学科专家们观点不同、少数不可避免的各说各话现象会是"鸡说鸡话、鸭说鸭话"和"驴唇不对马嘴"。所以说未来的临床医学工作者必须要获得正确的基础理论知识——整体整合生理学新理论体系的教育，从根本上树立以人为本、人体功能整体一体化调控和只要足够时间、空间调整人体的自我愈合和自我修复能力，可以使得大多数慢病的指标异常获得有效管控和转归正常。

国家在经济方面快速推进之时，会带来一系列的问题，财富的分配不均，致使大量的财富掌握在少数人的手里，多数人只是获得改革开放的减少比例的红利，大多数人们生活和工作的压力大增，仇富心态、过度疲劳及焦虑和急躁的情绪不时出现，更容易导致更多的精神心理与身体亚健康和慢性非传染性疾病问题的出现，更需要正确的整体整合生理学新理论进一步强化人文科学、精神心理和医疗手段相整合去帮助人们解决问题。

当前，不少人在利益驱动下，不择手段背弃道德底线，污染空气、土壤、水源，甚至各种蔬菜、水果及其他食品，从天人合一角度看，所有环境和食品的污染都可能对人体整体生命过程有着不可恢复和遏制的伤害，各种污染对于慢性非传染性疾病的发生有着不可推卸的责任。对于各种污染，一方面强调国家政府层面上的严格管理控制；另一方面充分认识各种污染的危害性基础上，严格持之以恒地坚持健康的生活方式也可以有所缓解和帮助。国学和中医天人合一的理论是正确的，但是国学及中医学务"虚"等特性，如果没有先进的科学技术和化验诊疗方法手段去实现客观定量评测，就可能会是一个很虚幻的理念。更何况，现在的中医和相关学科的内涵很大程度上已经被严重地西化。各个中医药大学的医学教育体系和中医院的临床行医原则及其内部管理结构，也基本上是按照与以系统论、器官论和疾病论为主导的现代西方医学体系相似的科室划分和分科诊治管理。除了少数名老中医之外的，多数中医医师的行医方式已经不是沿用把人当作一个整体的"纯粹"中医院体系了。新时代的中医院，也亟须以科学技术为依据的整体整合生理学新理论体系和客观定量功能评估相整合，才能真正发挥国学和中医学之长处，从而实现真正的中西医整合，从而对慢性非传染性疾病的进行"同病异治、异病同治""急则治其标、缓则治其本""标本兼治"和药物使用时的"君臣佐使"相关管理，最终实现防、治、康、养一体化健康管理，为实现健康中国和创造引领世界的现代新型中西医整合模式而努力。

（7）未来中国乃至世界，在整体整合生理学新理论指导下实施慢性非传染性疾病防、治、康、养一体化管控的目标和前景

路线方向对了，无会变成有；路线方向不对，有会变成无。失之毫厘，谬之千里，出路在哪里，我们苦苦思索，不断求证，终于得出了以尸体解剖学为基础把人体功能系统化、器官化和疾病化的系统生理学理论体系的路线方向完全背离了人体功能不可分割的原则。我们耗时长达30余年，以时空变化与多维多相信息论和非线性时空调控的复杂控制论相整合，从而颠覆式创立了整体整合生理学新理论体系的正确理念，辅以现在先进科学技术手段实现的人体功能学指标连续动态变化监测，在为数并不太多的慢病患者异常指标的有效管控和后续终生健康有效管理中，看到了令人惊喜的临床效果。或许这才是实现未来人人健康目标的真正出路。

整体整合生理学新理论体系，重新对代谢调控、各种慢病有了新的认知，从而实现防、治、康、养一体化健康管理模式。近年来随着生活水平的不断提高，工作压力的增加等因素，越来越多的国人，出现了"高血压、高血糖、高血脂、高体重"的疾病状态，而上述问题的根源在于能量的"高摄入、低排出"。从整体整合生理学角度看，高血糖、高血脂、高体重和高血压是一组有相同/相似病因、相似发病机制的症候群。代谢是机体生命活动的核心，机体代谢的两个重要的底物是氧和能量物质，以氧和能量物质的调控为核心，构成机体一体化调控的两个主轴。代谢调控的核心是"因需而调"，只有氧和能量物质相匹配才能维持机体代谢状态的正常和稳定。能量物质的储存和释放的调控对于机体健康至关重要。能量物质摄入过多，"供大于求"，储存大于释放，则会使机体陷入"高血糖、高血脂、高体重和高血压"的异常状态。将之整合考虑就是呼吸、血液循环、代谢、营养吸收和神经系统等根据代谢需要进行整合调控，从而实现内环境趋于恒定（人体死亡前永远达不到恒定）。各种病理生理状态更容易通过改变代谢状态来获得确认，这正是心肺运动试验和睡眠试验能够更早、更容易对多种主要疾病作出

诊断的原因。从整体整合生理学新理论角度，在治疗上应从能量和营养物质的相对需供不平衡致病机制入手，针对能量物质的"高摄入、低排出"和营养物质的"缺"的根源出发，增加各种天然自然有机动植物的摄入、降低高能物质的摄入，通过个体化精准定量运动增加能量物质的消耗，调动发挥人体自我调整和自我愈合的努力。因此，运动对于上述患者是必不可少的，但是要保证安全、有效的运动方式（强度和频次）如何制定，则需要 CPET 的评估来制定运动强度滴定方案，同时通过连续监测动态功能指标的变化来制定个体化精准强度运动的频次，从而客观定量精准地实施异常指标有效管控的整体管理方案。

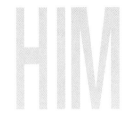

第三十二章 树立整体整合医学新理念，提供更好更优的医疗防治服务

◎孙兴国 刘志学

2012年12月17日，由中国医学科学院、国家心血管病中心阜外心血管病医院举办的"首届整体整合医学高峰论坛"在京召开，樊代明院士、俞梦孙院士、朱晓东院士、陈可冀院士以及中国康复学会、中国生理学会、中国病理生理学会和中华医学会心胸外科、心血管病学、呼吸病学、血液病学、消化病学、危重医学、麻醉学、运动医学、健康管理学、老年病学、内分泌学等十余个不同专业分会主任委员副主任委员和近百名专家教授出席了学术盛会。此次高峰论坛由国家心血管病中心主任、阜外心血管病医院院长胡盛寿教授任大会主席，人体心肺功能检测中心主任孙兴国教授出任执行主席。记者在高峰论坛上获悉，国家心血管病中心阜外心血管病医院已经独立自主地完成了"人体生命整体整合调控－整体整合生理学医学新理论－慢病有效诊疗与健康有效管理临床实施"新理论体系的基本架构。同时，有着正在筹划中的"人体生命整体调控－创新医学研究中心"创意人之誉的孙兴国教授，还在会上做了题为《生命整体整合调控：心肺代谢等多功能整合一体化自主调控为主体的整体整合生理学/医学新理论体系概论》《生命整体整合调控理论指导临床医学：人体功能学健康信息中心－远程中央平台建设》和《生命整体整合调控理论指导临床应用：心肺运动试验和运动康复的临床实践》此3场专题学术报告。

会后，本刊记者围绕与"生命整体整合生理学/医学"相关的诸多问题，对孙兴国教授做了深入采访。

一、人体各系统的调控并非单独存在

孙兴国教授所做的《整体整合生理学/医学新理论体系概论》中，他就此问题阐述说，整体整合医学（Holistic Integrative Medicine，HIM）（简称整合医学）的概念，按樊代明院士的定义是在人体整体论指导下，将医学各领域最先进的知识理论和临床各专科最有效的实践经验及科学技术分别加以有机整理与整合，并根据社会、环境、心理的现实进行调整，使之成为更加符合人体健康和疾病防治的新的医学体系；使之更加符合人体健康和疾病治疗的需要，并将更加适合为人们的健康管理、疾病的诊断、治疗和功能康复提供更好的服务。

孙兴国教授认为，当今时代，专业越划分越细，"围墙文化"和故步自封的旧观念终将被人唾弃，多学科整合模式已经呼之欲出。在过去几年中，学科交叉、医学的整合趋势和转化趋势已非常明显，关注于局部的研究想取得突破已经越来越难。而且，近些年的医疗实践表明，将学科性质相似的专科整合在一起，或针对同一器官的不同手段的整合，一方面有利于在临床医疗、科学研究和学术思想方面开阔视野，也使医生对疾病的理解更透彻。内外科的携手合作对患者来说非常有利，可以为患者找到一个最佳的治疗方案。

阜外心血管病医院院长胡盛寿表示："近年来我国心脏介入和外科手术飞速发展，科室划分越来越细，但目前我国心血管疾病患者高达2.3亿，每年有350万人死于这类疾病，而且数字仍在增长。其他如糖尿病、肿瘤等慢性病同样如此。医学整合就是基于医学发展整体化的客观趋势，基于克服专科体制弊端的需要，更重要的是基于慢性病的防控。"对此，孙兴国教授进一步解释说："现代医学过于强调学科一而再再而三地细分，但人是一个不可分割的有机整体，这种细分的结果只能是与有机整体的人体生命事实背道而驰。"

追溯起整体整合医学的历史渊源，我国传统中医和古代哲学的整体观与现在的整体整合医学观念有诸多相通之处。中医一直是从哲学的角度将人体（生命体）作为一个有机整体借助于经验和正确思辨来讨论的，但没有与任何特定实体和实验方法相对应。同时，在西方，也有一元和二元的"活力论"，即生命体兼具物质和活力的两重属性；他们认为生命体由纯粹的物质和活力或灵魂两个分离的部分组成；在人体的器官中，由心肺联合完成"生命灵气（元气）"的维持，并在此基础上形成了古代西方医学和哲学体系，这个过程大约经过了1700—2000年。

医学史上"系统生理学"的系统观起始点可以追溯到1628年。英国医学家、解剖学家、生理学家和胚胎学家哈维（William Harvey）于1628年首创了实验观察、定量计算等方法和简单机械类比的思路，抛开整体生命体和血液循环的功能不论，哈维系统地描述了心脏、脉搏、血液、血管和瓣膜的生理活动规律，并提出了血液循环理论。"幸运的是，仅仅在30多年之后的1661年，另一位学者马尔比基（Marcello Malpighi）就用显微镜证实了动静脉之间的组织中存在毛细血管连接,并由此确立了血液循环的系统概念。这个概念一经确立,广大生命科学家和医生便仿效哈维的方法和思路建立起基于其他系统相对稳定不变之前提下、身体其他各个系统相对独立的系统生理学,并依此建立起了现代西医学。但是,在今天已有知识基础上看来,当时的西方学者的科学知识和认知仍是非常有限的……"

现代医学发展到今天,我们逐渐认识到,人体各个系统的调控不是单独存在的,需要相互联系才能共同完成调节生理状态平衡的任务,所以将人体看成一个生命整体进行分析,必将成为整合医学发展和提高人类健康水平所必需的一种趋势;而生命整体调控新理论体系就是这种趋势发展的产物。

二、不能将人体"碎片化",现代医学亟须整合

人类进入 21 世纪,WHO 明确提出现代医学模式的转变要以疾病为中心过渡到以健康为中心,更强调疾病的预防、预测、个体化治疗的参与。随着过去十几年临床生物技术的进展,心血管学科和其他学科分的越来越细,专家知识面变得越来越窄,由此形成了一个极大反差。

随着临床医学的分科和专业划分越来越细,人体正在被"碎片化"。单一专科体制难以形成对生命和疾病的整体认识,客观上助长了"技术万能"的观点。如何从人的整体化角度进行疾病预防与个体化治疗,是临床医学当前急需解决的问题。专科化体制的弊端只能靠整合来弥补,医疗机构应探索临床学科间的整合,以寻求最佳诊疗效果,比如围绕单病种组建疾病诊疗中心,对功能相近的科室进行合并,建立多学科松散型的整合体,恢复大内科、大外科的体制等。目前国内一些医疗机构正在探索不同的学科整合模式,如解放军总医院在门诊建立多学科会诊中心,复旦大学中山医院建立全科医学模式下的内科诊疗体制,还有阜外心血管病医院建立的心内心外联合手术的杂交手术室等。

目前,我国一些医院存在令人忧虑的专科化热潮,在某些医院,专科化的直接目标是谋求医院的名声和医生的权威,这种定位非常危险。

由于长期受"技术至上"的思维所左右,致使一些医生对技术本身产生了迷恋,而他的对象——患者,反而变得无足轻重。一场手术下来,医生关注的是难度的大小,被切除的面积和重量,而对手术台上是男是女、多大岁数毫不关心。在自己专业化的小天地,患者早已经蜕变为器官、组织,有血有肉不假,却无情感。手术刀在拿起的那一刻,闪着令人心寒的、冰冷的光芒。

现代医学过于强调学科细分,但人是一个不可分割的有机整体,这种细分的结果只能是与有机整体的人体生命事实背道而驰。目前,医生缺乏整体观念,只注重器官和病变,这对医学发展很不利。临床医疗差错和事故的发生,客观原因主要就是过于专的专科医生/"专家"对人体的其他专业知识缺乏或者误解;主观上主要是不上心、不用心、没有全心全意。在这样的局势下,提倡整体整合医学的观念和知识的传播教育,十分必要,也迫在眉睫。所谓"整合",顾名思义,就

是将一些零散的东西通过某种方式彼此衔接，将其视为一个整体。就当代医学界来说，许多有识之士也一直在呼吁——医学各科，亟须整合！保健预防、健康管理、临床诊疗和功能康复等医学分支也亟须整合。

三、建立新的理论体系，整合疾病的防与治，真正领先于世界

人体以呼吸为表征，血液循环为基础，组织代谢为前提，氧化能量物质供应能量为核心。在神经体液联合调控之下，在消化吸收、泌尿、排泄、皮肤等协助之下从而实现的一种动态地趋向于平衡，而永远达不到真正的平衡的一种功能状态。

在此理念的基础上，我们提出了"生命整体整合调控新理论体系"，并从整体整合生理学、整体整合生物学、整体整合病理生理学一直到整体整合医学诸层面，勾勒出了基本的理论框架。

人类的生命是自然界最复杂的现象，即使在科学技术飞速发展的今天，对于生命现象的认识还很少很少，只有很少一部分被我们认知。有人曾经形容生命现象就像一个"黑盒子"，"盒子"里究竟装着多少奥秘，至今谁也无法解释清楚；或许在很久的将来，仍然不能全部打开这个"黑盒子"。但是，关于生命现象的整体观念，无论东西方的认识，基本上是趋于统一的；也就是说，人和任何生命体不是简单的机器。人体是一个完整的有机整体，时时刻刻与环境进行着交换，同时又随时连续动态地在进行功能学调控。人或其他动物的生命，只能从整体水平分析时间和空间观念：由"点"到"面"，再由"多面"到"实体"连续动态变化与调控。简言之，生命是非恒、非稳态平衡系统的一种连续动态观念……

撇开这些抽象的概念，举个简单的例子，比如人在出生前后呼吸循环功能和结构的改变。大家都知道，人或其他动物，在出生前是不呼吸的。在出生之后，呼吸现象即刻出现，从而会导致心血管结构和功能上的巨大改变：肺血流量递增10多倍，经房间隔卵圆孔和动脉导管的右向左分流立即关闭和停止。这些变化可以通过自主调节循环血流动力学，做出合理、完善的解释。而且，在这个生理现象中，其他系统的参与也是不可或缺的。从这一点上来讲，我们虽然在强调核心主轴时，只提心肺血液代谢等为主体方面的生理系统，但不能忽略其他的生理系统。这就是说，人或其他动物机体内环境的动态，趋向于稳态的维持过程中，其他系统的参与也是不可或缺的，人体所有系统的一体化自主调控现象是客观存在的，换言之，人体是一个不可分割的有机整体。

从客观的生理现象到逐步发展的医学学科，"分化"与"整合"从来就是对立统一的，它们贯穿于科学发展的全过程，体现在每一科学发展阶段之中。樊代明院士在《整合医学初探》中强调：整，即整体的整，整理的整，整合的整，有三个意思，是方法，是手段，是过程；合，即适合的合，符合的合，是要求，是标准，是结果。这样做是顺应历史潮流，顺乎科学规律，顺合社会发展，有其历史

和哲学的根据。然而,近20年来,很多医学三级学科再次细分,例如骨科再分为脊柱、关节、四肢等专科,消化内科再分为胃肠、肝病、胰病等专科。因为临床分科越来越细,医生的整体观念在逐渐消失,而且过细的专业化分工导致一个专科的医生对其他专科的疾病非常陌生,同一个学科内亚专科的分化导致一个医生只能看好一个系统内的一个疾病。比如说,一位肝癌患者就诊,肝胆外科的医生可能只会针对癌变器官进行治疗。在个别医生的眼里,面对的并不是一个得了癌症的人,而是一个病变的器官。

虽然这种以分为主的发展方式确实带来了现代医学有目共睹的巨大进步,但又不得不承认它的不利。这种医学发展趋势应当加以适度的控制,否则必然阻碍医学发展。而且,进入21世纪后,慢性非传染性疾病取代传染病成为人类的主要杀手。从更高层面上人体健康管理、疾病预防、疾病诊疗和功能康复更是相互分离,虽然各种科学技术突飞猛进、疾病诊疗水平不断提高、医疗经费重负渐增,但是慢病的发生却有了更快地递增。慢性病与许多危险因素密切相关,控制这些危险因素才可以极大降低慢性病的发病率和死亡率,仅仅依靠"高难度"技术强化和提高临床诊治效果,显然不是上策。重治疗轻预防造成当前医疗诊疗技术快速发展、医疗经费大幅度上涨,但慢性疾病的发病率和患者数量却急剧的递增;疾病的防治必须整合,否则再富裕的国家和社会都不堪重负且人民没有健康。

在过去几年中,医学的整合和转化趋势已非常明显,关注于局部的研究想取得突破已经越来越难。阜外心血管病医院在数年前在胡盛寿院长带领下推出的心血管疾病"一站式"整合治疗模式所取得的优异效果,就说明了整合医学在临床实践上的重要性。近5年随访结果表明,这种整合治疗模式的治疗效果显著好于"头痛医头、脚痛医脚"的单学科治疗模式。所以,实践表明,将学科性质相似的专科整合在一起,或针对同一器官的不同手段的整合,有利于在临床医疗、科学研究和学术思想方面开阔视野,也使医生对疾病的理解更透彻。内外科的携手整合对患者来说非常有利,可以为患者找到一个最佳的治疗方案。而从学科发展层面看,无论是医学的哪个学科,深入研究到微观层次都会涉及分子水平的问题,这是具有普遍共性的问题,需要众多学科共同进行探讨,因此整合是一种必然趋势,也是科学研究共同体的一种基本规则和发展范式。

从外部动力来看,社会现实的需求对于医学的整合也是十分重要的,突出表现在对功能的整合需求上,如国家的健康发展战略中要重点实现卫生服务体系的整合;为了培养合格的医学人才,适应学科发展和医学转变的需要,医药学校的课程必须整合,等等。这些整合都是社会需要在医疗服务结构功能变革和医学教育改革中的折射,是医学整合的重要外部动因。

我们将以中国心脏中心、阜外心血管病医院名义,在心肺代谢为主轴的"生命整体整合调控新理论体系"的框架内,首先解决/回答心肺代谢一体化自主调控的以下八个方面的问题:

一是整合呼吸血液循环的生理学和医学，回答为什么在动脉血液氧气和二氧化碳正常范围内人类吸气和呼气能相互转换（即吸－呼－吸如何转换）。

二是整合呼吸血液循环的生理学和医学，回答血液循环和神经体液在呼吸调控中扮演什么样的决定性作用。

三是整合呼吸血液循环的生理学和医学，回答在呼吸和循环一体化自主调控中神经体液系统的基本工作模式是什么。

四是整合呼吸血液循环的生理学和医学，回答为什么出生前不需要呼吸，而出生后必须呼吸，否则只有死亡。

五是整合呼吸血液循环的生理学和医学，回答为什么出生后循环系统的结构和功能要出现如此巨大的改变。

六是整合呼吸血液循环的生理学和医学，回答为什么循环系统的功能指标－心率、收缩压和交感张力会随着呼吸节律出现变异性。

七是整合呼吸血液循环的生理学和医学，回答为什么左心衰竭患者会在睡眠和运动期间发生潮式呼吸；为什么/如何实现运动期间血液流动再分布；为什么/如何实现运动期间心排量3~5倍的增长的。

八是整合呼吸血液循环的生理学和医学，回答围绕心肺代谢主轴和神经体液调控主线，消化、吸收、泌尿、排泄、皮肤等各系统是如何维持内环境稳定的。

未来，我们将首先把"整体整合生物学—生理学—病理生理学—医学"完整理论体系创立起来，使世界对生命和各种生理功能整体性整合的发生、发展、调节控制的认知得到突破性进展，这将会对人体生长发育、衰老、健康和亚健康等各种疾病的预防、诊、治、评估和预后等方面，提供正确的理论依据。继之创立整体整合医学的新理论体系，更新提高"运动生理学/医学""睡眠生理学/医学""高原生理学/医学"和"康复医学"理论知识，并可能有望实现真正意义上的"中西医整合"。即在传统中医整体论指导下的现代医学实践，使国人的健康保护、健康管理和疾病防治得到更为有力的支持，在不忽视疾病诊疗的前提下真正实现国人健康生命的最大化延长，并以期使生命真谛的探索有所突破，使我国科学研究和健康服务的水平真正领先于世界。

生命整体整合调控新理论体系还是纯理论性的，虽然经过近20年努力目前已将人体整体生理学/生命整体调控的整体理论体系的构架基本上构建完成，尚需进一步细化和调整与纠错。我认为整体生理学－生命整体调控理论体系的最大障碍就是已经牢牢地印入我们记忆脑海中的，被当作"真理"而教授下来的已经长达300余年历史的"系统生理学"；所以我们必须认识到系统生理学的系统只是整体生理学整体的一个侧面，而不是一个完整的有机整体。在整个理论体系得到大多数人认同之前，我们还需要做大量的试验，并搜集大量的试验数据，而在这种情况下，我们就亟须得到国家政府行政机构和医疗科研教学等有关机构的大力支持。

关于这一"新理论体系"的推广工作，我们希望能在系统生理学的基础上将生命整体调控-整体生理学的概念更好地推广到所有临床医生的继续教育以及医学生的在校教育中，这样就可以使医学生在走上临床之前就能够认识到人体是一个不可分割的整体，才能更好地让医生，不论是全科医生还是某专业的专家/专科医生，更好地服务于我们这个以整体人为本的医学卫生和健康事业，而这些就需要得到我们所有医教研同仁的支持。除了继续在中国心脏大会、全国呼吸病学年会和长城国际心血管病会议继续对心血管病学和呼吸病学专家为主体的医生群体进行宣传外，今年我们已经分别申报了北京市和全国的继续教育项目和继续教育培训基地项目，将人体生命整体调控：整体生理学-整体医学作为前沿知识和基础理论、心肺运动试验作为前沿临床方法和先进技术分别举办全国性学习班进行大力的推广；另外，我们还将通过参加国际国内各种专业学术会议给予学术讲座等方式进行推广。

第三十三章　临床医学本来就是整体

◎陈可冀　刘　玥

国际知名物理学家、量子论的创始人普朗克曾说过:"科学是内在的整体,被分解为孤立的部分不是取决于事物的本质,而是取决于人类认识能力的局限性。"科学的发展遵循整合—分化—再整合的规律,医学的发展也不例外。综观20世纪医学发展的轨迹,从宏观到微观、由表型到机制的探求是其重要特征。随着人类对疾病奥秘的不懈探索以及对不同疾病认识的逐渐深入,一方面导致临床专业及分科越来越细,作为疾病载体的人体也在不断被"片段化",各科临床医生逐渐变成"医疗流水线"上独立的一员,各自为阵,各管一段;另一方面,基础研究与临床医学之间的鸿沟日益增大,临床医生很少涉及生命本质的分子机理研究,而基础医学研究者大多醉心于高深的"分子游戏",较少关心发生在周围健康或疾病状态下"人"身上出现的具体生命现象。

进入21世纪以来,随着社会、经济的不断发展、进步以及对于多元价值观的追求,医学研究者逐渐认识到人体是一个不可分割的复杂整体,各系统、器官之间互相影响、互相作用,医学发展应具备的大健康视角、大医学观念推动临床医学各分科之间的不断整合和转化,仅关注于局部的研究想取得突破已举步维艰,因此临床多学科整合的医学模式应运而生。这种将学科性质相似的临床专科整合在一起,或针对同一系统或器官的不同干预手段的整合,不仅有利于在临床医疗、基础医学研究方面开阔视野,也使临床医生从整体上对疾病本质有更加透彻的理解,还原临床医学整体性的特征。

随着我国中医药学与西医药学的碰撞、发展以及两种医药学在真实医疗环境中的相互交融、渗透,中西医整合医学应运而生,成为我国独具特色的医疗体系。传统中医药的发展需要接受现代科学的洗礼,中西医整合体现了不同文化包容发展的精神,是传统与现代相整合的整体整合医学的典范。目前中西医整合医学界最为普遍采取的是西医辨病与中医辨证论治相整合的现代"病证整合"研究模式,这也是中西医整合医学的重要成果,其注重研究人体的整体功能状态,关注的重点是不同的生理反应类型(体质)与病理反应状态(证型)在疾病状态下的有机联系。中西医整合医学的实践与探索,已经完成和正在进行的工作都将为全球"整体整合医学模式"的实践与推广提供丰富的素材和研究证据。

心血管疾病"病证整合"研究是中西医整合医学研究中最活跃、最有成效的领域之一。中西医学在对冠心病动脉粥样硬化易损斑块的防治方面,有着稳定病变、"通其血脉"的共同看法,东西方这种理念上的一致性,使得应用传统活血化瘀方药在降低心血管风险可能性的探索具有实际意义。自20世纪90年代初开始,我们即根据冠脉介入术后再狭窄发生的病理生理改变的特点,率先提出再狭窄的发生与传统中医"血瘀证"具有密切相关性,探索应用活血化瘀方药血府逐瘀汤制剂防治再狭窄。实践表明传统活血化瘀方药能够有效防治冠心病介入术后再狭窄和心绞痛复发,使两者的复发率下降了50%左右,由此也引发全球范围内活血化瘀方药研究的热潮,活血化瘀理念得到国际医学界的广泛认同。后来我们又发现血瘀证与血小板功能状态密切相关,基于此又借助基因组学和蛋白组学研究平台筛选了活血化瘀方药抗血小板治疗的有效靶点,工作已取得一定进展,仍在继续进行中。

相信未来中医学和西方医学可以像"波粒二象性"一样达到系统论和还原论的和谐统一,即能够从整体到局部多维度地解析人体的生理、病理规律,并从中升华出一系列新的医学理论及对疾病的防治经验,把提高患者的整体生活质量和满意度作为医学科学追求的两个主要价值,让中西医整合医学为全球人类的健康贡献自己的力量。

第三十四章 心血管疾病诊治的整体医学观

◎胡盛寿 张 浩

心血管疾病已经成为威胁国人健康的首位疾病。目前估计中国有心血管病患者2.3亿人。每5个成年人有1个患有心血管病;而先天性心脏病已经在近年跃居出生缺陷疾病的首位。改革开放三十多年来,虽然我国在心血管疾病的预防、治疗和基础研究上有了巨大的进步,但心血管疾病在其发病率和死亡率仍然呈现逐年递增的趋势。这也促使我们对目前心血管疾病的治疗体系进行再思考,去理清医疗的本源,去把握医学的要义,从而更好地去应对我国心血管疾病防治的挑战。

一、心血管疾病治疗的溯源和发展

"心脏是生命之源,正如太阳是微观宇宙之源。心脏强有力的跳动推动着血液流动,从而滋养机体的每一个细胞,使我们的机体健康而富有活力,是我们的生命之基础、力量之源泉。"这是古希腊诗人对心脏富有激情的赞美。从人类诞生的第一天起,我们就感觉到自己心脏的搏动。在人类的蒙昧阶段,时时刻刻搏动的心脏被认为是不受疾病侵犯的神秘之源。早在2000多年前,中国古人已经开始对心脏疾病的探索。在黄帝内经上,已经可以见到"经脉流行不止,环周不休"这样对血液循环准确的描述。而对脉搏细致的观察,更是成为传统中医的重要诊断手段。17世纪英国学者哈维通过心脏解剖,第一次提出心脏就像一个"水泵",在瓣膜的导引下去驱动血液的循环。随后,18世纪解剖学和病理学、19世纪的听诊等使人们对心脏病和其病理生理有了进一步的认识。与此同时,随着工业的发轫,一些精密的仪器开始被用于疾病的诊断,包括血压计、胸部X线片以及心电图,从而使整个心血管疾病的治疗发生了巨大改变。

20世纪初期,英国学者Mackenzie第一个通过记录动脉和静脉波形评价心脏功能的状态。他还鉴别出心房颤动这一常见疾病,并尝试应用洋地黄类药物治疗。

他首次提出了心脏病学的概念,并在伦敦医院建设了首个心脏病专科病房。

1929年,德国医师Forssman勇敢地将导管从左前臂静脉插入自己的心脏,并拍下了第一张心导管的造影X光片。从此,随着经皮穿刺导管、球囊导管、各种血管内支架等的发明和应用,使介入心脏病学发展为一门新的学科。

给心脏做外科手术一直被认为是一个愚蠢的狂想。百年前,当普通外科在临床得到广泛开展的时候,法国的Carrel医师才开始利用新发明的针具完成了血管吻合等诸多心外科操作的动物实验。1920年,从心包切除术起步,外科治疗终于进入了心血管病领域。20世纪50年代,体外循环技术的应用使心脏外科得到了真正的普及。

可以说,自20世纪50年代起,心脏病学开始逐步分化为多个高度专业化的学科。而此时的医学发展,在经历了原始医学、经验医学、实验医学后,在工程技术大发展和理论知识大突破的联合推动下进入了技术医学时代。药物、介入和外科手术成为心血管疾病治疗的三大基石。技术医学时代的一个显著特征就是以技术为分野所带来的高度的学科细化,除了大体的内外科之分外,心血管病领域也逐步形成了包括高血压医学、介入冠心病学、心律失常电生理学、心衰外科学、先心病外科学等多个亚专科领域,使整个心血管疾病治疗发生了巨大改变,涌现出了一大批具有鲜明技术特色的医疗中心和专家。

二、心血管疾病治疗面临的挑战

随着专科不断的细化,人类对于心血管疾病的认识和治疗达到了前所未有的高度。高清晰的影像学可以在细胞水平上对心肌活性进行判断,可以在器官水平上详尽描述畸形的改变。而他汀类药物、血小板功能抑制剂和层出不穷的高血压药物等使疾病症状的控制和预后的改善得到了很大的提高。生物瓣膜、人工心脏等的发明和应用使心脏外科学进入了"替换"的时代。这一切进步的背后,仍留着长长的阴影,离实现人民健康这一目标还有较大的距离。

我国心血管病死亡率仍居高不下,每年约350万人死于心血管疾病。心血管疾病死亡率十年来均居首位,以城市居民为例,心血管疾病死亡率从1990年的10万人之210上升到2010年的10万人之250。医疗费用上,扣除物价影响因素,自2004年迄今,急性心肌梗死治疗的次均住院费用上升8%。从长远的疾病变化趋势而言,未来二十年内,中国35~84岁人群中心血管病事件将增加2130万,增加幅度达50%。可见,当临床医师将患者"器官化"开展一项项新技术,研究人员将患者"基因化"和"细胞化"开展一项项新研究的同时,往往容易忽视生命的真谛或疾病的本质。基础医学和临床医学的鸿沟,临床各学科之间的泾渭分明,医患之间的不理解和矛盾,这些在相当程度上成为技术医学时代学科细化的副产品。

"分久必合,合久必分"是事物发展的客观规律。1968年国际系统论与生物学会议提出以系统论方法研究生物学的体系,即所谓的系统生物学。面对现代医学诸多的挑战，美国学者在 1977 年提出了"生物—心理—社会医学模式"，指出应该从更宏观的角度去思考治疗模式。1992 年，英美学者提出了"循证医学"的概念，即当前最好的研究证据与临床专业知识和患者的价值三者相结合去指导临床实践。随后，预测、预防和个体化治疗的 3P 医学（或"患者参与"的 4P 医学）模式成为基因组学后时代医学新模式。而 2003 年由美国 NIH 提出的"转化医学"便是为推动基础研究和临床医学互动和联合的新的医学研究模式。无论何种医学模式的提出，都可以看出人们对生命和健康规律的认识趋向整体，而疾病的控制和研究策略则趋向整合。

三、整合医学理念的提出

整合医学（Integrated Medicine）最早是 20 世纪 80 年代由美国学者提出，其初衷是感慨于现代医学对一些复杂疾病的无能为力，从而将目光投向了草药，心理和运动疗法等，希望能在现代医学体系中重新整合传统医学的精髓。上述整合医学模式相当于"补充医学"，仅仅是在治疗方法上一个额外补充。今天所倡导的整体整合医学（Holistic Integrative Medicine）（简称整合医学）和它有很大的不同。我们更强调的是在理念上医学整体和局部的统一，在策略上以患者为核心，在实践上各种防治手段的有机融合。换而言之，整合医学就是将医学各领域最先进的知识理论和临床各专科最有效的实践经验分别加以有机整合，并根据社会、环境、心理的现实进行修整、调整，使之成为更加符合、更加适合人体健康和疾病治疗的新的医学体系。

中国传统医学提倡"天人合一"，其中既包括人类疾病的发生和所处的社会环境的相关性，也包括疾病的治疗在自身这个小宇宙内的和谐统一。整合医学是传统医学观念的创新和革命，是医学发展历程中从专科化向整体化发展的新阶段。整合医学在疾病认知上，需要掌握疾病从遗传背景、生活方式直至治疗和预后方案等诸多的信息，需要掌握最佳临床证据，必要时利用生物信息学手段去建立合适的数学模型去预测疾病的整体转归。在疾病治疗上，强调的不是给患者一个方法或技术，而是要给出一个方案，这个方案不仅仅包括疾病的最优化治疗，还包括疾病的二级预防，生活方式和心理的调节等的全程性的指导。在疾病研究上，不再是基因—细胞—器官—疾病这样简单的单一化的线性思维，而是强调人体整体、环境和遗传背景对疾病转归的影响。

四、整合医学在心血管疾病治疗的实践

除了肿瘤疾病，心血管疾病可能是最适合整合医学理念实践的领域之一。庞大的疾病人群，繁多的基础和临床研究进展，层出不穷的治疗手段和新药研发，这一切都为心血管疾病的治疗大整合提供了良好的平台。肠道菌群失调和心血管疾病发生的关联、代谢综合征的证实，心理－心脏的双心医学的提出等等均已经

表明心血管疾病的治疗理念已经自觉或不自觉地向整合医学靠近。作为中国最大的心血管病专科医院，阜外医院在整合医学的实践上有它的不足之处，那就是亚学科界限分明，而且缺乏其他相关科室的支持。在这点上，我们也在逐步改变医院临床布局。鉴于心血管疾病和糖尿病等内分泌疾病存在密切关系，我们引进人才，组建了内分泌和心血管病诊治中心，除了常见内分泌疾病的诊治外，对患有心血管疾病的糖尿病患者建立长期随访和血糖管理监控体系，从而大大降低了术后恶性心血管事件的发生，改善了患者生活质量。鉴于急性冠脉综合征、肺栓塞和急性主动脉综合征的凶险，我们打破学科界限，成立了"胸痛中心"，改变了传统的急诊"逐一分科就诊"模式，使胸痛的患者能够在第一时间按照医疗常规和指南进入诊治程序，从而挽救了大批患者的生命。

阜外医院有一批技术领先、特色鲜明的亚学科，如何能突破各亚学科各自为政的弊端，将各科的技术优势进行整合，从而为患者提供最好的最适宜的医疗服务呢？我们率先在冠心病治疗领域进行了尝试。除了药物治疗外，介入和外科是冠心病治疗的两大手段。但两个学科均有突出的特点和劣势。外科学可以利用自体动脉桥进行血运重建，有着更好的远期血管通畅率，但开胸手术创伤较大；而内科介入治疗可以经皮利用支架和球囊进行血运重建，但血管易再次堵塞。为了避免外科创伤，阜外医院外科在全国率先开展了非体外循环下冠脉旁路移植术和胸腔镜辅助下冠脉旁路移植术。与此同时，药物洗脱支架的应用使冠心病介入治疗可以取得接近于外科静脉桥的疗效。所以，我们率先在国际上提出了"一站式冠心病复合技术治疗"的理念（One-stop Hybrid Therapy），即"前降支动脉旁路保护下介入治疗冠状动脉左主干病变"的新概念。2007年受第19届美国心血管介入会议（TCT）邀请，在华盛顿向全球直播该手术，大会主席盛赞并认为"阜外团队为无保护左主干病变的治疗提供了一种崭新的治疗策略"。我们还将One-stop Hybrid Therapy的理念推广到复杂先天性心脏病和大血管疾病领域。2008和2011年应亚洲胸心血管外科协会和美国心胸血管外科协会邀请在其会刊上发表述评，全面阐述了我们在心血管疾病治疗上内外科紧密结合的整合医学的理念。

整合医学不仅仅是内外科治疗手段的相融，还体现在促进基础医学向临床的转化和临床治疗的前移和风险评估。重症冠心病的治疗一直是心血管医师所面临的挑战。我们组建了国内首个以心血管疾病再生医学为主要研究内容的卫生部（现国家卫生健康委员会）重点实验室，通过对移植细胞源和移植途径长期的研究，创新性提出经冠脉旁路桥移植途径，并在临床得到转化。通过对全国40多家中心36 000余病例的分析，我们首次提出了基于国人的冠心病外科治疗的评分体系（Sino-Score），从而为疾病风险预测和医疗质量评估提供了依据。上述整合医学的成就已经写入了我国《重症冠心病外科治疗策略》共识方案。

五、整合医学时代心血管专科医师的培养

整合医学并不排斥医学专科化，专科医学的进步是整合医学发展的必要条件。

整合医学所反对的是医学专科的过度细化，尤其是医学人才培养上忽视通科教育和人文素质的培养，从而使医生对患者整体状态的把握和综合处理能力低下。

首先，整合医学的心血管专科医师是一名善良和富有爱心的人，他应该具有丰富的人文知识，能倾听患者的心声，能与患者有效的沟通，而绝不是冷冰冰地将患者物化，将患者视为器官、组织的病变。

其次，他是一名医生，他懂得人体是一个系统，疾病的发生是遗传、环境和自身生活方式共同作用的结果，人体各个脏器各个系统环环相扣，需要对疾病进行整体的理解和处理。

最后，他才是一名心血管专科医师，他有自己的亚专业方向，他可以是介入治疗专家，可以是心脏超声专家，也可以是心脏外科专家，但他清楚地知道自己专业的优势和缺陷，绝不迷恋于自己的技术和名利。患者在他心目中永远是第一位，他随时可以打破学科的界限和其他医师联手为患者提供最适宜的方案。

作为心血管疾病的专科医院，我们开始尝试去培养符合整合医学时代要求的年轻的心脏外科医师。我们首先为刚分到医院的新医生实施整合医学教育，除了外院大外科轮转外，要求在院内心血管内科、影像医学科等进行不定科培训，使之成为具有综合分析问题和解决问题能力的医生。同时，在培训期间进行医学人文、基础医学、公共卫生、临床各学科进展的讲座，并且有一定时间暂时脱离临床去参加实验室工作或临床数据库整理分析，使每一位医生都学会用整合医学的思维，从更广大视角去思考疾病的诊疗。

六、小　结

健康是促进人全面发展的必然要求，需要为人民群众提供"安全、有效、方便、价廉"的医疗服务，这是我们医务工作者的应尽的义务。系统生物医学，循证医学、4P医学、转化医学等模式的先后提出反映了医学发展到今天，需要改变理念去将现有的医学知识系统化和治疗一体化，从而达到整合医学，服务患者的目的。整合医学对从医人员提出了更高的要求，它并不是要求每个医师抛弃自己的专业去包办一切，而是要求临床医师必须改变自己的思维，从学科细分的桎梏中解脱出来，用"整合"的观点去看待和治疗自己的患者。整合医学的理论目前还不完善，实践才刚刚起步，需要大家一起去努力，为了我们的患者而继续奋斗。

第三十五章 整体整合生理学
——从心肺运动试验看生命的整体调控

◎孙兴国

什么是整体整合医学？我从近二十年前开始从一个临床医生的角度考虑这个问题，当时感觉到也许无法改变临床医学专业过细分化现状潮流，于是离开祖国，到一个没有任何外来干扰，能让自己静下心来的地方，研究心肺联合——这个可能用一辈子来完成一个人体整体上整合的心愿和理念。大概用了十七八年时间能有一点自圆其说的理论，2011年首先在美国生理学年会上分别以"呼吸控制新理论：一个多系统联合的模式"和"用动脉血氧分压和二氧化碳分压波浪式幅度的降低来解释心衰患者发生Cheyne–Stokes潮式呼吸的发生机制"题目做了报告。基本构架了生命整体调控新理论体系以后，我立即决定2012年回国把它献给祖国，也是为国人的医疗卫生事业尽一点力。这近20年来，虽然一直是每天十四五小时工作，相关的理念上涉及方方面面的学科和分支专业，而且对某些方面也都有些解释和假说，但却还没敢正式投递任何文章，因为担心仅仅从某个或者某些个方面的似乎合理和圆满的解释，放到人体整体中可能还有不少的偏差或者错误。直到2012年底才将其最基本的框架部分以近万字的特别报告形式进行总结，即将发表于2013年的《中国循环杂志》上。

一、生命和医学相关的整体观

医学服务对象是谁？是人，是一个不可分割的有机整体的完整人。那么怎么看待越分越细的现代医学及其理论基础-传统的系统生理学呢？我在探讨的概念是，心、肺、代谢等多功能系统永远是联合在一起来完成一个整体上调控，这个调控并不同于近400年我们人为理解的各自系统及其独立的调控。人体是一个非常优化的功能状态调控体系，其中各个系统是相互联系、相互影响和互为因果的，是一个时间和空间作用下连续动态平衡和非恒态的过程。

（一）什么是生命？

怎么才能准确地看待一个只能存在于人体整体上的生命，这需要谨慎地重新思考。生物学家估计，成人人体里有45万亿~100万亿的细胞，在1分钟内大概1亿~3亿细胞死掉，新旧细胞一直在进行新陈代谢。细胞里面不同种类细胞寿命也各异。人的整体生命和细胞生命的关系似乎是很简单，但又极易被误解。整体生命是必须要以细胞功能基团具备正常功能为基础，但这也并不需要它们百分之百的单位全部具备功能，至少有一部分是新生和濒临或者已经死亡的细胞可以不具备功能。一般而言，人体功能静息时仅约1/6~1/3的单位轮流工作即可满足需要，其他的部分则作为功能的储备。生命什么时候停止，我们自己不知道，主要是因为很多其他因素；但是只要能停止呼吸、循环、代谢，生命都可以停止。比如一个人，无论细胞功能多么正常，细胞核内的基因多么正常，只要有个人掐住他的脖子，几分钟以后他的生命一定终结，但是他体内的非整体上的细胞甚至器官的生命并没有完全终结。在一段时间内，把组织细胞拿去培养，只要重新具备了氧气和能量物质的供应应该还能继续存活下去；脏器同样也可以移植去治病救人。脏器移植中心、肺或者心肺联合等移植具有活性脏器的供体一定是死亡（取器官时至少是脑死亡）的人。在美国心肺等脏器移植供体主要来自车祸死亡者。当个人生命终结之后，他的脏器和细胞还能继续存活在另外一个人体内。人的生命和单个细胞的生命是有区别的，而更多地与多细胞群体的整体功能相关。当前科学的专业划分过细，对生命概念的认识需要我们从哲学和整体的高度来分析。

（二）为什么在整体概念上探索生命？

现在生命科学领域，多数学者主要在研究细胞及细胞之下的功能蛋白质、基因和分子，甚至继续进一步越来越细的分化，较少考虑整体研究。虽然生物学或者生命科学取得了巨大的进步，医学也随着这个发展越来越进步，我们治病救人的方法越来越多，甚至有些人盲目乐观、错误地认为建立了人类基因库就可以揭示生命的真谛，可以调节控制基因了，主宰各种疾病的发生与发展，就可以随心所欲地防治疾病。可是现在的分科制度越来越细情况下，医生和科学家们的专业知识越来越窄，造成了"患者成了器官、疾病成了症状及预防和诊治分离等"，医疗费用突飞猛进地增长，连最富强的美国都不堪重负而由总统直接主持医疗改革。但同时各种疾病，特别是慢性非传染性疾病的发生率也迅猛地递增。既然生命只存在于整体，那么无论多么深入的研究都必须同时兼顾到整体才能真正有所突破。

（三）古代东西方医学与哲学的整体观

传统的医学里面，首先看我们有着几千年历史的祖国医学。上大学时对中医并没有特别关注，很多知识的理解并不深，仅仅是了解而已。但是牢记了一点，就是中医认为人是一个不可分割的有机整体。中医特别值得推崇的两个概念：整体论和相互联系、相互影响的辨证施治。从临床医学角度研究呼吸、循环、代谢的，呼吸循环之间的关系，气血之间的关系，中医讲"血为气之母，气为血之帅"，血是存气的地方，血液怎么运行，到哪里去，要听气的，所以是以气为主。我现在讲生命整体调控的核心源就是氧气、二氧化碳（$[H^+]$）和能量物质（即糖、蛋白质和脂肪等）三位一体的信号，它们决定了呼吸、血液循环和代谢、消化吸收等生理学功能的一体化自主调节和控制。

古代西方医学讲生命体一元、二元活力论。我们人首先是一个物质的整体，同时还必须有一个生命。没有这个生命，就不是一个活的人，而只能是一具尸体。所以尸体和人体之间的区别就是有无生命。什么是灵？过去传统西方医学一直在提一个概念，生命之灵，这个灵也只是存在于整体。特别是主宰西方医学长达二十个世纪之久的希波克拉底（Hippocrates）、盖伦（Galen）等医学家和苏格拉底（Socrates）、柏拉图（Plato）、亚里士多德（Aristotélēs）等哲学家均认为这个生命灵气的维持是心、肺等共同来完成。四百年前以哈维（Harvey）的"心血运动论"为标志开始了近代系统生理学，开始分别讲循环、呼吸等各个系统。在此基础上有人甚至错误地提出"人是机器"，因为机器可以分拆后再安装起来，具备同样的完整功能。但人体的组成部分却不可以具备功能的分开；分拆开来之后也不可以功能性地重新组装起来。人与机器是截然不同的两种概念，是不是这样？至少在四百年历史进程中，基本上是一个从既往历史中逐步远离和抛开整体，而往系统和器官，甚至更深到细胞等，越来越细越来越细化的过程。在这个过程中收集了很多医学知识，当医学知识收集到一定程度以后，又要重新思考怎么理解这个整体的生命，需要多系统、多方面整合起来，因为生命和医学一样只能建立在人体整体基础之上。

（四）基础医学研究必须要"转化"和临床医学也必须要"整合"，为什么？

如果仅仅在近代的"还原论"简化原则为基础，而抛开整体论和整体观，是不太可能揭开生命之谜的。生物学、细胞、基因及分子研究已经远离了整体，所以与只是服务以整体形式存在的人的临床医学相去甚远，因此近年有识之士已经呼吁整合医学，即围绕临床医学为终极目标的基础研究。但是系统生理学概念较少能够宽广地考虑到整体，没有把人当作是一个多系统、多脏器同时去调控和作用的整合体，而且同一个信号在不同的地方到达的时间不一样，这个概念就是时间、空间和连续动态趋于恒定也要加进去，那么也就是我们现在讨论的生命整体调控：整体整合生理学和整合医学新理论体系。"不识庐山真面目，只缘身在此山中。"站得高才能看得远。视野狭窄只低头拉车不抬头看路，必然难以找到正确方向甚至迷失方向。自己站在一个事物里面就不可能看得全、看得准、看得远，所谓旁观者清。在研究生理学和医学任何东西的时候，无论研究深入到细化得多么深，分析生命现象还必须要结合整体，才能得到正确结论。

（五）整体上生命的定义

我对生命的概念进行了一个初步的功能性描述，就是在整体的人和动物，呼吸是表征，血液循环是基础，组织代谢是前提，氧化能量物质为各个功能结构提供能量是代谢核心，在神经体液调控下，在消化、吸收、泌尿、排泄、皮肤等各系统的配合下所完成的一个动态趋向于平衡，而永远不可能达到真正平衡这样一种功能状态。

（六）临床医学中整体整合的表现证据

例如要做一个成功的复苏需要心肺脑同时复苏。运动康复即是心脏血管康复，也是肺康复，甚至一个疼痛继发反应发生是全身性的。睡眠实验也是观察一个氧代谢为主体的循环和呼吸的综合。做胸心手术时，需要停止患者的心跳呼吸，就得用体外循环，也就是用人工的方法做心肺联合气体交换的功能。180年前和150年前Chenye和Stokes医生分别报道，在心衰的患者表现出呼吸异常非稳态作为一个症状。20世纪70年代我国有许多多年慢性肺病逐渐发展成为心脏衰竭，即"肺心病"，为此在阜外医院就成立了一个肺心病科。近年受到广泛关注的各种肺血管病都是造成至少呼吸循环双系统的问题。危重医学本身就是多系统互为因果相互影响的等等。让患者做一个运动，他的代谢、循环、呼吸等同时起反应，所以运动试验常被称为心肺运动试验（详见下文）。在多年临床应用中，正是受到心肺运动气体交换需要多系统参与的启发，我才跳出生理学的系统范畴，形成了整体整合生理学医学新理论体系。

二、心肺代谢等功能一体化自主调控整体整合生理学理论体系的基本构架

（一）呼吸调控的新概念

呼吸是生命的表征，过去呼吸生理学中讲的呼吸调控都没有讲循环的作用以及呼吸是如何实现切换的。在传统的呼吸调控里面，都是把氧和二氧化碳人为地提高或降低，来分析对呼吸的影响。但是在动脉血液里平均的氧和二氧化碳正常情况下，呼吸是怎么调节和控制与反向切换的却一直都没有一个明确的解答。动脉端血液气体分压波浪式变化－呼吸调控信号的传送，血液怎么从肺到达动脉应该是循环生理学里来讲，但循环生理学又不讨论血液气体（人为地划分在呼吸生理学中），就没有讨论心血管功能与血气的关系，所以呼吸生理中呼吸调控这个环不完整了。动脉血液中氧、二氧化碳分压和血液酸碱度对应时间的动态变化，在一个呼吸周期较大幅度的上升和下降的里面，可以看到随着心率的周期，逐搏血压（收缩压、舒张压）较小幅度的变化，实际这些信号是由一个氧或者pH电极采样的时候收集到的。身体内化学感受器、压力感受器是不是一体化的东西？在人体内物理压力（血压）和化学压力（氧二氧化碳分压）对压力感受器和化学感受

器作用是一样还是不一样？在看调控敏感性的时候，循环和呼吸可能不同，一个小的改变就可以触发循环调控，实现一收缩一舒张的相互切换；而一个较大的改变才足以能让我们实现一呼一吸的切换，所以它的节律不一样。要形成一个完整环路——循环呼吸的调控环路，这个血液流动方向及其一定延迟时间要参与进到这环路，要考虑时间和空间因素。这个新呼吸调控理论，主要以血液中的氧气、二氧化碳（与氧气的变化方向相反，也反映在［H^+］）为调控主信号；不同化学感受器（快反应、慢反应），分布在不同部位（外周、中枢），具备不同的功能（触发切换、维持稳定）；下一次呼吸的调控取决于上一次呼吸。我们出生后的第一次呼吸最难调控，最不平稳。有了第一次呼吸一直到我们最后一次呼吸，上一次呼吸的信号一定会比较直接地影响下一个呼吸，比较间接地影响不同时间之后的呼吸。化学感受器有快感应的感受器（主要是外周），还有慢感应的感受器（主要在延髓中枢），这个快慢反应结合起来，有的是控制当时/当此（即下一次）呼吸，有的是控制延迟 30s 钟或者甚至长达 1min 以后的呼吸。所以这个调控信号不同时间在血液里到达不同部位再经过快速传导到神经反映回来，一直在相互影响，用单一的 X 对 Y 的二维线性相关关系是没法表达的，所以是一个非常复杂的多控制体系，且这个控制系统是一个非稳态的。要实现趋向于稳态就要一个中枢慢反应参与进来，所以是快反应和慢反应相结合的模式。下文会讲神经系统和血液循环如何起作用。

血液从静脉端经过右心到了肺循环，肺循环完成气体交换以后进入肺静脉，必须经过左心信号才能进入动脉系统，动脉系统才存在着压力、化学感受器问题。神经系统才把这个信号传送到呼吸循环的中枢，然后通过调节肌肉活动控制呼吸和循环，在中枢这个位置上有一个化学感受区，对这个信号反应时间约 20~30s，动脉血的信号经过脑脊液弥散到延髓部位才导致延迟。在有了第一次呼吸之后，快反应的外周化学感受器主要是触发下一次呼吸，但要达到平稳呼吸这个延迟调控信号扮演着一个非常重要的角色，不稳定的呼吸往往是快（外周）和慢（中枢）化学感受器反应不匹配造成的。呼吸调控，从血液里化学感受器的部位或者压力感受器的部位，一直到信号到达肌肉的过程都走行于神经系统中；神经信号传输距离远速度快，所以耗时比较短。但是仅仅神经加效应系统是不能完成呼吸调控环路的；在这个过程中还需要体液部分的参与。呼吸的控制离不开循环，如果肺通气和肺换气造成的氧气和二氧化碳波浪式升降信号从肺离开之后没有经过肺静脉、左心和动脉系统，不能到达动脉系统中的化学感受器部位，这个调控信号不可能形成神经血液这么一个完整的调控环路。

在小儿科和妇产科围产期医学，用这个概念可以圆满地解释在妈妈肚子里不需要呼吸，胎儿也确实没有真正的呼吸动作发生，主要原因就是在胎儿动脉血中氧气和二氧化碳信号没有明显的波浪式变化，不足以触发呼吸动作。而出生以后必须要呼吸，因为出生后的婴儿脱离了母体的血液循环，细胞代谢造成的逐渐低氧和高二氧化碳通过化学感受器而诱发第一次呼吸，否则就是死亡。同时还可以解释为什么出生后房间隔上的卵圆孔会关闭。有了第一次呼吸经快反应的外周化学感受器就触发下一次呼吸，并在慢反应中枢化学感受器的配合之下维持呼吸的相对稳定，一直到死亡之前都要呼吸交替切换。

（二）以简化类别方式描述神经体液调控呼吸循环的工作模式

在这里我准备用一个麦克风或者音响系统来描述神经体液对呼吸和循环的调控：假设肺通气换气或者心脏收缩是一个相当于声音的信号。空气相当于血液的概念，多长时间从我发出声音的部位到达麦克风，就相当于血液循环由肺到主动脉体和颈动脉体时间。麦克风相当于化学感受感、压力感受器。麦克风后面的电线就相当于传入神经纤维。它们传到了一个部位叫声量控制器，在那个部位有一个调节旋钮，相当于延髓背侧呼吸循环中枢整合部位和受中央化学感受器控制，这个延迟了反应感受信号从脑血管弥散到延髓背侧部分的时间延迟。在这个环境中，好像音响控制员坐在这里，但音响控制室在别的地方，要跑过去调，所以需要一个延迟，听到声音信号不好才去调。这个比喻可能并不太合适，讲话和音响系统与呼吸和循环的调控相比是太简单了。

现在是大家知道却没有深入探索的循环在呼吸环路的时间分析，呼吸控制环路里面，最大部分时间在血液循环中，神经传递很快，心跳要跳两次才能够把肺部血液信号转送到动脉系统，大概两次心跳就占了两秒钟，神经的传递大概 $0.2 \sim 0.3s$ ，这就是一个呼吸周期为什么形成五到六秒钟。一吸一呼信号的转换就要两秒多钟，吸气为主动（呼吸肌耗能做功），产生与大气的压力差比较大，完成同样潮气量耗时比较短；而呼气为被动（不耗能），压力差较小，通气慢，耗时比较长。

（三）血液循环在呼吸调控中的决定性作用和循环功能对呼吸调控的影响

现在来分析一下循环在呼吸里扮演的作用，首先我们要修正传统生理学的误区，动脉血液中氧气和二氧化碳是非恒定值，是随着呼吸周期而呈现逐渐升高随之逐渐降低的波浪形信号，这才是呼吸调控主信号。用相同的波浪曲线来描述肺通气/换气造成的肺泡（肺静脉）氧气和二氧化碳分压的变化；正常离开肺泡毛细血管的肺静脉血液与肺泡达到平衡，具有相同的氧气和二氧化碳分压波动幅度。一个正常心脏（心搏量＝120ml，射血分数＝75％），肺静脉呼吸信号到达动脉形成的波浪式幅度有所降低。如果一个衰竭心脏（心搏量＝50ml，射血分数＝25％），同样的肺静脉呼吸信号变成动脉形成的波浪式幅度不足正常心脏的一半高。这个信号被衰竭的心脏更大幅度地衰减了，在心脏衰竭的时候发生呼吸不稳定，如何控制呼吸的平稳？一个正常呼吸信号经过衰竭心脏到了动脉变成低信号，使下一次的呼吸减弱，形成低通气；此时慢反应中枢化学感受器感受到的仍然是约半分钟前的信号（延迟），即还是高氧低二氧化碳（过度通气）状态的信号，神经电信号经中枢更受抑制（敏感性降低），由此通气逐渐降低下来，直至呼吸停止；随时间推移，中枢感受到的过度通气状态开始逐渐转化为低通气状态，中枢调节的敏感性增高，继之形成一个过度通气；这样低通气和过度通气交替而成为潮式呼吸。这个同一个血液信号到达外周快反应化学感受器和慢反应中枢化学感受器时相不同，由此造成肺通气（动脉血）与中枢慢反应感受器之间的位相差异，我称之为"时相错位"。用左室功能对呼吸调控信号的衰减和肺通气（动脉血）快反应与中枢慢反应的时相错位结合起来可以解释心衰患者表现出 Cheyne-Stokes 潮式呼吸的机制。在这个过程中同时反过来又形成了呼吸对循环的调节，最重要的调节部位在肺，因为肺的循环对氧敏感性非常高，但是肺的氧气上升下降，这个过程造成的肺血管张力改变，所以就影响到左心室功能指标收缩压、舒张压和心率等的改变。这个自主神经（交感和副交感）张力受到氧信号的调节，从这个概念上去看，正常状态下循环系统三个变异性，自主神经张力变异性、动脉血压的变异性，特别是收缩压和心率的变异性完全取决于呼吸，所以简称为心肺功能一体化自主调控。

运动状况可以让心流在同样血容量的情况下血流再分布，让运动肌肉局部血液增加到 30~50 倍。

（四）精神心理及其他系统

这里讨论的这些调控都是指一体化自主调控部分，没有讨论任何大脑皮层主动的意识控制成分，实际上大脑皮层可以在很大范围内对呼吸循环和代谢等进行主动调控。在这个整体调控概念上我们没有忽略到其他系统，消化、排泄、泌尿、皮肤只是因为空间限制目前还没涉及和讨论。

三、心肺运动试验中整体多系统联合做功是医学整体整合的一个实例

（一）从氧代谢为核心的心肺运动应用生理学到整体整合生理学

以运动过程中氧气、二氧化碳和能量物质到细胞内线粒体的氧化能量物质供应能量的过程而言，氧气代谢至少需要呼吸系统、血液循环系统和代谢系统之间的相互配合在神经体液等的调控之下才能完成内、外呼吸之间的偶联；而同时能量物质需要消化系统、泌尿系统维持体内循环和内环境稳定，又需要其他生理学系统的参与（图1）。心肺运动试验的完成需要呼吸、血液循环、神经、代谢等系统联合才能实现。医学要强调氧代谢，现在的科学技术发展实现了可以直接连续动态的方法来测量氧的进出量，现在以测定氧气代谢为核心的心肺运动试验是临床上全面整体地检查从静息到运动状态心肺代谢等整体功能的唯一手段。正是由于心肺运动反映的是复杂多系统联合一体化的人体整体功能的检测方法，目前系统生理学为基础的现代西医学科学的理论体系对于心肺运动试验数据的正确理解和解读必然存在着诸多的限制和误区。心肺运动试验需要整合医学整体论的理论支持。

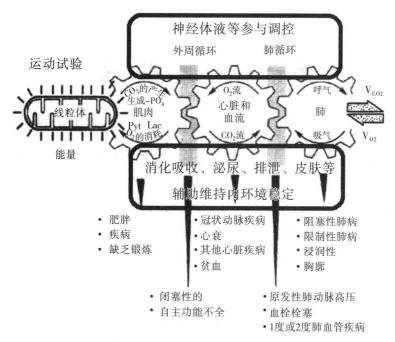

图1 心肺运动试验应用生理和临床应用价值示意图

（二）心肺运动广泛的临床应用价值提示医学需要整体上整合的理论体系

心肺运动试验作为人体整体功能学客观定量功能测定的唯一方法适用于所有正常人和各种疾病患者，概括起来包括十二个方面，①麻醉手术危险性评估和患者围手术期管理；②超早期诊断，特别是心肌缺血和肺动脉高压；③诊断与鉴别诊断，特别是区分左心衰和右心衰；④疾病功能受限严重程度客观定量分级；⑤心衰严重程度、心衰死亡/存活预后的预测和心脏移植选择；⑥心肺匹配气体交换通气有效性测定；⑦直接计算心排量、每搏量、每搏氧耗量等循环指标；⑧寻找高危因素：对于某些高危疾病患者在严密监测运动中可以发现高危因素和高危现象，继而提出防治措施，以减少患者工作和居家猝死；⑨指导运动康复处方；⑩客观定量评估各种手术、介入、药物等治疗效果；⑪劳动能力丧失的客观定量评估/鉴定；⑫确认功能状态的正常与异常，健康及亚健康的优化管理，实现慢性非传染性疾病的"零级预防"。

心肺运动试验的临床适用范围非常广泛，针对呼吸疾病、心血管病、代谢、血液及神经系统等疾病的诊断、疾病严重程度评估、治疗效果评估及疾病预后预测（参见图1）；客观定量的人体功能性评估和健康管理客观依据等。心肺运动是需要多系统同时起反应才能完成的临床技术和方法，用传统生理学系统中的任何一个或者两个系统的生理学来理解和解读，都是片面的、局限的，甚至可能会是错误的。仅仅从欧美心血管病学、呼吸病学、运动医学、康复医学等学科组织不同的心肺运动试验"指南"的不同，也充分体现了其各自专业领域专家们理解和立场的差异，为此传统的单系统生理学对人体生理功能一体化调控的误读和医学科学过度和片面分科的危害也更加暴露无遗。心肺运动需要整体生理学理论的支持；而"整体整合生理学"新理论体系正是因应现代医学发展和进步亟须的整合而创立产生的，是时代需要的必然产物。

四、结　论

氧信号和二氧化碳信号加上能量物质，就是三位一体，这个信号是人体整体呼吸、血液循环和代谢等一体化自主调控的主体信号源，当然也应该是生命调控的主体。展望未来这会有很光明的前景。相关新理论体系参考文献非常有限，主要是我本人从2011年代表中国的国家心血管中心（虽然当时我还在加州大学洛杉矶分校工作，但已经是国家心血管病中心的名誉教授、名誉主任）在美国生理学、心血管病学、呼吸病学、胸科医师年会、亚太呼吸病学会议等国际会议上报告了这个理论体系的近20个相互联系又没有重复的不同部分。生命是呼吸为表征，循环为基础，代谢为前提，氧化能量物质供能是核心，在神经体液的调控下，消化、吸收、泌尿、排泄、皮肤等整个系统的配合下，完成一个动态的平衡，这个永远达不到真正平衡的功能状态。在这一点上完全同意樊代明院士对"整合医学（Holistic Integrated Medicine）"的解释，即在整体上整理和整合的医学；而不是多数西方学者所谓的非整体上的、狭隘的"整合"医学（Integrated Medicine）。后者是在没有改变任何系统生理学的基础上仅仅强调各个系统之间的联系。人体是不可分割有机整体，只有在整体上探讨生理学功能调控，即整体整合生理学，才能真正地理解和形成现代的整合医学（整体上整合的医学）。

这个新理论不仅仅是生命、生理学等基础医学工作者需要理解并深入研究，更重要的是所有预防和临床医生，无论是全科医生还是各个专科医生，只要是服务人的，都必须具备这种正确的理论理念和知识。这项工作仅仅是个开始，希望我们初步的探讨可以起到抛砖引玉的效果。

第三十六章 回归生命本源——浅析整体整合医学

◎贾红梅

最近几年来,随着我国社会人口老龄化步伐的加快,高血压、糖尿病等慢性疾病及肿瘤已经成为困扰人们健康的常见病、多发病。如何有效管理我们的身体,维护健康,促进健康,成为摆在国家卫生健康专家学者及社会公众面前的一个重要课题。笔者认为,回归生命的本源,从提高人体抗病的自然力出发,对抗这些疾病的发生发展,不失为一个重要的解决思路和发展方向。下面从四个方面谈一下浅显的看法:

一、如何看待人的生命及生命体?

人体是一个复杂而又精密的生物体,吸入空气和吃进食物,加工成含有氧气的血液输送给全身,诸如大脑、心脏等各个器官以及四肢,最终让每一个细胞吃饱喝足,保证人们可以听说读写,可以跑跳劳作。同时,又把各器官各细胞分泌的废物排出体外。

但是,一方面随着年龄增长,代谢能力减缓了,就像河中的泥沙,水流变慢,泥沙自然会沉积。另一方面,血脂异常,血管斑块等原因导致的养分输送环节就容易出问题,就会使肌体的功能产生障碍:四肢的活动变慢,头晕等,运送同样的血液、养分,需要更高的压力,高血压、心脑血管疾病就不可避免地产生了。

二、慢病及肿瘤的致病原因是什么?

在大多数人们认为,慢性病的原因在于过剩,即营养过剩,吃喝不节制,又缺乏必要的劳动或运动,没消化的营养堆积在体内。但整体整合医学认为构成生命有机体的细胞营养短缺,细胞缺乏充足的营养成分,是致病的主要原因。

细胞不能发挥正常作用的最初的外在表现就是肥胖,就如心脏功能变弱的重要表现为心脏肥大是一个道理。

在刚刚发现血压、血脂、血糖增高，超过正常指标时，通常的认知是服用降压药。这样的结果，虽然降低了血管壁的压力和高压崩裂的风险，但实际让却让本就不充分的营养输送，停留在一个较低的运送水平，并未根本改变细胞营养短缺的状态。在表面上，血压高患者每天都按时服用降压药，似乎一切正常了，而营养短缺的细胞仍然生活在贫瘠状态！

于是穷则思变。就好像一个社会，长期生活在物质匮乏的状态，很难保证不会出现偷盗、甚至抢掠的情况，细胞也会从争相从邻近细胞获取营养，癌细胞对正常细胞的侵略就是如此。

不能从根本上增加人体抗病的自然力，没有激发人本身抗病的自然力，只是针对症状采取的相关措施，如针对高血压、高血糖、高血脂，那就是降压、降糖、降脂。

三、作为个体的人自身需要在防治慢病及肿瘤发挥主动性作用

一直以来，西方医学理论在我国的医疗卫生服务体系中占据着主导地位，学科细分程度越来越高，一个人体被不同学科分为几十个部分，各自为战，对症下药，对症施治，血压高了降压，有了结节观察，长了肿瘤切除，然后是放化疗等。

虽然运动在防治糖尿病中有一定的共识，但并没有引起社会防治慢性病的普遍关注。很少有人从患者的角度去考虑，他的体质是个什么状态，功能运转是否正常。可否通过激发患者自身抗病的自然力，通过鼓励引导患者自身应该做些什么，如改变饮食习惯、增加运动，提高代偿能力，使人自身的主体作用在慢病管理中起主导作用。健康专家有针对性的给予健康指导，有哪些健康方法可以被采用，比如运动或体力劳动，或户外活动等等。

四、转变观念，构建以健康为中心的卫生健康服务体系。十八大以来，习近平总书记提出了以健康为中心的中西医结合的思想，并推动进行了一系列深化改革的举措，但是，要改变以治病为中心的管理体制，却不是一朝一夕能实现的。首先需要加强顶层进行设计，引导人们树立大健康观念。从大健康的理念出发，从增强人体自身的抗病能力、运化能力、免疫力出发，用一种新的整体整合的医学理论指导医学实践，指导构建新的疾病预防与控制体系、医疗卫生体系。其次是从回归生命的本源，从提升人们健康水平出发，建立人体功能评价指数，并以此作为慢病管理与控制的主要依据。最后大胆尝试，在医保经费中给予一定的支持，同时，发挥社会力量，多方支持，减少并降低慢病患者的比例，提高慢病人群的生存质量。

第三十七章　用生命的整体观击败慢性病

◎卞文超　孙兴国

6月1日，上海浦东国际会展中心，现代建筑的线条勾勒出城市天空的轮廓。清晨六点半，周末的上海尚未完全苏醒。晨光中，一群身着浅蓝色练功服的身影，已揭开了一天健康生活的序幕。

他们是来自海内外的近百名顶级心血管病医生。在东方心血管病会议学术活动正式开始之前，这群现代医学专家集体学习演示了国学经典健身运动太极拳。

孙兴国教授在队列前排，身姿矫健，动作行云流水。"人体，是一个不可分割的整体。今天的现代医学，有必要从国学中汲取智慧。最重要的，就是要有人体健康的'整体观'。"孙兴国说。

治病必求于本。他独立完成新理论体系的架构——整体整合生理学，描述了人体生命的整体调控机制，从而奠定了心肺运动临床应用的理论基础。经过对生命的深度叩问，他的关切带有哲学思辨的光芒。

近日，孙兴国应邀专程来到济南，接受本报记者专访。令人振奋的消息是，他和科研团队正致力于一项极富开创性的医学实践：对慢性疾病的发生机理，从整体上加以理解和处理，通过对个体的精准运动为核心施策，设计科学的心肺运动、精准运动、精神心理、营养饮食、禁烟限酒、劳逸结合、健康生活方式和睡眠医学，与优化的传统药物、器械、介入和手术等配合的身心结合、动静结合的整体整合方案，探寻心肺疾病、高血压、高血脂、糖尿病、肥胖和肿瘤康复等慢性病治愈的可能。

一、突破分科过细局限，打开生命科学的"黑盒子"

初夏周末的傍晚时分，济南火车站熙熙攘攘。一个西装革履的矫健身影，步履匆匆。孙兴国教授的身影在人群中颇为醒目。

刚在南京结束一场学术会议，他尚未换装，时间对他而言，是宝贵的资源。在与记者同行的路上，抓住点点滴滴充分利用，剖析现代医学视角下人的整体健康话题。

记者（以下简称记）：我们去医院挂号看病，候诊大厅分科明确具体。咳嗽去呼吸内科，心脏不舒服去心内科，需要做手术的情况去外科，手术发生了并发症，再去相关科室转诊……即便是在三甲医院，似乎也没有哪个科室对一个患者的全身健康负责。

孙兴国（以下简称孙）：我是从医生做起的。我认为，一位好的医生，应关注人的整体健康。医生是研究生命与健康的特殊人群患者，工作对象是患者——一个活着的、生了病的整体人，工作目标是要把这个生了病的人的病治好。临床医生眼中看到的，首先应该是一个完整的功能人，而不仅仅是某个患病的系统、器官、症状、部位、细胞、基因、分子、原子或更精细微观结构。一个好医生必须从整体上要正确地理解人体功能与结构及其随时间空间改变而变化的规律，不仅需要深入的解剖、生理学、病理生理学（应用生理学）、药理学和生物医学工程等专业科学知识以及许多广泛的数学、物理、化学、信息、调节、控制等相关基础科学知识，对人体功能和结构的调控机制更要有一个"天人合一"的"整体观"。

现代医学分科过细、过窄，各专科"头痛医头，脚痛医脚"，已成为今天生理学、生命科学和医学发展的一大局限。医生特别是年轻医生，可能只了解局部，导致片面、机械地"头痛医头，脚痛医脚"，限制了"以人为本"的医疗服务质量的提高，在一定程度上偏离了从整体上"治病救人，救死扶伤"和"减少疾病发生，提高健康水平"的防治疾病的根本职责。

记：从常识的角度来看，人的健康是一个整体，这显而易见。现代医学为什么反而忽视了"整体观"？

孙：在近代和现代西医以还原论、简化论为历史潮流的大背景下，生理学和医学从系统、器官、疾病等角度逐步细化，以至于背离人体整体。这种分割发展到今天，还真有点儿"不把人当人看了"！

自从1628年William Harvey发表"心血运动论"描述连续动态地心脏跳动、脉搏搏动和动静脉组成血液循环功能系统，同时明确声明虚无缥缈的空气进出肺脏的功能过程描述为"论呼吸"，开始了人体生理学功能的系统论——即单一系统功能各自独立的调控机制。随后近四个世纪以来，生理学功能的系统论逐步完善，基础上形成的现代西方医学及其各个科学分支在广度和深度上逐渐展开，这当然可以带来医疗进步和医学知识剧增，但医生却陷入一种尴尬：明知需要把所有已有的知识综合成为一个整体，却无能为力。虽然获取资讯容易，但一个医科生受到教学和实践的限制，想要突破一个狭小的专业领域，掌握更多一点的知识，几乎是不可能的。

这当然带来了医学科学进步，却也显现出明显的缺陷和限制。我认为人的生命、健康、疾病、防治等只能从整体水平分析探索，能够实现预防疾病的健康有效管理需要整体论，临床医学需要整体论，康复医学更需要整体论。从医学基础到临床各学科和分支学科之间亟须整合，健康中国所必需的人体健康管理、慢病预防、临床诊疗和功能康复等医学分支领域也亟须整合。

记：我看到在您的论文中，把生命科学的未知性，比作生命的"黑盒子"。人体各个系统、各个脏器的功能，环环相扣，健康的人体像是一个自我融洽的小宇宙。有一种说法，科学对人类自身健康探索的深度，可能还赶不上对外太空的观测。

孙：人体由40万亿至50万亿个细胞组成，每分钟都有数以百万计的细胞死亡和再生。所有这些细胞的工作相互有序关联，自成浩渺。

我们人类的生命现象，其实是自然界最复杂的，只有很少很少一部分，被现代科学认知。生命不是静止的，而是连续动态的；并且，还是有灵性的，是物质和灵性不可分割的有机整体。所以人体只能从整体上来看，人体自身是一个完整的个体，同时又随时连续动态地与环境进行交换。在时间和空间范畴中永不平衡，又永恒地趋向于平衡。这确实是一个接近哲学范畴的概念，就是国学而言的"天人合一"。

记：那么什么是整体整合生理学？

孙：人体是不可分割的有机整体。仅关注局部研究难以取得突破，"围墙文化"和故步自封的旧观念终将被人唾弃。近年来，学科交叉、医学的整合趋势和转化趋势已非常明显，随着现代医学的发展已提出多种多学科整合和转化模式。我用30余年创立提出的整体整合生理学新理论，以氧气需供代谢平衡为纲，以呼吸、血液循环、神经、代谢等系统联合一体化调控为基础，唯物辩证地看待医学的专业细化和整合，以人为本，两者并重。很难理解的、错综复杂的、充满时空变化的新理论体系如何通俗易懂地简单概述也是一大难题。

《整体整合生理学》是医学的基础理论，整体架构非常复杂、虚实结合，包括所有系统，再综合时、空因素人体功能活动的一体化调控描述为：呼吸为表，血液循环是呼吸产生的基础，代谢是呼吸和循环的前提与目的；人以呼吸、循环、血液、消化、吸收、代谢为主轴，在神经体液统一整体调控下，在所有其他系统共同配合和辅助下，所有系统共同参与的、以维持人体功能连续动态趋向于平衡、而永远达不到真正平衡的人体整体生命活动状态。《整体整合生理学》首次一次性解释生理学一直悬而未决的诸多核心问题：胎儿为什么不需要呼吸？新生儿为何呼吸？人第一次吸气后如何实现吸-呼相互切换？血液循环参加呼吸调控环路的解剖结构？左心室功能如何调控呼吸？左心衰竭为什么会呼吸异常？呼吸出现后心脏和血管结构如何改变？出生后呼吸对循环的影响？人呼吸、消化、吸收、排泄、血液、循环和细胞代谢的Y字形主轴在神经体液一体化调控整体机制等。

更为重要的是《整体整合生理学》实际上就是真正从整体上对慢病进行有效

诊疗和管理的医学科学体系，是运用综合了《整体整合生理学》重新整体上解释以心肺代谢功能指标异常和肿瘤为代表在中国爆发性递增的"慢病"的发生、发展和转归规律，探索各种慢病安全有效预防、管理、诊断、治疗、逆转及康复的科学技术方法，从而达到实现慢病有效诊疗和健康有效管理，为健康中国探索有效实施方案。

目前，我们已经在中国北京用新理论指导慢病临床实践。最近的临床医疗实践表明，将学科性质相似的专科融合在一起，或针对同一器官的不同治疗手段的整合，一方面有利于开阔临床医疗、科学研究和学术思想的视野，另一方面同时也使医师更透彻地理解疾病和生命，为患者找到最佳的防治方案。

二、美国逐梦18载，初心源自朴素的故乡

2013年起，孙兴国回国全职在阜外医院工作，同时还是中国体育总局46名指导医学专家之一；在中国载人航天的16名指导医学专家中，孙兴国也是唯一的整体和心肺运动专家。

在此之前，孙兴国在美国加州大学洛杉矶分校（UCLA）完成博士后并任教授工作18年。他还是海内外数十所院校的名誉、客座、访问教授和医院的学术院长。

在美国的18年，为了尽快完成他出国前预定创立整体整合生理学新理论体系的远大目标，没有休过任何假期和周末，更没回国探亲。惜时如金，严格的自律，是为了充分利用好国外的科研资源，实现出国时怀抱的目标。经过在UCLA的全身心思考，他完成了深度探索研究。

从事科研，他有一项原则铁律：虽然深入探索的大多数时间发生在美国洛杉矶，但是中国人独创的理论，必须首先以中文在中国全文发表。五年内，相关内容英文只发摘要，以免产生中美知识产权之争。对一位学者而言，这意味着宁可牺牲一些个人利益，也要保全那颗滚烫赤子心。

回国后，仅用了两年时间，他独立完成了《整体整合生理学》新理论体系架构，以心肺运动试验（CPET）和睡眠呼吸监测等手段，对慢性病患者的呼吸、消化吸收、心血管、睡眠、代谢和神经等功能进行整体一体化调控。

记：这套新的理论体系是不是受到了中医理论的影响？

孙：有这方面的影响。我最初受到启发，是源自老家朴素的健康观念。

我出生在青州的农村，在我小时候，没有取暖条件。冬天的早上很冷，出门上学之前，我一百多岁、无疾而终的奶奶总会让我早饭喝一碗姜汤（生姜切碎煮水加面）。姜不是药，但它活化身体血液循环，加速新陈代谢，这让我不怕冷，一个冬天几乎都不感冒。偶尔，我们兄弟姐妹如果谁感冒了，无论春夏秋冬，我奶奶一定要我们几个晚饭每人喝姜汤后，再奖励几碗红枣或者红糖姜水，然后让你尽快上炕盖被睡觉，第二天一早醒来满身大汗，神清气爽，感冒好了。

这是防患于未然的健康理念和朴素的中医药治理念，从人的整体的机能、整

体的免疫力、整体的健康角度去考虑。而不是说，你感冒发烧了，我让你吃上降温药、抗生素和各种对症药物；心脏出现问题，我给你药物，外科手术打开看看或者放个支架这样修一修，这些是现代西医的逻辑。

建立在生理学系统论、器官论和疾病论基础上的现代西医，习惯于把人大卸八块，头痛医头、脚痛医脚。系统生理学割裂人体各系统联系的思维与研究方法，限制了生理学医学的发展。而国学和中医恰恰相反，总是要从发病相关的别的地方找原因。比如，通过食物、天然药物、经络和针灸等治愈诸多疾病，这就是从整体上对人体做出判断。

记：中医的整体观，是不是源自国学？国学有"天人合一"的传统哲学观，人与自然相呼应，是一个统一的整体。

孙：是的！人体其实是智慧的，自身在变化的动态过程中掌握平衡，平衡被打破了就产生了疾病。我们要回复到平衡中去，实现康复。前面说过，我们对整体的医学知识，知之甚少，这方面的规律现代医学还远远没有破解。人体是有自愈性的，自愈性具有其独特的时间和空间变化规律性，疾病、特别是慢病自愈的机制应当透彻的研究才能真正应用于慢病的防、治、康、养。

记：西医的发展延长了人的寿命，但仅仅通过药物、手术来解决健康问题，未免显得简单粗暴。

孙：西医注重治，而中医注重防（养）。早在两千年前的《黄帝内经》，已经提出注重养生和保健。中医以人的健康长寿为目标，强调"不治已病治未病"，是一门重养生和保健的健康医学。中医重养生，以自我调理为主，不过分依赖药物，并强调预防为主，未病先防，已病防变。

记：今天，过度医疗的问题让人警醒。尤其是在生命的末端，把人体当作物理化学反应的试验场，几乎毫无尊严可言。越来越多的人，反对过度医疗，更注重生命质量。

孙：人走到生命的末端，很多是从急诊抢救、ICU重症监护室度过。虽然我是文革后科学的春天里考入大学医学院学习的西医为主体的临床医学，到1984—1985年时，我在从事心肺脑复苏、ICU及高级生命支持的临床实践中认识到，人体功能调控是不可分割的有机整体。我开始质疑西医人体生理学和医学的系统论、器官论和疾病论，提出非常原始的心肺代谢一体化调控理念。

我的这一想法虽然被许多老师认为是钻死牛角尖的"误入歧途"，但却得到大师北大生理学王志均教授和系统论创立者钱学森院士的支持和鼓励。"作为医生，如果将来理解掌握了正确新理论，一些传统意义上无法攻克的慢性病患者，就有可能被治愈。这也是新理论正确的实证方法"。所以，我才决定选择美国的导师和实验室，出国完成新理论。

记：所以，是不是这样理解，这套新理论并不是中医和西医分庭抗礼的产物，而是基于医者对现状整体的反思，努力使生理学未来的走向从局部回到整体。这是一个方法论上的突破,以中医的整体观为指导,再用现代医学最前沿的实践经验进行科学的实证。

孙:我在2015年发表的论文中提到,美国加州大学圣地亚哥分校(UCSD)著名现代生理学家John B West教授的观点,"仅举一个应用方面的事例,我们仍然未注意到在ICU治疗的严重肺疾病患者,他们是如何调节肺血流的分布和气体交换的。在重症监护时,我们会失望地看到,大学医院里年轻的ICU医生对这类患者的处置是那样的无知和不当。"

不少医生缺乏整体观念,只注重器官和病变,这对医学发展很不利。临床医疗差错和事故的发生,其客观原因主要是过于专的专科医生——"专家"缺少人体的其他相关专业的知识或存在误解。

"目前历史的钟摆,正远离整合生理学,使整个年轻一代的生理学家基本上对此毫无所知。毫无疑问,在历史前进的长河中,钟摆终将从目前的这种错误状态摆回去,找到更佳的平衡。"

樊代明院士在诠释整合医学时说:整,即整理的整,是方法,是手段,是过程;合,即适合的合,是要求,是标准,是结果。这样做是顺应历史潮流,顺乎科学规律,顺合社会民意,有其历史和哲学的根据。

他所提倡的整体整合医学,简称整合医学就是从人的整体出发,将医学各领域最先进的理论知识和临床各专科最有效的实践经验分别加以有机整合,并根据社会、环境、心理的现实进行修正、调整,使之成为更加符合、更加适合人体健康和疾病治疗的新的医学体系。

记:对于系统生理学论述的调节方式而言,这套理论是不是意味着提出了挑战?

孙:我越来越感觉到,必须有人要敢于去整合现有的理论和事实,即使有些理论和事实是第二手或不完善的资料,也要敢于承担使自己成为蠢人的危险。否则,医生永远不能探索到生命本质。

20世纪80年代,王志均和钱学森院士首肯并建议我出国求证,同时也提醒我:"新理论体系构建需潜心研究30至50年才有可能完成,之后还需50到100年才能被社会和大众所广泛接受。"现在看来,到2015年正式完成新理论体系时我在整体整合生理学这条路上已经走了整整30年,并将继续坚持走下去。

三、"健康中国"建设者,提供慢性病一站式解决方案

孙兴国将创新的理论体系应用于临床医学实践,通过科学方法对心肺运动、睡眠、心电等人体功能信息统一质控、统读、统判,建立起慢性病有效诊疗中央平台。

他是这项健康事业的创意、倡导与实践者,目标是预防和治愈各种慢性疾病。经过心肺运动试验制定个体化精准运动强度,出具营养、睡眠、运动和生活方式

相结合的个性化整体解决方案,从而使患者指标异常自然恢复转归健康。在北京阜外医院,这种新的慢性病整体解决方案,正由孙兴国团队倡导和实施。

工作之余,他热衷科普,借助一切机会,普及正确的生活理念、健康的生活方式。提倡饮以喝水和有机绿茶为主,主张各种添加物工业化生产的所有饮料都是垃圾;吃饭先吃蔬菜和新鲜水果,种类越丰富越好,尽量避免和拒绝食用有可能含过量激素、抗生素、添加剂和防腐剂的禽鱼肉类、工业化熟制食品及各种纯化成分,鼓励食用并特别强调天然生长的海洋植物和动物优于各种人工养殖产品,分餐时绝不浪费食物,粒粒皆辛苦是老奶奶一直教诲的传承。特别强调对于多高症为主的慢病患者,足量的多种天然营养素是治愈疾病的前提,相对过量的营养素和热量物质可以为个体化精准定量运动提供能量来源,只要严密科学监测下的足量多样化饮食与运动配合,才能实现慢病治愈。孙兴国隐隐流露出海归的行为习惯。说话不会拐弯抹角,充满单纯的热忱,以身作则身体力行,这正是他专业之外感染力的来源。

在济南度过的周末,他坚持清晨早晚两次健身。从新闻大厦30余层楼梯走下出发,步行经黑虎泉,一直走到大明湖,既锻炼了身体,又欣赏了久别这个城市的风景。在忙碌的节奏中维护着身心的平衡,用最前沿的生命医学科研,进行慢性病防、治、康、养一体化的健康有效管理,服务于中国人的健康——孙兴国教授乐此不疲。

记:十九大报告中明确提出,"要把人民健康放在优先发展战略地位"。对"健康中国"的理解,不再是以治病为中心,而是转变为以人民健康为中心。您追求的科研目标,恰好和这一理念相吻合。

孙:"病非人体素有之物,既能得之,必能除之。言病不能治者,未得其术也。"很多慢性病不是不能治愈的,恐怕是走以前不正确的老路子,只是还没有找到方法而已。

人每天进行十万次心跳,上万次呼吸,一日三餐,睡眠觉醒,人体功能各有其自然规律,心跳和呼吸等都不需要人的意识的参与。人体的基本调节方式是以呼吸、循环、代谢为主体,在神经体液的整体调控下,有消化、泌尿、神经、运动、睡眠等所有系统参与配合的整体整合一体化调节与控制。

慢性病的发病并不仅仅是因为某一个器官坏了,而是因为整体的调节出了问题,失去了平衡而在某个或者某些方面表现出异常。这就好比一部车子,火花塞堵了有可能是油路的问题,你只去更换火花塞不管油路,还是会堵,旧病还是会犯。把人体失掉的平衡,从整体上调回来,使人回到真正健康的状态,这就是我们追求的目标。

记:现在慢性病发病率越来越高,并且有越来越年轻化的趋势。慢性病发生之初有什么信号?怎样防患于未然?

孙:现在,特别是改革开放的近三四十年,医学、科学、药学和技术取得巨大进步,但同时在中国出现的各种慢病发病率、死亡率和医疗费用的爆发性递增;值得我们深刻反思 - "方向对吗?"。2018年公布的中国心血管病报告显示,2017年中国心血管病患者已达2.9亿人,高血压患者已达2.7亿人,糖尿病患者已达1.98亿人。每年有800万中国人死于各种慢性病,其中300万为过早死亡。

俗话说,"人活一口气",譬如睡眠呼吸暂停综合征,就是多种慢性疾病的源头。现代西方医学的误区是各种疾病诊疗指南"血糖高就降糖,血脂高就降血脂,血压高就降血压,机体出现癌细胞就去杀、抗、抑"。这种原则下的现代医疗体系,对于慢病基本上是终生服药,停药就反弹,其实质就是"治标不治本"!

实际上,血糖、血脂、血压、尿酸、体重异常等慢性病,并不是简单的营养过剩或者糖、脂、蛋白质等能量物质过量,而是"热量过剩型营养不良综合征"。血糖、血脂、血压过高的异常,仅仅是人体整体机能调控中的"代偿"反应的表现,而本质上是此人部分系统、脏器和组织的全部或者局部、绝对意义上的"缺"——即营养不良或者相对的营养需供不平衡。慢性病中的虚弱病症、慢性肿瘤等,本质都是全身或者局部的"热量不足型营养不良综合征"。从细胞代谢生物学角度判断,所有慢病的本质都是营养不良。

在整体整合生理学继之整合医学的理论指导下,这些慢性病的发生发展转归机制都是相通的。我们并不是都要抛弃西医现有的治疗方案。当指标严重偏离正常,健康面临极大的危险时,当然要以控指标为第一要务。但要实现"标本兼治""急则治其标缓则治其本""同病异治、异病同治",甚至实现"机体带癌生存、癌细胞的转化",需要从彻底扭转理念入手。

记:在北京阜外医院,我们怎样去对慢性病的患者进行健康管理?

孙:用新理论指导,我们已经对百余位典型多高、肥胖等慢性病患者,通过心肺运动试验进行客观定量整体功能评估,指导制定个体化精准强度运动,动静和身心相结合制定出整体整合方案,进行饮食起居的全面管理。这期间通过以人体功能学指标的连续动态变化监测,指导制定运动频次,全方位、全时程、全生命周期,对异常指标进行安全有效的时空管控。

近20例患者被90~100天强化整体管理后,无一例外,不仅全部实现了各异常指标的有效管控,而且减药停药3周以上无明显反弹。另外近80例,只是进行了少于30天的短期强化整体管理,也基本实现了异常指标的有效管控和部分减药,但均没有停药。

所有患者,一直被本人随访和按需远程功能指标监测的非强化管控中,通过相对弱化整体管理全部维持了原来异常指标的基本正常。

记:也就是说,这种健康管理是一个科学检测、动态管理的过程?

孙:是的,疾病和健康是随时间、空间和环境动态变化而变化的。恢复了健康的患者,随后回归到正常的工作和生活中,还必须终生坚持强化治疗期间的正确生活理念、方式,通过慢病防、治、康、养一体化的健康管理,才能够保证疾病不再发生的预防目的，实现不得病、少得病、晚得病、得病轻、得病后治疗痊愈快、无疾而终的整体健康目标。

记：中医以自我调理为主，"不治已病治未病"；而西医善于运用科学方法、思维，在临床实践中实证辨伪。用生命的整体观攻克慢性病，像是取了两者的长处。

孙：我认为，医学工作者应该不分中西，特别是中国人，无论是中医还是西医，我们都应该为战胜在中国爆发的这些慢性疾病而努力。希望大家绝弃狭隘的利益和专业立场共同探索，摸索实施对目前难以治疗、难以治愈、难以痊愈的这些慢病的一些有效诊疗的落地模式、执行方式和实施办法等，为控制战胜慢性病、实现人民健康而努力。

建设整体心肺运动统一质控、判读和指导慢病有效诊疗与健康有效管理的中央平台，服务安全有效的慢病诊疗和健康管理，为健康中国而努力。

在生命科学研究和医学健康事业发展道路上，我们中国人有充足的国学文化自信，实现理论创新、践行实践创新，最终实现引领全世界。

第三十八章 整体整合生理学——新理论体系推动慢病防治和人民健康

◎孙兴国

现代西医在系统论的指导下,取得了很大的进步,它将复杂的人体整体还原简化为一个个具有相对独立的结构和功能的单个系统、器官和疾病,这种做法有助于人们更易于的分析、理解和研究,但是,实际上孤立的系统和器官在活生生的人体中是完全不可能存在的。中国国学文化和中医讲究天人合一,把人体作为不可分割的有机整体,但并没有为这个概念搭建起基于现代解剖结构和人体功能学事实的架构,往往停留在"阴阳虚实寒热内外表里……"上,太过务虚。西医和中医体系各有优劣,本应优势互补,共同为人类健康和医疗服务,但是在还原论、简化论为主流的大背景下,生理学和医学已经越来越背离人体整体,而着重从系统、器官、疾病等角度逐步分割细化,对于各种急性感染传染流行性疾病预防和治疗取得世人瞩目的效果。但是,在带来医学科学进步的同时也致使专科医生可能忽视整体,只是片面地理解关注人体的某些局部,过度重视药物、科学和技术进步,而导致机械的"头痛医头,脚痛医脚",限制了"以人为本"的医疗服务质量的提高,针对当前在中国爆发性递增的各种心肺脑代谢及肿瘤等慢性疾病(简称"慢病"),现代医学科学越来越显得捉襟见肘,也显现出其明显的缺陷和限制。正如樊代明院士在2018中国心脏大会上所述"人体正在被碎片化,单一专科体制难以形成对生命和疾病的整体认识"。医学,服务于整体人,应该整合,应该从系统回归到整体,预防医学健康管理需要整体论,临床医学需要整体论,康复医学更需要整体论。

早在30多年前,经过麻醉学和心肺骤停心肺脑复苏的多年临床实践,我就跳出现有的西方医学系统论体系和中医学体系的圈子，初步提出心肺代谢一体化调控理念。经过20余年在前往美国加州大学洛杉矶分校学习、工作期间的不懈努力，以人体整体论为出发点，以坚持客观事实及临床应用和疗效为指导，在2011年我推出了一套新的理论体系——整体整合生理学，并于2011—2012年在美国生理学、美国心脏病学、美国胸腔科医师和美国呼吸病学等多个年会上报告了该理论相关部分。2012—2013年全职回国后任国家心血管病中心、中国医学科学院阜外医院整体心肺运动中心主任特聘教授、心内科主任医师，积极推动整体整合生理学新理念，改变医学实践模式、中国人健康管理、探索原始创新型的慢病有效诊疗和健康有效管理落地实践模式。这个新理念有助于整体整合医学新理论体系的构建和丰富，对现代非传染性慢病为主的疾病发生、发展、转归、诊疗和康复机制及其防、治、康、养一体化管控的措施方案的提出提供了理论根据。

一、整体整合生理学概念内涵及创新性

人从生到死的全过程的生理和病理生理活动，是一幅幅由各功能系统整体上相互联系、相互作用，无穷无尽地交织起来的复杂、立体和连续动态的画面。新理论体系概念认为"生命活动以呼吸为表征，以血液循环为基础，以组织细胞代谢为前提，以细胞线粒体内能量物质代谢为各种生命活动提供能量供应为代谢之核心。呼吸、循环、代谢主轴在神经体液系统调控下，在消化、吸收、泌尿、排泄、免疫和皮肤等所有系统配合协助之下，通过与外环境不断进行物质交换共同完成整体功能活动状态并使之趋向于动态平衡，而永远未能达到真正意义上平衡的功能状态"。

整体整合生理学新理论体系既不是单纯中医，也不是单纯西医，是真正意义上以人为本生理学相关知识的整合。不同于传统的生理学中各种生理现象分系统各自讲解，整体整合生理学新理论体系认为个体生命是整体，组成它的各个系统、各个器官、各种组织和各种细胞是不可分割的有机整体，相互依存、相互依赖，共同维持着身体的内环境稳态和功能活动的维持。比如仅仅单纯的呼吸调控就是由呼吸系统、循环系统、代谢系统、神经系统等多系统根据体内氧气为主导信号的变化共同发挥作用来完成的，绝不是一个呼吸和神经体液系统就可以完成的单兵作战。

二、整体整合生理学新理论体系概论

整体整合生理学新理论体系概论包括呼吸调控的新观点、循环调控的新观点和神经体液对呼吸、循环、代谢等功能调控的作用模式等。《整体整合生理学》是整合医学基础理论的一个重要组成部分，整体架构非常复杂、虚实结合、包括所有系统，再综合时间、空间素对活人功能活动的一体化调控描述为：呼吸为表，血液循环是呼吸产生的基础，代谢是呼吸和循环的前提与目的；人以呼吸、循环、

血液、消化、吸收、代谢为主轴，在神经体液统一整体调控下，在所有其他系统共同配合和辅助下，所有系统共同参与的、以维持人体功能连续动态趋向于平衡、而永远达不到真正平衡的人体整体生命活动状态。

这些新观点有助于对一些生理学、生命科学和临床医学领域许多一直无法解释的难题作出合理的解释。整体整合生理学新理念首次一次性解释生理学一直悬而未决的诸多核心问题：胎儿为什么不需要呼吸？新生儿为何呼吸？人第一次吸气后如何实现吸－呼相互切换？血液循环参加呼吸调控环路的解剖结构？左心室功能如何调控呼吸？左心衰竭为什么会呼吸异常？呼吸出现后心脏和血管结构如何改变？出生后呼吸对循环的影响？人呼吸、消化、吸收、排泄、血液循环和细胞代谢的Y字形主轴在神经体液一体化调控整体机制等。

（一）呼吸调控的新观点

以人体解剖为基础对功能进行划分的系统生理学，在讨论呼吸调控时主要考虑解剖上的呼吸系统本身和神经，很少涉及其他系统，存在着明显的局限性和片面性。仅以呼吸系统本身经神经信号传递是无法完成呼吸调控的完整环路，对呼吸调控机制也没有合理的解释。在现代生理学认知的基础上，以整体论为指导而形成的生理学调控新理论认为，呼吸调控是人体多系统协调、配合的过程。呼吸调控信号需要经过血液循环的传送才能作用于化学感受器，传入的信号经呼吸中枢整合后，最终经神经通路传递给呼吸肌，这个过程需要呼吸、循环、神经、代谢等多系统的相互配合，经此完整通路完成呼吸调控和呼吸切换。

（二）循环调控的新观点

传统的循环调控虽然在一定程度上可以解释一些表征和现象，但在讨论循环调控时仅考虑神经、体液及自身调节，忽视了其他系统，特别是呼吸和细胞代谢对循环调控的重要作用。在整体整合生理学理论体系的指导下，以循环功能的目的为切入点，对其调控机制进行探讨发现循环功能是机体所有系统一体化调控共同参与实现的，而循环功能正常又是其他所有功能正常的前提。血液循环的目的主要是为细胞新陈代谢运输所需的呼吸气体和消化吸收营养物质及排出代谢产物，围绕这个核心目的，为适应新陈代谢的静息、运动和睡眠状态的连续动态变化，在神经体液调控下，与呼吸、消化、吸收、泌尿、排泄等所有系统共同配合从而实现循环功能调控。

（三）神经体液对呼吸、循环、代谢等功能调控的作用模式

运用新理论体系对人体生命活动的生理学功能的神经体液调控机制进行探讨。新理论体系认为神经体液的调控作用只是人体功能一体化的一部分，神经体液调控离不开整体功能的调控，而且也只有在整体功能的协作下才能发挥作用。神经体液是对全身所有的系统、脏器、组织和细胞同时进行一体化调控，人体功能一体化调控涉及人体与自然、环境和社会各个方面，涉及人体内所有系统、器官、

组织和细胞结构及各级功能的方方面面，而所有其他功能调控与上述呼吸循环神经体液调控之间也均存在着直接或间接的、复杂交错的、互为因果的相互影响。具体来讲，以氧化能量物质为特征的新陈代谢是生命体功能活动的核心，而其中呼吸、循环、血液、神经组织细胞等组成主要是为细胞新陈代谢运送氧、二氧化碳等物质为核心轴，其与外部环境直接接触的人体部分归属于系统生理学的呼吸系统；胃肠道消化、吸收、循环、血液、神经组织细胞等组成主要是为细胞新陈代谢运送能量物质和代谢产物为主轴，其与外部环境直接接触的人体部分归属于系统生理学的消化、吸收、排泄系统；与外部环境不直接接触的人体内部的循环血液和神经体液系统及全身所有的组织细胞等为上述两轴的共同部分。神经体液对人体功能产生整体一体化的调控作用。

三、新理论体系指导临床应用

（一）心肺运动试验临床实践

心肺运动试验以整体整合生理学新理论体系为理论基础，是一种直接关系到呼吸、循环、代谢及神经等多系统的临床功能学检测方法，也是人体整体功能学客观定量功能测定的唯一方法，适用于所有正常人和各种疾病患者。它通过连续动态记录患者静息-运动-恢复过程中以氧代谢为核心的气体交换、全导联心电图、血压、氧饱和度等，反映循环、呼吸、代谢和神经体液等多系统的功能活动。不仅能够动态监测呼吸中的气体交换，还要对血压、12导联心电图进行实时监测，这是人体整体生理学功能的复杂综合信息。心肺运动试验作为人体整体生理学功能测定技术方法，在整体整合生理学新理论指导下有望实现为人体整体功能状态评价、健康管理、疾病诊断、病情评估、运动康复、治疗效果评估和预后转归预测等方面提供科学的客观定量依据。其推广应用将为推动和实践我国各种慢性病防、治、康、养一体化健康事业做出贡献。

（二）慢病精准运动整体方案及精准康复的临床实践

进入21世纪后，慢性非传染性疾病取代传染病成为人类的主要杀手。针对中国慢病高发，我个人认为，除了少数慢病与遗传基因相关外，绝大多数肺、心、脑血管系统慢病及高血脂、高血糖、肥胖等的根本原因还是其他系统间失去动态平衡所致。整体整合医学在慢病领域的实践，包括探索慢病各种指标异常的发生、发展、纠正、转归和预后规律，进而对慢病预防、评估、诊断、治疗和康复提出可行的一体化解决方案。因此，他主张慢病防、治、康、养一体化健康有效管理，通过新理论指导，建立了心肺运动试验客观定量评估指导制定的治疗整体方案，在临床中的具体操作，就是根据心肺运动试验整体功能客观定量的评估，制定适度强度且安全有效的精准运动整体方案，配以两种或多种的辅助运动，和对患者进行全方位的精神心理、健康生活方式/习惯、健康营养饮食、劳逸结合、睡眠管理、禁烟限酒，以及优化药物、器械、手术等医疗管理，让患者异常的功能学指标转归为正常，进一步减少药物用量甚至停用药物功能指标仍然维持正常，基本上实现疾病痊愈恢复健康。对于更为广泛非疾病的健康和亚健康人群，进行新理论体系指导下的慢病防、治、康、养一体化的健康有效管理，才能够保证预防慢性疾病不再发生的目的，实现不得病、少得病、晚得病、得病轻、治疗痊愈快、无疾而终的整体人体健康目标。

（三）新理论指导人体功能学健康信息中心-远程中央平台建设

孙兴国教授目前正在以中国医学科学院北京协和医学院与美国加州大学洛杉矶分校合作共建整体心肺运动国际平台为基础，搭建中国的国家整体心肺运动统一质控判读指导中央平台，筹建整体整合医学研究院和整体整合生理学健康研究院，逐步建立慢病有效诊疗和健康有效管理的落地实践基地建设。用于使用"整体整合生理学"新理论，规范化心肺运动试验客观定量整体功能检测，精准制定的安全有效的个体化精准运动强度，使用连续逐搏血压监测、连续呼吸睡眠监测、连续血糖测定、精准血压监测、动态血生化测定等技术制定个体化运动频次，配合两种以上辅助运动（抗阻、弹力带、平衡训练及太极、气功、八段锦、瑜伽、跆拳道等）、精神心理、戒烟限酒、劳逸结合、睡眠管理、健康自然营养饮食、优化药物、器械、手术等，对西方医学指南"无法治愈终生服药、停药就反弹的"各种慢病如血糖、血脂、血压、尿酸、体重异常等进行有效治疗和管控，并进一步对亚健康和正常人进行正确有效的健康管理，实现慢病防、治、康、养一体化管理。

四、新理论对未来医学的价值

整体整合生理学就是现代医学科学的发展趋向和未来。能够科学地指导慢性非传染性疾病有效预防和治疗的新理论体系广泛应用于整体生理学、生化、麻醉、危重医学、急救复苏、疼痛、呼吸、循环、代谢等多学科，是从临床医学应用角度特别强调整体临床和基础的结合解决慢病整体有效诊疗方案和整体健康管理的崭新体系。相关研究成果以专刊形式分24篇在《中国应用生理学杂志》发表。该理论体系得到广大医务工作者、科学家们的认可和接受，同行专家认为"新理论对基础科学的生物学和生理学及生命真谛具有革命性的指导价值，使人们对生命整体的发生、发展、调控的认知得到突破性进展，对于只能服务整体人的临床医学的影响也将是革命性的"。我们也坚信未来医学将是整体论指导下的整合医学，整体整合生理学是整合医学的重要组成部分，其将为中国乃至世界人民的医疗卫生和健康事业做出贡献。

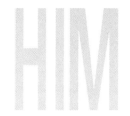

第三十九章 从整合医学角度看高龄心衰患者的治疗

◎张起新 刘 方

老年慢性心力衰竭是一种常见的心血管疾病，随着我国老龄化进程的不断加快，该病的发病率也不断提升。流行病学调查显示，心衰的患病率随年龄的增加而增加，成人患病率约1%～2%，70岁以上老人患病率高达10%以上，而在80岁以上的高龄老年人群当中，患有该病的概率会进一步增加，同时病死率也有所升高，已经成为引起高龄老年人死亡的一个主要病因。随着年龄的增长，老年人群发生心理疾病的风险也呈现升高趋势，特别是患有躯体疾病的老年人群，心理疾病的患病率更高。同时，随着心脏疾病治疗技术的不断提升，越来越多的冠心病患者在急性心血管事件中存活下来，心衰的患病率还会逐渐增加。作为严重的公共卫生问题，心衰患者具有高住院率、高死亡率的特点。传统的血管紧张素转换酶抑制剂/血管紧张素受体阻滞剂（ACEI/ARB）、β受体阻滞剂、醛固酮受体拮抗剂"金三角"药物可明显降低射血分数减低的心衰（HFrEF）的再住院率与死亡率，血管紧张素-酶脑啡肽酶抑制剂（沙库巴曲缬沙坦钠）、利尿剂（托伐普坦）等新药也逐渐被认可并写入慢性心力衰竭指南。

相比中年或普通老年患者，高龄患者的心衰更具有特点，主要表现在：①高龄患者心力衰竭常常缺乏典型临床表现。②高龄患者心力衰竭Ⅱ、Ⅲ、Ⅳ级心功能所占比例无明显差别，以Ⅲ级所占比例略多；随年龄增长，心功能Ⅳ级的患者比例逐渐增加，心衰程度也有随年龄加重的趋势。③高龄患者心力衰竭以舒张性心衰最为常见类型。④高龄患者心力衰竭病因以冠心病、高血压为主要病因，老年退行性瓣膜病也比较常见，常常为多病因综合所致。⑤高龄患者心力衰竭最常见的并发症为心房颤动及贫血。⑥高龄患者心力衰竭NT-proBNP常明显升高。⑦高龄心力衰竭患者利尿剂使用率最高。β受体阻滞剂、血管紧张素受体阻滞、地高辛比例也较高。高龄患者可能合并高血压、2型糖尿病、脑梗死、慢性肾功能不全等多种疾病，联合用药比较常见，高龄患者也有药物依从性差的特点。

一、营养与心衰

高龄是营养不良风险发生的重要危险因素。其因心脏储备差，各器官功能明显下降，更易出现胃食欲缺乏、营养摄入减少的情况。BNP是临床评估心衰严重程度的重要指标，结果显示，营养不良风险者BNP较对照组明显升高。此外，射血分数下降的心衰（EF<40%）营养不良风险最高，提示其与心衰严重程度有关，可能因老年心衰者腹腔脏器淤血长期存在，导致胃肠道水肿及消化道症状，影响进食及营养物质吸收。BMI下降往往提示潜在的营养不良风险，然而，BMI分级并不能完全成为评判心血管疾病患者是否存在营养不良的标准，可能与心衰患者中存在水钠潴留掩盖瘦体重下降有关；另外，老年人肌肉总量减少，单凭BMI不能完全反映其营养状况。许多慢性疾病均导致营养不良风险增加，且两者相互影响，形成恶性循环。老年冠心病患者营养风险明显增加，改善营养状况可预防甚至治疗冠心病。对高龄、心功能储备差、合并多种疾病、服药多的老年心衰住院患者，建议常规行营养风险筛查，发现存在营养风险或其危险因素者，及早进行干预，不仅有助于改善老年心衰住院患者衰弱状况、提高生活质量，还有望实现心衰精准营养管理，改善预后及生存期。

二、祖国医学与整合医学

中医拥有宏大的哲学系统，包括阴阳、五行、精气，辨证论治。对这些哲学理念再进行概括提炼，可以发现它们统一于"天人合一"这一核心理念。西医在治疗的目的上不同，西医是治疗"人的病"，而中医是治疗"病的人"。在对人体的着眼点上，中医始终把人当作活生生的生命来对待，重视生命状态的变化，具有明显的整体观，往往从整体角度入手处理问题，即便是要对某一个部分进行研究时，也会将其放在整体中把握，比如认识到心理与生理的统一，体现出整体论的指导思想，中医始终把人体当作整体来看，认识到生命的不可分性。2012年，樊代明院士进一步提出了"整合医学"理念，以整体观、整合观和医学观为基础理论，意在立足于人体生命，将现有医学知识有机整合，即将之梳理为系统，并进行系统优化，使得医学再次恢复其人文意义和临床价值。

三、整合医学模式下的老年病诊治

老年患者易合并多种慢性疾病，若同时存在2种或2种以上的慢性疾病，且相互间无任何原发与继发的相关性，即可称为共病（multimorbidity）。在老年医学科就诊和住院的患者，共病现象十分普遍，高龄患者中，合并慢性疾病种类更多、病情更复杂。多学科整合医学团队是处理老年患者共病的有效手段，团队由代表不同学科的成员提供不同信息并共同做出决策，优点是可以提高患者及其家属的满意度，缩短住院时间，保护器官功能和生理认知功能，合理使用医疗资源，降低费用。本研究结果显示，通过多学科团队干预，住院老年冠心病患者共病心理疾病住院费用降低，住院时间缩短。

四、老年综合评估

老年综合评估（comprehensive geriatricis assessment，CGA）是采用多学科方法评估老年人的躯体情况、功能状态、心理健康和社会环境状况等，并据此制定个体化综合诊疗方案，以维持和改善老年人健康及功能状态，最大限度地提高老年人生活质量的一项技术。

患者入院之后的CGA综合评估包括：①躯体功能：基本日常生活能力、跌倒风险；②认知功能：简易智能精神状态检查量表；③焦虑抑郁；④营养风险筛查；⑤肌少症评估；⑥衰弱评估。

在完成CGA评估后，以评估结果为依据为患者制定个性化干预计划，包括：①对于评估结果显示躯体活动能力良好、营养状况良好、情绪稳定、认知功能正常、非衰弱、无肌少症的老年人，给予传统的老年慢性疾病管理模式。②对于老年综合评估结果显示合并跌倒高风险、躯体活动能力明显下降、营养不良、严重焦虑抑郁、认知功能不全、生活不能自理、衰弱的老年综合征高危人群，启动多学科团队管理模式。针对高危人群，具体干预措施内容如下，①健康教育：向患者宣教慢性心衰相关知识，提高患者对慢性心衰的认知度。②心理健康管理：及时与患者进行沟通，充分了解患者内心的真实想法，取得患者的信任，建立良好的护患关系，提高患者的依从性，从而加快康复进程。③对患者进行包括洗漱、进食、如厕等方面在内的日常生活能力训练。④跌倒风险防范：拍摄防跌倒宣教视频，保持地面整洁干燥，增添防滑设施，预防跌倒。⑤营养管理：根据营养风险（NRS2002）评分结果，给予患者针对性营养干预，计算患者每日热量及蛋白需要量，根据患者的具体经济及家庭支持状况，合理安排三餐。⑥患有吞咽障碍患者：进行包括鼓腮训练、发音训练和口唇运动在内的康复训练。⑦衰弱患者：进行针对性运动指导，联合营养干预，加强对老年人常见病的管理，特别是对可逆转疾病的处理。对衰弱老人用药合理性进行评估，对存在的不合理用药现象进行及时纠正，能够有效改善衰弱情况。

五、心肺一体化康复

近几十年来，医疗技术和药物等的进步提高了老年人群急性心脏事件的救治成功率，但随之而来的心脏慢性结构改变和心功能减退，使老年人慢性心力衰竭发生率居高不下。发达国家资料显示，75岁及以上人群慢性心力衰竭患病率在7%左右。反复心力衰竭急性发作、反复住院，给老年患者带来精神和经济上的双重压力，严重影响身心健康和生活质量。《"健康中国2030"规划纲要》提出让康复医学更早介入患者整个疾病治疗过程中，成为疾病预防重要干预手段。心脏康复就是为心血管疾病患者在急性期、恢复期、维持期以及整个生命过程中提供的生理、心理和社会的全面和全程管理服务和关爱，符合国家提出的"从被动治疗到主动健康"的大健康理念，也符合樊代明院士提出的整合医学观念。研究和荟萃分析均显示，心脏康复治疗可使老年心血管病患者运动耐量和总体生活质量评分显著提升，焦虑和抑郁评分显著降低。心脏康复在慢性心力衰竭患者中的荟萃分析和临床研究均提示，心脏康复治疗能够降低所有原因住院的风险，并可在短期内（最多12个月）减少心力衰竭急性发作住院，能够改善健康相关的生活质量。

心肺一体化心脏康复，在常规心脏康复训练基础上加入呼吸训练，包括吞咽训练、防误吸训练、腹式呼吸训练和呼吸训练器训练等，增强肺脏功能、预防肺炎等肺脏急性病，以巩固和提高心脏康复训练效果。这与目前国际上报道的高龄老年心脏康复研究结果一致。高龄老年人因为受年龄、多种疾病和自身健康状况等多种因素影响，有些先进的技术和药物无法使用，而心肺一体化康复为这些患者提供了一种新的治疗方法和模式。

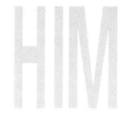

第四十章 非 ST 段抬高急性冠脉综合征危险分层及其整体健康管理

◎孙兴国 庞 军

非 ST 段抬高急性冠脉综合征（non-ST-segment elevation acute coronary syndrome，NSTEACS）是急性冠脉综合征（acute coronary syndrome，ACS）中的一种，属于冠状动脉粥样硬化性心脏病。NSTEACS 主要由不稳定型心绞痛（UA）和非 ST 段抬高心肌梗死两部分构成，后者 80%～90% 演变为非 Q 波性急性心肌梗死（NQWMI），10%～20% 演变为 Q 波性急性心肌梗死（QWMI）。NSTEACS 的病理生理基础是冠状动脉内不稳定的粥样硬化斑块在一系列炎症因子刺激下发生溃疡、破裂，以激活局部血小板，使其发生聚集，形成血栓导致血管不完全闭塞，可进一步发展为完全闭塞。临床可有多种表现，包括劳力后胸前区疼痛（可由劳累、情绪激动、饱食、受寒引起），持续性胸前区疼痛等，其流行病学特征与冠心病一致，患者年龄多在 40 岁以上，男性多于女性。在临床特征方面，非 ST 段抬高急性冠脉综合征的患者相对于 ST 段抬高急性冠脉综合征患者较少发生梗死相关血管完全闭塞（20%～30%），但多支血管病变和陈旧性心肌梗死发生率比 ST 段抬高者多见，且更多合并糖尿病、高血压、心力衰竭和外周血管疾病，故其病死率与 ST 段抬高急性冠脉综合征患者相似，约为 12%。

NSTEACS 早期危险分层的主要目的是识别高危患者以进行稳定斑块强化治疗，降低死亡率和严重心脏事件发生风险，同时评估低危者冠脉病变范围及严重程度以指导治疗。由于 NSTEACS 的表现与预后呈多样化，故对其进行早期危险分层对其预后具有重要意义，主要是根据患者症状、体征、心电图、心肌损伤血清标志物、冠脉造影表现、血流动力学指标对其进行危险分层。目前认为，UA 和 NSTEMI 是同一病理过程的轻重两个阶段，它们在发生时常难以诊断和鉴别，治疗也较相似。对患者进行有效的危险分层不仅可以早期排除低危患者，节约诊治资金；从而指导临床采取合理措施，同时也能早期发现高危患者并给予积极药物或早期介入治疗，降低不良事件的发生率，节约后期投入。

一、常用的危险分层评估指标

（一）临床症状和年龄

老年患者的预后通常较年轻患者差。心绞痛伴低血压、心力衰竭或血流动力学不稳定以及急性心肌梗死后早期不稳定心绞痛，均提示患者预后不佳。糖尿病伴 NSTEACS 时，预后也较差。

（二）心电图表现

心电图 ST 段压低是 NSTEACS 患者高危险的常用指标。不稳定心绞痛时，当休息时胸痛伴血压不增高及心率不增快（即心肌耗氧量不增加）时，心电图示 ST 段压低 >0.1mV 为预后不良的表现。入院时 ST 段压低程度与随访期生存率相关，而孤立性 T 波倒置或无心电图改变者则预后较好。

（三）冠脉病变

严重冠脉病变或伴有冠脉内血栓形成的 ST 段抬高 ACS 患者，其近期、远期预后较差。

（四）血清生化指标测定

肌钙蛋白（cTn）T 和 I 是目前诊断微小心肌损害的特异性血清标志物（尤其是 TnI）。心肌酶谱 CK 和 CK-MB，半胱氨酸 C、C 反应蛋白（CRP）、BNP 和 D-二聚体浓度（D-dimer）等测定也常被应用于危险分层。

（五）多因素分析危险积分

临床上可以使用多种危险分层积分系统（如下述）进行危险积分，其优点是可对 NSTEACS 患者危险分数进行定量评估。

二、NSTEACS 危险分层方法

（一）早期的 NSTEACS 危险分层方法

20 世纪 90 年代中期，NSTEACS 危险分层首先提出来 AHCPR 和 RUSH 标准。AHCPR（The Agency forHealth Care Policy and Research）于 1994 年发表了评估和治疗 UA 的指南，其分类标准是根据终点死亡事件或心肌梗死的可能性将 UA 患者分为低危、中危和高危三个层次，见表1。而 RUSH 危险分层是通过入院 2 周内发生心肌梗死、住院前未使用 β 受体阻滞剂或钙拮抗剂减慢心率；住院期间应用硝酸甘油；心电图 ST 段改变为判定指标，以死亡、心肌梗死、充血性心力衰竭和室性心律失常为终点事件来评估危险性，但由于计算繁复，不便应用于临床。

表 1　AHCPR 危险分层方法

低危	中危	高危
心绞痛的频率、程度和持续时间有加重	静息心绞痛已缓解，但冠心病可能性很大	持续心绞痛（>20min），肺水肿
诱发心绞痛的阈值降低，两周到两个月内新发的心绞痛	静息心绞痛（≥20min，休息或者用硝酸甘油可缓解）	心绞痛伴有二尖瓣反流性杂音
心电图正常或没有改变	心绞痛伴有 T 波动态变化，夜间心绞痛	静息心绞痛伴有动态 ST 段改变 ≥1mm
	在过去两周内新发的 CCSC Ⅲ～Ⅳ级心绞痛，具有中度或高度的冠心病可能性，多导联 T 波或 ST 段压低 ≥1mm，年龄 >65 岁	心绞痛伴有第三心音或肺部啰音，心绞痛伴有低血压

（二）目前常用的 NSTEACS 危险分层方法

进入 21 世纪 NSTEACS 危险分层的方法更趋完善，常见的有 ACC/AHA 临床指南分层、全球急性冠脉事件注册（GRACE）、心肌梗死溶栓治疗（TIMI）和血小板糖蛋白受体拮抗剂用于急性冠脉综合征治疗研究（Pursuit）危险评分。其余还有 Braunwald、GUSTO 研究、ESSENCE 研究中提及的评分标准。有研究显示：前三种评分系统能较好预测 NSTEACS 患者 1 年发生全因死亡及非致死性心肌梗死终点事件的准确性，且有益于高危患者的诊疗。ACC/AHA 指南推荐使用 GRACE、TIMI、PURSUIT 三种评分方法。

1. ACC/AHA 指南分类法

ACC/AHA 指南中低危、中危和高危分组详见表 2。

2. GRACE 评分方法

GRACE 研究搜集了从 1999 年至 2002 年 14 个国家共 68 937 个急性冠脉综合征患者的信息。最近 GRACE 对其研究进行了更新，新研究截止到 2009 年，共纳入 102 341 例患者。其 8 个变量分别包括年龄、Killip 分级、收缩压、ST 段抬高或降低、心脏骤停、血清肌酐水平、心肌酶标志物、心率等指标。提示年龄大、Killip 分级高、收缩压高、ST 段改变、心跳骤停、血清肌酐升高、心肌酶标志物阳性、心率增快为预后不佳的预测因素。

GRACE 评分内容：

（1）年龄（岁）：<40 岁为 0 分，40～49 岁为 18 分，50～59 岁为 36 分，60～69 岁为 55 分，70～79 岁为 73 分，80 岁及以上为 91 分。

（2）心率（次/分）：<70 次/分为 0 分，70～89 次/分为 7 分，90～109 次/分

为13分，110～149次/分为23分，150～199次/分为36分，＞200次/分为46分。

（3）收缩压（mmHg）：＜80mmHg为63分，80～99mmHg为58分，100～119mmHg为47分，120～139mmHg为37分，140～159mmHg为26分，160～199mmHg为11分，＞200mmHg为0分。

（4）血肌酐（mg/dl）：0～0.39mg/dl为2分，0.4～0.79mg/dl为5分，0.8～1.19mg/dl 8分，1.2～1.59mg/dl为14分，2～3.99mg/dl为23分，＞4mg/dl为31分。

（5）Killip分级：Killip Ⅰ级为0分，Killp Ⅱ级为21分，Killip Ⅲ级为43分，Killip Ⅳ级为64分。

（6）此次发病后是否有心脏骤停：如符合条件为43分，如无为0分。

（7）心肌损伤标记物升高：如心肌损伤标志物有意义升高［肌钙蛋白I≥0.1μg/L或肌酸激酶MB同工酶（CK-MB）≥5μg/L］为15分。

（8）发作时心电图ST段压低：符合条件为30分。最新研究进一步肯定了脑血管疾病对于非ST段急性冠脉综合征患者的危险分层的作用。最新研究显示生物标记物可提高GRACE评分量表对于非ST段抬高性心肌梗塞患者预后的预测效果。目前最新研究显示：血清中pentraxin-3、GDF-15，NT-proBNP、BNP的表达程度对于即将进行支架手术的非ST段冠脉综合征患者早期分层具有着重要作用。

表2 ACC/AHA* 指南危险分层方法

分类指标	低危	中危	高危
病史		陈旧心肌梗死、周围血管或脑血管病变、冠脉搭桥、阿司匹林应用史	48h内缺血症状持续加重
疼痛特点	过去两周内新发的CCSC Ⅲ～Ⅳ级心绞痛伴有冠心病中度可能性	持续静息心绞痛（≥20min）目前无发作，有现代生活方式或冠心病高度可能性。静息心绞痛（＜20min，或在休息及舌下用硝酸酯类药物可缓解）	持续的正在发生的静息心绞痛（＞20min）
其他特征	＞70岁	极可能有缺血相关的肺水肿，新发或者加重的二尖瓣反流性杂音，第三心音及新发或者加重的湿啰音，低血压，心动过速，＞75岁	静息心绞痛伴有动态ST段改变≥1mm
心电图	胸部不适时心电图正常或没有改变	T波倒置大于0.2mV，病理性Q波	静息心绞痛伴有一过性ST段改变＞0.05mV，束支传导阻滞，新发或者可疑新发的持续性室性心动过速
血液标志物	正常	轻度升高（例如0.01ng/ml＜TnT＜0.1ng/ml）	明显升高（例如TnT＞0.1ng/ml）

＊ACC/AHA：American College of Cardiology/American Heart Association

3. TIMI 评分方法

TIMI 评分是一种相对易于操作的评分方法，其变量包括高龄（65 岁及以上）、危险因素（包括家族史、高血压病史、高胆固醇血脂、糖尿病、吸烟）、ST 段抬高或降低超过 0.05mV，冠脉造影显示冠脉狭窄≥50%，发病 1 日内有程度较重的心绞痛发生、发病 1 周内服用阿司匹林、心肌酶谱升高。根据以上数据不同积分分为不同级别，其中≤2 分为低危组，3~4 分为中危组，5~7 分为高危组。随着积分升高，患者发病 2 周后不良心血管事件发生率增高。

TIMI 评分内容：

①年龄 60 岁及以上，为 1 分。

②以下危险因素：高血压、糖尿病、高脂血症、肥胖、吸烟等，满足 3 个或 3 个以上，为 1 分。

③最近 7 天使用阿司匹林，为 1 分。

④若既往有冠心病，冠脉造影狭窄≥50%，冠脉造影符合单支病变、双支病变、三支病变、左主干病变中的一项，为 1 分，未行冠脉造影的为 0 分。

⑤最近 24 小时内发作一次及以上于静息状态下心绞痛发作，为 1 分。

⑥发作时心电图 ST 段压低，为 1 分。

⑦心肌损伤标记物升高：如心肌损伤标志物有意义升高肌钙蛋白 I＞0.1μg/L 或肌酸激酶 MB 同工酶 CK-MB≥5μg/L，为 1 分。

相对于其他几种评分，TIMI 评分未涉及心率变化及血压变化、心力衰竭症状，故评定相对于其他几种方法简单方便，但由于遗漏了关键的危险因素，结果准确度可能不及另外几种方法。Mahmood 等的最新研究显示 GRACE 评分和 TIMI 评分对于多血管病变及左主干病变患者分层具有更好的临床收益。

另有一对比 GRACE 和 TIMI 的研究显示，TIMI 对于非 ST 段抬高冠脉综合征患者具有更好预测功能，同时病变严重程度与冠脉状况有着密切关系。同时有回顾性研究显示，GRACE 与 TIMI 对于非 ST 段抬高急性冠脉综合征患者具有相似的分层效果。

4. PURSUIT 危险评分方法

PURSUIT 危险评分包括年龄、性别、心绞痛、心率、收缩压、ST 段变化和心肌酶谱。研究提示：年龄大（≥65 岁）、女性、较低的收缩压、增快的心率、有心绞痛病史、合并心衰患者、心肌酶谱 CK 或 CK-MB 升高者死亡风险增大。

PURSUIT 评分内容：

（1）年龄（岁）[UA（MI）]：

非 ST 段抬高不稳定心绞痛计分：＜50 岁为 0 分，50~59 岁为 8 分，60~69 为 9 分，70~79 为 11 分，80 岁及以上为 12 分。

非 ST 段抬高心肌梗死计分：＜50 岁为 0 分，50~59 岁为 11 分，60~69 为 12 分，70~79 为 13 分，80 岁及以上为 14 分。

(2) 性别：男性为 1 分，女性为 0 分。

(3) 最近 6 周内心绞痛发作情况：无心绞痛发作为 0 分，心绞痛发作 CCS Ⅰ～Ⅱ级为 0 分，心绞痛发作 CCS Ⅲ～Ⅳ级为 2 分。

(4) 有充血性心力衰竭症状为 2 分，无充血性心衰症状为 0 分。

(5) 发作时心电图如有 ST 段压低为 1 分，ST 段不变为 0 分。

5. 其他危险分层方法

除了上述常用危险分层外，一些新的分类方法在临床上也有使用：

(1) UA 的 Braunwald 危险分层：早在 1989 年 Braunwald 就将 UA 根据胸痛的综合表现及其他一些临床情况（如心外因素的恶化，心肌梗死后 2 周以内）将 UA 分层，详见表 3。该分层可根据同时抗心绞痛治疗的程度（未治疗、对稳定心绞痛的药物治疗、复杂的治疗包括静脉应用硝酸酯类药物）及胸痛发作时有无 ST-T 的改变进一步细化。

(2) GUSTO 研究提示年龄大（≥65 岁）、吸烟、高血压病史、外周血管病史、较低的收缩压、增快的心率、心衰患者、心肌酶谱 CK 或 CK-MB 升高者死亡风险增大。

(3) ESSENCE 研究提示：年龄大（≥65 岁）、吸烟、高血压病史、家族史、以前冠脉造影结果显示冠脉狭窄程度≥50%、增快的心率、ST 段抬高或降低、心肌酶谱 CK 或 CK-MB 升高、心衰患者死亡风险增大。

(4) 新的研究倾向于采用 cTnI、cTnT 指标替代 CK、CK-MB 作为预后判断指标，同时，强化了血小板膜受体 Ⅱb/Ⅲa 受体拮抗剂在治疗中的地位，半胱氨酸 C、C 反应蛋白（CRP）和 BNP 也被认为是可作为预后判断指标的因素。

（三）NSTEACS 的常用危险分层方法优缺点比较

由于对 NSTEACS 的认识是一个不断深化的过程，取得各种临床资料方法及手段也不断丰富，研究者又不可避免地存在研究角度的差异，上述分层体系（详见表 4）也就必然存在着各自的优点和缺点。RUSH 分层的研究对象是由医生自主选择的，并非来源于其他临床试验，使样本更具代表性，而且进行了统计学评价和样本间的比较。该分层同时探讨了糖尿病这一重要的观测因子。但并未与心脏标志物进行结合，计算又相对复杂，限制了其临床应用，TIMI 分层也是经过统计学确认的有效工具，更主要的是它将肌钙蛋白水平及阿司匹林服用史纳入体系，同时和特殊治疗相结合（低分子肝素，糖蛋白 Ⅱb/Ⅲa 受体拮抗剂，早期介入），对临床决策有良好的指导作用。该分层的一个重要问题是样本来源于另外一个临床试验，其入选标准不具有现实性。PRUSUIT 分层由于不包括肌钙蛋白这一重要因子，亦没有与特殊治疗相结合进行评价，更因其计算复杂，临床应用较少。ACC/AHA 指南分层是在 AHCPR 分层基础上发展起来的，他们的共同缺点是高度依赖临床医师对病情的掌握能力，使分层结果具有可变性，同时也缺乏可靠的统计学评价。近年来研究较深入的炎症反应标志物（如 CRP）及其他一些有可能用于分层的临床信息在上述体系中均未体现，从转化医学角度各种血液生化标记物的研究以明确它们的价值及对治疗决策的影响得到了越来越多的重视。

表3 UA 的 Braunwald 分层

	初发或者恶性心绞痛；无静息痛	过去1月内有静息心绞痛；近48h未发作	近48h内有静息心绞痛发作
有可能使心梗加重的心外因素	ⅠA	ⅡA	ⅢA
无加重病情的心外因素	ⅠB	ⅡB	ⅢB
心梗后两周以内	ⅠC	ⅡC	ⅢC

UA：不稳定心绞痛

表4 常用危险分层体系的比较一览表

	AHCPR	RUSH	ACC/AHA	TIMI	PRUSUIT
直接源于普通人群	0	1	0	0	0
直接源于临床试验人群	0	0	0	1	1
源于医学文献	1	0	1	0	0
经统计学确认	0	1	0	1	1
单一病种人群得到前瞻性证实	1	1	0	0	0
研究终点	D, MI	D, MI, CHF, VT/VF	D, MI	D, MI, UR	D, MI
长期随访	0	6个月	0	12个月	6个月
与特殊治疗相结合	1995年前	0	部分	部分	0
糖尿病（或其他冠心病危险因子）	0	1	0	0 (有其他3个冠心病危险)	0
阿司匹林服用史	0	0	0	1	1
肌钙蛋白	0	0	1	1	1
C反应蛋白及其他标志物	0	0	0	0	0

1：符合；0：不符合；D：死亡；MI：心肌梗死；CHF：充血性心衰；UR：急诊再血管化；VT/VF：室性心动过速或室颤

三、经皮冠状动脉介入（PCI）治疗 NSTEACS

目前的研究显示，早期介入相对于早期保守治疗更有益于 NSTEACS 患者的预后。经皮冠状动脉介入治疗（PCI）指南中建议：早期介入治疗Ⅰ类适应证应包括以下高危因素的任何一条：①强化抗缺血治疗基础上仍有反复缺血发作；②肌钙蛋白水平升高；③新出现的 ST 段压低；④充血性心衰症状或新出现/加重的二尖瓣反流;⑤左室收缩功能下降;⑥血动力学不稳定;⑦持续性室速;⑧6个月内曾行 PCI;⑨既往冠状动脉旁路移植术（CABG）。故当 NSTEACS 患者符合以上症状时,应予以及时行 PCI 术。研究显示:无严重钙化、严重成角、较短病变的非 ST 段抬高的急性冠脉综合征患者可行直接冠脉内支架治疗,术后可减少分支闭塞和肌钙蛋白升高,而若在术前加用血小板 GPⅡb/Ⅲa 拮抗剂其效果更佳。

四、从整合医学的角度看心肺运动氧气代谢连续动态测定用于 NSTEACS 的早期诊断和患者防、治、康、养一体化健康管理的前景

（一）NSTEACS 的整合医学观

临床医学服务对象是不可分割的有机整体——人;而人体生理学只有从整体角度分析呼吸、循环、血液、代谢、神经体液等所有系统功能的整合一体化自主调控才是完整和正确的。以此概念为基础,为强化医学生始终以不可分割有机整体人为服务核心,在医学院校基础理论课程与临床相关课程之间开设"整体整合生理学－病理生理学－医学"课程已开始在部分试点学校进行。NSTEACS 的病理生理学本质就是人体内不同病理生理学改变造成的冠状动脉系统单支或多支的部分或完全闭塞所致冠脉血运相对不足,而表现为心电图改变,或者伴随血压、血流动力学改变,甚至心力衰竭情况。NSTEACS 实质就是没有 ST 抬高的冠脉病变引起的一种心肌氧气需要与供应之间的失衡状态。

（二）氧气代谢的连续动态测定对 NSTEACS 诊断的应用前景

心肺运动试验（cardiopulmonary exercise testing,CPET）不同于传统的心或肺单一系统运动试验,其首先在静息状态下测定人体的全套肺功能之后,连续动态监测记录所有心肺代谢无创功能,甚至动、静脉和肺动脉置管直接测压及取血（血气分析和各种化学成分）,从静息、无负荷热身、功率递增至症状限制性最大负荷运动和恢复的动态变化情况。CPET 是该个体的呼吸、血液循环和代谢系统在神经体液调节下,在消化、吸收、排泄、泌尿、皮肤等配合维持之下联合完成以氧气代谢为核心的整体生理学主要信息的唯一临床检测方法,只要运用整体整合生理学理论体系耐心细致地正确判读就可以为人体各系统功能状态得到一个整体、客观、定量的科学评估,从而达到区分健康、亚健康、指导健康管理和疾病的诊断、病情评估、治疗效果评估、指导运动康复及预测预后的目的。所以,CPET 被非常广泛地应用于肺动脉高压、右心衰、左心衰、冠心病、代谢疾病、呼吸疾病等的临床实践中。人体亚健康应排除器质性病变,疲乏无力、食欲不振等临床表现多与心肺代谢功能状态下降有关,常规实验室检查难以发现其异常,而心肺运动试验是整体上客观评估机体功能状态的重要工具。心肺运动试验不仅可以评估亚健康人群的心肺功能,还能发现潜在的病理生理改变,是亚健康和健康预防评估的重要工具。

临床上心肌缺血患者的首发症状多为活动后心慌气促、易疲劳等非特异性表现,患者就诊时往往已较严重,如何早期诊断、及时阻断渐进性病程是临床一大

难题。静态心电图和运动心电图是早期筛查心肌缺血的重要手段。但是，患者早期在静息状态下多无明显不适症状，且静息和运动心电图也常为阴性。如不及时干预，患者的活动耐力下降和劳力性气促进行性加重。CPET 在运动中心电图和血压等基础上的气体交换可早期发现这类患者的运动能力减退和气体交换异常和异常反应模式，因为运动状态下心肌负荷增加，缺血导致的心肌不同步收缩引起心搏量增加障碍，随着功率增加而摄氧量不能相应增加。典型的心肺运动表现包括运动功率继续递增时摄氧量不增或下降、每瓦功率摄氧量和氧脉搏出现平台。如图 1（插图 13）所示，这些表现可早于心电图 ST 段等异常的出现而应用于心肌缺氧（血）的超早期诊断，之所以称为"超早"就是这些表现还没有写入诊断指南。CPET 可无创检测冠心病患者的功能状态，无氧阈值、最大氧耗量与最大氧脉搏值越低，累及的冠状动脉越多，左室功能越差。无氧阈与最大氧耗量和临床症状有很强相关性。随着运动功率增加，达到无氧阈前，心脏射血分数增加；达到无氧阈后，心脏射血分数明显降低。

（三）慢病患者防、治、康、养一体化健康管理，减轻 NSTEACS 病情，减少复发

目前，医学对健康的认识已经不仅仅局限于血生化指标、影像学检查等无异常，对亚健康的评估和及时干预逐渐受到重视。CPET 还可以用于运动能力分级、运动训练评估与管理等，并指导提供最佳的运动处方。与各种慢病一样，NSTEACS 也是主要源于个人不健康生活方式，以长期过量热量摄取与缺少运动消耗导致热量正平衡为特征，是环境与基因交互作用的结果。因此需要"关口前移"，既治"已病"，更治"未病"，强化健康管理预防疾病从根本上遏制各种慢病的爆发性递增态势。从根本上预防慢病的具体健康生活方式措施包括要有健康的人生观与世界观，一分为二地看待世界上的事，摆正自己在社会生活中的位置，"严己宽人"，从而实现精神心理和情绪健康；禁烟限酒，规律作息，睡眠时间合理，健康规律适量的饮（少甜、少盐、少碳酸、少添加剂）和食（多蔬菜、水果、多纤维、少油脂、适当热量），保持适量运动，从而实现热量需供的动态平衡。对于已经诊断的 NSTEACS 患者在传统临床医学采取药物、器械、介入及设施等正确治疗的基础上，通过 CPET 功能检测提出个体化的运动康复处方，提高治疗效果和改善患者生活质量，延缓疾病的进展加重，从而减少复发，甚至达到完全康复。

五、结　语

临床上采用危险评分体系对 NSTEACS 进行危险评分可评估患者的病情危险程度，以利于临床治疗方案选择。通过对患者的现有状况及临床基线资料进行危险分层，便于医师从整体层面上准确把握患者疾病程度及发展变化方向，以选择最优诊疗方案，降低近远期不良心脏事件发生和死亡率，改善临床预后。此外，运用全新的整体整合生理学理论体系，心肺运动氧气代谢测定有望对 NSTEACS 进行

早期诊断，对于已经接受各种传统治疗的 NSTEACS 患者还可以实现防治康养的一体化健康管理，以减少疾病复发。

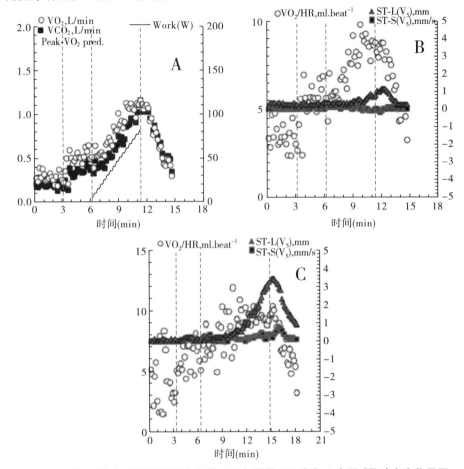

图 1　心肺运动氧气代谢连续测定评估心肌氧需供不平衡与心电图 ST 动态变化异同

图 A 和图 B 为患者甲，A 显示最大运动 1~2min 虽然功率继续递增，氧耗量（VO_2）递增速率明显变慢而近似平台；B 显示在运动最后 2min 每搏氧耗量（VO_2/HR）明显降低；但心电图 ST 段运动期间的变化 <1mm，即 ST 变化不同于心肌氧需供不平衡。图 C 为患者乙，运动最后 4~5min 每搏氧耗量递增速率明显变慢而近似平台，而同时心电图 ST 变化 >1mm，ST 变化与心肌氧需供不平衡表现一致

插 图

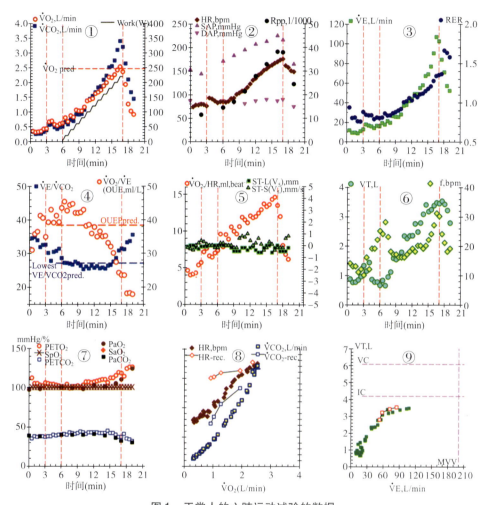

图1 正常人的心肺运动试验的数据

(①~⑦)用时间作为"X"轴,VO_2、VCO_2和功率(①),心率、收缩压、舒张压、RPP(②),VE和RER(③),VE/VCO_2和OUE(VO_2/VE)(④),VO_2/HR、ST-L和ST-S(⑤),VT和f(⑥),$PETO_2$、$PETCO_2$和SpO_2(⑦)19个无创性指标和PaO_2、$PaCO_2$和SaO_2(⑦)3个有创指标作为"Y"轴。三条竖直红色虚线从左到右依次是静息、热身、递增功率运动、恢复期的分割线。图①和图④水平虚线分别代表VO_2预计值(红色),OUEP预计值(红色)和LowestVE/VCO_2预计值(蓝色)。图⑧用HR和VCO_2作为"Y"轴,VO_2作为"X"轴,"+"表示心率预计值和摄氧量预计值的交点。图⑨用VT作为"Y"轴,VE作为"X"轴,竖直红色虚线代表MVV值,水平红色虚线分别代表IC、VC值。VO_2:摄氧量,VCO_2:二氧化碳排出量,Work:功率,HR:心率,DBP:舒张压,SBP:收缩压,RPP:心率与收缩压乘积,VE:分钟通气量,RER:呼吸交换率,VE/VCO_2:二氧化碳通气当量,LowestVE/VCO_2:二氧化碳通气当量平均90s最低值,OUEP:摄氧效率峰值平台,VO_2/HR:氧脉搏,VT:潮气量,f:呼吸频率,$PETO_2$:潮气末氧分压,$PETCO_2$:潮气末二氧化碳分压,SpO_2:无创血氧饱和度,IC:深吸气量,VC:肺活量;MVV:最大分钟通气量

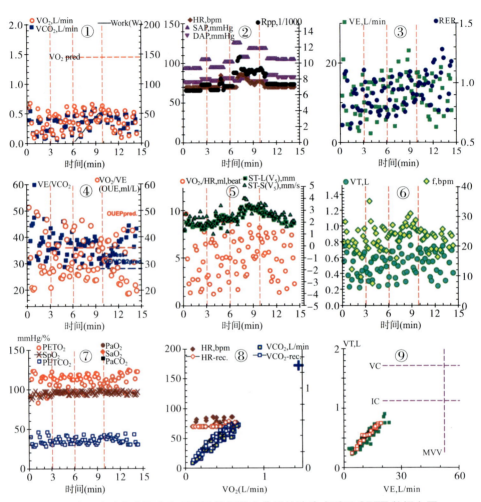

图2 左心室功能衰竭患者CPET期间发生典型的波浪式呼吸CPET数据九图。所有图标与图解同图1

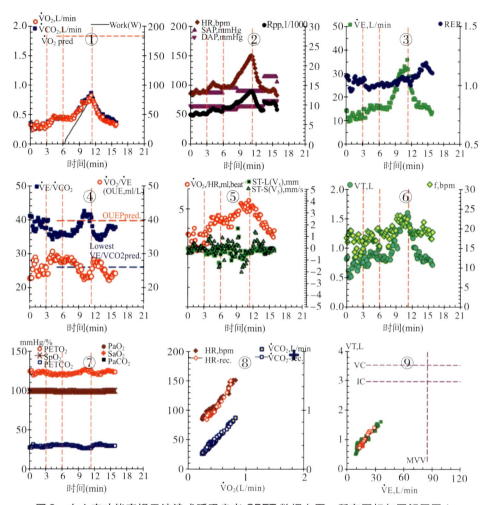

图3 左心室功能衰竭无波浪式呼吸患者CPET数据九图。所有图标与图解同图1

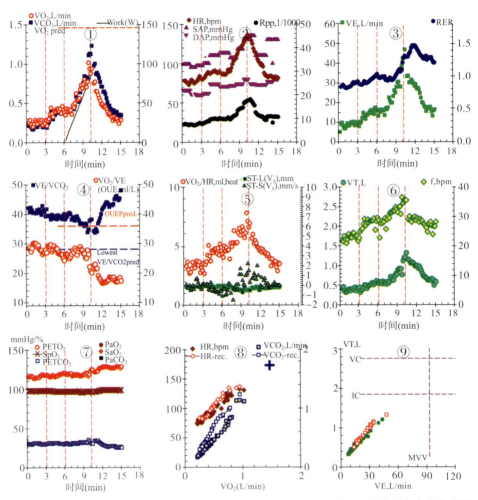

图4 肺动脉高压、右心室功能衰竭无右向左分流患者 CPET 数据九图。所有图标与图解同图1

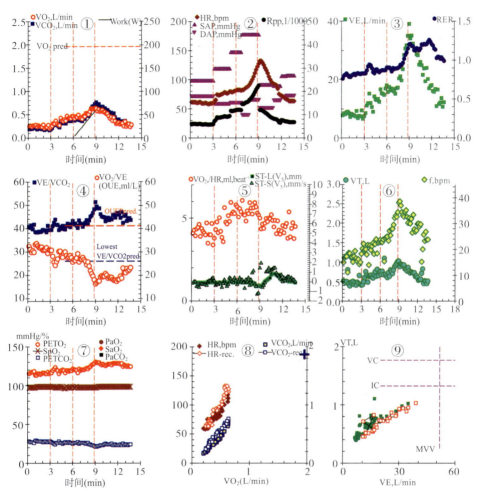

图5 肺动脉高压、右心室功能衰竭患者运动中右向左分流的CPET数据九图。所有图标与图解同图1

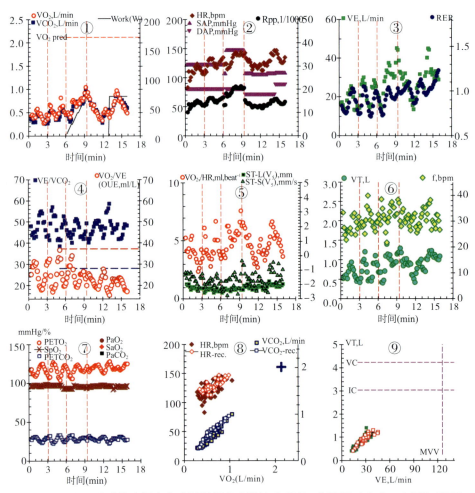

图6 严重左心室功能衰竭患者 CPET 期间有波浪式呼吸,极限运动心率、血压和 RER 上升非常有限,患者如何确认 CPET 就是极限运动的客观定量 CPET 数据九图。所有图标与图解同图1

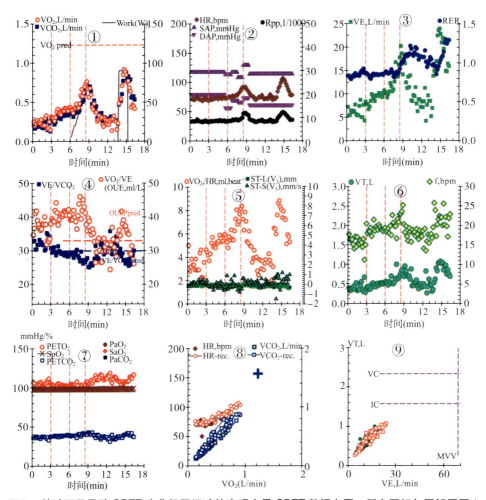

图7 鼓励不足导致CPET为非极限运动的客观定量CPET数据九图。所有图标与图解同图1

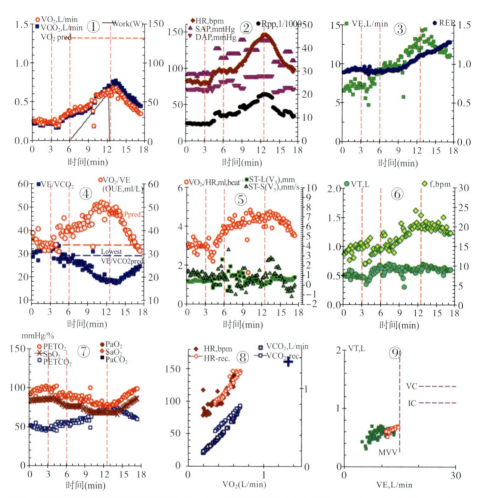

图 8　阻塞性通气受限肺源性受限为主、与心源性受限并存的心肺复杂病变患者 CPET 数据九图。所有图标与图解同图 1

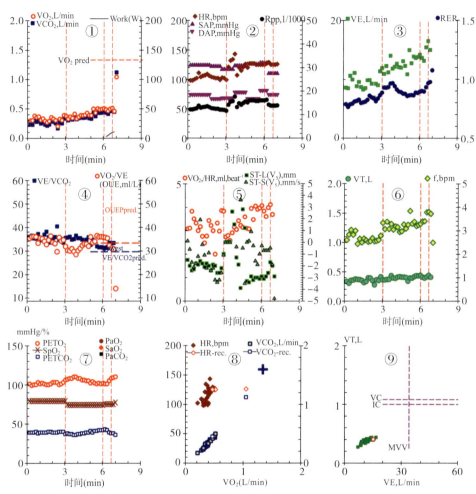

图9 虽并存肺病但是无明显限制性和阻塞性通气受限，以心源性受限为主的心肺复杂病变患者CPET数据九图。所有图标与图解同图1

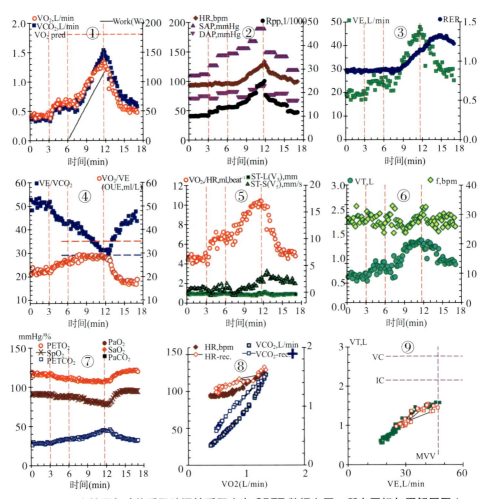

图10 阻塞性通气功能受限肺源性受限患者 CPET 数据九图。所有图标与图解同图1

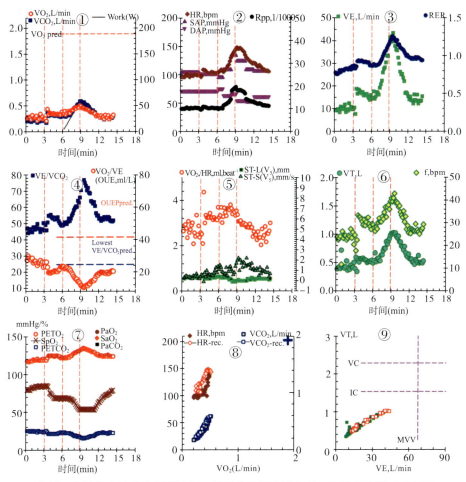

图 11 先天性心脏病室间隔缺损、继发肺动脉高压患者，表现出波浪式呼吸和右向左分流 CPET 数据九图。所有图标与图解同图 1

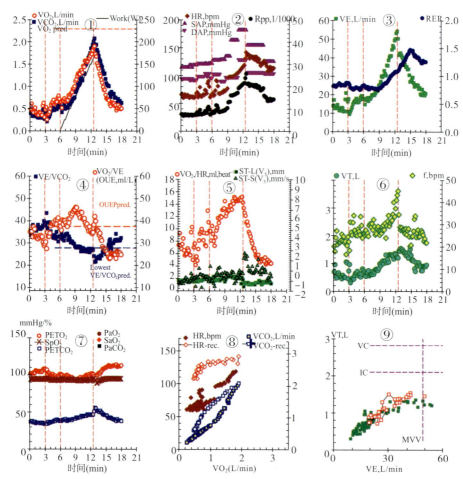

图12 虽并存心肺复杂病变，运动中以阻塞性通气受限为主的患者CPET数据九图。所有图标与图解同图1

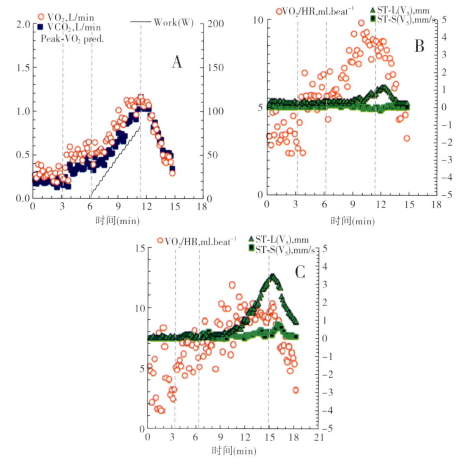

图 13　心肺运动氧气代谢连续测定评估心肌氧需供不平衡与心电图 ST 动态变化异同

图 A 和图 B 为患者甲,A 显示最大运动 1~2min 虽然功率继续递增,氧耗量(VO_2)递增速率明显变慢而近似平台;B 显示在运动最后 2min 每搏氧耗量(VO_2/HR)明显降低;但心电图 ST 段运动期间的变化 <1mm,即 ST 变化不同于心肌氧需供不平衡。图 C 为患者乙,运动最后 4~5min 每搏氧耗量递增速率明显变慢而近似平台,而同时心电图 ST 变化 >1mm,ST 变化与心肌氧需供不平衡表现一致